U0232541

宫颈腺癌

GONGJINGXIAN AI

主编◎吴绪峰

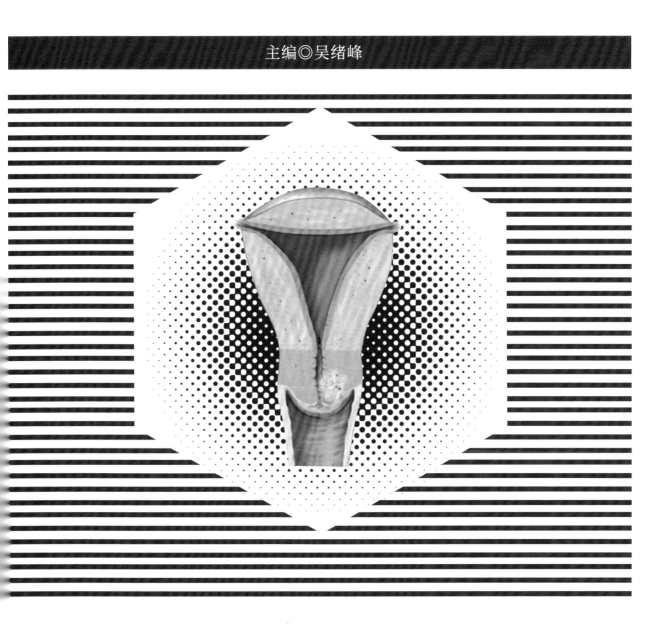

长江出版传媒 湖北科学技术出版社

图书在版编目(CIP)数据

宫颈腺癌 / 吴绪峰主编. —武汉：湖北科学技术
出版社，2020.9
ISBN 978-7-5706-0374-9

Ⅰ.①宫… Ⅱ.①吴… Ⅲ.①子宫颈疾病－癌－防治
Ⅳ.①R737.33

中国版本图书馆 CIP 数据核字(2020)第 149853 号

责任编辑：徐　丹　　　　　　　　　　　　　　　封面设计：胡　博

出版发行：湖北科学技术出版社　　　　　　　　电话：027－87679454
地　　址：武汉市雄楚大街 268 号　　　　　　　邮编：430070
　　　　　（湖北出版文化城 B 座 13—14 层）
网　　址：http://www.hbstp.com.cn

印　　刷：武汉精一佳印刷有限公司　　　　　　　邮编：430034

787×1092　　　　　1/16　　　　　30.75 印张　　　　　691 千字
2020 年 9 月第 1 版　　　　　　　　　　　　2020 年 9 月第 1 次印刷
　　　　　　　　　　　　　　　　　　　　　　　　定价：399.00 元

《宫颈腺癌》
编 委 会

主　　编　吴绪峰

副 主 编　马全富　赵迎超　胡俊波　彭秋子

病理主审　毛永荣

编　　者（按姓氏首字母排序）

蔡鸿宁　曹晓丽　董　浩　冯同富　高　霞

郭玉琳　胡俊波　李艳丽　刘　念　刘　岩

刘　雨　刘从容　刘涵瀚　刘晓天　马全富

毛海湛　毛永荣　闵晓红　彭秋子　孙冬岩

谭　尧　谭文福　王　琴　吴绪峰　向　群

颜　彬　叶　林　袁喜安　张　珏　张艳丽

赵　茵　赵迎超

前言

　　随着宫颈癌筛查工作的普及，宫颈癌的流行病学发生了明显的变化，宫颈鳞癌的发病率逐渐下降，而宫颈腺癌及其癌前病变的发病率逐渐增高，从 20 世纪 50 年代占宫颈癌的 5％上升到 21 世纪初的 20％～30％，腺体原位癌（adenocarcinoma in situ，AIS）的平均发病年龄（35.0～38.8 岁）呈下降趋势。分析其原因，是由于细胞学筛查和阴道镜检的普及，CIN 诊断率提高，切除性治疗如 LEEP 的广泛开展，鳞癌的相对数降低、腺癌的相对数增加，同时也包括绝对数的增加。这一变化趋势的背后，反映的是现有的三阶梯诊断程序的不足。以细胞学作为初筛，腺上皮病变的筛查和诊断面临巨大挑战，需要确立相对敏感的初筛方案。其次，在阴道镜检这个环节，由于缺乏特异性的 AIS 和腺癌的诊断标准，是否取活检，如何取活检，对阴道镜检医生是一个较大的挑战。最后，在病理诊断这个层面，由于病理形态的多样性和复杂性，对病理医生也是一个挑战。

　　前期临床经验提示，AIS 和早期腺癌有很多不一样的生物学特征。第一，AIS 和早期腺癌常常是因为镜下拟诊鳞状上皮病变而行活检后"偶然"发现；第二，腺癌患者更易出现淋巴结转移和远处转移；第三，局部晚期宫颈癌的病例常常呈"桶状"，相对于鳞癌的菜花状宫颈，对于化疗的反应率不及鳞癌；第四，腺癌的总体预后不及鳞癌。本书试图从一个全新的角度来认识 AIS 和腺癌，第一部分包括总论部分的疾病特征、流行病学、病因与一级预防、筛查、早期诊断与二级预防、组织病理学及分期、治疗原则等。第二部分为各论部分，选择了部分具有典型意义的 AIS 及腺癌病例，每一例都包括了详细的三阶梯诊断过程中的结果、阴道镜图像及分析、病理诊断、治疗方法和随访资料。我们力求通过病例的介绍，加深对其特征的认识和应用，包括对其局限性的认识，使 AIS 及宫颈腺癌筛查工作做实做好，不因为我们的认识缺陷造成漏诊和误诊……

　　本书的问世得到了湖北省宫颈癌防治中心暨湖北省妇幼保健院妇瘤科、病理科全体老师的支持，他们工作的积累和沉淀，是本书出版的基础，我谨代表全体编创人员对他们表示诚挚的谢意！

　　感谢广大的病友，是你们的信任，才有了我们今天的进步和收获！

　　由于水平有限，疏忽和错误在所难免，恳请读者提出宝贵意见！

吴绪峰

2020 年 5 月 15 日

于湖北省妇幼保健院

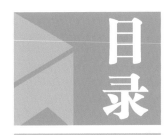

目录

第三部分　组织病理学及分期

第四部分　治疗

第五部分　各论

第六部分 典型病例选集

第一部分

病因学及预防

第 一 章

实用解剖及病理

第一节　概　　述

由于从子宫颈癌前病变发展成为浸润癌，病程通常进展缓慢，这就为我们进行合理筛查、早期诊断和治疗提供了机会。本章从实用的角度出发，描述了宫颈解剖及相关知识，卫生健康工作者就可以运用正确的信息和方法进行子宫颈癌的预防、筛查，管理健康妇女、患者及其家庭。

第二节　女性盆腔解剖和组织学

1. 外生殖器

外生殖器包括阴阜、大阴唇、小阴唇、阴蒂、尿道口和阴道口等组织。外阴和肛门间软组织称为会阴，前庭大腺是位于阴道口边缘的两个小腺体。

2. 内生殖器

如图 1-1 中所见，阴道和子宫位于盆腔耻骨的后上方。膀胱和尿道位于阴道子宫的前方，直肠位于它们后方。输尿管进入骨盆入口时与骨盆漏斗韧带相邻；在阔韧带基底部潜行到宫颈外侧约 2 cm 处，于子宫动脉下方穿过；又经阴道侧穹隆上方前绕进入膀胱壁，位于两侧宫颈旁。

3. 阴道

阴道是由黏膜、肌层和弹力纤维组成的肌性管道，从阴道口延伸到宫颈；阴道壁表面有多层皱褶，有利于性生活和分娩时的扩张。阴道壁间正常状态下是互相贴近的。宫颈下端（宫颈阴道部）延伸到阴道上部，阴道包绕宫颈组成前、后及侧穹隆。

4. 子宫和宫颈

子宫是由平滑肌组成的厚壁的、倒梨形的中空器官。它被几种结缔组织结构支撑：子宫主韧带、子宫骶韧带和阔韧带（上缘腹膜向上延伸，内 2/3 包绕部分输卵管，形成输卵管系膜；外 1/3 包绕卵巢血管，形成骨盆漏斗韧带），以及漏斗韧带。卵巢连接到阔韧带后叶。子宫内膜覆盖着子宫腔，子宫内膜是一种腺上皮，受卵巢激素变化的调控而发生周期性改变。在无妊娠或无肿瘤增大时，测量子宫从顶端（宫底）到底端宫颈长度约 10 cm（注：这是 WHO 使用的外国人数据，一般测量中国妇女的宫深是 7 cm）（图 1-2）。

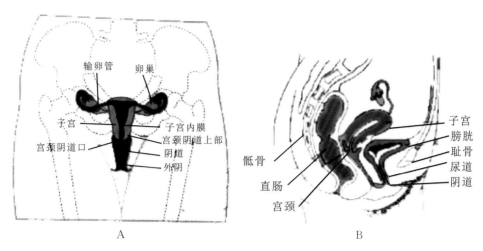

图 1-1 女性内生殖器冠状断面和矢状断面观

A. 冠状断面观；B. 矢状断面观

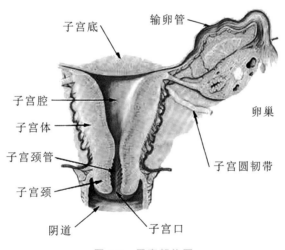

图 1-2 子宫部位图

子宫颈位于子宫下 1/3，由致密的纤维肌肉组织和两种类型的上皮构成（图 1-3）。大约 3.0 cm 长，2.0 cm 宽。这个纤维肌肉组织包括纤维结缔组织、平滑肌和弹性纤维。

子宫颈下端（宫颈外口或宫颈阴道部）位于阴道内，通过窥器可见。上 2/3 部分（宫颈内口或宫颈阴道上部）位于阴道上方。宫颈管贯穿宫颈中心，从连接宫腔宫颈内口直到宫颈外口，窥镜检查时可于宫颈中心部位见到其外口。未产妇的宫颈外口呈小圆形，经产妇的则成宽的、唇样、不规则裂口状。用宫颈管窥器可以看到宫颈阴道上部的下端部分（图 1-4）。

我们常常简单描述如下：子宫是一个肌性器官，分为底、体和颈三部分。子宫颈呈圆柱形。

宫颈长 2.5～3.0 cm，横径 2.2～2.5 cm。宫颈管上至子宫组织学内口，下至宫颈外口。宫颈上端与子宫腔交界口称为解剖学内口，分为解剖学内口和组织学内口。解剖学内口在上，组织学内口在下，两者之间称为子宫颈峡部。子宫颈峡部在胎儿 7 个月开始出现，妊娠 12 周后逐渐扩展，临产时成为软产道的一部分，可长达 7～8 cm，此时称其为子宫下段。

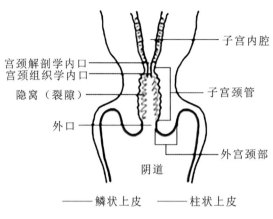

图 1-3　子宫颈解剖-组织示意图　　　　　　　　　　图 1-4　宫颈示意图

5. 血管和淋巴管

供应子宫和宫颈的动脉源自髂内动脉及其宫体支、宫颈-阴道支。宫颈支在 3 点和 9 点位置沿着宫颈下行。在宫颈局部麻醉时牢记这点很重要，可避免药物注射入动脉。宫颈静脉回流与动脉平行。盆腔器官的淋巴结和淋巴管回流沿邻近血管走向，是子宫颈癌转移的途径。在癌症晚期，增大的瘤体可能阻塞淋巴回流而引起腿部肿胀（象皮肿）。

6. 神经

宫颈阴道部没有痛觉神经末梢分布，因此在该部位的操作（活检、冷冻疗法）在没有麻醉的情况下都可以很好地耐受。宫颈阴道上部则完全不同，富有敏感的神经末梢，对疼痛、损伤和牵拉的刺激非常敏感。神经末梢网围绕宫颈一直延伸到宫体。在某些操作中为产生局部麻醉而进行的宫旁阻滞，是在宫颈上皮和阴道组织之间多点注射麻醉剂。因为交感神经和副交感神经的存在，宫颈管内的操作（如宫颈管内放入刮匙）有时会引起迷走神经兴奋（出汗、心率减慢和晕厥）。

第三节　宫　颈　上　皮

宫颈由不同类型的上皮所覆盖。宫颈管被覆上皮为单层高柱状上皮，宫颈阴道部则被覆复层鳞状上皮。鳞状上皮与柱状上皮交汇于鳞-柱交界（squamocolumnar junction，SCJ）。

鳞-柱交界的位置是动态的，原始的鳞-柱交界位于宫颈管内，青春期和初次妊娠时鳞-柱交界外移至宫颈阴道部，随鳞状上皮化生的发生形成新的鳞-柱交界。阴道镜术语中的鳞-柱交界通常是指新的鳞-柱交界。原始鳞-柱交界与新的鳞-柱交界之间发生鳞状上皮化生所形成的上皮区域即为转化区（transformation zone，TZ）或移行带（transition zone，TZ）。转化区的位置同样是变化的，并且大小不一，育龄期妇女多位于宫颈阴道部，绝经后转化区会退缩到宫颈管内。

窥器检查时，肉眼可见宫颈外口。宫颈表面被覆来自阴道的鳞状上皮。通常肉眼看不见宫颈管腺上皮，后者在颈管上端与子宫腔内膜相延续。位于阴道顶端的宫颈阴道内部，被阴道前、后和侧穹隆包绕，阴道上皮完整覆盖整个宫颈。宫颈癌大部分为鳞状细胞癌，好发于转化区。宫颈腺癌好发于转化区或转化区上方颈管内的腺上皮。需要注意的是，这后一句话非常重要，对于指导我们阴道镜检的靶区非常有帮助。

一、鳞状上皮

通常，大部分宫颈阴道部和整个阴道均被覆形状一致、复层、非角化的鳞状上皮。由于成熟的鳞状上皮含有糖原，很容易被鲁氏碘液着色（因此 Schiller 试验阴性），如果上皮不与鲁氏碘液发生反应，为 Schiller 试验阳性。未妊娠女性，宫颈鳞状上皮光滑，肉眼观为淡淡的粉红色。妊娠期间血管增多，上皮会带点蓝色。

鳞状上皮最底层细胞（图 1-5）为单层圆形基底细胞、核大深染、胞浆少，附着于基底膜。基底膜将上皮层与其下面的间质分开，上皮-间质的交界处通常是平直的，有时会有轻微的波浪起伏，伴有规律的、有一定间距的间质略微凸起。这种间质凸起称为乳头，乳头之间的上皮称为钉突。

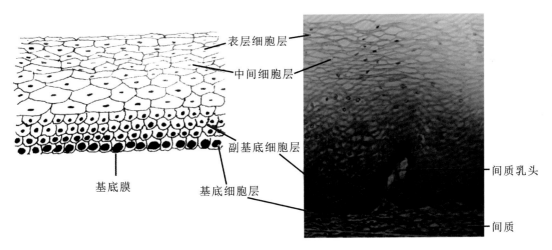

图 1-5 阴道和宫颈阴道部的鳞状上皮

基底细胞分裂、成熟、形成邻近的几层细胞，称为副基底细胞，同样核相对大而深染，胞浆嗜碱性呈蓝绿色。这些细胞进一步分化和成熟，形成多边形中层细胞，胞浆丰富，细胞核小而圆，篮网状排列。中层细胞再进一步成熟，形成大而扁平的表层细胞。表层细胞核小、致密、固缩，胞浆透明。总的来说，从基底层到表层，细胞逐渐增大，细胞核逐渐缩小。

中层和表层细胞浆含有丰富的糖原，在应用鲁氏碘液后可被棕褐色或者黑色，组织病理切片 PAS（periodic acid-schiff，PAS）染色中呈品红色。中层和表层细胞糖原形成是鳞状上皮成熟和发育正常的标志，细胞异常或成熟障碍时，糖原缺乏。

宫颈鳞状上皮的成熟依赖于雌激素的作用。雌激素缺乏，鳞状上皮细胞不能完全成熟，不产生糖原。绝经后，细胞不能成熟，除副基底细胞层外无多层扁平细胞，鳞状上皮萎缩、变薄。视诊时，宫颈苍白。因容易损伤，有时会看到皮下出血点。因此，在雌激素缺乏的老年患者，细胞学容易误判，要在改善雌激素缺乏后再评估。

二、柱状上皮

宫颈管被覆柱状上皮（通常称为腺上皮），由单层高柱状细胞组成。细胞核深染，紧邻基底膜（图 1-6）。因为是单层细胞，厚度远远不及宫颈复层鳞状上皮。透过薄的单层细胞，可以见到间质血管，肉眼观察呈红色。宫颈管腺上皮在颈管上端与子宫腔下段的子宫内膜相移行，下端在鳞-柱交界与鳞状上皮交汇。柱状上皮覆盖宫颈阴道部的范围取决于年龄、生育状况、激素水平及是否绝经。

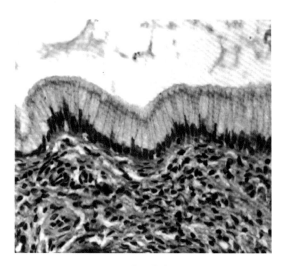

图 1-6　宫颈柱状上皮

细胞呈高柱状，薄，分泌黏液，核位于基底部

宫颈管的柱状上皮并不形成平坦的表面，而是深入管腔的纵向皱褶，形成乳头状凸起。柱状上皮内陷入宫颈间质形成宫颈管腺上皮隐窝（有时被称为宫颈管腺体、宫颈内膜腺体）（图 1-7），这些隐窝可从宫颈表面深入下方 5～6 mm，这种由黏膜皱褶和隐窝组成的复杂结构，使柱状上皮呈现颗粒状（肉眼观时）或葡萄状（阴道镜检时）的外观。

偶然可以见到宫颈管内局部柱状上皮过度增生，形成微红色的肿物，脱出宫颈外口，称为宫颈息肉。息肉起始于单个柱状乳头的局部增大，并随着其增大形成赘生物，息肉轴心是宫颈间质，表面被覆柱状上皮伴有上皮下隐窝，有时柱状上皮可以发生多发性息肉，图 1-8 所示的宫颈息肉被覆柱状上皮，由于受到宫颈管黏液的保护，不受阴道环境影响，没有发生化生。图 1-9 所示的息肉经历一定程度的鳞状上皮化生，部分被鳞状上皮覆盖。

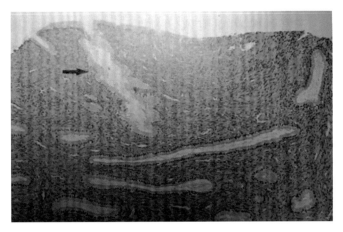

图 1-7 宫颈管腺体

尽管在横切面上它们表现为腺体，但应将该结构当作隐窝（箭头）（HE 染色，中倍）

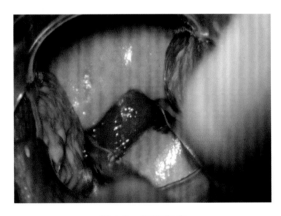

图 1-8 宫颈息肉

宫颈管深部一个大的息肉，因为伴有鳞化，视诊、触诊都不是典型的息肉样改变

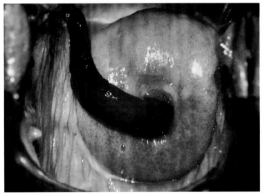

图 1-9 宫颈息肉

（张志胜. 阴道镜图谱［M］. 3 版. 北京：人民卫生出版社，2016.）

柱状上皮没有糖原和细胞核分裂相。因为胞浆缺乏糖原，应用鲁氏碘液后柱状上皮不着色或由于薄层碘溶液残留而轻微变色。

三、鳞柱交界

女性一生中鳞-柱交界相对于宫颈外口的位置不是固定不变的，会受到许多因素影响，例如年龄、激素状态、分娩损伤、口服避孕药和妊娠。

在儿童期、月经初期、青春期、育龄早期所见到的鳞-柱交界，被称为原始的鳞-柱交界，是胚胎期形成的柱状上皮和原始鳞状上皮的汇合点，儿童期或月经初潮前后，原始的鳞-柱交界位于或非常接近于宫颈外口（图1-10）。

青春期后和育龄期，女性生殖器官在雌激素作用下发育，宫颈扩大、颈管延长，宫颈管下段柱状上皮外移至宫颈阴道部（图1-11），这种情况被称为柱状上皮外移或者异位，肉眼观察宫颈阴道部呈现鲜红色，有时会被错误地称为糜烂或溃疡。此时，原始的鳞-柱交界位于宫颈阴道部外，远离宫颈外口（图1-12）。妊娠期柱状上皮外移更为明显。

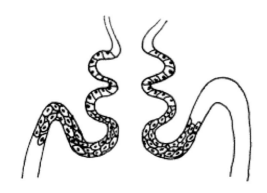 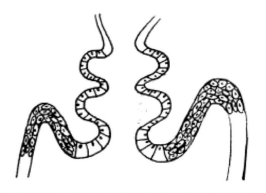

图1-10 青春期前，鳞-柱交界位于或非常靠近于宫颈外口

图1-11 柱状上皮外移，鳞-柱交界位于宫颈外口，常见于青春期和妊娠早期

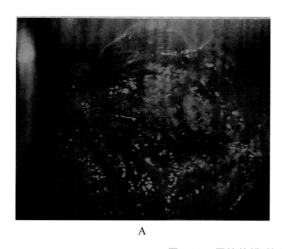 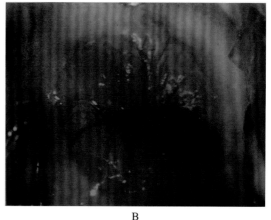

A

B

图1-12 原始的鳞-柱交界位于宫颈阴道部外

A. 柱状上皮外移，原始鳞-柱交界位于宫颈阴道部，内侧或近侧是柱状上皮区；B. 柱状上皮外移，原始鳞-柱交界位于宫颈阴道部，内侧或近侧是柱状上皮区，图中外移的柱状上皮开始发生鳞状上皮化生

当外移的柱状上皮暴露于阴道酸性环境中，保护柱状细胞的黏液的缓冲作用受到干扰，柱状上皮被破坏，最终被新形成的化生鳞状上皮所取代（化生是指一种发育成熟的组织转变为另一种形态结构的组织的过程）。

化生过程起始于原始鳞-柱交界，从宫颈外口向心性进展，贯穿整个育龄期直至绝经。也有学者认为某些化生可能发生于宫颈阴道部的鳞状上皮的内生性生长。这样，新的化生鳞状上皮和柱状上皮之间形成了新的鳞-柱交界（图1-13）。

随着女性从育龄期到围绝经期过渡，鳞-柱交界向宫颈外口移动，鳞-柱交界与宫颈外口的距离是变化的，这是由于暴露于宫颈阴道部的柱状上皮不断有新的鳞状上皮化生形成的结果。从围绝经期开始，宫颈萎缩，新的鳞-柱交界向宫颈管内移动加快。绝经后，新的鳞-柱交界完全进入宫颈管，常不可见。新的鳞-柱交界常常简称为鳞-柱交界。在青春期、妊娠期或口服避孕药的妇女，宫颈阴道部的移行带外移。在此时接触 HPV 易促进感染，由此可以解释为什么宫颈鳞状细胞癌和过早性生活、多胎妊娠、长期口服短效避孕药有关。

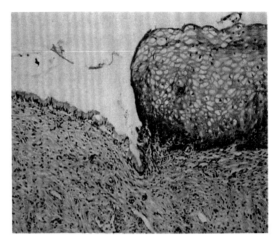

图 1-13　新的鳞-柱交界

笔者认为，柱状上皮化生的过程本质是使机体抵御外界刺激的一种防御反应，它使得上皮越来越厚并赋予强大的防御能力。只是在化生的初始阶段，当它还不足以抵御外界刺激的时候或在化生初期对外界刺激最敏感的时候，需要特别注意。这也许就是从预防宫颈癌的角度，提倡性生活开始的时间推迟到 20 岁的病理基础吧。

第四节　鳞状上皮化生和转化区

我们已经知道，柱状上皮被鳞状上皮所取代的生理过程称为鳞状上皮化生。育龄期和妊娠期的偏酸性阴道环境对于柱状上皮的鳞状上皮化生起着重要作用。

暴露在酸性环境中的柱状细胞最终被化生鳞状上皮所取代。起初受阴道酸性环境影响，暴露于阴道的柱状上皮的下方出现储备细胞，储备细胞增殖，发生生理性增生，最终形成化生鳞状上皮。

储备细胞增殖、分化，最终表层柱状上皮脱落（图 1-14B、C）。储备细胞的确切来源尚不清楚。

鳞状上皮化生的第一个征象是储备细胞的增殖（图 1-14A、B）。开始时见到的储备细胞为单层、细胞小而圆、核深染，位置非常靠近柱状细胞的细胞核。细胞进一步增殖形成储备细胞增生（图 1-14A）。储备细胞与原始鳞状上皮的基底细胞在形态学上相似，核圆、胞浆少。随化生过程进展，储备细胞增殖和分化，形成薄的、多细胞、未分层的不成熟鳞状细胞（图 1-15C）。"未成熟化生鳞状上皮"用来定义这类细胞小、未分层的薄的新形成化生上皮。未成熟的化生鳞状上皮不产生糖原，不能被鲁氏碘液染成棕色或黑色。在这一阶段，会见到一簇簇含有黏液的柱状细胞嵌入未成熟化生鳞状上皮之中。

未成熟化生鳞状上皮可以大量连续和/或孤立或灶状在同一时间出现。有学者认为原始柱状上皮基底膜溶解，并在增殖和分化的储备细胞与宫颈间质之间重构。鳞状上皮化生常开始于柱状上皮外移最外侧的原始鳞-柱交界，也可发生于邻近鳞-柱交界的柱状上皮，或如同小岛分散在暴露于酸性环境的柱状上皮之中。

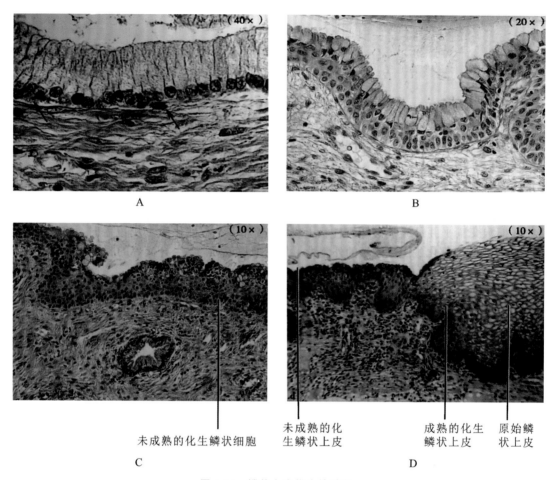

图 1-14　鳞状上皮化生的过程

A. 箭头所指的是柱状上皮下的储备细胞；B. 储备细胞增殖；C. 储备细胞进一步增殖和分化；D. 成熟的鳞状上皮，与原始鳞状上皮难以区分

随化生过程的进展，未成熟的化生上皮分化成为成熟、分层的化生鳞状上皮（图 1-14D），非常类似于原始的复层鳞状上皮。在成熟的化生鳞状上皮中可以见到残存的柱状细胞和黏液囊泡，中间层以上的细胞含有糖原。化生上皮越成熟，越容易在应用鲁氏碘液后被染成棕色或者黑色（图 1-15）。

转化区的成熟化生鳞状上皮中可见包涵囊肿，也称为纳氏小囊或宫颈腺囊肿（图 1-16）。宫颈腺囊肿是一种潴留囊肿，它的发生是由于宫颈管腺上皮隐窝的开口被覆盖其上的化生鳞状上皮堵塞、掩埋。

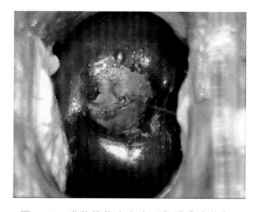

图 1-15　成熟的化生上皮（鲁氏碘液着色）

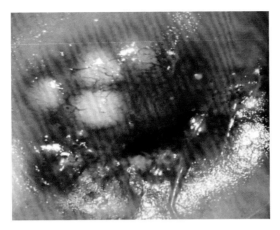

图 1-16　正常转化区（腺囊肿）

宫颈 9—12 点处有多个大小不等的潴留囊肿，表面灰黄色，见分支状血管

（张志胜. 阴道镜图谱［M］. 3 版. 北京：人民卫生出版社，2016.）

鳞状上皮化生是一个不可逆的过程，化生形成的上皮（鳞状上皮）不能逆转为柱状上皮。宫颈上皮化生过程有时称为间接化生，因为柱状细胞没有转化成为鳞状细胞，而是由柱状上皮下方的立方形储备细胞增生所取代。同一宫颈的不同部位鳞状上皮化生进展不一，因此，有或没有柱状上皮小岛的不同化生鳞状上皮区域，可以见到成熟度差别很大的化生上皮。邻近鳞-柱交界的化生上皮是未成熟上皮，而成熟的化生上皮邻近原始的鳞-柱交界。

新形成的未成熟化生上皮可以向两个方向发展。绝大多数女性发育未成熟化生鳞状上皮，即类似于含有糖原的正常原始鳞状上皮。在少数女性中，有可能会发生一种不规则的非典型增生上皮。致癌性 HPV 可以感染未成熟的基底层化生鳞状细胞，其中极少数会转变成癌前病变细胞，这些非典型细胞不受控制地增殖和增生，导致异常非典型增生上皮的形成。非典型增生上皮可以逆转、持续存在或是数年后进展为浸润癌，取决于 HPV 感染是否形成转化感染。

由于上述原因，我们在临床上可能看到的是"春夏秋冬"及"繁花似锦"——不同阶段的化生、不同程度的化生、不同性质的化生等等，它将是以一种怎样的姿态迎接我们？如果我们每一个镜检大夫，脑海里常常有这些画面，那将是怎样的一种感觉和结果？不妨试试。

第五节　宫颈癌的自然病程

子宫颈鳞癌的最初起因是持续或慢性感染一种或多种高危或癌基因型人乳头状瘤病毒。最常见引起癌变的亚型是 16 型和 18 型，据报道可见于 70％的子宫颈癌患者。其他癌基因型（如 31 型、33 型、45 型和 58 型）也较常见，可能在不同的地域有不同的流行性。

低危型 HPV 如 6 型和 11 型与癌症无关联，但可引起生殖道疣。男性和女性 HPV 感染的主要原因都是性行为，包括年龄很小就开始性行为、多个性伴侣、性伴侣有多个性伙伴及没有防护的性行为。高危型 HPV 感染在年轻妇女中很常见。在多数地区随年龄增长流行性明显下降。25%～35%妇女感染高峰在 25 岁以下。

虽然感染 HPV 是子宫颈癌变的基本病因，但大多数妇女感染后并不引发癌症，大多数 HPV 感染，不管分型如何，存在时间都短暂，仅有少数长期存在，极少数会继续发展至癌前病变和浸润癌。引起 HPV 感染持续存在并进展至癌的条件和辅助因素尚不清楚，但以下因素可能起一定作用。

（1）HPV 相关辅助因素：①病毒类型。②同时感染几种癌基因型病毒。③大量病毒（高病毒载量）。

（2）宿主身体状况：①免疫状态。免疫缺陷的患者（如 HIV 感染者）更易感染 HPV，快速导致癌前病变和癌变。②产次。多产增加了子宫颈癌的患病机会。

（3）外界的影响因素：①吸烟。②同时感染 HIV 病毒和其他性传播病毒，如疱疹病毒（HSV-2）、沙眼衣原体和奈瑟菌。③长期使用口服避孕药（大于 5 年）。

最后这个因素尤应受到关注，因为限制使用口服避孕药将会对妇女选择避孕方法、非意愿妊娠率、不安全的流产率和死亡率造成深远的影响。WHO 专家小组召集会议，分析资料得出结论，所有的避孕方法中，包括口服避孕药，都各有利弊。选择性使用口服避孕药所导致的子宫颈癌患病率很低，所以不应该放弃口服避孕药的使用。

建议

没有必要限制激素类避孕药的使用，尽管口服避孕药会略增加子宫颈癌的危险性。

一、癌前病变的自然病程

青春早期和育龄初期，当发生鳞状上皮化生，感染 HPV 病毒可以诱导新转化的细胞发生改变，病毒颗粒会整合到人体细胞 DNA 中。如果病毒持续存在，可能导致癌前病变，而后细胞失去正常生长的调控发生癌变（图 1-17、图 1-18）。

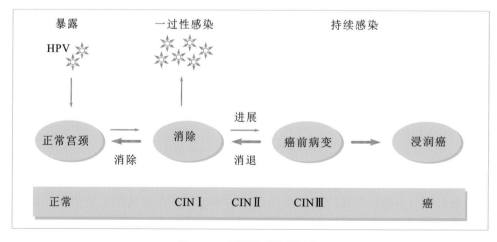

图 1-17　子宫颈癌发展过程

从 HPV 感染发展到癌症的时间各有不同。有 60％或更多的轻度不典型增生会自然消退，只有大约 10％在 2～4 年发展成中、重度不典型增生，在一些病例中，中、重度不典型增生可能不需要经过轻度不典型增生。低于 50％的重度不典型增生可进展为浸润性癌，年轻妇女发展为浸润癌的概率更低。

通常轻度的不典型增生经过 10～20 年的自然演进过程方发展成为癌。因此子宫颈癌在相对早期是可以防治的癌症，为筛查提供了条件。

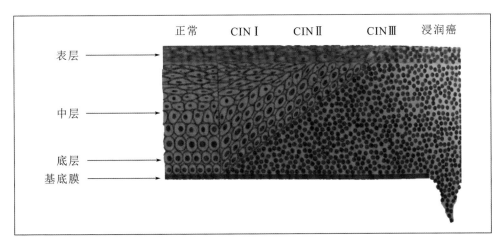

图 1-18　正常上皮进展为子宫颈浸润癌

二、癌前病变的分类系统

全世界不同地区有很多系统根据组织细胞学对癌前病变进行分类和命名。在过去的几十年里，一些系统结合了癌前病变自然进程的内容而更实用，1968 年开始应用宫颈上皮不典型增生的分类系统，主要是考虑到不同程度的不典型增生有不同的自然病程。20 世纪 90 年代，美国国家癌症组织提出了 Bethesda 系统。2001 年的 Bethesda 系统有些改进。非典型细胞被分为 ASC-US（意义未明确的非典型鳞状上皮细胞）和 ASC-H（非典型鳞状细胞：不排除高度鳞状上皮内病变）。子宫颈癌前病变如表 1-1 所示。

表 1-1　子宫颈癌前病变

细胞学分类（用于筛查）		组织学分类（用于诊断）		
巴氏分级	TBS 分类	CIN	WHO 描述性分类	＊WHO 描述性分类（新）
Ⅰ	正常	正常	正常	正常
Ⅱ	ASC-US ASC-H	非典型	非典型	非典型
Ⅲ	LSIL	CIN Ⅰ 包括扁平疣	挖空细胞	低度上皮内瘤样病变

细胞学分类（用于筛查）		组织学分类（用于诊断）		
Ⅲ	HSIL	CINⅡ	中度非典型增生	高度上皮内瘤样病变
Ⅲ	HSIL	CINⅢ	重度非典型增生	
Ⅳ	HSIL	CINⅢ	原位癌	
Ⅴ	浸润癌	浸润癌	浸润癌	浸润癌

注：＊笔者新增

三、筛查发现异常的概率

在一定人群中发现癌前病变的概率依赖于：①人群中发病率。②筛查人群年龄（例如，如果许多年轻妇女被筛查，更多的低度鳞状上皮内病变将被发现）。③妇女之前的筛查情况（如果妇女有规律被筛查，就会减少 HSIL）。④被筛查人群中 HIV 的流行状况（HIV 感染率高会导致更多的癌前病变）。

年龄在 25～65 岁、之前未做过筛查的妇女，异常结果所占的比例可能如下。①LSLL：3％～10％。②HSL：1％～5％。③浸润性癌：0.2％～0.5％。

四、浸润性子宫颈癌的自然病程

浸润性子宫颈癌被定义为有异常细胞浸润，突破基底膜，侵袭到下面的致密纤维结缔组织。病变开始于微小浸润癌，窥器检查肉眼观察不到，需要组织学诊断，用锥切术或子宫切除术获取标本。病变进一步扩大浸润范围，可浸润到阴道、盆腔壁、膀胱、直肠和远处器官。如果不及时治疗，子宫颈癌进展方式难以估计，几乎会导致死亡。国际妇产科联盟（FIGO）经常根据癌组织的浸润程度选择治疗方法。

子宫颈癌浸润性进展有 4 种途径。子宫颈癌在一个较长时期内局限于盆腔内，是可以接受有效治疗的。

1. 宫颈范围内浸润

由微小浸润癌扩展，最终会累及全部宫颈，浸润面积能够达到直径 8 cm 以上。癌组织可以溃烂，形成肿物（向外生长），穿透（向内部侵袭）。

2. 侵袭到邻近组织

向各个方向扩展都是可能的，向下可累及阴道，向上扩展可到达子宫内，向侧面侵入到子宫旁组织（骨盆内支持子宫的组织）和尿道，向后可抵直肠，向前到达膀胱。

3. 淋巴转移

有 15％的病例癌组织还局限于宫颈内，就已有盆腔淋巴结的转移。随癌组织的扩展，淋巴结转移增多。淋巴结转移首先局限在盆腔内，而后发现沿着大动脉的淋巴结转移。如果癌组织累及到阴道下 1/3，腹股沟淋巴结可能也会被累及并明显增大。

4. 远处转移

通过血行和淋巴转移。子宫颈癌细胞通过血行和淋巴向远处转移，可转移到远处器官肝脏、骨髓、肺和大脑。

五、子宫颈癌和人类免疫缺陷病毒的感染

由于 HIV 的感染和其他原因（器官移植后使用抗免疫排斥反应的药物）造成的免疫抑制所带来的特殊问题如下。

感染 HIV 的妇女：①更易发生 HPV 的感染，随免疫抑制程度的增加，感染 HPV 的危险性增高。②更易持续感染和感染高危型 HPV。③癌前病变的危险性增高，随免疫抑制程度的增加而比未感染 HIV 的妇女增高 2～6 倍。④增加了子宫颈癌的危险性。⑤要比平均时间提前 10 年发展为浸润性子宫颈癌。⑥呈现进展快、预后差的特点。

高效抗反转录病毒治疗（highly active antiretroviral therapy，HAART）HIV 阳性的妇女是否能影响 SIL 的发展过程尚不清楚。

⊙ 吴绪峰

参考文献

[1]　中国癌症基金会组.子宫颈癌综合防治基本实践指南[M].北京:北京大学医学出版社,2008.

[2]　刘植华,章文华.宫颈癌前病变阴道镜检查与治疗[M].北京:人民卫生出版社,2019.

[3]　魏丽惠,赵昀.现代阴道镜学[M].北京:人民卫生出版社,2016.

宫颈癌的流行病学特征

第一节　宫颈癌的流行病学特征

宫颈癌是全球第三大肿瘤，约占癌症的 10%。在全球妇女中，其仅次于乳腺癌为第 2 个最常见的恶性肿瘤，而在我国，它的发病率则居妇女恶性肿瘤的第 1 位。

一、宫颈癌的地理分布情况

据国际癌症研究中心（international agency for research on cancer，IARC）最近的统计，在全世界妇女中，每年的新发宫颈癌病例数为 50 万，其中 83% 的宫颈癌发生在发展中国家，占发展中国家女性肿瘤的 15%，而在发达国家，其仅占女性肿瘤的 3.6%。具体地讲，欧洲的发生率最低，拉美和非洲的发生率最高。在美国，每年有超过 1 万的新发病例和 3 000 多的死亡病例。在我国，每年宫颈癌新发病例 13.15 万，约占世界新发病例的 28.8%，病例主要分布在中部地区，且农村高于城市，山区高于平原。20 世纪 80 年代一个全国性的调查显示，甘肃、安徽、陕西为患病率最高的省份，患病率分别为 502.6/10 万、444.02/10 万及 404.00/10 万，而北京（2.54/10 万）、上海（3.8/10 万）等地相对较低。特别需要提出的是，我国的 3 个高发区为湖北五峰县（1 073.34/10 万）、陕西略阳县（1 026.06/10 万）、江西靖安县（1 020.81/10 万）。这种地理分布反映了宫颈癌的发病率与经济发展状况密切相关，此外，对性行为所持的态度也是影响其发病的一个因素。

二、宫颈癌的发病是否有种族差异

生活在同一地区的不同民族居民，其宫颈癌的发病情况也有所不同，本地民族或长期移居该地的民族发病率较高，而对性行为持保守态度的民（种）族其宫颈癌的发病率相对低。在世界范围内，黑人的发病率最高，而犹太人和一些伊斯兰教人的发病率较低。在我国各民族中，病死率居前 3 位的是维吾尔族（17.27/10 万）、蒙古族（15.72/10 万）和回族（12.29/10 万），而藏族、苗族、彝族病死率水平较低（约 5/10 万）。

三、宫颈癌的社会分布

另外，人群的社会经济状况和（或）职业不同，宫颈癌的发病率也不同。其发病率呈现明显的阶梯式变化和分层现象。据调查，工人及服务业人员和经济情况较差的社会低层人员宫颈癌的检出率较高。包淑和等发现，我国宫颈癌发病率中农民为 721.79/10 万，工人为 584.78/10 万，干部为 201.67/10 万。而在 Silvia 的研究中，无室内卫生间的妇女其 HPV 感染风险是有室内卫生间者的 4.8 倍，缺乏流水的 HPV 感染风险度为 2.0，性生活后很少清洗生殖器官者风险度是常清洗者的 4.5 倍。究其原因，可能是与教育程度低、营养缺乏、性卫生习惯不良、多子女及合并生殖器感染等有关。

四、宫颈癌的流行情况特点

目前，宫颈癌的流行情况呈现两大特点。

1. 发病以中老年人为主，部分地区呈现年轻化趋势

在大多数妇女中，宫颈浸润癌的发病率在 20 岁以前是很低的，20～50 岁增长较快，其后上升幅度变缓。我国宫颈癌患者的年龄分布呈双峰状，35～39 岁和 60～64 岁，平均年龄为 52.2 岁。需要注意的是，原位癌的高发年龄为 30～34 岁，较浸润癌早 20 余年，这反映了此组人群对宫颈癌危险因素的接触较浸润癌更密切。

近年来，宫颈癌有逐步年轻化的趋势。2001 年国际妇产科联盟（international federation of gynecology and obstetrics，FIGO）流行病学和统计学调查报道，子宫颈癌的发病率由 20 世纪 20 年代的平均 60 岁下降到 20 世纪 90 年代末的 50 岁。其中，年龄≤35 岁妇女的宫颈癌被学术界称为年轻宫颈癌。Elliott 等报道，年轻宫颈癌的发病率在 20 世纪 50 年代为 9%，20 世纪 80 年代已上升至 24%。国外的研究表明，年轻妇女中 20～24 岁、25～29 岁年龄组上升最为明显，有人推测这与性自由的增长有关，其依据是依靠性途径传播的 HPV 病毒感染的上升与宫颈癌的死亡率呈平行关系。另外，这部分妇女中大多存在着早年开始性生活、多个性伴侣、吸烟、口服避孕药等因素。我国近 50 年来宫颈癌的发病年龄也逐渐降低，由 1955—1964 年的 56 岁降至 1995—2004 年的 44 岁，年轻患者的宫颈癌的构成比由 3.42% 升至 24.91%。与其他年龄组比较，具有非鳞癌比例高、淋巴结转移率高和临床晚期（Ⅲ～Ⅳ 期）比例高等显著特点。英国学者 Stockton 亦报道在 1971—1994 的 20 余年中，在较年轻妇女 30～39 年龄组中宫颈鳞癌发病率的下降和腺癌发病率的升高最为显著。最近的统计数据表明，在西方妇女中宫颈腺癌及腺鳞癌发病率已占到了 10% 左右。对于宫颈癌发病年轻化趋势应该引起高度重视，因为年轻宫颈癌与老年宫颈癌比较，年轻宫颈癌预后差、生存率低，且需考虑生育和保护卵巢功能等问题。

2. 发病率和死亡率逐渐下降

20 世纪 50 年代以来，世界各国均开展了大规模的宫颈癌的筛查工作，初步实现了宫颈癌早发现、早诊断、早治疗，因此宫颈癌的发病率和死亡率均逐渐下降。据世界卫生组织（WHO）统计，28 个发达国家，从 1960—1980 年，宫颈癌的死亡率下降了 30%，美国在 20 世纪 40 年代下降了 75%。我国于 1990—1992 年的回顾性调查显示，我国宫颈癌死亡率由 20 世纪 70 年代的 10.28/10 万下降至 20 世纪 90 年代的 3.25/10 万，下降 69%，城市和农村分别下降了 78.4% 和 63.71%。同期的研究亦表明，宫颈上皮内瘤变（CIN）的发病率则明显上升，这可能与采用新的筛查技术如液基细胞学检查和 HPV 检测等有关，但这也从侧面反映了宫颈癌筛查防治所取得的巨大成果。

第二节 流 行 因 素

一、病毒感染

1. HPV 感染

（1）HPV 和宫颈癌的关系。近 20 余年来，以大规模人群为基础的流行病学资料显示，在 90％以上的宫颈癌中存在 HPV-DNA。另外，许多前瞻性研究和实验室证据亦表明，HPV-DNA 阳性患者发展为 CIN Ⅲ 或浸润型宫颈癌的危险性要高于 HPV-DNA 阴性患者。因此，国际癌症研究署（IARC）1995 年明确提出 HPV 感染是宫颈癌的主要危险因素，确定了 HPV 与宫颈癌的病因关系。

（2）HPV 分型。HPV 有严格的嗜组织性，主要侵犯皮肤及黏膜鳞状上皮。根据基因组的同源性可将其分为 120 多种型别，其中感染人生殖道的 HPV 有 40 个型别，不同类型的 HPV 感染生殖道其危险性不同，根据其致癌性的不同分为 3 类。①低危型：包括 HPV6、HPV Ⅱ、HPV40、HPV42、HPV43、HPV44、HPV54、HPV61、HPV70、HPV72、HPV81、HPV89 等，主要引发外生殖器疣（如尖锐湿疣）等良性病变，也可导致 CINI。据统计，25％的 CINI 和 90％的肛周及外生殖器疣是由 HPV6、HPV11 引起的。②中危型（可能致癌型）：包括 HPV26、HPV53、HPV66、HPV68、HPV73、HPV82，可引起 CIN Ⅰ～Ⅲ。③高危型（致癌型）：该型与宫颈癌和 CIN Ⅱ～Ⅲ 的发生密切相关，包括 HPV16、HPV18、HPV31、HPV33、HPV35、HPV39、HPV45、HPV51、HPV52、HPV56、HPV58 等，按感染率由多至少依次为 HPV16、HPV18、HPV45、HPV31、HPV33、HPV58，其中 HPV16、HPV18 型与宫颈癌的关系最密切。此两型在世界范围内宫颈癌的检出率达 99.7％，其中 HPV16 占 66％，HPV18 占 34％。此外，HPV16、HPV18 型尚可引起 25％的 CIN Ⅰ 和 70％的 CIN Ⅱ 及 CIN Ⅲ。

（3）HPV 类型和宫颈癌分型的关系。宫颈癌的恶性表型与感染 HPV 的类型有关。HPV16、HPV18 型阳性者病情恶性进展多于 HPV6、HPV11 型阳性者；宫颈鳞癌中以 HPV16 型感染最为常见，占 46％～63％，腺鳞癌与 HPV18 型和 HPV45 型感染有关，而宫颈腺癌及腺棘癌则是以 HPV18 型感染为主，占 37％～41％，并多见于年轻的性活跃妇女，感染的高峰年龄在 18～28 岁，其淋巴结转移率较高。HPV18 型的总体检出率虽然相对较低，但相关研究结果提示其与早期宫颈癌的预后差有关，它是一个独立的预测早期宫颈癌做全子宫加盆腔淋巴结清扫后发生复发的因素。宫颈癌也并非总是单一型别的 HPV 感染所致，事实上其存在着多种 HPV 合并感染的情况，多重感染在腺鳞癌中最为常见。

（4）国内外 HPV 感染特点。宫颈癌 HPV 感染的特点在国内与国外有所不同，国外以 HPV16、HPV18 型为主，HPV 总检出率在 50％左右，HPV16、HPV18 型分别占 40％、10％左右；我国以 HPV16、HPV58 型为主，HPV 总检出率为 53.5％，HPV16、HPV8 型分别占 31.9％、7.6％，HPV18 型感染率仅为 1.0％，明显低于国外。

（5）HPV 感染的自然历程。在体内 HPV 感染常自然消退或被抑制，因此，感染多为暂时性的且大部分感染妇女多症状无临床。在宫颈 HPV 感染者中，70% 的妇女自然清除时间在感染后的 7~12 个月，如果连续检测 2 年，则有高达 90% 的妇女会最终清除 HPV。不过仍有 10%~15% 的 35 岁以上的妇女存在持续感染的情况，如为高危型 HPV 持续性感染，则进展为宫颈癌的风险更大，但一般认为从 HPV 感染到进展为宫颈癌大约需要 20 年的时间。手术切除部分病变宫颈组织或应用干扰素等抗病毒药物可以大大加快 HPV 的清除，但术后或用药后还应积极定期检测，以防 HPV 的再次感染。

（6）HPV 感染者可发展为癌症的条件。HPV 感染者能否最终进展为 CIN 和癌症，这取决于宿主、环境和病毒三方面因素。宿主因素包括机体的免疫功能、激素水平和营养状况等，环境因素是指与宫颈癌相关的协同行为因素，而病毒因素则包括 HPV 类型、含量、首次感染时间和持续时间等。病毒因素具体阐述如下。

1）HPV 的类型是决定宫颈病变转归的重要因素之一。低危型 HPV6、HPV11 型所致的病变以 CIN I 为主，大多能逆转；而与高危型 HPV16、HPV18 型等有关的 CIN 几乎全部进展为浸润癌，极少逆转。且当多型别的 HPV 同时感染时危险性更高，其中以 HPV6、HPV11 及 HPV16、HPV18 均呈阳性时其相对危险性最高。

2）HPV 的病毒含量与宫颈病变密切相关。宫颈病变程度越严重，HPV 感染的型别越多，病毒含量就越高；而 HPV 病毒的含量越高，罹患 CINⅢ 或宫颈癌的危险性就越高，HPV 高含量可以作为宫颈病变进展的短期指标。一项超过 10 年的回顾研究表明：HPV16 持续高含量者，即使其最初的宫颈细胞学结果是阴性，其患宫颈原位癌的风险要比 HPV16 阴性者高出至少 30 倍，在 25 岁之前感染 HPV16 高含量的女性，有 25% 在 15 年后进展为原位癌。

3）持续性 HPV 感染在宫颈病变的发展过程中有重要的作用。一项前瞻性研究显示，反复 HPV 感染的女性，发展到 CINⅡ/Ⅲ＋ 的危险性增高，持续 HPV 阴性或一过性 HPV 感染的女性，在随访过程中均未发展为 CINⅡ/Ⅲ＋。

（7）HPV 的致癌机制。HPV 的致癌机制目前尚不十分明确，但 HPV-DNA 与宿主细胞基因组的整合在其诱导宫颈癌变的过程中起着关键作用。HPV-DNA 在细胞中以两种方式存在：游离状态和整合状态。在 CIN 中，其以位于染色体之外的游离形态存在；而在宫颈癌中，多为高危型 HPV-DNA 以单拷贝或多拷贝的串联方式整合于宿主细胞 DNA 中，结果导致对 HPV E6/E7 基因起负向转录调节作用的 HPV E2 基因失活，致使病毒癌基因 E6、E7 持续表达，产生癌蛋白 E6、E7。癌蛋白可与宿主细胞的细胞周期调控蛋白结合（E6 与 P53 结合导致凋亡基因 bcl-2 表达失控，E7 与 RB、P107 和 cyclinA 结合导致细胞周期调控紊乱），导致细胞分化停滞，增殖失控而发生癌变。

（8）HPV 检测的意义和方法。HPV 检测可以指导临床判定宫颈癌发生的危险性，并可预测宫颈病变恶化或术后复发的危险性，如手术后 6 个月、12 个月检测 HPV 阴性，则提示病灶切除干净；如术后 HPV 持续阳性，则提示有残留病灶和复发可能。HPV 检测一般安排在月经来潮后 10~18 d 进行为佳，且术前禁性生活、阴道上药和冲洗。HPV 检测有多种方法，最简单的如直视观察，还可以利用显微技术和免疫组化技术确定，利用原位杂交、斑点印迹、杂交捕获（HC2）和 PCR 等各种分子技术进行检测，目前应用的杂交捕获二代技术（hybrid capture Ⅱ）是美国 FDA 唯一批准可在临床使用的 HPV-DNA 检测技术。它能同时检测 13 种高危型 HPV（16、18、31、33、35、39、45、51、52、56、58、59 和 68），适用于大规模人群的筛查，该方法已经得到了世界范围的认可。

（9）HPV 疫苗的效果。在宫颈癌的治疗方面，HPV 疫苗为癌症患者带来了新的希望。目前的 HPV 疫苗为预防性四价疫苗，仅适用于 9～26 岁无 HPV 感染妇女进行 6、11、16、18 亚型的预防，而针对于 HPV16、HPV18 型的二价疫苗目前正在进一步的临床试验中。虽然 HPV 疫苗的研制成功给人们战胜宫颈癌带来了曙光和信心，但诸如疫苗免疫保护的持续时间、接种负反应、男性接种的可行性、生殖安全及妊娠结局等方面还需进一步的研究。另外，目前的预防性疫苗价格比较昂贵，难以在发展中国家推广应用，且预防性疫苗仅适用于尚未感染 HPV 病毒的年轻人群，但在临床上面临更多的却是已经被感染的患者，因此治疗性 HPV 疫苗的开发和应用更为重要和迫在眉睫。有关 HPV 疫苗的详细情况见本书其他章节。

2. 疱疹病毒（herpesviruses，HV）

HV 是一群中等大小的双链 DNA 病毒，其主要侵犯外胚层来源的组织，包括皮肤、黏膜和神经组织，感染部位和引起的疾病多种多样，目前发现有 7 种疱疹病毒与宫颈癌有关。

（1）单纯疱疹病毒 Ⅱ（HSV-2）。HSV-2 是第一种被认为与宫颈癌发生有密切关系的病毒。国内外相关资料表明：宫颈癌患者血清中 HSV-2 抗体平均滴度明显高于正常妇女。郑曙民等对 153 例宫颈癌和 75 例正常妇女的对照研究显示：宫颈癌组的 HSV-2 的检出率为 30.77%，而对照组的检出率为 6.6%。国内另外一项研究则显示，HSV-2 抗体在浸润性宫颈癌中有 80%～100% 为阳性，原位癌中约有 50% 为阳性，CIN 中约有 25% 为阳性，而在对照组中只有 20% 为阳性，且宫颈癌癌细胞胞质内发现有 HSV 颗粒。LARC 的大量、多中心、病例对照研究表明：HSV-2 血清抗体活性可显著增加宫颈鳞癌（OR=2.2，95% CI：1.4～3.4）、宫颈腺癌或宫颈腺鳞癌（OR=3.4，95% CI：1.5～7.7）的患病危险性。而 Salcedo 对相关病例的分析表明：HSV-2 可使高危 HPV 感染妇女的宫颈鳞癌发病风险提高 2 倍，提示 HSV-2 在高危型 HPV 感染宫颈癌发病中具有协同作用。相关学者认为 HSV-2 作为启动子反复作用于宫颈上皮细胞，而高危型 HPV（如 HPV16、HPV18）则作为促进子使细胞发生癌变。

随着肿瘤分子生物学的不断发展，HSV-2 的致癌机制研究也逐渐深入。现在认为 HSV-2 的基因分为促癌基因和转化基因，促癌基因的编码蛋白（包括早期蛋白 ICP 11/12 和晚期结构蛋白 ICP 14）可能有助于宫颈癌变的启动，尽管其表达与致瘤性并不相关；转化基因的表达产物（如 ICP10/AG-4）则有助于癌变的发展，其表达与致瘤性有关。这两种基因表达产物经过与其他诱癌因素（如 HPV）之间复杂的协同作用导致宿主细胞转变成癌细胞。另有研究发现，HSV-2 感染和周期蛋白 PCNA 有表达同步升高的现象，部分学者推测 HSV-2 感染可能使宫颈上皮细胞获得较高增殖活性，通过促进细胞的过度增殖，再在其他致癌因素共同作用下而致癌。

（2）巨细胞病毒（CMV）。CMV 与 HSV 相似，属于人类疱疹病毒 4 型，该病毒在人群中感染非常广泛，我国成人感染率达 95％以上，通常呈隐性感染，多数感染者无临床症状，研究人员采用 ELISA 方法检测了宫颈炎、宫颈非典型增生及宫颈癌患者血清中的抗 CMV-IgG 抗体，结果表明非典型增生组和宫颈癌组均高于宫颈炎组，提示巨细胞病毒可能作为致病因子或协同因子导致宫颈癌的发生。最近也有实验表明 CMV 与宫颈癌发病有关联，但仍需进一步的研究确定。

（3）EB 病毒。EB 病毒属于人类疱疹病毒 5 型，早期研究中，Landers 和 Thoe 在同一年内先后在宫颈癌组织中检测出 EBV，最近国内研究发现，早期癌的 EBV 感染率高于中晚期癌的感染率，提示 EBV 可能仅有致癌作用，并非能促进癌变后的宫颈癌细胞恶性演进。上述研究均提示 EBV 感染是诱发宫颈癌的危险因素。其致癌机制目前不清楚，但已有的研究表明其与 p53 和 PTEN 途径无关，与抑癌基因 p16 蛋白的失活也不存在关系，可能存在其他致癌途径。

（4）人类疱疹病毒 6 型及 7 型（HHV-6/7）。HHV-6 和 HHV-7 都是从外周血单核细胞中分离出来的，二者也在人类中存在着广泛的隐性感染。有研究通过 PCR 技术在 388 个妇女的宫颈癌标本中进行检测，发现 HHV-6 和 HHV-7 感染率分别为 3.6％和 3.4％，说明 HHV-6 和 HHV-7 与宫颈癌发病可能存在相关性。

3. HIV 病毒

与 HIV 阴性的妇女相比，HIV 阳性妇女更易感染 HPV，且 HPV 感染较 HIV 阴性者更为持久，HIV 阳性的 CIN 患者常规治疗后容易复发，同时 HSIL 和宫颈癌的发病风险较高。一旦 HIV 阳性者发生癌变，其常常为进展性癌，对治疗反应也较差。宫颈癌可能在将来成为人获得性免疫缺陷病毒感染的最重要的并发症之一。其原因可能是 HIV 病毒和 HPV 病毒双重感染，使全身免疫系统的细胞免疫和体液免疫功能相继失调，导致疾病进展。

二、性行为

由于 HPV 感染与性行为密切相关，所以宫颈癌作为一种性传播疾病已受到普遍认同，性行为是其重要的协同因素之一。

1. 女性性行为

150 多年前人们就发现在修女中宫颈癌极罕见。多项研究证实性生活紊乱、初次性生活过早、多个性伴侣等因素与宫颈癌的发生密切。目前这方面的研究众多，结果上也同中有异，但在这些因素中和宫颈癌的关系最恒定的是性伴侣数，宫颈癌患病的危险性直接与其呈正比。Velema 发现 16 岁以前开始性生活的妇女宫颈癌发率病是 20 岁以后者的 2 倍多。Rostad 等病例对照研究结果显示，初次性交年龄在 16～19 岁时风险度为 1.8，＜15 岁时风险度明显增加至 4.8（$P=0.00$）。当性伴侣个数为≥6 时，其相应风险度比 1～5 个增加 5.7 倍（$P=0.00$）。而 Thomas 的研究则发现初婚年龄在 18 岁以下者比 25 岁以上者的患病率高 13.3 倍。≥10 个性伴侣者较≤1 个性伴侣者的相对危险性高 3 倍以上。如同时考虑性生活开始时间和性伴侣数，则发现初次性交在 15 岁以前且性伴侣数≥6 个时患宫颈癌的危险性上升 5～10 倍以上。20 岁以下开始性交并有多个性伴侣者较 20 岁以前无性伙伴者患宫颈癌的危险性高 5.6 倍。国内学者对 1 997 例山西襄垣县妇女进行的危险因素调查研究发现：首次性交年龄为 17 岁或以前者患宫颈癌的风险是 20 岁及以后者的 3.5 倍；性伴侣为 2 个及以上者患宫颈癌的风险为仅有一个性伴侣的 2.5 倍。但在调整 HPV 感染后，仅有性伴侣数（OR＝1.7）和肿瘤家族史（OR＝2.5）仍与宫颈癌呈显著相关。

初次性生活过早者宫颈癌患病危险率较高，其原因在于青春期宫颈发育尚未成熟，处于鳞状上皮化生时期，对致癌物较为敏感。此时如多次重复暴露于感染、损伤因素或被精子刺激，就有可能产生潜在的细胞变异，造成日后的宫颈癌变。这个现象从侧面也提示可能需要长期地、重复地接触携带性传播疾病的性伴侣，其危险性才增加。不过也有一些学者认为与 HPV 感染相比，性伴侣数及初次性交年龄对宫颈癌的发生来说，其作用还是很小的。

2. 男性性行为

男性性行为在宫颈癌发病中的作用已逐渐受到重视。据调查，宫颈癌配偶多有生殖器疣等各种性病史且其性伴侣数较多。现认为凡配偶有阴茎癌、前列腺癌或其前妻曾患宫颈癌男子为高危男子，与高危男子有性接触的妇女易患宫颈癌。男性阴茎癌患者的妻子较其他妇女患宫颈癌的危险性高 3～6 倍，前妻患宫颈癌的男性，其现在妻子患宫颈癌的危险较对照组妇女约高 2 倍。当丈夫有多个婚外性伴侣时，妻子患宫颈癌的危险性可增加 8.1 倍。

同时另有研究表明，包皮环切者的配偶患宫颈癌的相对危险性很低，这可能与减少包皮垢而相应减少 HPV 感染有关，这也间接反映了男性生殖器 HPV 感染与宫颈癌发病的相关性。而经常使用避孕套的配偶妻子其宫颈癌的发病危险性也较低，这与阻断了精液对宫颈细胞的癌变诱导作用有关。

三、吸烟

1. 主动吸烟

不同的流行病学资料显示，在排除了性行为的影响后，吸烟仍然是宫颈癌发生的独立风险因素。而众多研究亦表明，无论是否调整 HPV 感染的效应，吸烟作为 HPV 感染的协同因素均可增加宫颈癌的发病风险。一项发表在柳叶刀杂志上的研究表明：吸烟者患宫颈癌的概率比不吸烟者高 2 倍，且高危患者几乎都有长期吸烟的历史。每日吸烟量、吸烟年限及初始吸烟年龄均与宫颈癌有关。每日吸烟支数≤20 支者，患病的危险性较不吸烟者增加 1.4 倍，≥20 支者增加 1.8 倍。Nunez 等研究表明，当每日吸烟≥20 支且吸烟年限≥5 年时，CIN 及宫颈浸润癌的发病风险都有明显的增加（$P=0.02$）。国际宫颈癌流行病学研究协会（ICESCC）在调整了一些潜在的影响因素后，发现吸烟者患宫颈鳞癌的危险性高于不吸烟者，提示吸烟主要表现在宫颈鳞癌的发生上，而与腺癌及腺鳞癌似乎无关；吸烟者患宫颈癌的危险性随每日吸烟量的增加而增加，说明每天的吸烟量与宫颈癌的患病风险存在明显的剂量依赖关系。

2. 被动吸烟

在一些不发达国家及农村地区，吸烟妇女所占比例较少，大多数为被动吸烟。Sun-Kuie 等的一项研究表明，在排除了初次性交年龄、口服避孕药的使用、年龄、妇女自身吸烟等因素后，配偶的吸烟量与妇女高度鳞状上皮内瘤变的发病风险成正比，说明被动吸烟同样可以增加 CIN 及宫颈癌的危险性。但这种因果关系还需更多的流行病学资料进一步证实。

吸烟引起宫颈癌的机制目前还不十分清楚，可能有以下几种途径：①研究认为宫颈黏膜具有一张 langerhans 细胞和 T 淋巴细胞组成的广泛的免疫细胞介导网络，吸烟妇女宫颈黏液中尼古丁、烟碱的浓度远高于血清，尼古丁在宫颈局部聚集，减少了朗格汉斯细胞数量，从而降低宫颈免疫力，促进癌症发生。②宫颈黏液中高含量的尼古丁等物质在降低宫颈免疫防护的同时加强了 HPV 感染的促癌效应，最终导致肿瘤的发生。另外，长期吸烟者较不吸烟者思想开放，其可能存在长期的 HPV 感染史，故吸烟从侧面反映了 HPV 的感染状态。③部分学者认为致癌性烟草代谢物可随尼古丁和可铁宁一起进入宫颈组织中，使宫颈黏液的致突变性增加，从而导致宫颈癌变。④吸烟者宫颈黏膜组织中含有烟草特有的强致癌物质亚硝胺等，这些物质可直接造成宫颈上皮细胞 DNA 的损伤，并影响一些雌激素的作用。

四、分娩因素

包括 ICESCC 在内的众多大规模研究均表明：多孕、多产特别是密产可增加宫颈癌的患病风险。早在 20 世纪 80 年代，国内杨大望的研究就指出，宫颈癌患病率随分娩次数的增多而逐渐升高，分娩 1～3 胎的妇女患病率相对较低，为 110.28/10 万，分娩 4～6 胎者为 192.26/10 万，而分娩 7 胎及以上者患病率可高达 377.52/10 万。另外一项中国农村的研究表明，家庭接生分娩次数>3 次的妇女 CIN 及宫颈癌的风险度是无家庭接生分娩者的 4.01 倍，在调整了年龄和 HPV 因素后，这种相关性仍具有统计学意义（$P=0.001$），有学者分析这可能和社会经济情况与家里卫生状况较差有关。与该结论相似，Rostad 的研究认为分娩次数>5 次比分娩次数为 0～1 次的风险度增加 4 倍（$P=0.00$）。而在考虑 HPV 因素的研究中，Hildesheim 的结果表明：在 HPV（＋）妇女中，已育女性宫颈癌患病风险是未产妇女的 5.6 倍。IARC 的一项进一步研究表明：在 HPV 感染的妇女中，同未产妇女相比，生育过 1～2、3～4、5～6 和 7 个以上孩子的母亲患宫颈癌的风险分别升高 1.8、2.6、2.9 和 3.96 倍，存在较明显的剂量-反应关系。除分娩次数外，王国祥等病例对照研究发现初产年龄较小也与宫颈癌的发病密切相关，故早年生产在宫颈癌发病中的作用也应得到重视。

多次分娩导致宫颈癌发病风险增加的原因在于：①多次妊娠使宫颈移行带反复移动，移行带内活跃的未成熟细胞或增生的鳞状上皮细胞发生不典型增生，当多孕多产等诱发不典型增生的病因继续存在时，这些病变可进一步演进为原位癌，最后形成浸润癌。②妊娠期间因免疫功能低下，HPV 感染率较高，增强了病毒的致癌活性。③分娩对宫颈的创伤及妊娠对内分泌及营养的改变也是其中的可能原因之一。

五、口服避孕药

最近，IARC 关于激素与肿瘤的报告中已将口服避孕药（oral contraceptives，OC）作为宫颈癌的致癌因素之一。关于 OC 与宫颈癌的关系研究到目前为止已进行了很多，但报道结果并不一致。20 世纪 80 年代 WHO 公布的一项大样本研究显示：使用口服避孕药 8 年以上者，其发生宫颈癌的相关危险度为 2.2，且随着使用口服避孕药时间的增加发生宫颈浸润癌的危险性也在增加。牛津大学计划生育口服避孕药委员会一个长达 22 年的随访研究表明：使用 OC 者患宫颈肿瘤的 OR 值为 1.4，其中宫颈浸润癌的 OR 值为 4.44，且发生宫颈腺癌的危险性最高。1999 年 Lacey 等进行的 6 个临床中心的病例对照研究表明：在 HPV 感染阳性妇女中，服用 OC 者比未服用者患宫颈原位腺癌的风险高 17.1 倍，在调整 HPV 感染状况后，前者的患病风险率仍比后者高 12.6 倍。Briton 等在南美洲 4 个地区进行的大规模的病例对照研究表明：调整混淆因素后，总的宫颈癌发生相对危险性在使用 OC<5 年者为 1.2，使用 5～9 年者为 1.4，≥10 年者为 1.7，而未使用者为 1.0。Moreno 等近期的调查研究结果表明：使用 OC 少于 5 年者并不增加宫颈癌发病危险度，5～9 年者相对危险度为 2.8，超过 10 年者相对危险度高达 4.0，服用年数和患病风险存在剂量依赖关系。Smith 等在 2003 年对 28 个不同地区的病例对照研究进行荟萃分析得出，使用 OC<5 年者相对危险度为 1.1，5～9 年者为 1.6，>10 年者为 2.2，并且指出长期使用 OC 者即使停药后宫颈癌的危险性有所下降，但并不能消除其增加的风险。

从以上报道看，似乎 OC 与宫颈癌之间的关系已得到定论，但实际上还存在着很多争议。有学者最近研究表明，OC 的使用并不增加患宫颈癌的危险性。与该观点相似，Phillip 等的研究表明，OC 的使用并不增加 CINⅢ形成的风险，只有注射激素类避孕者才可增加 CINⅢ 的风险度。因而尚需进一步正确评估 OC 对宫颈癌的影响。

服用 OC 增加宫颈癌发病危险性的可能机制在于：①通过增加性器官的接触机会而增加宫颈 HPV 的感染概率。有研究表明，应用屏障避孕法者宫颈癌的危险性较低，这从反面验证了本观点的正确性。②OC 增加了体内雌激素水平，这可促进 HPV-DNA 与宿主基因组的整合，进而促进宫颈病变向恶性转化。③OC 可增加已感染 HPV 的活性，并可通过病毒基因组中的激素效应元件增强 HPV 病毒表达，从而增加 CIN 及宫颈癌的发病风险。需要注意的是，这些研究可能存在一些偏倚，因为使用 OC 的妇女一般会进行更频繁的妇科检查，从而能更多地发现病变。

六、营养因素

近年来的研究表明，宫颈癌患者中多存在营养不良的现象，而这其实是经济状况低下在饮食层面上的一种表现。一些资料表明，番茄红素、β 胡萝卜素、叶酸、维生素 A、维生素 C、维生素 E 及部分微量元素有助于降低宫颈癌的患病风险，但这种保护作用目前仍没有定论。相关研究人员认为这些营养的抗癌作用可能与其强抗氧化剂作用有关。国外一项Ⅲ期临床实验表明：β胡萝卜素可促进低度 CIN 退变，但其对 HPV 感染的高度 CIN 患者来说没有保护作用。

另外，叶酸与宫颈癌的关系是一个研究较多的话题。有研究显示：叶酸含量在从正常人到宫颈癌患者中依次呈下降趋势，正常人为 100% 到 92%，LSIL 为 91%，HSIL 为 68%，宫颈癌仅为 40%。进一步的研究提示血清叶酸水平和宫颈癌的发病呈负相关。相关的前瞻性随访研究亦显示：体内叶酸含量高的妇女 HPV 感染率低于对照组，其发生宫颈癌的危险性也较对照组低。同时 Piyathilake 进行的叶酸干预实验也证实，补充叶酸可以降低吸烟妇女患宫颈癌的风险，这支持了叶酸缺乏是宫颈癌发病危险因素的结论。但亦有叶酸水平与宫颈癌的发生无明显关联的报道。有人推测叶酸抗癌的机制可能与其参与 DNA 的合成和甲基化有关。

在微量元素方面，国内学者楼洪坤及郑曙民等的研究表明：宫颈癌患者血清和宫颈癌组织的硒含量明显低于对照组，宫颈癌高发区米、水和土壤硒含量明显低于低发区，这提示硒水平较低可减弱机体的抑癌变作用，从而导致宫颈癌变。这也从侧面说明了合理膳食和营养均衡对防治宫颈癌的重要性。

七、性传播疾病

1. 滴虫性阴道炎

Gram 等人在 1992 年的研究表明：阴道滴虫感染者发生宫颈癌的危险度比无滴虫病者高 3.5 倍，提示阴道滴虫感染是宫颈癌的危险因素。Zhao FH 的研究则表明：有阴道滴虫诊断史的妇女比未报告者患宫颈癌的危险性低，这可能与其曾接受治疗和卫生保健指导有关，但调整 HPV 因素后，该因素的作用消失，说明滴虫性阴道炎在宫颈癌发病中的作用仍需进一步研究论证。

2. 沙眼衣原体

有关沙眼衣原体（CT）是否是宫颈癌发病的协同因素，目前相关研究较少且看法不一。Jennifer 和 Anttila 进行的病例对照研究均表明：衣原体感染可使宫颈癌的发病风险提高 2 倍以上，而其血清 IgG 可使发病风险提高 6.6 倍。如 HPV 阳性妇女同时合并 CT 感染，则其宫颈癌发生的危险性将提高 2.8 倍。而 Wallin 等对 118 名在 26 年内患宫颈癌妇女的跟踪调查发现，既往有 CT 感染史者患宫颈癌的相对危险为 17.1 倍。但也有其他学者对此持保留态度。Castle PE 在非洲宫颈癌高发和人 T 细胞淋巴瘤病毒（HTLV-I）高流行的金斯敦、牙买加选取了 447 名患者对其 HPV-DNA、沙眼衣原体 DNA、沙眼衣原体抗体、HSV-2 抗体进行了检测，结果表明 HTLV-I、HSV-2 和沙眼衣原体与宫颈病变均无相关性。

八、宫颈基础病变

宫颈上皮内瘤变（CIN）反映了宫颈癌发生发展中的连续过程。CIN 在其发病 5 年内，约 40% 逆转为正常，10% 进展为原位癌，其余仍维持在非典型增生阶段，但级别会发生不同程度改变。CIN 级别越高，发展为浸润癌的可能性越大，反之级别越低的 CIN 逆转到正常的机会就越多。由于 CIN 是宫颈浸润癌的癌前病变，故如果在此阶段得到早期诊断和有效的治疗及监测，那么宫颈癌的总体发病率将会显著降低。

宫颈慢性疾病如宫颈糜烂、宫颈息肉、产后宫颈裂伤等具有发生癌变的潜在危险，可能与宫颈癌的发生有关。因为慢性炎症可降低宫颈细胞免疫，从而使 HPV 不易被清除而持续存在。

九、免疫抑制

据统计，艾滋病、糖尿病、慢性移植性排斥反应患者或长期使用免疫抑制剂的患者宫颈癌的发病率较高，进一步的研究表明，这些患者的 HPV 感染率比正常人要高。由于这些患者多存在着免疫功能低下或免疫抑制的现象，故推测可能是因为机体免疫功能下降，导致清除病毒能力降低，从而使 HPV 病毒呈持续性感染状态，增加了宫颈癌的发病率。这说明机体的免疫功能在 HPV 的感染转归及宫颈癌的发病过程中起着不可忽视的作用。

HPV 感染机体后，可同时引起体液免疫和细胞免疫反应。体液免疫只能预防新的感染却无能力消灭已感染的 HPV，而细胞免疫在肃清 HPV 感染时起主要作用，且 T 淋巴细胞功能受损时，更易出现 HPV 的感染。这一点恰当地解释了为什么 AIDS 患者更易出现 HPV 的感染，因为 HIV 的致病机制正是不断地破坏 T 淋巴细胞。有研究表明在 HIV 阳性妇女中，HPV（尤其是 HPV16）更容易逃避机体的免疫监督。

十、基因因素

在宫颈癌的发生过程中，固然生物感染因素和行为因素是其发生发展的必要因素，但仅有一小部分人发展为宫颈癌，提示宿主因素如遗传易感性影响着疾病的进展结局。肿瘤遗传水平的改变包括基因序列的异常改变，如 SNPs、微卫星不稳定性、基因的扩增、重排和缺失，以及基因表达的异常改变。近年来，有关宫颈癌相关基因的研究逐渐增多，主要研究进展如下。

1. 癌基因和抑癌基因

癌基因和抑癌基因很多，目前仍集中在 p53 上，当该基因的 72 位密码子为 CGC 时编码精氨酸（Arg），而被 CCC 取代后则编码脯氨酸（Pro），p53Arg 与 p53Pro 的生物学和生化学特性不同，早在 1998 年 Storey 就在 *Nature* 上发表文章指出，p53Arg 比 p53Pro 更易被 HPV16 蛋白结合和降解，宫颈癌患者比对照组更多地携带 Arg/Arg 基因型。但随后的世界各地学者的研究有的对此表示支持，有的则表示反对，这可能与研究设计的方法学问题和种族差异有关。

2. 细胞因子基因

体内细胞因子众多，目前发现与宫颈癌相关的基因有 IL-1、IL-2、IL-12、IL-18、TNF-α、FAS、表皮生长因子等。Tamandani 等研究认为 HPV18 或 HPV18 合并 HPV16 型感染患者中，IL-IRA AB 基因型患宫颈鳞癌和腺癌的风险降低。其他学者则发现 FASL－844CC

基因型个体患宫颈癌的风险是 TT 基因型的 3 倍。

3. 人类白细胞抗原（HLA）

人类白细胞抗原又称人组织相容性复合物（MHC），位于第 6 号染色体断臂（6p21.31），根据相对位置可分为 Ⅰ、Ⅱ、Ⅲ 三类基因，目前针对宫颈癌的研究主要集中在 DR、DP、DQ 三个亚区，WU 等在中国江西的研究表明，HLA-DQB1 * 060101 和 HLA-DQB1 * 0602 增加了患宫颈癌的易感性，而 HLA-DQB1 * 050201 可能起保护作用。巴西的学者研究发现，该国妇女中 HLA-DQB1 * 05 与 HPV-16 阳性宫颈鳞癌呈正相关（OR＝0.66，95％ CD）。

4. 代谢酶基因

细胞色素 P450、谷胱甘肽转移酶（GST）、NAD（P）H 醌氧化还原酶、甲基四氢叶酸还原酶等代谢酶类基因上的差异可能与宫颈癌的发病有关，目前相关研究仍在继续。Au 等通过对印度人、委内瑞拉人和美国人的研究发现，GSTM1 基因缺失可增加宫颈癌发生的危险，GSTTl 基因型与宫颈癌发病无明显关联。

5. DNA 修复酶基因

DNA 修复有助于恢复正常 DNA 序列结构和维持遗传信息的相对稳定。研究表明，DNA 修复能力低于一般人群平均水平的个体对肿瘤易感。如最近的研究表明 XRCC1 的 399 位密码子的多态性与宫颈鳞癌有关。

除上述基因因素外，尚有研究发现宫颈癌可能存在着家族聚集现象。但中国医学科学院肿瘤研究所的几项研究中未发现家族聚集现象，因此可以推断子宫颈癌家族聚集现象可能是共同的感染机会导致的。

十一、不恰当的筛查

不恰当或错误的筛查方法亦会影响 CIN 的早诊率而影响宫颈癌的发病率。液基细胞学是宫颈癌筛查的有效方法，但其特异性较高，敏感性较低，筛查时存在着一定的假阴性。而 HPV 虽然是造成宫颈癌的元凶，但单纯的 HPV-DNA 检测敏感性较高，特异性较低，结果有较高的假阳性，尤其在年轻女性，HPV 感染往往是一过性的。相关研究表明，单纯 HPV 检测对 CIN Ⅱ、CIN Ⅲ 和宫颈癌的阳性预测率还不到 10％，单一的高危型 HPV-DNA 的检测并不适宜大面积人群的筛查。目前普遍认为最佳的筛查方法为液基细胞学检查（TBS 分类）＋HPV 检测，这样既可以提高敏感性，又可以提高检出率。但此种筛查模式由于花费较高且相对复杂，一定程度上限制了其推广和应用，此点在低收入地区更为突出。

综上所述，宫颈癌和 HIV 感染、性生活过早、多个性伴侣、吸烟、口服避孕药、免疫抑制和营养等因素有关，但其流行病学呈现出流行因素的多样性与流行过程的复杂性，多种因素间存在着直接或间接的复杂联系，有些因素还需进一步的研究和论证。另外，是否还有新的更重要的危险流行因素，尚待进一步研究。

第三节 宫颈腺癌的流行病学特征

宫颈癌在全球女性常见的恶性肿瘤中居第四位，发展中国家的宫颈癌发病人数占全球的 85%，同时也是致死的主要原因之一。近年，由于有效的筛查，宫颈鳞癌的发病率和致死率逐步下降。然而近 30 年来，宫颈腺癌的发病率却逐年上升，约占宫颈癌总数的 20%，约 2/3（60.3%）的宫颈腺癌患者年龄小于 50 岁，其中小于 40 岁的患者超过 1/2（57.38%），其可能原因是宫颈腺癌在癌变前期难以发现，现有的筛查手段如细胞学筛查敏感性较差，难以早期诊断。目前，宫颈腺癌的治疗类似于宫颈鳞癌，但因其病因学、组织类型及生物学行为均与鳞癌不同，对化疗和放疗敏感性相对较低，预后较同期鳞癌差。因此，对于宫颈腺癌的治疗具有挑战性，迫切需要对宫颈腺癌的病因进行深入了解，制订更好的预防措施。现对宫颈腺癌病因学的相关研究进行综述，以便根据宫颈腺癌的病因制订出更加完善的预防措施及筛查策略。

一、病毒因素

HPV 是一种双链 DNA 病毒，属于乳头瘤病毒家族。大量研究表明，HPV 持续感染在宫颈腺癌的发病机制中起着至关重要的作用。参与宫颈腺癌发病机制的 HPV 主要是高危型 HPV（HR-HPV），并且 HPV 的型别可能影响侵袭性宫颈腺癌的组织学亚型。在宫颈鳞癌中，HPV 阳性率几乎可达 100%，但是在宫颈腺癌中，HPV 阳性率具有地理区域差异，De Sanjose 等总结了世界范围内（北美洲、中美洲、欧洲、亚洲、非洲和大洋洲）38 个国家 10575 例宫颈癌 HPV 感染率的资料，其中 951 例宫颈腺癌 HPV 阳性率为 65.7%，而韩国学者 An 等和中国学者 Lo 等的报道中，HPV 阳性率分别为 90%（121/135）和 74.4%（57/78）。Chen 等研究收集了中国 7 个具有代表性区域性癌症中心确诊的 1 051 例宫颈腺癌患者感染组织标本，结果显示符合条件的组织标本中 HR-HPV 阳性率为 74.5%，其中神经内分泌癌 HR-HPV 阳性率 100.0%，普通型宫颈腺癌为 82.2%，非普通型宫颈腺癌为 40.0%，子宫内膜样腺癌为 33.3%。Chen 等通过对比分析 SCC 和 AC 的 HPV 类型，发现虽然 HPV16 型是宫颈癌中最常见的 HPV 类型，但是在 AC 中 HPV18 型所占比例更大，HPV18 型在神经内分泌癌中占比 58.3%，腺鳞癌中占比 40.2%，非普通型宫颈腺癌中占比 40.9%。Mabuchi 等研究发现 HPV18 可以作为评估宫颈腺癌预后的预测因子，HPV18 阳性的宫颈腺癌具有更强的生物侵袭性，且预后相对较差。

二、性行为

性行为因素主要包括初次性交年龄和性伴侣数，这与部分女性性生活开始时宫颈局部发育尚不够成熟、性行为的频繁刺激、创伤和感染有关。随着社会的发展和人们性观念的转变，女性初次性交的平均年龄不断提前而结婚年龄不断延后，婚前更换性伴侣越来越普遍，因此宫颈腺癌发病呈年轻化趋势。国际宫颈癌流行病学研究协会（ICESCC）从 12 项流行病学研究中汇集并综合了 1 374 例浸润性宫颈腺癌女性和 26 445 例正常女性的数据，发现浸润性宫颈腺癌的发生风险随性伴侣数的增加、初次性交年龄提前而增加。研究表明，首次性交年龄是宫颈腺癌相对较强的一个独立危险因素，首次性交年龄在 17 岁以下女性患宫颈腺癌的风险比 20 岁以上女性高 2～3 倍；拥有超过 3 个性伴侣的女性患宫颈腺癌的风险是无性伴侣女性的 2 倍。

三、激素水平

激素的影响来自内源性激素（肥胖）和外源性激素（口服避孕药）。Smith 等研究发现，目前正在使用口服避孕药的女性患宫颈腺癌的风险较从未使用过口服避孕药的女性高 3 倍；使用口服避孕药超过 6 年，宫颈腺癌的患病风险约增加 2 倍，且与使用时间呈正相关；就年龄而言，17 岁之前使用避孕药患病风险最高，是非使用者的 2 倍。肥胖与内源性激素水平呈正相关，使肥胖在激素依赖性肿瘤中的作用受到关注。外周脂肪组织可将雄激素转化为雌激素，所以肥胖是血清性激素水平升高的标志，尤其是绝经后妇女。近年来，肥胖者宫颈腺癌发病率呈上升趋势。Lacey 等进行了精细地筛查和统计学分层，尽可能屏蔽混杂因素（任何癌症史、活产数、年龄、性伴侣数、更年期和吸烟），发现肥胖妇女［体质量指数（BMI）＞30 kg/m² ］患宫颈腺癌的风险是正常女性的 2 倍，且 BMI、腰臀比（WHR）与宫颈腺癌发病风险呈正相关。

四、生育因素

生育因素主要包括初次生育年龄和总生育次数，与初次性生活年龄早、分娩宫颈创伤等有关。生育次数的增加，特别是经过多次阴道分娩的妇女及发育尚未成熟的女性在性交时容易导致宫颈多次创伤，在修复过程中新生成的上皮细胞抵抗力弱，对致癌因素 HPV 感染较敏感，宫颈发生异型增生，最终引起癌变。Green 等对 180 例宫颈腺癌患者和 923 例无宫颈腺癌女性的研究发现，宫颈腺癌患病风险与初次生育年龄密切相关，初次生育年龄在 15～19 岁的女性患宫颈腺癌的风险是初次生育年龄在 25 岁以上女性的 2 倍；生育女性（≥3 次的活产或足月妊娠）比未生育女性患宫颈腺癌风险高。

五、结语

近年来宫颈腺癌的发病率呈上升趋势，并且发患者群趋于年轻化，是病因较为复杂的恶性肿瘤。临床容易忽略诸如初次性交年龄、性伴侣数、生育因素、外源性激素及肥胖等致病因素，从而使宫颈腺癌发病风险增加。明确宫颈腺癌的病因并探寻其预防机制将有利于降低宫颈腺癌的发病率并改善其预后，从而使宫颈腺癌有望成为可以被控制的恶性肿瘤。

⇒ 冯同富　马全富　颜　彬

参考文献

[1] Parkin D M，Bray F，Ferlay J，et al.Global cancer statistics[J].2002.CA.Cancer J Clin，2005，55（2）：74-108.

[2] 曹泽毅，翁梨驹，郎景和，等.中华妇产科学（上、下）[M].2 版.北京：人民卫生出版社，2004.

[3] 李庭芳，陈瑞.宫颈癌临床流行病学概述[J].实用医院临床杂志，2005，2（2）：19-22.

[4] Silvia F，Thangarajan R，Salvatore V.Human papillomavirus and risk factors for cervical cancer in Chennai India case-control study[J].Int J Cancer，2008，107（1）：127-132.

[5] 乐杰.妇产科学[M].5 版.北京：人民卫生出版社，2002.

[6] Armstrong BK，Munoz N，Bosch FX.Epidemiology of cancer of the cervix[J].Int J Cancer，1992，52：750-758.

[7] Elliott PM，Tattersal MH，Coppleson M，et al.Changing character of cervical cancer in young women[J].Br Med J，1989，298（2）：288-290.

[8] Briton LA.Epidemiology of cervical cancer[J].IARC Sci Pul，1992，119：3-23.

[9] Stockton D，Coopre P，Lonsdale RN.Changing incidence of invasive adenicarcionma of uterine cervix in east anglia[J].J Med Screen，1997，4（1）：40-43.

[10] Franco，Eduardo L，Duarte F，et al.Cervical cancer：epidemiology，prevention and the role of human papillomavirus infection[J].Canadian Medical Association Journal，2001，164（7）：1017-1025.

[11] 李连第，鲁凤珠，张思维，等.中国恶性肿瘤死亡率 20 年变化趋势和近期预测分析[J].中华肿瘤杂志，1997，19（1）：3-9.

[12] Matsukura T，Sugase M.Pitfalls in the epidemiologic classification of human papillomavirus types associated with cervical cancer using polymerase chain reaction：driver and passenger[J].Int J Gynecol Cancer，2008，18（5）：1042-1050.

[13] Burd E M.Human Papillolmavirus and cervical cancel[J].Clin Microbiol Rev，2003，16（1）：1-17.

[14] Koutsky L A，Holmes K K，Critchlow C W.Cohort study of risk of cervical intraepithelial neoplasia grade 2 or 3 associated with cervical papillomavirus infection[J].N Engl J Med，1992，327：1272-1278.

[15] Heley S.Human Papillomavirus：beware the infection yon can not see[J].Aust Fam Physician，2003，32（5）：311-315.

[16] 李清，郝松茹，张聪英，等.宫颈癌的相关因素分析[J].中国妇幼保健，2004，19（12）：56-57.

[17] Wheeler CM.Natural history of human papillomavims infectious，cytologic and histologic abnormalities，and cancer[J].Obstet Gynecol Clin North Am，2008，35（4）：519-536.

[18] 钱德英，岑坚敏，王丁，等.高危型人乳头瘤病毒 DNA 检测与细胞学联合检查对子宫颈癌前病变筛查的研究[J].中华妇产科杂志，2006，41（1）：34-37.

[19] Dalstein V，riechmuller D，Pretet JL，et al.Persistence and load of high-risk HPV are predictors for development of high-grade cervical lesions：a longitudinal French cohort study[J].Int J Cancer，2003，106（3）：396-403.

[20] Christine M，Huang MD.Human Papillomavirus and Vaccination[J].Mayo Clin Proc，2008，83（6）：701-707.

[21] Salcedo Mde M，Silveira GP，Zettler CG.Immunohistochemical expression of p16 and herpes simplex

virus type 2 in squamous intraepithelial lesions and cervical cancer[J].Rev Bras Ginecol Obstet,2008,
30(2):61-66.

[22] 刘健,郭邑,张艳开,等.HPV-16、HSV-2、EBV 感染及 PCNA 表达与宫颈癌关系研究[J].大连医科大学学报,2003,25(2):85-87.

[23] 庄鞏,林莹,李曼红,等.HSV-Ⅱ感染及其 PCNA 表达与宫颈癌关系的研究[J].汕头大学医学院学报,2001,14(3):163-165.

[24] Palefsky JM.Cervical human papillomavirus infection and cervical intraepithelial neoplasia in women positive for human immunodeficiency virus in the era of highly active antiretroviral therapy[J].Curr Opin Oncol,2003,15(5):382-388.

[25] Velema JP,Ferrer A,Figueroa M,et al.Burning wood in the kitchen increases the risk of cervical neoplasia in HPV-infected women in Honduras[J].Int J Cancer,2002,97(4):536-541.

[26] Rostad B,schei B,da Costa F.Risk factors for cervical cancer in Mozambiean women[J].Gynecology Obstetrics,2003,80(1):63-66.

[27] Thomas DB,Ray RM,Qin Q,et al.Risk factors for progression of Squamous cell cervical carcinoma in-situ to invasive cervical caner:results of a multinational study[J].Cancer Causes Contral,2002,13(7):683-690.

[28] Williams MA,Kenya PR,Martin JK,et al.Risk factors for invasive cervical cancer in Kenyan woman[J].Int Epidemiol,1994,23(5):906-912.

[29] Ursin G,Pike MC,Martin S,et al.Sexual,reproductive and other risk factors for adenocarcinoma of the cervix,results from a population based case control study(California,united states)[J].Cancer Causes Control,1996,7(3):391-401.

[30] Doudja H,Nubia M,Rolando H.CervicM carcinoma in Algiers,Algeria:human papillomavirus and lifestyle risk factors[J].Int J Cancer,2005,113(3):483-486.

[31] Jeremias J,Witkin SS.Effect of human seminal fluid on production of messenger ribonucleic acid for metalloproteinase 2 and metalloproteinase 9 in cervical epithelial carcinoma cells[J].Am J Obstet Gynecol,1999,181(3):591-595.

[32] Hellberg D,Nilsson S,Haley NJ.Smoking and cervical intraepithelial neoplasia:nicotine and cotimne in serum and cervical mucus in smokers and nonsmokers[J].Am J Obstet Gynecol,2006,158(4):910-915.

[33] Barton S E,Maddox P H,Jenkins D,et al.Effect of cigarette smoking on cervical epithelial immunity:a mechanism for neoplastic change[J].Lancet,1988,2(8612):652-654.

[34] Nunez J T,Deado M,Pino G.Smoking as a risk factor for preinvasive and invasive cervical lesions in female sex workers in Venezuela[J].Int J Gynecology and Obstetries,2002,79:57-60.

[35] International Collaboration of Epidemiological Studies of Cervical Cancer.Carcinoma of the cervix and tobacco smoking:Collaborative reanalysis of individual data on 13 541 women with carcinoma of the cervix and 23 017 women without carcinoma of the cervix from 23 epidemiological studies[J].Int J Cancer,2006,118:1481-1495.

[36] Sun-Kuie Taya,Kae-Jack Tay.Passive cigarette smoking is a risk factor in cervical neoplasia[J].Gynecologic Oncology,2004,93(1):116-120.

[37] Carlos H,Sierra-Tones,William W,et al.Polymorphisms for chemical metabolizing genes and risk for cervical neoplasia[J].Environmental and Molecular Mutagenesis,2003,41(1):69-73.

[38] HoHy E A,Petrakis N L,Friend N E.Mutagenie mucus in the cervix of smokers[J].J Nat Cancer Ins,2008,76(6):983-986.

[39] Hildesheim A,Herrero R,Castle PE,et al.HPV co-factors related to the development of cervical cancer:results from a population-based study in Costa Rica[J].Br J Cancer,2001,84(9):1219-1226.

[40] Moreno V,Bosch F X,Munoz N,et al.Effect of oral contraceptives on risk of cervical cancer in women with human papillomavirus infection:the IARC multicentric case control study[J].Lancet,2002,359:1085-1092.

[41] 陶宁,张力.宫颈癌危险因素的病例对照研究[J].数理医药学杂志,2004,17(3):205-206.

[42] Castle PE. Beyond human papillomavirus:the cervix,exogenous secondary factors,and the development of cervical precancer and cancer[J].J Low Genit Tract Dis,2004,8(3):224-230.

[43] Cogliano V,Grosse Y,Baan R,et al.Carcinogenicity of combined oestrogen-progestagen contraceptives and menopausal treatment[J].Lancet Oncol,2005,6(8):552-553.

[44] Lacey J V Jr,Brinton L A,Abbas F M,et al.Oral contraceptives as risk factors for cervical adenocarcinomas and squamous cell carcinomas[J].Cancer Epidemiol Biomarkers Prev,1999,(12):1079-1085.

[45] Brinton L A,Reeves W C,Brenes M M,et al.Oral contraceptive use and risk of invasive cervical cancer[J].Int J Epidemiol,1990,19(1):4-11.

[46] Smith J S,Green J,Berrington de Conzalez A,et al.Cervical cancer and use of hormonal contraceptives:a systematic review[J].Lancet,2003,361(9364):1159-1167.

[47] Shields T S,Brinton L A,Burk R D,et al.A case-control study of risk factors for invasive cervical cancer among U.S.women exposed to oncogenic types of human papillomavirus[J].Cancer Epidemiol Biomarkers Prev,2004,3(10):1574-1582.

[48] Castle P E,Walker J L,Schiffman M.Hormonal contraceptive use,pregnancy and parity,and the risk of cervical intraepithelial neoplasia among oncogenie HPV-DNA-positive women with equivocal or mildly abnormal cytology[J].Int J Cancer,2005,17(6):1007-1010.

[49] De Villiers EM.Relationship between steroid hormone coiltraceptives and HPV,cervical intraepithelial neoplasia and cervical carcinoma[J].Int J Cancer,2003,103(6):705-708.

[50] Pillai M R,Chacko P,Kesari L A,et al.Expression of folate receptors and heterogeneous nuclear ribonucleoprotein E1 in women with human papillomavirus mediated transformation of cervical tissue to cancer[J].J Clin Pathol,2003,56(8):569-574.

[51] Powers HJ.Interaction among folate,riboflavin,genotype,and cancer,with reference to colorectel and cervcal cancer[J].Journal of Nutrition,2005,135(12 Suppl):2960-2966.

[52] Piyathilake CJ,Henao OL,Macaluso M,et al.Folate is associated with the natural history of high-risk human papillomaviruses[J].Cancer Res,2004,64(23):8788-8793.

[53] 楼洪坤,昊荣献,傅一旁,等.硒与子宫颈癌关系的初步探讨[J].中华肿瘤杂志,1995,17(2):112-114.

[54] Zhao FH,Forman MR,Belinson J,et al.Risk factors for HPV infection and cervical cancer among unscreened women in a high-risk rural area of China[J].Int J Cancer,2006,118(2):442-448.

[55] Anttila T,Saikku P,Koskela P,et al.Serotypes of chlamydia trachomatis and risk for development of

cervical squamous cell carcinoma[J].JAMA,2001,285(1):47-51.

[56]　Smith JS,Bosetti C,Munoz N,et al.Chlamydia trachomatis and invasive cervical cancer:a pooled analysis of the IARC multicentric case-control study[J].Int J Cancer,2004,111(3):431-439.

[57]　Wallin K L,Wiklund F,Luostarinen T,et al.A population-based prospective study of chlamydia trachomatis infection and cervical carcinoma[J].Int J Cancer,2002,101(4):371-374.

[58]　Castle P E,Escoffery C,Schachter J,et al.Chlamydia trachomatis,herpes simplex virus 2,and human T-cell lymphotrophic virus type 1 are not associated with grade of cervical neoplasia in Jamaican colposcopy patients[J].Sex Transm Dis,2003,30(7):575 580.

[59]　Strickler H D,Palefsky J M,Shah K V,et al.Human papillomavirus type 16 and immune status in human immunodeficiency virus-seropositive women[J].J Natl Cancer Inst,2003,95(14):1062-1071.

[60]　Au W W,Sierra C H,Tying S K.Acquired and genetic susceptibility to cervical Cancer[J].Mut at Res,2003,44(2):361-364.

[61]　周芩,王金桃,邵淑丽,等.GSTM1 及 GSTT1 基因多态性与宫颈癌关系的研究[J].现代预防医学,2006,33(3):269-271.

[62]　Zazove P,Reed BD,Gregoire L,et al.Presence of human papillomavirus infection of the uterine cervix as determined by different detection methods in a low-risk community-based population[J].Arch Fam Med,1993,2:1250-1257.

[63]　De Cremous P,Coste J,Sastre G X,et al.Efficiency of the hybrid capture 2 HPV-DNA test in cervical cancer screening.A study by the French society of clinical cytology[J].Am J Clin Pathol,2003,120(4):492-499.

[64]　Lorinez A T,Richart R M.Human papillmavirus DNA testing as an adjunct to cytology in cervical screeing programs[J].Arch Pathol Lab Med,2003,127(8):959-968.

[65]　Fang J,Zhang H,Jin S,et al.Epigenetics and cervical cancer:from pathogenesis to therapy[J].Tumour Biol,2014,35(6):5083-5093.

[66]　De Sanjose S,Quint WG,Alemany L,et al.Human papillomavirus genotype attribution in invasive cervical cancer:a retrospective cross-sectional worldwide study[J].Lancet Oncol,2010,11(11):1048-1056.

[67]　An HJ,Kim KR,Kim IS,et al.Prevalence of human papillomavirus DNA in various histological subtypes of cervical adenocarcinoma:a population-based study[J].Mod Pathol,2005,18(4):528-534.

[68]　Lo KW,Wong YF,Chan MK,et al.Prevalence of human papillomavirus in cervical cancer:a multicenter study in China[J].Int J Cancer,2002,100(3):327-331.

[69]　Chen W,Molijn A,Enqi W,et al.The variable clinicopathological categories and role of human papillomavirus in cervical adenocarcinoma:a hospital based nation-wide multi-center retrospective study across China[J].Int J Cancer,2016,139(12):2687-2697.

[70]　Chen W,Sun H,Molijn A,et al.The variable characteristics of human papillomavirus in squamous cell carcinoma and adenocarcinoma of cervix in China[J].J Low Genit Tract Dis,2018,22(4):355-361.

[71]　Mabuchi Y,Yahata T,Kobayashi A,et al.Clinicopathologic factors of cervical adenocarcinoma stages Ⅰb to Ⅱb[J].Int J Gynecol Cancer,2015,25(9):1677-1682.

[72]　Smith JS,Green J,Berrington de Gonzalez A,et al.Cervical cancer and use of hormonal contraceptives:a sys-

tematic review[J].Lancet,2003,361(9364):1159-1167.

[73] Benedetto C,Salvagno F,Canuto EM,et al.Obesity and female malignancies[J].Best Pract Res Clin Obstet Gynaecol,2015,29(4):528-540.

[74] Lacey JV Jr,Swanson CA,Brinton LA,et al.Obesity as a potential risk factor for adenocarcinomas and squamous cell carcinomas of the uterine cervix[J].Cancer,2003,98(4):814-821.

[75] Green J,Berrington de Gonzalez A,Sweetland S,et al.Risk factors for adenocarcinoma and squamous cell carcinoma of the cervix in women aged 20～44 years:the UK national case-control study of cervical cancer[J].Br J Cancer,2003,89(11):2078-2086.

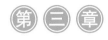

HPV 病毒的生物学特性

宫颈癌的发病率在女性恶性肿瘤中占第 2 位，在所有的恶性肿瘤中占第 7 位。99.7％的宫颈癌患者中可检测到人乳头状瘤病毒（human papilloma virus，HPV），Hausen 等研究证实 HPV 和宫颈癌的关系，现已得到流行病学、分子生物学、临床研究资料的证实，使宫颈癌成为迄今病因最为明确的一种癌症，也是唯一的一种可防可治的癌症。

第一节 HPV 的生物学特性

人乳头状瘤病毒是乳头瘤病毒亚科的一种嗜黏膜和皮肤上皮的无包膜小型双链闭合环状 DNA 病毒，其具有高度宿主特异性、多态性、且致病机制复杂。HPV 的基因有 9 个开放阅读区（ORF），3 个功能区即早区（E 区）、晚期转录区（L 区）和上游调控区（URR）。E 区编码 E1～E8 等八个早期蛋白，参与病毒 DNA 的复制、转录、翻译调控和细胞转化的功能。其中 E6 和 E7 蛋白可以分别和细胞中的 P53 蛋白和 Rb 基因产物 P110Rb 蛋白相结合，干扰这两种抑癌基因产物抑制细胞分裂和增长的功能，使细胞向恶性转变（图 3-1）。与已知 HPV 病毒亚型序列有 10％以上的差异就足以证实为一种新亚型。目前已发现的 HPV 亚型超过 130 余种。

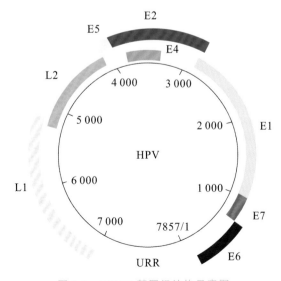

图 3-1　HPV16 基因组结构示意图

第二节　HPV 的传播途径

HPV 的传播方式有性接触和非性接触，非性接触传播方式包括密切接触传播、母婴传播和自体接触传播。

HPV 主要通过性接触传播，由鳞状上皮或黏膜的破损到达基底细胞而导致活动性感染，常见部位为肛门、生殖器官。丈夫的阴茎 HPV 的存在可使妻子宫颈受感染的危险增加 9 倍，并且相同 HPV 亚型可以在性伴侣中检出。研究表明性交年龄过早、多个性伴侣与宫颈癌的发生相关，配偶性生活时经常用避孕套的妇女患宫颈癌的危险性比较低。

密切接触传播在学龄儿童多表现为皮肤疣，在青少年女性多表现为肛门、生殖器疣。

母婴传播途径机制不明确，可能为产道传播和（或）宫内传播，剖宫产不能阻止新生儿感染 HPV，但可降低新生儿感染率。

第三节　HPV 的生长规律

迄今为止，已分离出不同基因型的 HPV 达到 130 个以上，其中超过 40 种可以感染肛门、生殖道或其他部位的内皮或黏膜上皮。根据 HPV 的组织嗜异性，可分为嗜皮肤类和嗜黏膜类两大类，HPV 可引起人类皮肤和黏膜的多种良性乳头状瘤或疣的形成，临床上根据 HPV 与宫颈癌发病风险的关系，可以将其分为低风险组（如 HPV6、HPV11、HPV30、HPV39、HPV42、HPV43、HPV44 等）和高风险组（如 HPV16、HPV18、HPV31、HPV33、HPV35、HPV39、HPV45、HPV51、HPV52、HPV56、HPV58 型），前者与发生于肛门生殖器的绝大多数良性病变如生殖器疣和宫颈低度鳞状上皮内病变有关，所有的外生殖器疣都由 HPV 感染所致，而其中 90％病例与 HPV6 型和 HPV11 型有关；后者与宫颈癌发生关系密切，其中 HPV16 型和 HPV18 型是引起宫颈癌的最常见的两种亚型，HPV16 型与宫颈鳞癌关系密切，HPV18 型易导致宫颈腺癌。但并非所有的 HPV 感染者都会必然发展为宫颈癌，实际上，绝大部分感染都呈一过性，HPV 持续感染时间在 8～14 个月，90％感染者在 2 年内自然消退，约 1％的感染者出现外生殖器疣，5％～10％的感染者发展为 CIN。在特定条件下，易感妇女的正常宫颈可以在初次感染后 12～15 年才演变成为宫颈癌。HPV 感染为何在某些人群中可以自行消失，而在其他人群中则产生严重病变，对这一问题目前尚无完美的解释，但个体易感性和其他增强因子可能扮演了重要角色。

第四节　HPV 的致癌性

WHO 于 1992 年宣布 HPV 是引起宫颈病变的首要因素。1995 年国际癌症研究署（LARC）专题讨论会将 HPV 感染确定为宫颈的主要病因，明确宫颈癌是一种感染性疾病。HPV 感染是宫颈癌的必要因素，反复或持续感染是宫颈癌的必要因素，反复或持续的 HPV 感染可能会导致细胞向恶性表型的转化。一般来说，宫颈癌的发生需要经历 4 个过程，即 HPV 感染、病毒持续感染、被感染细胞克隆向癌前病变演化，以及浸润性病变的形成。值得注意的是，逆向过程的发生（即感染病毒的清除、癌前病变的消退）同样可以导致宫颈病变。

　　HPV 感染与年龄、性别、身体状况、遗传等多种因素有关。很多种 HPV 可以引起肿瘤，其中高危型中的 HPV16、HPV18 型与宫颈癌的发生密切相关，又以 HPV16 型最为常见。如图 3-2 所示。HPV 诱导的宫颈癌变是一个多步骤过程，它开始于鳞状上皮内增殖性基底细胞的原发感染，如果这种感染是由高风险 HPV 引起，在免疫功能不足以控制或清除感染，或有其他促进因素（如吸烟）存在的情况下，HPV 感染持续并产生染色体组的不稳定，最终导致内皮细胞的恶性转化。人是 HPV 的唯一自然宿主，HPV 首先感染宿主细胞，其病毒 DNA 整合于宿主基因组。整合状态是宫颈病变快速发展到宫颈癌的标志，且在较早期的宫颈癌前病变中即已出现。HPV16 编码的 E6 原癌蛋白与 P53 蛋白结合，形成蛋白复合物，导致 P53 蛋白降解、失活。这不但使有丝分裂准确性降低，基因重排增加，破坏了 P53 介导的细胞对 DNA 损伤的反应，而且抑制了 P53 介导的细胞凋亡。HPV18 编码的 E7 原癌蛋白也具有此效应。HPV18 编码的 E7 原癌蛋白不但与成视网膜细胞瘤蛋白（retinoblastoma protein，pRb）结合，使其与 E2F 转录激活因子分离，解除 pRb 对细胞生长的负调控，进入 S 期，而且还与转录调节蛋白等相互作用，使细胞通过 G 限制点进入细胞周期。E6 和 E7 也可通过诱导终末分化细胞中的 DNA 合成，干扰宿主细胞的信号转导，破坏细胞周期的负调控，诱导细胞进入 S 相。HPV 早期区的 E1 和 E2 基因编码的蛋白还可特异结合长控制区（10 long control region，LCR）特定的 DNA 序列，调节其他基因的转录。在 HPV 感染上皮细胞后，环状 HPV 通过 E1 和 E2 的开放读码框架断开并线性化，插入到人体上皮细胞染色体，而 E2 基因的丢失或灭活，则会导致 E6、E7 编码的蛋白持续表达和过度表达。正是由于 E6 和 E7 原癌蛋白作用于 p53 和 Rb 基因，使得正常细胞周期调控发生异常，遗传基因损伤积累，最终发展为肿瘤。同时 p21 和 p27 在 HPV 所导致的宫颈癌的发生发展中也起到一定作用。高危型 HPV E6 蛋白激活端粒酶，使正常细胞逃避衰老过程中的增殖限制，而发生永生化。端粒酶活化与细胞永生化相关，是细胞株和肿瘤细胞的一大特征。高危型 HPV 感染及 p53 基因失活可以激活端粒酶，使子宫颈上皮细胞增殖加快，从而引起宫颈上皮瘤样病变（CIN），甚至宫颈癌。端粒酶的激活是高危型 HPV 感染子宫颈上皮后由 CIN 向癌转化过程中相当关键的步骤。Clarke 等发现，HPV18 E7 阻断了细胞信号传递途径 Janus 激酶（Jak）-信号传导因子和转录激活因子（STAT）3 激活途径，从而干扰细胞对 IFN-α 的正常反应。IFN 是人体抵御病毒入侵与复制、激活免疫功能的第 1 道关卡，而 STATI 是 IFN 反应中的主要调节信号。这表明 HPV 感染必然会作用于影响 IFN 的效应上。另一方面，Kang 等实验证实，HPV16E6 和 E7 还会下调 IFN 促进因子野生型白细胞介素（IL）-18 的表达。通过这些途径，E6 与 E7 的活动表达能为病毒持续复制及避免固有免疫的辨认直至特异性免疫的激活提供良好的分子基础。总体而言，HPV通过自身隐藏、特异性地干扰固有免疫与适应性免疫，达到持续、进一步感染宿主的目的。大部分免疫健全的人能有效清除HPV感染而不致于产生严重后果，而持续感染则有演变为宫颈癌的可能。

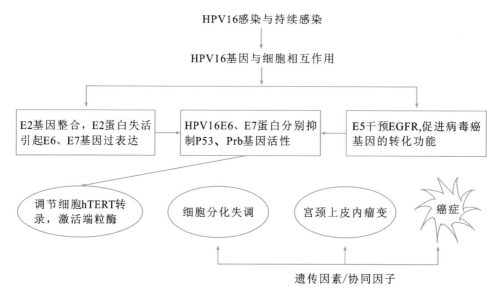

图 3-2　HPV16 致癌模式

第五节　HPV 的药物治疗、物理治疗及手术治疗对转归的影响

宫颈癌是威胁女性健康与生命的第一大生殖道性肿瘤，也是唯一一种经过医学干预能使发病率、死亡率下降的人类恶性肿瘤。预防和控制宫颈癌的关键是早诊早治。合理的治疗可使子宫颈上皮内瘤变（CIN）治愈率达到 90%～95%，但 CIN 患者治疗后的癌症发病率仍比正常人高 4～5 倍，其危险来自于残留的病灶或复发，因此随诊监测不可忽视。随诊的方法主要有人乳头瘤病毒（HPV）检测、液基细胞学检查、阴道镜等。

第六节　HPV 感染的预防

原则：控制传染源，切断传播途径，保护易感人群。

有性生活的女性普遍易感 HPV。对易感人群的主要保护方法是注射疫苗，提高其对 HPV 病毒的免疫力，防止感染 HPV 病毒。预防性 HPV 诱导机体产生对病毒衣壳蛋白的中和抗体，这种抗体能够封闭 HPV 与靶细胞结合的位点从而阻止 HPV 感染细胞，使 HPV 逐渐被机体清除。在 2002—2004 年，通过大量实验研究完成了一价和二价疫苗，紧接着完成的四价 HPV6/11/16/18 型 L1VLP 疫苗的Ⅱ期临床实验显示，对由 HPV6/11/16/18 型引起的疾病的有效预防率为 100%，对 HPV6/11/16/18 型感染的有效预防率为 89%，对 CIN 的有效预防率为 100％。经过对该四价疫苗的 III 期临床实验，2006 年 6 月，美国食品药品卫生监督管理局（FDA）已经批准了由美国默沙东公司生产的四价 HPV6/11/16/18 型 L1VLP 疫苗 Gardasil（中文：加德西尔）上市。这无疑是宫颈癌预防史上的里程碑，但是 HPVVLP 疫苗有严格的病毒型别，特异性及其昂贵的价格使其广泛应用受到限制。

有关 HPV 疫苗的详细介绍见本书其他章节。

第七节　HPV 感染的治疗

一、药物治疗

绝大部分 HPV 感染都呈一过性，HPV 持续感染时间在 8～10 个月，90％感染者在 2 年内自然消退，故针对 HPV 的亚临床感染是否干预治疗，是否存在过度治疗，临床工作者意见不一。常用的药物为 IFN 治疗，有干扰素针剂和栓剂两种药物形式（后者如辛复宁栓），以及一些中药抗病毒栓剂如保妇康栓等，通过提高局部 CD1 和 CD4 水平，加强宫颈局部的免疫力来对抗，期望提高长期疗效。上述药物均有文献报道治疗有效，但 HPV 是否需要药物治疗尚无统一标准，尚需要大样本、前瞻性的研究来指导临床用药。

二、随访及手术治疗

2001 年，美国阴道镜与宫颈病理学会（american society for colposcopy and cervical pathology，ASCCP）联合其他专业学会及联邦与国际组织，制定了 2001 版的《宫颈癌细胞学筛查结果异常妇女处理的共识指南》。这是全面的、以循证医学为依据的治疗指南。2006 年 9 月 18－19 日，代表 29 个组织和专业团体的 146 位专家，对《宫颈癌细胞学筛查结果异常的妇女处理的共识指南》进行了修订。需要特别强调的是本指南是根据可靠的 HPV 检测结果所制定的。在执行过程中如果采用不可靠的检测手段，有可能增加对患者的伤害，所以要合理使用指南，实验室必须使用经过实验和临床已经验证，其重复性、临床敏感性、特异性和阳性与阴性预测值（对宫颈癌和确诊的癌前病变而言），都证实可以接受的检测方法，并且是 FDA 正式文件批准和/或经同行评议的已发表的科学文献所证实的测定手段。另外，要特别强调的是，检测应严格用于高危型（致瘤型）HPV 类型。检测低危型（非致瘤型）HPV 类型，在评估异常宫颈细胞学结果时无意义。因此，在指南中，只要提及"HPV 检测"，所指的就是检测高危型（致瘤型）HPV 型别。

1. CIN I（LSIL）的处理

细胞学为意义不明确的非典型鳞状细胞（ASC-US，非典型鳞状细胞），不排队 HSIL；高度怀疑的非典型鳞状细胞（ASC-H），或者细胞学结果即为 LSIL 的 CIN I。对于因上述细胞学检查结果而进一步明确为 CIN I 的女性，推荐采用每年 1 次 HPV-DNA 检测的随访方式或者每 6～12 个月重复进行细胞学检测。如果 HPV-DNA 检测结果阳性或重复细胞学检测结果是 ASC-US 亦或更重，推荐采用阴道镜检查。如果 HPV-DNA 检测结果阴性或连续 2 次重复的细胞学检测结果不存在"上皮内病变或恶性病变"，推荐采用回归常规的细胞学筛查的随访方式。如果 CIN I 持续存在 2 年以上，继续随访或者治疗这两种方式均可采用。如果选择治疗，且阴道镜镜检满意，那么表面破坏和病变切除的方式均可采用。如果镜检不满意，颈管内取样存在 CIN I 或者是患者曾经治疗过，那么推荐采用诊断性锥切术。具体治疗方式的选择应该取决于临床医师的判断，还要考虑到治疗经验、诊治资源，以及特殊患者的治疗价值等。如果患者存在 CIN I，且镜检不满意，那么不采用表面破坏的治疗方式。阴道内或宫颈上一般不采用鬼臼树脂（一种腐蚀物）或与之相关的药物。对于组织学诊断为 CIN I 的患者，初期在原则上不采用子宫切除术。

（1）细胞学 HSIL 或 AGC-NOS 的 CIN I。细胞学为 HSIL 或 AGC-NOS（不排除特殊性的非典型腺细胞）的 CIN I 患者，阴道镜镜检满意且颈管内取样为阴性，诊断性切除或者阴道镜和细胞学相结合以 6 个月为间隔、持续 1 年的观察随访，均可采用。在这种情况下，也可以采用再次评判细胞学、组织学及阴道镜检查结果的方式，如果评判同于复查的结果，那么处理方式应该遵循附录的复查结果处理指南。如果选择细胞学和阴道镜相结合来观察的方式，那么在第 6 个月或第 12 个月重复检测到 HSIL 或 AGC-NOS 的细胞学结果时，推荐采用诊断性锥切术。如果观察 1 年以后，连续两次"上皮内病变或恶性变"结果为阴性，可以回归常规的细胞学筛查。细胞学为 HSIL 或 AGC-NOS 的 CIN I 的非特殊人群，且阴道镜镜检不满意，推荐采用诊断性切除术。

（2）青春期女性（年龄 13～20 岁）。对于存在 CIN I 的青春期女性，推荐采用每年 1 次的细胞学评判。在第 12 个月的随访中，仅对于细胞学结果等同于或严重于 HSIL 的患者予以阴道镜检查。而在第 24 个月的随访中，只有那些细胞学结果为 ASC-US 或更重的患者才需进行阴道镜检查。一般不采用 HPV-DNA 检测的方式随访。

（3）孕妇。对组织学诊断为 CIN I 的孕妇，推荐采用随访而不采用治疗的方式。

2. CIN Ⅱ、CIN Ⅲ（HSIL）的处理

（1）初次治疗。基本上与 2001 年指南一样，对于组织学诊断为 CIN Ⅱ、CIN Ⅲ，且阴道镜镜检满意的患者，均可采用表面破坏和病变切除的方式。对于复发的 CIN Ⅱ、CIN Ⅲ 的患者，推荐采用诊断性切除术。而对于组织学诊断为 CIN Ⅱ、CIN Ⅲ 且镜检不满意的患者，推荐采用诊断性切除术而不采用表面破坏的处理方式。组织学 CIN Ⅱ、CIN Ⅲ 一般不采用细胞学和阴道镜连续观察的处理方式，除非在特殊人群中。初期治疗 CIN Ⅱ、CIN Ⅲ 不采用子宫切除术。

（2）治疗后的随访。对于 CIN Ⅱ、CIN Ⅲ 的患者，可采用的治疗后随访方式包括 6～12 个月的 HPV-DNA 检测和以 6 个月为间隔的单独细胞学检查，与阴道镜检查结合的随访方式也可采用。对于 HPV-DNA 检测阳性或重复细胞学检测结果为 ASC-US 或更重的患者，推荐采用阴道镜检查加颈管内取样。如果 HPV-DNA 检测结果为阴性或者连续 2 次重复的细胞学检查"上皮内瘤变和恶性变"结果为阴性，推荐采用从 12 个月起至少 20 年的常规筛查。对于 HPV-DNA 结果阳性的患者，不采用重复治疗或子宫切除术。如果诊断性切除术后切缘或是术后立即进行的颈管内取样标本为 CIN Ⅱ、CIN Ⅲ，最好采用治疗后 4～6 个月重复细胞学检查并且进行颈管内取样，也可采用第 2 次诊断性切除术。如果诊断手术难以实施，也可采用子宫切除术。组织学诊断为复发或持续存在的 CIN Ⅱ、CIN Ⅲ时，重复的诊断性切除术或是子宫切除术均可被采用。

（3）特殊人群的 CIN Ⅱ、CIN Ⅲ（青春期、年轻女性和孕妇）。对于组织学诊断为 CIN Ⅱ、CIN Ⅲ而无其他特异性的青春期和年轻女性，如果阴道镜检查满意，可采用治疗或是以 6 个月为间隔、持续 24 个月的细胞学和阴道镜联合随访的方式。如果组织学诊断为 CIN Ⅱ且有特异性，可以进行治疗，但最好采用观察的方式，当组织学诊断为 CIN Ⅲ且具有特异性，或阴道镜检查不满意时，推荐采用治疗的方式。如果阴道镜下见病变加重或细胞学检查结果为 HSIL 或是阴道镜下见高度病变持续 1 年，推荐采用再次活检的方式。连续 2 次 "上皮内病变或恶性变结果为阴性"，且阴道镜检查正常的青春期和年轻女性可以回归正常的细胞学筛查。如果复诊为 CIN Ⅲ，或 CIN Ⅱ、CIN Ⅲ持续存在 24 个月，推荐采用治疗方式。

孕妇非妊娠晚期且排除浸润性疾病，如果组织学诊断为 CIN Ⅱ、CIN Ⅲ，可采用间隔不超过 12 周的阴道镜和细胞学检测的方式进行随访。只有出现病变加重或是细胞学结果提示浸润癌时，才推荐采用重复活检的方式。分娩 6 周以后可以再行评价。只有怀疑浸润癌时，我们才推荐采用诊断性切除术。除非确认浸润癌，否则不采用治疗的方式。分娩 6 周以后推荐采用阴道镜和细胞学结合的方式再行评定。

（4）原位腺癌（AIS）的处理。对于诊断性切除术后标本组织学诊断为 AIS，且已经完成生育的患者，最好采用子宫切除术。对于想保留生育功能的患者，也可采用保守处理。如果决定保守治疗，而组织切缘受累或是切除的同时颈管内取样检出 CIN 或 AIS，为了增加完全切除病变的可能性，最好采用再次切除的方式。在这种情况下，可采取在第 6 个月宫颈细胞学、HPV-DNA 检测、阴道镜检查及颈管内取样相结合的方式再次评判。对于那些未实施子宫切除术的女性，推荐进行长期随访。

◎ 孙冬岩　张　珏

参考文献

［1］　Zur Hausen H.Papillomavirus infection a major cause of human cancer［J］.Biochim Biophys Acta，1996，1288：55-78.

［2］　Dttrst M，Gissmann L，Ikenberg H，et al.A papillomavirus DNA from a cervical carcinoma and its prevalence in cancer biopsy samples from different geographic regions［J］.Poc Nat Acad Sci，1983，80：3812-3815.

［3］　Boshartb M，Lutz G L，Ikenberg H，et al.A new type of papollomavirus DNA，its presence in genital cancer biopsies and in cell lines derived from cervical cancer［J］.The EM-BO J，1984，3：1151-1157.

［4］　Werness B A，Levine A J，Howley P M.Association of human papillomavirus types 16 and types 18 E6 protein with p53［J］.Science，1990，248（4951）：76-79.

［5］　Scheffner M，Werness B A，Huibregtse J M，et al.The E6 oncoprotein encoded by human pailloma virus types 16 and 18 promotes the degradation of p53[J].Cell,1990,63(6):1129-1136.

[6] Chellappan S,Kraus V B,Kroger B,et al.Adenovirus E1A,simian virus 40 tumor antigen share the capacity to disrupt the interaction between the transcription factor E2F and the retino-blastoma gene product[J].Proc Natl Acad Sci USA,1992,89(10):4549-4553.

[7] 曹泽毅.中华妇产科学[M].2 版.北京:人民卫生出版社,2004.

[8] Schiffman M,Castle P E.Human papillomavirus:epidemiology and public health[J].Arch Pathol Lab Med,2003,128(8):930-934.

[9] Thomas D B,Ray R M,Koetsawang A,et al.Human papillomavirus and cervical cancer in Bangkok I. Risk factors for invasive cervical carcinoma with human papillomavirus types 16 or 18 DNA[J].Am J Epidemiol,2001,153(8):723-731.

[10] Khan M J,Castle P E,Lorincz A T,et al.The elevated 10-year risk of cervical precancer and cancer in woman with human papillomavirus(HPV)type 16 or 18 and the possible utillity of type-specific HPV testing in clinical practice[J].J Natl Cancer Inst,2005,97(14):1072-1079.

[11] Elfgren K,Kalantari M,Moberger B,et al.A population-based five-year follow-up study of cervical human papilloma virus infection[J].Am J Obstet gynecol,2000,183(3):561-567.

[12] Parkin D M,Bray F,Ferlay J,et al.Global cancer statistics[J].Cancer J Clin,2005,55(2):74-108.

[13] Walboomers J M,Jacobs M V,Monas M M,et al.Human papillomavirus is a necessary cause of invasive cervical cancer worldwide[J].J Pathol,1999,189:12-13.

[14] Malpica A,Matistic J P,Niekirk D V,et al.Kappa statistics to measure inerrater andintrarater agreement for 1790 cervical biopsy specimens among twelve pathologists:qualitative histopathologic analysis and methodologic issues[J].Gynecol Oncol,2005,99(3 suppl 1):38-52.

[15] Nishimurs A,Nakahara T,Ueno T,et al.Requirement of E7 on protein for viability of hela cells[J]. Microbes Infect,2006,8(4):984-993.

[16] DeFilippis R A,Goodwin E C,Wu L,et al.Endogenous human papillomavirus E6 and E7 proteins differentially regulate proliferation,senescence,and apoptosis in hela cervical carcinoma cells[J].J Virol, 2003,77(2):1551-1563.

[17] Kin Y T,Zhao M.Aberrant cell cycle regulation in cervical carcinoma[J].Yonsei Med J,2005,46(5): 597-613.

[18] De Wide J,Wilting S M,Meijer C J,et al.Gene expression profiling to identify markers associated with deregulated hert in HPV-transformed keratinocytes and cervical cancer[J].Int J Cancer,2008,122 (4):877-888.

[19] Clarke D T,Irving A T,Lambley E H,et al.A novel method for screening viral interferon-resistance genes[J].J Interferon Cytokin Res,2004,24(8):470-477.

[20] Kang Y H,Lee K A,Ryu C J,et al.Mitomycin C induce appotosis via Fas/FasL dependent pathway and suppression of IL-18 in cervical carcinoma cells[J].Cancer Lett,2006,237(1):33-34.

[21] 郎景和.子宫颈癌预防的现代策略[J].中国医学科学院学报,2007,29(5):575-578.

[22] Schreckenberger C,Karfmann A M.Vaccination stagies for the treatment and prevention of cervical cancer[J].Current Opinion in Oncology,2004,16(5):485-491.

[23] Villa L L,Costa R L,Petta CA,et al.Prophylactic quadrivalent human papillomavirus(type 6,11,16

and 18)L1 virus-like particle vaccine in young women：a randomised double-blind placebo-controlled multicentre phsde Ⅱ efficacy trial[J].Lancet Oncology,2005,6(5)：271-278.

[24] 林蓓.人乳头瘤病毒疫苗的研究与临床应用[J].中国实用妇科与产科杂志,2010,26(3)：190-192.

[25] 卞美璐,陈庆云,朱娟,等.保妇康栓治疗子宫颈持续人乳头瘤病毒感染性疾病的临床观察[J].中国实用妇科与产科杂志,2010,(5)：383-385.

[26] 廖秦平,赵健,陈锐.HPV感染的处理原则及HPV检测与随访[J].实用妇产科杂志,2010,(3)：172-174.

[27] 李爱禄,贺锦曦,饶靖红.重组人干扰素 α2b 阴道泡腾胶囊治疗宫颈 HPV 感染 64 例临床分析[J].实用妇产科杂志,2010,(5)：395-396.

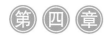

一级预防

第一节 概　述

早在 20 世纪 80 年代，肿瘤学专家和流行病学专家就基于肿瘤的预防措施，提出了三级预防的概念，并沿用至今。

一级预防，即病因学预防。指对于一般人群消除或降低致癌因素，促进健康，防患于未然的预防措施。有效的预防措施包括：①戒烟。②合理膳食。③节制饮酒。④免疫接种。⑤防止职业肿瘤。⑥健康教育、健康促进。

二级预防，即发病学预防，指对于特定高风险人群筛检癌前病变或早期肿瘤病例，从而进行早期发现、早期诊断、早期治疗，其措施包括筛查和干预试验。①宫颈癌筛查（和癌前处理）。②乳腺癌筛查。③结直肠癌筛查。④胃癌的普查。⑤食管癌的早期诊断和治疗。

三级预防，即对现患肿瘤患者防止复发，减少其并发症，防止致残，提高生存率和康复率，以及减轻由肿瘤引起的疼痛等措施，如三阶梯止痛、临终关怀等。

以上是广义的癌症三级预防的概念。有关宫颈癌的三级预防的概念和内容，早在 2006 年，WHO 就出版了相关指南——《子宫颈癌综合防治指南》，并于 2008 年由中国癌症基金会组译发行。书中将三级预防的具体内容界定为以下 4 个方面：①基本预防。②增强认识、有组织地筛查计划并进行早期检测。③诊断和治疗。④晚期病变姑息治疗。并将其称为全国性子宫颈癌防治计划的"4 个要点"。笔者认为具有非常好的指导作用，详细介绍如下。

（1）基本预防。指预防 HPV 感染及其他可能增加子宫颈癌发病的辅助因素。①通过教育增强认识来减少高危性行为。②因地制宜的政策改变不良行为习惯。③有效的、可承受的 HPV 疫苗的研发和推广。④控制烟草的使用，包括吸烟（众所周知，吸烟是子宫颈癌和其他癌症的高危因素）。

（2）早期检测。①在各级医疗服务机构，对适宜的目标年龄段人群进行有组织的筛查。②对卫生保健人员和目标人群妇女进行教育，强调筛查的好处，告之子宫颈癌的好发年龄段、症状和体征。

（3）诊断和治疗。①对筛查阳性患者的随访，确保诊断明确和适当治疗。②癌前病变治疗，用相对简单的方法来预防癌症的发展。③浸润癌的治疗，包括手术、放疗和化疗。

（4）姑息治疗。①减轻出血、疼痛和其他晚期癌症状，以及治疗带来的不良反应症状。②对不能治愈的癌症妇女给予同情和关怀。③联合家庭和社区共同护理癌症患者。

上述"4 个要点"构成了三级预防的主要内容。我们在接下来的章节中一一详细介绍。

第二节　HPV 与传播途径

本书第三章对宫颈癌病因作了详尽的描述，这里我们从病因学预防的角度来简单分析一下病因及其发生、发展过程。

我们知道，作为一种性传播性疾病，HPV 得以传播需要同时满足 3 个条件：传染源、传播途径及易感人群。我们一一来剖析。

一、传染源

所谓传染源（source of infection）是指体内有病原体生长、繁殖并且能排出病原体的人和动物，包括患者、病原携带者和受感染的动物。病原体就是能引起疾病的微生物和寄生虫的统称。

临床型和亚临床型感染患者为其主要传染源。潜伏感染者（带毒者）不仅是 HPV 的储存宿主，亦可作为传染源。

医学上将病毒分为两种：RNA 病毒和 DNA 病毒。DNA 病毒，又名脱氧核苷酸病毒，即病毒核酸是 DNA 的一种生物病毒，属于一级病毒。DNA 病毒广泛存在于人、脊椎动物、昆虫体内及多种传代细胞系中，每种病毒只能感染一种动物（个别例外），仅少数致病。DNA 病毒的另一个特点是专性活细胞内寄生物，也就是说，病毒在细胞外，是无生命的亚显微的大分子颗粒，不能生长和分裂。但是，病毒感染特定的活细胞后，能借助宿主细胞的能源系统、tRNA、核糖体等，在病毒核酸（基因组）控制下合成病毒的核酸与蛋白质等成分，最后装配成结构完整、具有侵染力的、成熟的病毒粒子，这种增殖方式叫做复制。只有复制成功，它才能够"扎下"根来，完成它后续的使命，要么被宿主"歼灭"，要么和宿主"和平共处"，要么宿主被"俘虏"（向瘤样病变甚至癌发展）。HPV 属于 DNA 病毒，具有高度种属特异性，人类皮肤角质形成细胞/黏膜鳞状上皮细胞是其天然宿主。换言之，HPV"针对性"感染人类皮肤和黏膜的特定部位，如宫颈的鳞-柱交界、肛门的鳞状上皮、咽喉部的鳞状上皮，导致这些特定部位的病变。

那么，问题来了，HPV 在离开宿主后，不能在体外存活或存活时间短暂（因此，通过间接接触传播的可能性有，但不是主要途径），它是如何传播给人的呢？这就是我们传染学上讲的"传播途径"。

二、传播途径

我们已经知道 DNA 病毒的基本属性，没有什么本事自己存活，几乎依附于宿主。它是如何传染给人的呢？科学家们早就找到了答案。

1. 性传播

性传播是其主要途径。那些过早性生活（16 岁以前）、多个性配偶（包括配偶有多个性配偶者）、同性恋者，在致病过程中起协同作用。

2. 非性传播

非主要传播途径。手指-生殖器接触（finger-genital contact）曾被报道，但多见于低危型 HPV。指结膜 HPV 传播（finger-conjunctiva HPV transmission）也有见报道，而且是高危型 HPV，虽然不能作为 HPV 的主要传播途径。也有人认为，间接（非性）接触传染乳头瘤病毒，通过接触带有病毒的污染物（内裤、浴盆、便器、毛巾等），或在家庭中通过非性行为的接触，也可以受染，而皮肤和黏膜损伤是其重要诱因。

3. 母婴及围产期传播

最早关注并报道母婴及围产期传播的是 Hajek（1956），作者报道一位患尖锐湿疣的母亲在男婴出生后的第 3 个月和第 6 个月，发现喉乳头状瘤病和阴茎疣。此后相继均有报道。总体来说，虽然这种传播途径存在，但围产期传播 HPV 的危险非常低（<3%）。其他如宫内 HPV 感染也有见报道。

4. 通过血液、乳汁和精子传播

没有发现 HPV 经过血液、乳汁传播，而通过射精传播 HPV 是存在的。

我们可以理解，一般情况下，性传播是主要途径，有句话说的就是这个道理：没有性生活就没有宫颈癌。禁欲虽然不人道，但可以在一级预防层面阻止宫颈癌的发生。修女罕见宫颈癌，是大家公认的事实。

到此，我们可以理解，HPV 得以在人类生存的原因或途径是：携带有 HPV 的性配偶通过性生活将其传播给另一个性配偶（传染病学叫易感人群）。

三、易感人群

人类不具备对 HPV 的天然杀伤力，普遍易感 HPV，是 HPV 的易感人群。即使感染过 HPV，也难以产生足以抵制 HPV 受侵的体液免疫和细胞免疫。

寻常疣常见于学龄儿童。尖锐湿疣多发生于 16～25 岁（平均男性 22 岁，女性 19 岁），高峰发病年龄为 20～24 岁，发病率高低除与性紊乱有关外，也与性伴侣数、吸烟、长期使用避孕药或免疫抑制剂（如器官移植、长期应用激素等）治疗有关。使用免疫抑制剂者可引起疣的泛发，妊娠妇女 HPV 感染危险性增加。

提高易感人群抵抗力的有效途径是接种 HPV 疫苗，消除不良性行为等。这将是接下来的章节要介绍的内容。

第三节 一级预防

我们知道，肿瘤的一级预防即病因学预防，就宫颈癌的病因来讲，特异型别的"致瘤型"HPV 持续感染是导致宫颈癌的直接病因，而描述性流行病学研究发现的一些危险因素起着协同作用。子宫颈浸润癌的危险因素包括：①患者年龄。②居住在特定地理区域，如撒哈拉以南的非洲地区。③社会经济地位较低。④缺少细胞学筛查。⑤首次性行为年龄过早。⑥有多个性伴侣。⑦女性的性伴侣有多个性伴侣。⑧有性传播疾病史，尤其是尖锐湿疣、单纯疱疹病毒和沙眼衣原体感染。⑨多产。⑩吸烟。⑪使用口服避孕药。⑫任何原因引起的免疫抑制，包括HIV。⑬营养状况。⑭遗传背景。特异型别HPV导致人类子宫颈癌的证据如下。①充分的流行病学证据确定具有人致癌性：HPV16、HPV18。②有信服的证据（大多数是病例—对照研究）证明具有人致癌性：HPV31、HPV33、HPV35、HPV39、HPV45、HPV51、HPV52、HPV56、HPV58、HPV59、HPV66。③数据未显示有令人信服的关联：HPV26、HPV68、HPV73、HPV82。所以，宫颈癌一级预防的主要任务还是控制HPV的感染，消除协同因素。

那么，宫颈癌的一级预防到底应该如何做呢？我们已经知道，HPV得以传播，离不开3个基本元素，即传染源、传播途径及易感人群，我们将3个元素控制住了，子宫颈癌就会远离人类了。但实际工作中，可能会在认识及执行层面上存在一些问题，我们——剖析如下。

一、禁欲

最早认识宫颈癌可能是继发于性生活传播疾病的是一位意大利的内科医师（1842），这位医师观察到只有已婚女性和妓女死于宫颈癌，而终生禁欲的修女很少得这种癌症。处女没有罹患宫颈癌的事实也说明，如果没有性交，则HPV很少会感染子宫颈，因为HPV很容易通过外生殖器的接触传播至阴道口和外生殖器，这个观察性的研究得到很多学者的支持和验证。比如，从20％的处女的外阴取样中检测到了HPV-DNA，但在这些女性的子宫颈取样中却未检测到任何HPV。由此说明，HPV感染子宫颈最有可能是需要子宫颈对病毒直接暴露。

如此看来，最明确的预防子宫颈癌和其他HPV诱发的下生殖道肿瘤发生的措施是终生禁欲。但是，对于大多数人来讲，终生禁欲并不是一个可行的选择。那么，可供选择的、改良式的做法有哪些呢？可以这样选择：①20岁以前禁欲。②拒绝婚姻以外的性关系。③消除不良习俗：不早婚、不多育。

笔者以前做健康宣教，总是提到一句话，古人曰："病从口入。"是因为在人类历史的长河中，很多疾病都与"吃"有关，病源来自于"口"。在现代文明社会，这种通过消化道传播的疾病大大减少，但随着性开放，生殖道这个"口"的开放，不仅仅是性传播疾病发病率上升，更可怕的是一些灾难性疾病的到来或增加，比如，HIV病毒相关的艾滋病（acquired immunodeficiency syndrome，AIDS）、与HR-HPV相关的子宫颈癌。所以，管好自己的"口"，防止病从口入，从我做起，从现在做起。

有人会提出，肿瘤专家提倡20岁以前禁欲，但我国法定结婚年龄女性是20岁，这两者不是矛盾？笔者是这样理解的，从病理生理来讲，20岁以后开始性生活，是有其理论基础的，一是心理上达到相对成熟的状态，二是性器官的发育成熟，为日后的妊娠做好了准备。最重要的是，相比较青春期的宫颈转化区，20岁时相对成熟，对性生活（当然可能是不洁的性生活）所带来的不良病原的刺激有足够的抵抗能力，不容易发生不良转化。

至于我国《婚姻法》中规定：结婚年龄，男不得早于 22 周岁，女不得早于 20 周岁。请大家注意，这是法定最小结婚年龄，而且，后面还有一句话：晚婚晚育应予鼓励。同时，对晚婚定义为：男 25 周岁，女 23 周岁。此外，一个大国的法定结婚年龄的制定，受许多因素的制约，不可能只考虑对某一个方面的影响。所以，笔者想说，肿瘤专家讲的是提倡，政府层面讲的是政策，不可以相提并论。

二、使用安全套（避孕套）

从阻止传染病发生的角度来分析，我们阻断其传播途径，理论上就有可能阻止 HPV 的传播，进而阻止子宫颈癌的发生。可实际上，一是很多人不相信，一个小小的安全套能阻止 HPV 受侵；二是即使了解了，很多人也不以为然，总是抱着侥幸的心理。下面我们一起来了解一下安全套。

我们先看看避孕套有什么作用？

（1）正确使用避孕套可使感染艾滋病的概率降低 99.9%，感染淋病的概率降低 85%。

（2）局部加厚的物理延时避孕套可以延长性交时间，对于早泄的男子延长性交时间 20% 以上；女性达到性高潮所需的时间比男性长，使女性的性感得到满足。

（3）有些女性体内存在抗精子抗体，性交后精子进入宫颈，与宫颈黏液中的抗精子抗体结合。结合后精子凝集或者制动，无法继续游走进入子宫内部，因此不孕女性使用避孕套 3 个月至半年，让女性暂时与精液断绝接触，使其体内的抗精子抗体滴度下降，这样停用避孕套后就可能在短期内怀孕。

（4）有些女性性交后出现外阴瘙痒、水肿，伴有胸闷、呼吸急促甚至荨麻疹样症状，避孕套阻止了精液接触，可解除精液过敏。

（5）避孕套有不同的造型、颜色、口味、材质及尺寸，使性爱更有趣。

（6）避孕套提供女性更安全的保护，阻断包皮垢与子宫颈的接触，降低患子宫颈癌的概率。

（7）避孕套可以预防宫外孕。避孕套能阻止精子进入阴道，所以不会怀孕，也就不会发生宫外孕。患有输卵管炎、输卵管发育不良或畸形、子宫内膜异位症、子宫发育不良等容易引起宫外孕的妇女，采用避孕套避孕比节育环好。

（8）妊娠晚期使用避孕套，可预防宫内感染及由此引起的早产或新生儿死亡。

第二个问题，我们总在提倡使用安全套，它到底起什么作用？物理屏障可以解决所有问题吗？

事实上，传统避孕套有安全缺陷。传统天然乳胶避孕套在有效避孕的同时，虽然对病毒有一定阻隔作用，但绝不能有效预防病毒。避孕套可以安全避孕，但预防病毒并不保险。市场上的避孕套产品使用的材料主要是天然乳胶，其自然裂缝为 5 000～70 000 nm，足以预防直径为 5 000 nm 的人类精子头部，但艾滋病病毒的直径为 90～130 nm，人类乳头瘤病毒直径为 45～55 nm，乙肝病毒中大球形颗粒直径为 42 nm，各种病毒的体积远小于天然乳胶的自然裂缝，即便是正确使用避孕套，还是有可能感染上性传播疾病。

所以，避孕套有一定的阻断传播途径的作用，但不是绝对保险。同样的道理，使用避孕套不能完全阻断 HIV 的性传播途径，但其作用不可否认，我们不能因其不能解决全部的问题，就选择否认或者放弃。

三、提高易感人群保护力

提高易感人群的抵抗力的有效途径是接种 HPV 疫苗，但不是唯一途径。我们前面提到的，与子宫颈癌发生相关的一些协同因素，也是需要干预的。有关的建议，WHO 早就给了我们很好的建议。

（1）应推迟首次性生活的时间。过早开始性生活更容易感染 HPV。一次性生活就可能让年轻女性感染 HPV，年龄越小，感染的机会越大。

（2）应推迟首产时间。妊娠时产生的激素可能会增加患子宫颈癌的危险。

（3）应减少怀孕次数。有 5 个或 5 个以上孩子的妇女患子宫颈癌的危险性会增加。

（4）应减少性伴侣数量。性伴越多，感染性传播疾病（HPV、HIV 等）的危险越大，患子宫颈癌的危险就越大。

（5）避免与有多性伴的人发生性关系。如果男性有多个性伴或者曾经有过多个性伴，那么与其发生性关系的女性患宫颈癌的危险将增高。

（6）使用避孕套。避孕套可以减少性传播疾病的感染，减少患子宫颈癌的危险。

（7）远离吸烟。吸烟的妇女几乎患所有癌症的危险性均较高，包括子宫颈癌。

（8）如果有性传播疾病的症状或者怀疑有暴露于性传播疾病的危险时，应该立即就医。

（9）超过 25 岁的妇女就应该参加筛查。几乎所有有性生活的妇女都有暴露于 HPV 感染的危险。筛查可以检出早期病变，使其在发展成为子宫颈癌之前得到治疗。

（10）对男性的特别建议。减少性伴数，坚持使用避孕套（尤其是与新的性伴发生关系时）。

⊙ 彭秋子　吴绪峰

参考文献

［1］　中国癌症基金会组.子宫颈癌综合防治基本实践指南［M］.北京:北京大学医学出版社,2008.

［2］　吴兴安.医学微生物学［M］.北京:人民卫生出版社,2018.

［3］　魏丽惠,赵昀.现代阴道镜学［M］.北京:北京大学医学出版社,2016.

［4］　Winer RL,Lee SK,Hughes JP,et al.Genital human papillomavirus infection:incidence and risk factors in a cohort of female university students［J］.Am J Epidiniol,2003,157:218-226.

［5］　Frazer IH,Cox JT,Mayeaux EJ Jr,et al.Advances in prevention of cervical cancer and other human papillomavirus-related diseases［J］.Pediatr Infect Dis J,2006,25(2 suppl):S65-S81.

［6］　邹瑜.法学大辞典［M］.北京:中国政法大学出版社,1991.

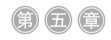

HPV 疫 苗

第一节 背景、原理及机制

1995 年，国家癌症研究机构（IARC）确认 HPV 是导致宫颈癌的主要病因。随后相关研究表明，99.7％的宫颈癌样本中发现了高危型 HPV，证实了高危型 HPV 感染是导致宫颈癌的必要因素。在此基础上，科研人员致力于 HPV 疫苗的研发，通过成功地表达出 L1 蛋白抗原后，HPV 疫苗成为可能。

2006 年，四价 HPV 疫苗（Gardasil）作为全球首个 HPV 疫苗先后在美国和加拿大获批上市。2007 年二价 HPV 疫苗（Cervarix）在澳大利亚获得上市许可。2014 年九价 HPV 疫苗（Gardasil9）在美国上市。目前二价 HPV 疫苗和四价 HPV 疫苗已在全球超过 130 个国家和地区注册上市。2016 年、2017 年、2018 年进口二价 HPV 疫苗、四价 HPV 疫苗、九价 HPV 疫苗先后获得中国上市许可。2019 年年底，由厦门大学自主研发的国产二价 HPV 疫苗（Cecolin）也已由我国国家食品药品监督管理局药品审评中心（CDE）获批上市。

HPV 疫苗的上市，对于宫颈癌综合防控起到了积极的作用，疫苗接种和筛查结合大大降低了宫颈癌的发生。同时，HPV 疫苗的广泛接种，有效地弥补了筛查率低、筛查质量差，尤其是宫颈腺癌筛查检出率差等问题。

已上市疫苗都是基于 HPV 病毒样颗粒（virus-like particles，VLP）为抗原的疫苗。通过基因重组的方法表达 HPV 的 L1 结构蛋白，经过纯化，在一定条件下使其自动组装为 VLP，辅以佐剂得到可用于预防 HPV 的 VLP 疫苗。VLP 近乎于一个天然的病毒衣壳，保持病毒表面的抗原表位，抗原活性几乎与天然的病毒完全一致。由于 VLPs 不含有病毒 DNA，所以不具感染性和致癌性，从而保障疫苗的安全性。

HPV 疫苗的保护机制来自动物研究的数据。由针对主要病毒外壳蛋白 L1 的多克隆中和抗体介导，疫苗临床试验显示，第三剂之后 4 周抗体滴度达到峰值，之后第一年内下降，18 个月后稳定在一个较高的滴度。疫苗接种后的血清学反应要比自然感染高很多（取对数后高 1～4 倍），原因尚不清楚，但可能与疫苗注射要比黏膜感染能更好地靶向/激活淋巴结细胞有关，也可能与疫苗使用了佐剂有关。主要存在于骨髓的长寿命浆细胞不断产生 IgG 抗体，使 HPV 特异性抗体长期存在。接种疫苗后诱导的循环抗体通过主动 IgG 渗出的方式到达女性生殖道的感染部位。接种疫苗也可诱导记忆 B 细胞，但记忆 B 细胞对长期保护的作用仍不清楚。保护效力不仅取决于疫苗诱导的抗体数量，还取决于质量（亲和力）。第一剂次疫苗诱导的记忆 B 细胞反应至少需要 4~6 个月才能成熟、分化为高亲和力 B 细胞。这意味着，任何疫苗接种程序中，初免（第一剂次）和加强剂次（最后一剂）之间应至少间隔 4 个月的时间，这样才能有效激活记忆 B 细胞并分化为抗体分泌浆细胞。两剂次程序如果间隔时间较短时（初免-初免），可能不足以使这种亲和力达到成熟状态，进而导致保护效力的持续时间可能会更短。

第二节　预防性疫苗的种类及特点

根据疫苗功效的不同，可以将 HPV 疫苗分为 3 类：①预防 HPV 感染的预防性疫苗。②清除原有感染、治疗相关病变的治疗性疫苗。③将不同作用的疫苗联合使用或者将不同靶点融合以达到预防治疗功效的联合疫苗。预防性疫苗主要是以 HPV 病毒衣壳蛋白 L1/L2 为基础研制，可诱导机体产生特异性免疫反应，达到预防感染的目的，而治疗性疫苗则主要以 HPV 早期基因作为靶点，诱导机体产生特异性的细胞免疫反应，从而使原有感染和相关疾病消退。联合疫苗则期望兼具以上两种特点，这也是目前研究的热门之一。在全球范围内，目前只有预防性 HPV 疫苗研发成功。

目前在中国上市的 4 个预防性 HPV 疫苗都可针对高危型 HPV，这些疫苗都需要尽可能在性活动前接种，即在第一次暴露于 HPV 感染前接种。4 种疫苗都利用 DNA 重组技术，由纯化的 L1 结构蛋白制备，进口二价 HPV 疫苗（Cervarix）采用粉纹夜蛾细胞昆虫杆状病毒表达系统生产，具有安全性好、高容量、高表达效率和表达产物具有高生物活性等诸多优越性；四价（Gardasil）和九价 HPV 疫苗（Gardasil9）采用酵母菌作为载体，具有安全性好、遗传稳定、表达量高、外源基于不易丢失、发酵工艺成熟等优点；国产二价 HPV 疫苗（Cecolin）以大肠埃希菌为载体，具有产量高、生长速度快、操作容易、成本低等优点。疫苗另一个非常重要的成分是佐剂，不同 HPV 疫苗使用的佐剂也不同，佐剂在疫苗中起增强抗原免疫原性的作用，四价与九价及国产二价 HPV 疫苗均使用传统的铝盐佐剂［四价和九价为非晶形羟基磷酸硫酸铝（AAHS），国产二价为氢氧化铝 Al（OH）$_3$］，进口二价 HPV 疫苗使用的佐剂为创新型 ASO4 专利佐剂，主要包含 Al（OH）$_3$ 与 3-O-去酰基-4′-单鳞先脂 A（MPL），其中 MPL 作为 Toll 样受体 4（TLR4）的激动剂，通过激活抗原递呈细胞（antigen presenting cell，APC）上的 TLR4，诱导机体产生更强的免疫应答。因此，在一项头对头的对照研究中，15~26 岁的女性，接种 ASO4 佐剂的二价 HPV 疫苗诱导产生的 HPV16、HPV18 的抗体几何平均滴度（geometric mean titer，GMT）是四价 HPV 疫苗的 3.7 与 7.3 倍。截至 2019 年 6 月 3 日，全球已经有 96 个国家和地区（49%）将 HPV 疫苗纳入国家免疫规划，部分国家免疫规划项目也针对男孩接种。

进口二价 HPV 疫苗（Cervarix）：疫苗为肌内注射用悬浮液，含有纯化的人乳头瘤病毒 16 型和 18 型病毒 L1 蛋白。剂型为 1 剂次或 2 剂次瓶装，或预充式注射器包装。每剂 0.5 ml，含 20 μg HPV16 L1 蛋白和 20 μg HPV18 L1 蛋白，吸附到 500 μg 的专利 ASO4 佐剂系统：含氢氧化铝 50μg，3-O-去酰基-4-单磷酸脂质 A（ASO4）。疫苗适用于 9 岁以上女性和男性，预防特定 HPV 型别相关的生殖器、外阴、阴道、肛门、宫颈癌前病变，以及宫颈癌和肛门癌。9～14 岁的男孩和女孩，可以按照 2 剂次程序接种（每剂 0.5 ml，0 和 5～13 个月接种）。如果接种首剂时的年龄≥15 岁，建议接种 3 剂次（每剂 0.5 ml，分别于 0、1、6 个月接种）。第二剂次可在首剂后 1～2.5 个月接种，第三剂次可在第一剂次后 5～12 个月接种。任何年龄段，如果第二剂次接种时间在首剂后 5 个月之内，那么应该继续接种第三剂次。目前尚未确定是否需要接种加强剂次。目前国内批准用于 9～45 岁女性，预防高危型 HPV16 和 HPV18 型所致的宫颈癌及其癌前病变，推荐按 0、1、6 个月三剂次接种。

四价 HPV 疫苗（Gardasil）：疫苗为肌内注射用悬浮液，含 HPV 6、HPV11、HPV16 和 HPV18 型纯化病毒 L1 蛋白。采用 1 剂次瓶装、预填充包装。每剂 0.5 ml、含 20 μg HPV6 L1 蛋白、40 μg HPV11 L1 蛋白、40 μg HPV16 L1 蛋白和 20 μg HPV18 L1 蛋白，吸附到 225 μg 无定形磷酸铝硫酸盐（AAHS）佐剂。疫苗适用于 9 岁以上男性和女性预防高危型 HPV 引起的宫颈、外阴、阴道、肛门和生殖器癌前病变和癌症，预防特定型别 HPV 相关的疣。9～13 岁的男孩和女孩，可以按照 2 剂次程序接种（每剂 0.5 ml，分别于 0 和 6 个月接种）。如果第二剂次疫苗在首剂后 6 个月内接种，则需要接种第三剂次。对于 14 岁以上的女孩和男孩，应按照 3 剂次程序接种（每剂 0.5 ml，分别于 0、2、6 个月接种）。第二剂次应在首剂后至少 1 个月接种，第三剂次应在第二剂次后至少 3 个月接种。不清楚是否需要加强剂次。目前国内批准用于 20～45 岁女性，预防高危型 HPV16 和 HPV18 型所致的宫颈癌及其癌前病变，推荐按 0、2、6 个月三剂次接种。

九价 HPV 疫苗（Gardasil9）：疫苗为肌内注射用悬浮液，含 9 个型别 HPV 病毒纯化 L1 蛋白（6、11、16、18、31、33、45、52 和 58）。单剂瓶装或预填充注射器包装。每剂 0.5 ml，含 30 μg HPV 6 型 L1 蛋白、40 μg HPV11 型 L1 蛋白、60 μg HPV16 型 L1 蛋白、40 μg HPV18 型 L1 蛋白、20 μg HPV31 型 L1 蛋白、20 μg HPV33 型 L1 蛋白、20 μg HPV45 型 L1 蛋白、20 μg HPV 52 型 L1 蛋白和 20 μg HPV 58 型 L1 蛋白，吸附于 500 μg AAHS 佐剂。疫苗适用于 9 岁以上男性和女性，预防高危型 HPV 相关的宫颈、外阴、阴道和肛门癌前病变和癌症，HPV 特定型相关的肛门生殖器疣。9～14 岁的男孩和女孩，可以按照 2 剂次程序接种（每剂 0.5 ml，分别于 0 和 5～13 个月内接种）。如果第二剂次疫苗在首剂后 5 个月内接种，则需要接种第三剂次。15 岁以上人群，应按照 3 剂次程序接种（每剂 0.5 ml，分别于 0、2、6 个月接种）。第二剂次应在首剂后至少 1 个月接种，第三剂次应在第二剂次后至少 3 个月接种。不清楚是否需要加强剂次。目前国内有条件批准用于 16～26 岁女性，预防 HPV16/18/31/33/45/52/58 型所致的宫颈癌，以及 HPV6/11/16/18/31/33/45/52/58 所致的癌前病变或不典型病变，按 0、2、6 个月三剂次接种。

国产二价 HPV 疫苗（Cecolin）：疫苗为肌内注射用悬浮液，含有纯化的人乳头瘤病毒 16 型和 18 型病毒 L1 蛋白。西林瓶包装。每剂 0.5 ml，含 40 μg HPV16 L1 蛋白和 20 μg HPV18 L1 蛋白，吸附到 208 μg 氢氧化铝佐剂。国内批准疫苗适用于 9～45 岁女性，预防高危型 HPV16 和 HPV18 型所致的持续性感染、宫颈癌前病变和宫颈癌。9～45 岁的女性推荐接种 3 剂次（每剂 0.5 ml，分别于 0、1 和 6 个月接种），第 2 剂可在第 1 剂之后的 1～2 个月接种，第 3 剂可在第 1 剂后的 5～8 个月接种。对 9～14 岁的女性也可以选择采用 0、6 个月分别接种 1 剂次（每剂 0.5 ml，间隔不小于 5 个月）的免疫程序。尚未确定是否需要加强免疫。中国上市的预防性 HPV 疫苗基本特征如表 5-1 所示。

表 5-1　中国上市的预防性 HPV 疫苗基本特征

项目	二价 HPV 疫苗（Cervarix）	四价 HPV 疫苗（Gardasil）	九价 HPV 疫苗（Gardasil 9）	二价 HPV 疫苗（Cecolin）
生产企业	英国葛兰素史克公司	美国默沙东公司	美国默沙东公司	中国厦门万泰公司
上市时间	2007 年	2006 年	2014 年	2019 年
疫苗类型	HPV16/18 VLP，L1 衣壳	HPV6/11/16/18 VLP，L1 衣壳	HPV6/11/16/18/31/33/45/52/58 VLP，L1 衣壳	HPV16/18 VLP，L1 衣壳
抗原含量	HPV16 20 μg；HPV18 20 μg	HPV6 20 μg；HPV11 40 μg；HPV16 40 μg；HPV18 20 μg	HPV6 30 μg；HPV11 40 μg；HPV16 60 μg；HPV18 40 μg；HPV31 20 μg；HPV33 20 μg；HPV45 20 μg；HPV52 20 μg；HPV58 20 μg	HPV16 40 μg；HPV18 20 μg
表达系统	重组杆状病毒	重组酿酒酵母	重组酿酒酵母	重组大肠埃希菌
佐剂	ASO4 佐剂系统	无定形羟基磷酸硫酸铝	无定形羟基磷酸硫酸铝	氢氧化铝
接种程序	0、1、6 个月和 0、2、6 个月	0、1、6 个月和 0、2、6 个月	0、1、6 个月和 0、2、6 个月	0、1、6 个月和 0、2、6 个月

HPV 疫苗应在 2～8℃储存，不能冻结，从冰箱取出后尽快完成接种。已证明进口二价疫苗在冰箱外 8～25℃存储时，稳定性可达 3 d，在 25～37℃存储时稳定性可达 1 d；四价疫苗稳定性研究表明，8～42℃存储时疫苗稳定性为 3 d；九价疫苗的数据表明，疫苗在 8～25℃存储时，稳定性为 3 d。

第三节　人群干预效果

一、HPV 疫苗的免疫原性

HPV 疫苗的免疫原性检测有其重要的用途，如评估免疫反应的程度、作为长期保护的依据、评价新一代疫苗的可能效力等。常用的血清学检测方法包括基于类病毒颗粒的中和试验（pseudovirion-basedneutralization assay，PBNA）、竞争性免疫试验（competitive immunoassays，CI）及 VLP-IgG 结合试验（VLP-IgG binding assays，VLP-IgGBA），由于这些血清学检测方法检测的是疫苗诱导的不同类型的抗体，因此不同检测方法或同一检测方法中不同 HPV 基因型抗体滴度都没有可比性。

研究显示，二价、四价和九价 HPV 疫苗均表现出良好的免疫原性。疫苗免疫原性受到接种年龄、接种间隔、接种剂次及免疫功能的影响。

二价 HPV 疫苗（Cervarix）：在美国、加拿大、巴西、韩国及中国内地和香港地区开展的多项研究结果显示，9～55 岁的人群在按照 0、1、6 个月的免疫程序接种 3 剂二价 HPV 疫苗的 1 个月后，抗 HPV16 抗体和抗 HPV18 抗体的阳转率可达 99.7%～100%。各年龄组的接种者均表现出相似的血清阳转率，9～17 岁女性接种后的抗体滴度是 18～25 岁女性的 2～3 倍。全球多中心及荷兰的研究结果显示，9～14 岁女性接种 2 剂二价 HPV 疫苗后 1 个月至 4.5 年的抗 HPV16 抗体和抗 HPV18 抗体水平与 15～25 岁女性接种 3 剂相当。接种二价 HPV 疫苗的对象在接种后 2～9.4 年随访时，HPV16/18 型抗体阳性率为 100%。芬兰一项对 16～17 岁女性长达 12 年的随访研究显示，接种二价疫苗 12 年，HPV16/18 型抗体阳性率仍＞90%。一项基于接种疫苗后随访 6.4 年人群血清学数据，采用 fractional polynomial 模型预测：接种二价 HPV 疫苗可维持高抗体水平（自然感染水平 10 倍以上）达 20 年，可维持高于自然感染水平达 50 年，甚至终生。

四价 HPV 疫苗（Gardasil）：在非洲、韩国和中国等多个国家和地区开展的研究结果显示，9～45 岁的人群按照 0、2、6 个月的免疫程序接种 3 剂四价 HPV 疫苗的 1 个月后，抗 HPV6/11/16/18 的抗体阳转率均能达到 96%～100%。9～15 岁的男性和女性接种疫苗后的抗体滴度可达 16～26 岁女性的 1.4～2.8 倍。与同年龄及 16～26 岁女性接种 3 剂后相比，9～13 岁女性在按照 0、6 个月的程序接种 2 剂四价 HPV 疫苗后的抗体阳转率和抗体滴度差异均无统计学意义。接种四价 HPV 疫苗的对象在接种后 4～10 年进行的长期随访结果显示，89%～96% 的对象在 10 年随访时疫苗相关血清抗体阳性。

一项头对头试验对比了二价（Cervarix）和四价（Gardasil）疫苗的免疫原性。在 18～26 岁女性首次接种 7 个月后，二价疫苗组女性 HPV16 和 HPV18 中和抗体要比四价疫苗组分别高 3.7 倍和 7.3 倍。60 个月随访时，所有年龄组（18～45 岁）中，接种二价疫苗产生的抗体几何平均滴度（GMT）均更高：HPV16 高 2.3～7.8 倍，HPV18 高 7.8～12.1 倍。然而，这些结果的临床相关性尚不清楚，因为尚未建立保护相关指标。

九价 HPV 疫苗（Gardasil9）：在欧洲多国开展的研究结果显示，9～15 岁女性和 16～26 岁男性接种九价 HPV 疫苗后的 HPV6/11/16/18 免疫反应与接种四价 HPV 疫苗相当，所有受种者都对 HPV31/33/45/52/58 发生血清阳转。一项加拿大的研究结果显示，9～14 岁男性和女性接种者接种 2 剂九价 HPV 疫苗后的抗体阳转率和抗体滴度不低于 16～26 岁的女性接种 3 剂。接种九价 HPV 疫苗的对象在接种后 5 年的抗体阳转率在 16～26 岁的人群中为 77.5%～100%，在 9～15 岁女性人群中为 90%～99%。

二价 HPV 疫苗（Cecolin）：中国临床研究显示，18～45 岁的人群按照 0、1、6 个月的免疫程序接种 3 剂后，抗 HPV16/18 的抗体阳转率均为 100%，随访至 66 个月时，HPV16/18 抗体阳性率分别为 100% 和 98.3%。9～14 岁接种 2 剂免疫原性非劣效于 18～26 岁接种 3 针人群。

二、HPV 疫苗的保护效力、效果

1. 保护效力——国外临床研究数据

多个 Ⅲ 期研究评价了二价疫苗（Cervarix）效力，均发现在未感染者中，疫苗可高效预防 HPV16 和 HPV18 感染和宫颈病变。一个在亚太地区、欧洲、拉丁美洲和北美 14 个国家开展的Ⅲ期大规模临床试验研究（受试者 18 641 人，随访 4 年）显示，对 15～25 岁健康女性，接种 3 剂（0、1、6 个月）疫苗，疫苗接种前未感染过任一型别 HPV 者，疫苗对 AIS 的保护效力为 100％（95％ CI：31.0％～100％），对 HPV16/18 型相关的 CINⅢ＋的保护效力为 100％（95％ CI：85.5％～100％），对所有CINⅢ＋（不考虑 HPV 型别）的保护效力为 93.2％（95％ CI：78.9％～98.7％）。另一个在全球 12 个国家开展的随机、双盲、安慰剂对照、多中心Ⅲ期临床试验（受试者超过 5 752 人，随访 7 年）显示，对26～72 岁的健康女性，接种 3 剂（0、1、6 个月）疫苗，疫苗接种前后（0、6 个月时）未感染过 HPV16/18 型者，对 HPV16/18 型相关的 6 个月持续性感染和/或 CINⅠ＋的保护效力为 90.5％（95％ CI：78.6％～96.5％）。另一项研究显示，在未感染过任一型别 HPV 的女性中，疫苗对所有 CINⅡ＋（不考虑 HPV 型别）的保护效力为 80.8％（95％ CI：52.6％～93.5％）。

四价疫苗（Gardasil）进行了 3 个Ⅱ/Ⅲ期研究，结果显示在 16～26 岁女性人群中，1 年内完成 3 剂疫苗接种，且完成第 3 剂疫苗接种后 1 个月未感染疫苗相应 HPV 型别者，疫苗对 HPV16/18 型相关的 CINⅡ/Ⅲ 或 AIS 的保护效力为 98.2％（95％ CI：93.5％～99.8％）；对 HPV16/18 相关的 VIN2/3 的保护效力为 100％（95％ CI：55.5％～100％）；对 HPV16/18 相关的 VaIN2/3 的保护效力为 100％（95％ CI：49.5％～100％）。对 HPV6/11/16/18 相关的 CINⅠ＋ 或 AIS 的保护效力为 96.0％（95％ CI：92.3％～98.2％）。对 HPV6/11/16/18 相关生殖器疣的保护效力为 99.0％（95％ CI：96.2％～99.9％）。

九价 HPV 疫苗（Gardasil 9）：九价 HPV 疫苗在国外临床试验中也显示出良好的保护效力。一项在16～26 岁未进行巴氏试验或检测阴性的健康女性中开展的以四价 HPV 疫苗为对照的Ⅲ期临床试验研究结果显示，和四价 HPV 疫苗相比，九价 HPV 疫苗对于未包含于四价疫苗中的 HPV31/33/45/52/58 型引起的 CINⅡ＋、VIN2/3 或 VaIN2/3 的保护效力为 96.7％（95％ CI：80.9％～99.8％），对 6 个月子宫颈、阴道、外阴、肛门持续性感染的保护效力为 96.0％（95％ CI：94.4％～97.2％）。对该研究中的东亚人群（包括中国香港和台湾等地）的亚组分析结果显示，九价 HPV 疫苗对 HPV31/33/45/52/58 相关的 6 个月及以上子宫颈、阴道、外阴、肛门持续感染的保护效力为 95.8％（95％ CI：87.8％～98.9％），子宫颈细胞学异常风险降低了 92.1％（95％ CI：71.5％～98.7％），相关子宫颈活检发生率降低 100％（95％ CI：73.4％～100％）。

2. 保护效力——国内临床研究数据

自 2008 年以来，我国陆续开展并完成了二价（Cervarix）、四价（Gardasil）和二价（Cecolin）HPV 疫苗的三期临床研究，九价（Gardasil 9）HPV 疫苗于 2018 年 4 月 28 日在中国有条件获批上市后，陆续启动各期临床研究，目前正在进行中。

二价 HPV 疫苗（Cervarix）在中国人群Ⅲ期临床试验研究结果显示，6 051 名 18～25 岁中国女性（疫苗组 N＝3 026，安慰剂组 N＝3 025）在 0、1、6 个月完成 3 剂接种，随访到 72 个月时，在符合方案效力人群中对 HPV16/18 相关的 6 个月持续性感染和（或）CINⅠ＋、CINⅢ＋的保护率分别是 97.1％和 87.3％，在总接种人群阴性人群中对 HPV16/18 相关的 CINⅡ＋的保护率为 100％，在感染其他高危型（非 HPV16/18 型）人群中对 HPV16/18 相关的 6 个月和 12 个月持续性感染的保护率均为 100％。同时研究还发现疫苗对 HPV31/33/45 有明显的交叉保护作用，对 HPV31/33/45 相关 6 个月持续性感染和 CINⅡ＋的保护率分别为 51.5％和 74.9％，对 HPV31 相关的 CINⅠ＋的保护率达到 100％。

四价 HPV 疫苗（Gardasil）在中国人群的Ⅲ期临床试验研究中共纳入 3 006 名 20～45 岁受试者，疫苗组和安慰剂对照组各 1 503 名，随访至第 78 个月时发现在符合方案效力人群中，预防 HPV16 或 HPV18 相关的 CINⅡ、CINⅢ、原位腺癌和子宫颈癌的保护效力为 100％（95％ CI：32.3％～100％），但未证实对低位 HPV6/11 型相关疾病的保护效果。

二价 HPV 疫苗（Cecolin）的Ⅲ期临床试验研究中共纳入 7 273 名 18～45 岁女性，在随访至 42 个月时，在符合方案的人群中，对 HPV16 和 HPV18 相关的 CINⅠ/Ⅱ/Ⅲ、AIS 和宫颈癌的保护效力为 100％（95％ CI：55.7％～100％），预防 HPV16 和 HPV18 相关的 6 个月和 12 个月持续性感染的保护效力分别为 97.7％和 95.3％。

总体上讲，预防性 HPV 疫苗有很好的耐受性、高度的免疫原性，能够诱导高的抗体滴度，可以有效降低持续性 HPV 感染和 HPV 相关临床疾病。疫苗对那些从未感染过疫苗包含的 HPV 型别的女性作用显著，对先前感染过随后清除病毒的女性也有作用，但对那些目前正感染疫苗包含的 HPV 型别的女性作用有限。

3. 保护效果——真实世界使用数据

从 HPV 感染到子宫颈癌的发生一般需要数十年的时间，因此需要数十年的时间才能观察到疫苗上市后在真实世界中预防癌症的效果，截至目前的研究仅能观察到其在预防感染、疾病和病变方面的效果。

2017—2018 年发表的针对二价 HPV 疫苗（Cervarix）上市后真实世界研究数据显示，与未接种疫苗者相比，HPV16/18 型感染在完成 3 剂次免疫程序的苏格兰 20～21 岁女性中降低了 89.1％（95％ CI：85.1％～92.3％），HPV31/33/45 感染率降低了 85.1％（95％ CI：77.3％～90.9％）。HPV16/18 型感染在日本完成 3 剂次免疫程序的 20～22 岁女性中降低了 95.5％（95％ CI：64.6％～99.4％），HPV31/45/52 降低了 71.9％（95％ CI：44.4％～85.8％）。芬兰使用二价 HPV 疫苗 10 年后，与未接种女性相比，16～17 岁接种女性任一 HPV 型别导致的 CINⅢ＋下降了 66％；苏格兰在将二价 HPV 疫苗纳入国家免疫规划 7 年后，在 20 岁女性子宫颈癌筛查结果中显示，接种人群与未接种人群相比显著降低了宫颈高级别病变的发生率，CINⅢ 降低了 89％。

另一项对 PubMed 和 Embase 数据库中 2007 年 1 月 1 日至 2016 年 2 月 29 日之间发表的四价 HPV 疫苗（Gardasil）上市后在真实世界应用文献的系统回顾分析结果显示，与同期未接种疫苗者相比，HPV 6/11/16/18 型的感染在澳大利亚 18～24 岁女性完成 3 剂免疫程序者中降低了 86%，在至少接种 1 剂者中降低了 76%；在美国 14～24 岁女性至少接种 1 剂者中降低了 89%；HPV16/18 型的感染在澳大利亚≤25 岁女性中下降了 75%～80%，在 20～29 岁的美国女性中下降 26%～56%；HPV 6/11 型的感染在澳大利亚≤25 岁女性中下降了 75%～88%，在美国青少年和 20～29 岁女性中分别下降 70%～80%、40%～50%。Steben 等分析了 2006～2016 年四价 HPV 疫苗对加拿大在校女孩（2007—2009 年接种）的保护效果，接种组疫苗型流行率比未接种组低（1.5%∶11%）。Vänskä 等对瑞典 15～39 岁女性进行了四价 HPV 疫苗的保护效果分析，该研究将 2008 年 3—11 月采集的筛查数据作为基线数据，将 2012 年 9 月至 2013 年 3 月的筛查数据作为疫苗引入后的数据，结果显示，引入四价 HPV 疫苗后，相对于引入之前，HPV 的流行率降低了 52%。对四价 HPV 疫苗上市后在真实世界应用 10 年的系统回顾分析结果显示，澳大利亚四价 HPV 疫苗接种项目实施 5 年后，与未接种女性相比，维多利亚 12～26 岁接种女性的低度和高度子宫颈细胞学异常分别下降 34% 和 47%，20～23 岁组下降幅度最大（分别为 47% 和 48%）；加拿大 14～17 岁疫苗接种者低度细胞学异常下降 20%～45%；丹麦进行的全国研究表明，12～20 岁人群的细胞学不典型增生及更严重疾病下降 25%～60%。

由于九价（Gardasil 9）和国产二价 HPV 疫苗（Cecolin）上市后的时间尚短，目前缺乏在真实世界中应用的效果。

三、交叉保护

关于 HPV 疫苗交叉保护的原理，目前尚不明确。交叉保护效果可能与多种因素相关，例如不同高危型 HPV 的基因相似性、疫苗成分（包括抗原和佐剂）诱导的高水平体液和细胞免疫应答相关，另外交叉保护效果的数据也与研究开展地区的 HPV 流行情况，以及人群特征相关。在临床研究和真实世界使用中，观察到二价（Cervarix）和四价（Gardasil）HPV 疫苗对 HPV16 和 HPV18 以外的一些高危 HPV 型提供了一定程度的交叉保护，特别是 HPV31、HPV33 和 HPV45 型，九价（Gardisal 9）及国产二价（Cecolin）HPV 疫苗是否对非疫苗型提供交叉保护及程度不清。

一个系统综述（二价研究 2 个、四价研究 7 个）评估了免疫规划前后除 HPV16 和 HPV18 以外的高危型感染率的变化。结果发现，对 HPV31 有交叉保护 [感染率比＝0.73，（95% CI：0.58%～0.92%）]，但对 HPV33 和 HPV45 [患病率比分别为 1.04，（95% CI：0.78%～1.38%）]；0.96（95% CI：0.75%～1.23%）几乎没有交叉保护的证据。另一项发表在柳叶刀上的系统综述（二价研究 3 个、四价研究 2 个），进一步区分了两种疫苗的交叉保护效果，研究发现二价 HPV 疫苗对 HPV31/33/HPV45 的交叉保护作用比较明确，对 HPV31/33/45 型相关 CIN Ⅱ＋的保护效果分别为 89.4%、82.3% 和 100%，而四价 HPV 疫苗仅对 HPV31 相关的 CIN Ⅱ＋具有保护效果，为 70%，见表 5-2。

表 5-2　两种疫苗交叉保护效力的综合评价与 meta 分析

	持续感染**			CINⅡ+**		
	2vHPV	4vHPV	P	2vHPV	4vHPV	P
HPV31	77.1% [67.2~84.4]	46.2% [15.3~66.4]	0.003	89.4% [65.5~97.9]	70.0% [32.1~88.2]	NA*
HPV33	43.1% [19.3~60.2]	28.7% [−45.1~65.8]	NA*	82.3% [53.4~94.7]	24.0% [−71.2~67.2]	0.02
HPV45	79.0% [61.3~89.4]	7.8% [−67.0~49.3]	0.003	100% [41.7~100]	−51.9% [−1 717.8~82.6]	0.04

NA*：无显著性差异；**：非头对头研究。

四、安全性

目前上市的 4 种 HPV 疫苗抗原成分均为由纯化的 L1 机构蛋白自由组合形成 HPV 型别特异空壳，即病毒样颗粒，不含有活生物制品或病毒 DNA，因此不具有传染性，另外疫苗也不含有抗生素和防腐剂。预防性 HPV 疫苗的不良反应与流感疫苗、乙肝疫苗等类似，大部分受试者没有或仅有轻微的不良反应，严重的局部或全身反应很少发生。

目前尚未通过研究评估 HPV 疫苗对妊娠期妇女的影响。在妊娠妇女中收集到的有限资料中（包括妊娠登记资料、流行病学研究和临床试验期间的意外妊娠等），虽未发现接种 HPV 疫苗对妊娠结局有影响，但尚不足以判断接种 HPV 疫苗是否导致发生不良妊娠（包括自然流产）的风险，因此，妊娠期间应避免接种 HPV 疫苗。若女性接种 HPV 疫苗期间意外妊娠或准备妊娠，建议推迟或中断接种程序，妊娠期结束后再进行补种，意外妊娠也不必终止妊娠，定期产检即可。

从现有证据来看，哺乳期女性接种 HPV 疫苗后，母亲和婴儿发生疫苗相关不良反应事件的风险并未升高。在临床研究中，虽未观察 HPV 疫苗诱导的抗体经母乳分泌，但在非临床研究中的血清学数据表明，大鼠哺乳期 HPV16 和 HPV18 的抗体可通过乳汁分泌，此外很多药物可以经母乳分泌，因此，女性哺乳期接种 HPV 疫苗应谨慎。

WHO 疫苗安全咨询委员会（global advisory committeeon vaccine safety，GACVS）注意到，如果证据不够充分，那么会导致缺少安全有效的疫苗使用，从而造成重大危害。因此 GACVS 会定期审查 HPV 疫苗的安全性证据。委员会审查了现有的上市后监测数据，数据来自美国、澳大利亚、日本等国家，以及疫苗厂商。所有来源的数据表明所有 3 个进口疫苗的安全性仍然令人放心。2016 年 1 月，GACVS 得出结论：现有证据未提示 HPV 疫苗有任何安全性顾虑。

第四节　我国应用现状及前景

一、现状

HPV 疫苗接种结合宫颈癌筛查，是目前防控宫颈癌的最佳策略。很多发达国家，如美国、英国、澳大利亚等通过筛查，使宫颈癌发病率大幅度下降。我国成规模的筛查开始于 2009 年，与发达国家相比，当前筛查人群覆盖率仍处于较低水平。尽管我国在宫颈癌防控上做出了大量努力，近 10 年来在宫颈癌筛查上投入了大量财政经费，然而，国家癌症中心的肿瘤监测数据显示，中国的宫颈癌发病率正以年均 10.2% 的增速迅速增长。因此，仅靠当前的筛查防控力度还不够，提高 HPV 疫苗接种率对我国防控宫颈癌具有重要的作用。

HPV 疫苗作为预防宫颈癌最直接、有效的手段，我国国家食品药品监督管理局药品审评中心先后于 2016 年 7 月、2017 年 5 月、2018 年 4 月和 2019 年 12 月批准进口二价、四价、九价和国产二价 HPV 疫苗上市。在我国获批的 HPV 疫苗适用年龄中，进口和国产二价 HPV 疫苗的年龄适用范围最广，为 9～45 岁女性，四价 HPV 疫苗的年龄适用范围是 20～45 岁女性，九价 HPV 疫苗的年龄适用范围是 16～26 岁女性。所有 HPV 疫苗均为自愿、自费接种，由公众根据年龄及需求选择适合自己的疫苗。另一方面，我国也在积极加速研发国产 HPV 疫苗，根据国家食品药品监督管理总局药物临床试验登记与信息公示平台显示，国产疫苗也都是基于 HPV VLP 为抗原，表达系统包括大肠杆菌、大肠埃希菌、汉逊酵母、毕赤酵母等，包括 16/18 型二价疫苗、16/18/58 型三价疫苗、6/11/16/18 型四价疫苗、16/18/52/58 型四价疫苗、6/11/16/18/31/33/45/52/58 型九价疫苗、6/11/16/18/31/33/45/52/58/59/68 型 11 价疫苗等。截至 2020 年 2 月底，1 家企业完成 Ⅲ 期临床试验，2 家企业正在开展 Ⅲ 期临床试验，2 家企业开展免疫桥接研究，4 家企业开展 Ⅱ 期临床试验，3 家企业开展 Ⅰ 期临床试验，1 家企业获得临床研究批件。

据中国食品药品检定研究院统计数据显示，自 HPV 疫苗获批以来至 2019 年底，我国 HPV 疫苗签发量约 1700 万支。根据全国第六次人口普查数据，9～45 岁适龄女性人口约为 3.81 亿人，即使所有批签发 HPV 疫苗全部接种完，整体接种率也不到 1.5%，考虑到库存原因，实际接种率会更低。

就目前情况来看，HPV 疫苗在我国的应用主要存在以下问题。

一是相关机构职能缺失。宫颈癌进入公众视野是在 2016 年 HPV 疫苗上市以后，在此之前，很少有人关注宫颈癌的防控。疾控中心作为开展传染病、慢性病防控的主要职能部门，往往关注的是各类法定急慢性传染病和慢性非传染性疾病，如艾滋病、结核病、肝炎、麻疹，以及糖尿病、高血压、冠心病等，没有设立专门负责宫颈癌防控的相关部门和科室，日常健康教育、健康科普和健康促进等工作也很少涉及宫颈癌防控。妇幼保健院作为宫颈癌防控的另一个职能部门，虽然负责辖区的妇女保健工作，但是往往承担的是宫颈癌的二级防控，服务对象主要是前来就诊的患者，牵头开展的一些项目，如宫颈癌筛查，也是碎片化和零星化，难以取得实效。此外，HPV 疫苗企业也在我国宫颈癌防控工作起到了一定的作用，主要是针对医务人员的宫颈癌防控学术推广，如支持学术会议、组织专题讨论等形式，提升了医务人员的学术水平，但是如何引导这些医务人员进一步将知识传递给广大公众，企业往往力不从心。

二是青少年及其家长对 HPV 疫苗认知较低、相关知识匮乏。主要表现在：①接种意愿低。HPV 疫苗接种意愿与对 HPV 疫苗的认知相关，青少年女性的接种率较低的首要原因是青少年及其家长对 HPV 疫苗的认知程度较低。调查显示，中学生及家长和大学生对 HPV 疫苗的认知较低，相关知识缺乏，我国学者 2018 年发表的文献结果显示，仅 15.5％的初中生听说过 HPV，18.9％听说过 HPV 疫苗；但初中生接种疫苗的意愿较高，结果显示 66.9％的初中生未来愿意接种 HPV 疫苗。2018 年另一个发表的研究显示，41.3％的成都中学生家长听说过 HPV，43.2％的学生家长听说过 HPV 疫苗，虽然学生自身接种意愿较高，但是家长让女儿接种的意愿却较低，数据显示 26.7％～36.7％的家长愿意孩子接种 HPV 疫苗。家长的认知程度越高，孩子接种疫苗的意愿就越高。研究发现高收入、自身接种过 HPV 疫苗、咨询过 HPV 疫苗信息是家长认知的促进因素，有恶性肿瘤家族史、知晓 HPV 和 HPV 疫苗的家长更愿意让学生接种 HPV 疫苗。对 HPV 疫苗及其相关疾病知识认知不足是家长犹豫接种疫苗的主要原因，如有些家长认为学生年龄小，还未发生性行为，没有患 HPV 相关疾病的风险，接种疫苗可能会诱导更多不安全性行为的发生等。②青少年女生接种率低。由于目前上市的 HPV 疫苗均为预防性疫苗，在未感染或者未发生性行为的女性中接种 HPV 疫苗将获得最佳预防效果。然而，调查显示我国实际接种的对象主要为 25 岁以上女性，在真正最需要接种 HPV 疫苗，并且效果也是最佳的未成年女性的接种率几乎可以忽略不计。因为 25 岁以上女性往往比较关注自身健康问题，并且也有经济能力和自我接种决策权，而青少年女生往往专注于自身学业，并且接种决策权往往取决于家长的意愿。③追捧高价数 HPV 疫苗问题。目前公众普遍认为，疫苗价数越高越好，预防宫颈癌的效果九价＞四价＞二价。因此，我国九价 HPV 疫苗经常出现供货不足甚至断货的情况，而四价，尤其是二价 HPV 疫苗虽然市场供货充足，但却无人问津。而公众在等待九价 HPV 疫苗的过程中，不仅伴随着感染和病变的风险，而且也可能会错过最佳接种年龄。

三是 HPV 疫苗价格相对较高的问题。调查显示，我国 79％的妇女希望政府能够全部或者部分承担疫苗费用。与传统疫苗几块钱甚至几十块的价格相比，HPV 疫苗动辄上千元甚至数千元的价格，无疑会成为影响疫苗接种率的巨大阻碍。

二、解决方案

1. 整合职能部门，协调多方合作

自改革开放以来，我国宫颈癌发病率和死亡率逐年增加，并有年轻化的趋势，宫颈癌已经成为当前严重威胁女性健康的重要公共卫生问题。当务之急，是要更新国家宫颈癌控

制策略，将宫颈癌防控纳入到现有的疾控防控体系。国家应该宏观调控科学界、教委、疾控机构、癌症控制、性与生殖健康、疫苗供应企业等部门多方合作，建立联席会议机制，协调彼此的任务与职责，平衡不同利益相关者的期望及关注点的表达。同时，还应建立健全相应的考核指标，以促成各机构建立相应职能部门和科室，将宫颈癌各项防控工作落到实处。

2. 加强 HPV 疫苗科学宣传，引导公众合理需求

通过近年媒体等宣传，我国女性对 HPV 疫苗有了初步了解，但从现有现象来看，如青少年女性接种率低、追捧高价疫苗等，公众对 HPV 相关疾病和疫苗知识依旧匮乏，HPV 疫苗的科学宣传仍需要进一步加强。HPV 疫苗接种的目标人群不同于通常的国家免疫规划的目标人群，在宣传动员和信息传播等方面需要多个利益相关方参与。将 HPV 疫苗知识健康教育，与现有的针对青少年的各种项目和行动，如基于学校和社区的性和生殖健康的教育项目、营养与饮食、控烟及 HIV/AIDS 预防等结合，更有针对性和可操作性。

研究表明，妇女更倾向于信任从医护途径得到的信息。因此，针对医护人员开展有关 HPV、子宫颈癌及其他 HPV 相关癌症和疾病的公共卫生教育及交流项目十分有益。在此基础上，医护人员可以进一步提供内容全面、信息丰富的关于 HPV、宫颈癌及其他 HPV 相关肿瘤和疾患的公众教育和传播计划。

针对公众的健康教育要通俗易懂，要针对公众的期望并解释他们所关注的问题，引导公众合理需求。例如，针对青少年接种率低的情况，应主动阐述 HPV 疫苗接种对于青少年女生的必要性和益处，年轻人接种保护效果好，免疫原性高，世界上将 HPV 纳入国家免疫规划的国家和地区主要针对的也都是青少年女生，说明青少年女生接种 HPV 疫苗具有最佳的成本效益。针对民众追捧高价 HPV 疫苗的情况，可以告知，目前 3 种 HPV 疫苗在预防宫颈癌方面具有相似的效力，从公共卫生角度来看，二价、四价和九价 HPV 疫苗的免疫原性、预防宫颈癌的效力和效果具有可比性，所有疫苗都不能保证 100% 的保护效果，接种疫苗之后到了指定年龄仍然需要筛查，接种任何一种疫苗，加上筛查，都可以取得近乎完美的保护效果，这也是目前防控宫颈癌最佳的策略。与其纠结、等待高价 HPV 疫苗而错过最佳接种年龄，不如尽早接种现有的 HPV 疫苗，早接种、早保护。

3. 多方筹措资金，提高适龄人群接种覆盖率

筹措 HPV 疫苗资金不应影响或分流维持宫颈癌筛查项目的资金，政府可以通过价格谈判、集中采购等方式，推动 HPV 疫苗供应企业合理制定价格，探索多种渠道保障贫困地区适龄人群接种。在全球梯度定价的基础上，我国可以尝试形成政府、医疗保险和个人三方分摊机制，对不同收入的人群采用不同比例的医疗补助方案。例如，对偏远地区实行政策扶持，国家承担 HPV 疫苗全部费用；对高危重点保护人群实行高额费用补贴甚至费用全免方案；对高中低收入阶层形成由低到高国家财政梯度比例补贴支付体系。继续鼓励企业开发安全、有效、优质并且低价的 HPV 疫苗，逐步使 HPV 疫苗成为一个普通百姓可以承受的健康产品，使人民早接种、早获益。随着 HPV 疫苗的普及和应用，以及国民经济的发展，最后将 HPV 疫苗纳入国家免疫规划项目。

目前的证据支持 9～14 岁采用 2 剂次程序，一项系统综述表明，9～14 岁女童接种 2 剂次 HPV 疫苗时，其免疫原性不劣于 15～24 岁女性接种 3 剂次。WHO 和美国免疫实施咨询委员会（advisory committee on immunization practices，ACIP）均建议，15 岁之前的女孩采用 2 剂次的 HPV 疫苗接种方案。2 剂次程序程序节约成本，在资金和疫苗有限的情况下，可以让更多的适龄人群接种。目前我国除了国产二价 HPV 外，3 种在全球广泛应用的进口疫苗均未获批两针次程序，基于此，建议在我国应尽快推行 15 岁以下女孩采用 2 剂次的接种程序，可直接降低一个完整的接种程序产生的费用，从而进一步提高 HPV 疫苗的接种覆盖率。

三、前景

宫颈癌是目前唯一病因明确、唯一可以早期预防和治疗、并有望彻底根除的癌症，2018 年 5 月 19 日，WHO 总干事 Tedros Adhanom Ghebreyesus 博士提出全球消除宫颈癌计划，呼吁全球所有的国家、组织、企业和个人采取行动，争取在本世纪末，使全球宫颈癌发病率下降到 4/10 万以下。2019 年初，WHO 进一步提出了消除宫颈癌 2030 年目标，即使 90% 的 15 岁女孩接种 HPV 疫苗，70% 的 35～45 岁妇女接受有效筛查，90% 的筛查异常妇女得到有效管理。

我国宫颈癌防控工作虽然起步较晚，但是发展迅速。2019 年 9 月，《柳叶刀-公共卫生》发表了一项由国家癌症中心/中国医学科学院肿瘤医院赵芳辉教授团队进行的宫颈癌防控策略模型模拟研究。该研究显示，仅凭中国当前的筛查防控策略，到 2100 年，中国宫颈癌年龄标化发病率预计将增加到 2015 年的 3 倍，无法实现 WHO 全球消除宫颈癌的目标。然而，在不增加当前宫颈癌防控预算的情况下，如果中国从 2020 年开始采用优化的防控策略（即给 95% 的 12 岁女孩接种两剂进口二价 HPV 疫苗，并扩大 45 岁女性终生一次宫颈癌筛查的覆盖人群，使城市地区覆盖率达到 90%，农村地区覆盖率达到 33%），中国城市地区预计到 2072 年（95% CI：2070—2074 年）、农村地区预计到 2074 年（95% CI：2072—2076 年）能实现消除宫颈癌的目标。如果，从 2020 年开始，宫颈癌防控预算增加一倍并采用优化的防控策略，中国城市和农村地区预计分别到 2063 年（95% CI：2059—2066 年）和 2069 年（95% CI：2066—2071 年）能消除宫颈癌。如果进一步增加宫颈癌防控预算（城市增加为当前 2.55 倍；农村增加为当前 3.05 倍），在采用优化防控策略的情况下，中国消除宫颈癌的目标有望在 2050 年末提前实现。结合 HPV 疫苗接种和宫颈癌筛查的优化策略，不仅能使中国在宫颈癌发病率快速增加的背景下实现消除宫颈癌的目标，更重要的是能在 2020—2100 年使数百万中国女性免于患宫颈癌。

HPV 疫苗是预防宫颈癌最直接有效的手段，也是人类战胜癌症历程中迈出的最精彩的一步。目前，我国上市的 4 种预防性 HPV 疫苗，均具有良好的免疫原性和免疫效力，因上市时间较短，公众认知有限，所以适龄人群接种率不是很高，但从历史上看，新疫苗往往需要 15～20 年才能被发展中国家接受并广泛使用。随着中国经济的飞速发展，公众的健康意识也在飞速觉醒，这一时间也会大大缩短，将 HPV 疫苗纳入国家免疫规划也只是时间问题。另外，随着 HPV 免疫机制研究的不断深入，基因工程技术和工艺设计水平不断成熟完善，在不久的将来，更多高效价廉的 HPV 疫苗（包括治疗性的 HPV 疫苗）会陆续开发上市，必将为全球消除乃至消灭宫颈癌提供更多助力。

马全富　叶　林

参考文献

[1] Walboomers JM, Jacobs MV, Manos MM, et al. Human papillomavirus is a necessary cause of invasive cervical cancer worldwide[J]. J Pathol, 1999, 189(1): 12-19.

[2] Luxembourg A, Moeller E. 9-Valent human papillomavirus vaccine: a review of the clinical development program[J]. Expert Rev Vaccines, 2017, 16(11): 1119-1139.

[3] World Health Organization. Human papillomavirus vaccines[J]. Wkly Epidemiol Rec, 2017, 92(19): 241-268.

[4] Stanley M. Prophylactic HPV vaccines: prospects for eliminating anogenital cancer[J]. Br J Cancer, 2007, 96(9): 1320-1323.

[5] 中华预防医学会妇女保健分会. 子宫颈癌综合防控指南[M]. 北京: 人民卫生出版社, 2017.

[6] Ishii KJ, Uematsu S, Akira S. 'Toll' gates for future immunotherapy[J]. Curr Pharm Des, 2006, 12(32): 4135-4142.

[7] Dubensky TW Jr, Reed SG. Adjuvants for cancer vaccines[J]. Semin Immunol, 2010, 22(3): 155-161.

[8] Kidon MI, Shechter E, Toubi E. Vaccination against human papillomavirus and cervical cancer[J]. Harefuah, 2011, 150(1): 33-36.

[9] Markowitz LE, Dunne EF, Saraiya M, et al. Human papillomavirus vaccination: recommendations of the advisory committee on immunization practices(ACIP)[J]. MMWR Recomm Rep, 2014, 63(5): 1-30.

[10] Harper DM, Franco EL, Wheeler C, et al. Efficacy of a bivalent L1 virus-like particle vaccine in prevention of infection with human papillomavirus types 16 and 18 in young women: a randomised controlled trial[J]. Lancet, 2004, 364: 1757-1765.

[11] Ngan HY, Cheung AN, Tam KF, et al. Human papillomavirus-16/18 AS04-adjuvanted cervical cancer vaccine: immunogenicity and safety in healthy Chinese women from Hong Kong[J]. Hong Kong Med J, 2010, 16(3): 171-179.

[12] Zhu F, Li J, Hu Y, et al. Immunogenicity and safety of the HPV-16/18 AS04-adjuvanted vaccine in healthy Chinese girls and women aged 9 to 45 years[J]. Hum Vaccin Immunother, 2014, 10(7): 1795-1806.

[13] Schwarz TF, Spaczynski M, Schneider A, et al. Immunogenicity and tolerability of the HPV-16/18 AS04-adjuvanted prophylactic cervical cancer vaccine in women aged 15~55 years[J]. Vaccine, 2009, 27(4): 581-587.

[14] Kim YJ, Kim KT, Kim JH, et al. Vaccination with a human papillomavirus(HPV)-16/18 AS04-adjuvanted cervical cancer vaccine in Korean girls aged 10~14 years[J]. J Korean Med Sci, 2010, 25(8): 1197-1204.

[15] Puthanakit T, Huang LM, Chiu CH, et al. Randomized open trial comparing 2-dose regimens of the

human papillomavirus 16/18 AS04-adjuvanted vaccine in girls aged 9～14 years versus a 3-dose regimen in women aged 15～25 years[J].J Infect Dis,2016,214(4):525-536.

[16] Naud PS,Roteli-Martins CM,De Carvalho NS,et al.Sustained efficacy,immunogenicity,and safety of the HPV-16/18 AS04-adjuvanted vaccine:final analysis of a long-term follow-up study up to 9.4 years post-vaccination[J].Hum Vaccin Immunother,2014,10(8):2147-2162.

[17] Roteli-Martins CM,Naud P,De Borba P,et al.Sustained immunogenicity and efficacy of the HPV-16/18 AS04-adjuvanted vaccine:up to 8.4 years of follow-up[J].Hum Vaccin Immunother,2012,8(3):390-397.

[18] Petäjä T,Pedersen C,Poder A,et al.Long-term persistence of systemic and mucosal immune response to HPV-16/18 AS04-adjuvanted vaccine in preteen/adolescent girls and young women[J].Int J Cancer,2011,129(9):2147-2157.

[19] De Carvalho N,Teixeira J,Roteli-Martins CM,et al.Sustained efficacy and immunogenicity of the HPV-16/18AS04-adjuvanted vaccine up to 7.3 years in young adult women[J].Vaccine,2010,28(38):6247-6255.

[20] Artemchuk H,Eriksson T,Poljak M,et al.Long-term antibody response to human papillomavirus vaccines:up to 12 years of follow-up in the finnish maternity cohort[J].J Infect Dis,2019,219:582-589.

[21] Aregay M,Shkedy Z,Molenberghs G,et al.Model-based estimates of long-term persistence of induced HPV antibodies:a flexible subject-specific approach[J].Journal of biopharmaceutical statistics,2013,23(6):1228-1248.

[22] Mugo N,Ansah NA,Marino D,et al.Evaluation of safety and immunogenicity of a quadrivalent human papillomavirusvaccine in healthy females between 9 and 26 years of age in Sub-Saharan Africa[J].Hum Vaccin Immunother,2015,11(6):1323-1330.

[23] Li R,Li Y,Radley D,et al.Safety and immunogenicity of a vaccine targeting human papillomavirus types 6,11,16 and 18:a randomized,double-blind,placebo-controlled trial in Chinese males and females[J].Vaccine,2012,30(28):4284-4291.

[24] Kang S,Kim KH,Kim YT,et al.Safety and immunogenicity of a vaccine targeting human papillomavirus types 6,11,16 and 18:a randomized,placebo-controlled trial in 176 Korean subjects[J].Int J Gynecol Cancer,2008,18(5):1013-1019.

[25] Reisinger KS,Block SL,Lazcano-Ponce E,et al.Safety and persistent immunogenicity of a quadrivalent humanpapillomavirus types 6,11,16,18 L1 virus-like particle vaccine in preadolescents and adolescents:a randomized controlled trial[J].Pediatr Infect Dis J,2007,26(3):201-209.

[26] Muñoz N,Manalastas R Jr,Pitisuttithum P,et al.Safety,immunogenicity and efficacy of quadrivalent humanpapillomavirus(types 6,11,16,18)recombinant vaccine in women aged 24～45 years:a randomised,double-blind trial[J].Lancet,2009,373(9679):1949-1957.

[27] Dobson SR,McNeil S,Dionne M,et al.Immunogenicity of 2 doses of HPV vaccine in younger adolescents vs 3 doses in young women:a randomized clinical trial[J].JAMA,2013,309(17):1793-1802.

[28] Einstein M.Comparison of long-term immunogenicity and safety of human papillomavirus(HPV)-16/18 AS04-adjuvanted vaccine and HPV-6/11/16/18 vaccine in healthy women aged 18～45 years:end-of-

study analysis of a phase Ⅲ randomized trial[J].Hum Vaccin Immunother,2014,10(12):3435-3445.

[29]　Vesikari T,Brodszki N,van Damme P,et al.A randomized,double-blind,phase Ⅲ study of the immu-nogenicity and 9～15 years old girls safety of a 9-valent human papillomavirus L1 virus-like particle vaccine(V503)versus gardasil(R)in[J].Pediatr Infect Dis J,2015,34(9):992-998.

[30]　Van Damme P,Meijer C,Kieninger D,et al.A phase Ⅲ clinical study to compare the immunogenicity and safety of the 9-valent and quadrivalent HPV vaccines in men[J].Vaccine,2016,34(35):4205-4212.

[31]　Iversen OE,Miranda MJ,Ulied A,et al.Immunogenicity of the 9-valent HPV vaccine using 2-dose regimens in girls and boys vs a 3-dose regimen in women[J].JAMA,2016,316(22):2411-2421.

[32]　Joura EA,Giuliano AR,Iversen OE,et al.A 9-valent HPV vaccine against infection and intraepithelial neoplasia in women[J].N Engl J Med,2015,372(8):711-723.

[33]　Lehtinen M,Paavonen J,Wheeler CM,et al.Overall efficacy of HPV-16/18 AS04-adjuvanted vaccine against grade 3 or greater cervical intraepithelial neoplasia:4-year end-of-study analysis of the ran-domised,double-blind patricia trial[J].Lancet oncol,2012,13(1):89-99.

[34]　Wheeler CM,Skinner SR,Del Rosario-Raymundo MR,et al.Efficacy,safety and immunogenicity of the human papillomavirus 16/18 AS04-adjuvanted vaccine in women older than 25 years:7-year follow-up of the phase 3,double-blind,randomised controlled viviane study[J].The Lancet Infectious Diseases,2016,16:1154-1168.

[35]　Lang Kuhs KA,Porras C,Schiller JT,et al.Effect of different human papillomavirus serological and DNA criteria onvaccine efficacy estimates[J].Am J Epidemiol,2014,180(6):599-607.

[36]　Villa LL,Costa RL,Petta CA,et al.Prophylactic quadrivalent human papillomavirus(types 6,11,16,and 18)L1 virus-like particle vaccine in young women:a randomised double-blind placebo-controlled multicentre phase Ⅱ efficacy trial[J].Lancet oncol,2005,6(5):271-278.

[37]　Garland SM,Hernandez-Avila M,Wheeler CM,et al.Quadrivalent vaccine against human papilloma-virus to prevent anogenital diseases[J].N Engl J Med,2007,356(19):1928-1943.

[38]　Group FIS.Quadrivalent vaccine against human papillomavirus to prevent high-grade cervical lesions [J].N Engl J Med,2007,356(19):1915-1927.

[39]　Joura EA,Giuliano AR,Iversen OE,et al.A 9-valent HPV vaccine against infection and intraepithelial neoplasia in women[J].N Engl J Med,2015,372(8):711-723.

[40]　Garland SM,Pitisuttithum P,Ngan H,et al.Efficacy,immunogenicity and safety of a 9-valent human papillomavirus vaccine:subgroup analysis of participants from asian countries[J].J Infect Dis,2018,218(1):95-108.

[41]　Kavanagh K,Pollock KG,Cuschieri K,et al.Changes in the prevalence of human papillomavirus fol-lowing a nationalbivalent human papillomavirus vaccination programme in Scotland:a 7-year cross-sectional study[J].Lancet Infect Dis,2017,17(12):1293-1302.

[42]　Kudo R,Yamaguchi M,Sekine M,et al.Bivalent human papillomavirus vaccine effectiveness in a Japa-nese population:high vaccine-type-specific effectiveness and evidence of cross-protection[J].J Infect Dis,2018,219(3):382-390.

[43]　Garland SM,Kjaer SK,Munoz N,et al.Impact and effectiveness of the quadrivalent human papilloma-

virus vaccine:a systematic review of 10 years of real-world experience[J].Clin Infect Dis,2016,63(4):519-527.

[44] Steben M,Tan Thompson M,Rodier C,et al.A review of the impact and effectiveness of the quadrivalent human papillomavirus vaccine:10 years of clinical experience in Canada[J].J Obstet Gynaecol Can,2018,40(12):1635-1645.

[45] Vänskä S,Söderlund-Strand A,Uhnoo I,et al.Estimating effectiveness of HPV vaccination against HPV infection from post-vaccination data in the absence of baseline data[J].Vaccine,2018,36(23):3239-3246.

[46] Changfa Xia,Shangying Hu,Xiaoqian Xu,et al.Projections up to 2100 and a budget optimisation strategy towards cervical cancer elimination in China:a modelling study[J].Lancet Public Health,2019,4(9):462-472.

[47] Xue L,Hu W,Zhang H,et al.Awareness of and willingness to be vaccinated by human papillomavirus vaccine among junior middle school students in Jinan,China[J].Human Vaccines and Immunotherapeutics,2018,14(2):404-411.

[48] 蒲晨,刘春容,张希,等.成都市中学生家长对人乳头瘤病毒及其预防性疫苗的认知及态度调查[J].现代预防医学,2018,45(2):299-302.

[49] 张辉,于冬雪,刘朝新,等.武汉初中生家长对接种 HPV 疫苗接受度调查[J].公共卫生与预防医学,2014,25(1):49-52.

[50] 胡海珊,魏雪灵,任泽舫,等.广州市初中生家长对 HPV 疫苗接种的态度及影响因素调查[J].中华疾病控制杂志,2014,18(7):659-662.

[51] Mansfield LN,Onsomu EO,Merwin E,et al.Association between parental HPV knowledge and intentions to have their daughters vaccinated[J].West J Nurs Res,2018,40:481-501.

[52] Zhang SK,Pan XF,Wang SM,et al.Knowledge of human papil-lomavirus vaccination and related factors among parents of young adolescents:a nationwide survey in China[J].Ann Epidemiol,2015,25(4):231-235.

[53] Marlow LA,Waller J,Wardle J.Parental attitudes to pre-pubertal HPV vaccination[J].Vaccine,2007,25(11):1945-1952.

[54] Li J,Li LK,Ma JF,et al.Knowledge and attitudes about human papillomavirus(HPV)and HPV vaccines among women living in metropolitan and rural regions of China[J].Vaccine,2009,27(8):1210-1212.

[55] 宋丹.山西省妇女人乳头瘤病毒(HPV)感染率和人群对 HPV 疫苗认知情况调查分析[D].大连:大连医科大学,2007.

健 康 教 育

第一节　前　　言

早在 2006 年 WHO 就出版了相关指南——《子宫颈癌综合防治指南》（简称《指南》），并于 2008 年由中国癌症基金会组译发行。全书对子宫颈癌的综合防治提供了广泛的实用性的建议，对我国子宫颈癌的防治工作具有很好的指导作用。

我们知道，从巴氏细胞学问世到子宫颈癌筛查工作的开展，至今已经有差不多 80 年的历史。在世界范围内，一些以巴氏细胞学为初筛的国家已经取得了很好的效果，宫颈癌的发病率和死亡率呈现明显的下降。但是，一些没有很好地开展这些项目的国家，发病率和死亡率并没有明显变化。失败原因有以下几个方面。

（1）政治障碍：①对妇女性健康和生殖健康问题缺乏重视。②缺乏国家政策支持和适当的指引。

（2）社区和个人障碍：①就健康观念而言，缺乏对子宫颈癌的足够认识。②许多观念、误解和信仰限制了人们对生殖道疾病的讨论。

（3）经济障碍：缺乏资金。

（4）技术和组织障碍（由于卫生体系组织不力和薄弱的基础设施）。

应当说，在国家层面和省政府层面获得政策支持，尤其是经费支持，是一件很不容易的事情，需要专家的呼吁和积极参与。在国家层面从 2009 年就在全国范围内开展了以宫颈癌和乳腺癌为主的免费筛查项目及后续的救治工作，湖北省的两癌免费筛查工作也成为全国工作的一部分，并在省内推出两轮大的、针对贫困地区妇女的两癌免费筛查工作。以下和大家分享一些具有时代意义的资料。

第二节　"两癌筛查"及成就

2009 年，宫颈癌被列入我国"两癌筛查"项目，全国开始对农村妇女实施宫颈癌筛查。我们一起回顾和梳理国家发布的相关重要信息。

2009 年卫生部发布《农村妇女"两癌"检查项目管理方案》。方案计划 2009—2011 年在全国范围内（221 个县区）开展农村妇女"两癌"检查。项目总目标是通过宣传、健康教育和为全国 35～59 岁农村妇女进行"两癌"检查等方式，提高"两癌"早诊早治率，降低死亡率，探索建立以政府主导、多部门协作、区域医疗资源整合、全社会参与的妇女"两癌"防治模式和协作机制，提高医疗卫生机构的服务能力，逐步提高广大农村妇女自我保健意识和健康水平。年度目标：2009—2011 年为 1 000 万农村妇女开展宫颈癌检查，为 120 万人进行乳腺癌检查。到 2010 年，承担农村妇女两癌检查人员培训覆盖率达到 90% 以上。到 2010 年，项目地区妇女"两癌"防治知识知晓率在 2009 年基础上提高 30%。通过试点，总结经验，进一步探索适合基层的"两癌"检查服务模式和优化方案，逐步形成定期为农村妇女进行"两癌"检查的制度化、规范化、长效化的工作机制。

2010 年卫生部发布《2010 年农村妇女"两癌"检查项目管理方案》，此版本在 2009 年的版本上增加了具体实施方法，并同期印发《中西部地区乡镇卫生院卫生技术人员宫颈癌防治技术培训方案（试行）》。

2015 年 9 月，国家卫生计生委和全国妇联共同推动实施农村妇女乳腺癌、宫颈癌免费检查项目，累计为 4 271 万和 615 万名农村妇女进行了免费宫颈癌和乳腺癌检查。2015 年，我国成立了多学科组成的中国优生科学协会阴道镜和宫颈病理学分会（Chinese society for colposcopy and cervical pathology of China healthy birth science association，CSCCP）。

2017 年，CSCCP 于 3 月和 5 月分别发布《中国子宫颈癌筛查及异常管理相关问题专家共识（一）》和《中国子宫颈癌筛查及异常管理相关问题专家共识（二）》。

据报道，我国从 2009 年启动了"农村妇女子宫颈癌检查项目"，至今已覆盖了 8 000 多万 35～64 岁的农村妇女。2018 年贫困地区宫颈癌检查覆盖 614 个国家级贫困县，覆盖率达到 73.8%，实现"两癌"检查城乡全覆盖。

统计显示，湖北省 2009 年在 14 个县（市、区）开展"两癌"检查工作试点，2012 年扩大项目覆盖范围，在 8 个县（市、区）实施乳腺癌检查，在 75 个县（市、区）实施宫颈癌检查，2017 年检查人数达 37 万人，2018 年达 44 万人，今年预计 44 万人以上，实现"所有贫困适龄人口覆盖率达到 80%"的目标。

总体来讲，"两癌筛查"在政府层面为贫困适龄人口提供了免费筛查工作，其覆盖率达到 80%。但就中国宫颈癌防治工作来讲，要想降低发病率和死亡率，是全民工程，只有在全国适龄人口覆盖率达到 80% 及以上时（当然，这只是在二级预防层面），才有可能获得明显的成就。我们妇科医生应该担负起什么样的责任？未来 10～15 年，我们临床医生面临的是三级预防要一起抓，而其中的关键因素是健康宣教。

如果说宫颈癌筛查项目政策和专家共识是硬件，那健康宣教便是软件。通过宣教，提高广大女性参与筛查和定期体检的意识，才能有效促进宫颈健康水平的提高。

第三节　健 康 教 育

我们知道，我国未来 10～15 年，宫颈癌的防治工作是三级预防一起抓，没有轻重。一级预防是一项着眼于未来不发病，从疫苗接种到产生效果，至少在 10 年以后；二级预防着眼于"三早"，是我们目前的主体工作，及时发现癌前病变并给予阻断治疗，起到降低发病率的作用；及时发现早期癌症患者，起到提高治愈率、降低死亡率的作用；而三级预防则是一种被动状态，做好了一、二级预防，三级预防的人群及工作就会日趋减少。无论如何，一、二级预防工作都需要有公众的知晓和积极参与，让公众了解宫颈癌的病因、从我做起、从现在做起，并定期参加宫颈癌筛查（不一定是免费），成为宫颈癌预防的关键因素。

那么，如何提高公众知晓率，促进健康教育呢？总体来说，健康教育的传播途径通常有以下几种类型。①口头传播：如演讲、报告、座谈、咨询等。②文字传播：如报纸、杂志、书籍、传单等。③形象化传播：如图画、标本、实物、模型、照片等。④电子媒介传播：如电影、电视、广播、录像、投影等。⑤综合传播：如行政立法、展览、文艺演出、卫生宣传日活动等。⑥新媒体传播：通过现代化移动互联网手段，借助微信、微博、抖音、专业性网站或服务平台等新媒体平台工具进行宣传。向用户提供视频、音频、语音数据服务、远程教育等系列服务。这种方式因为受众人群之多，影响面广，正在或已经成为广大妇女接受并传播健康知识的主要平台。

第四节　湖北省妇幼保健院经验

2012 年笔者作为全省两癌筛查的指导及培训专家，在省妇联领导的邀请下，录制了宫颈癌筛查的宣传片，并陪同相关领导到一线检查并指导工作，这次下去，收获颇丰，近距离地了解到了一些情况。回来后，想起了一件事，呼吁并成立湖北省宫颈癌防治中心，履行教育和培训任务，将政府公益性项目做实做好。从 2013 年 3 月开始向领导汇报、递交申请书，到 2015 年 8 月，历经两年多的时间，汇报无数次，修改申请书 6 次，最终获得了"湖北省妇幼保健院宫颈癌防治中心"的殊荣，并配备了 6 名专职工作人员，但这只是院内中心，解决不了全省的问题，全省两癌筛查的依托主体是各级妇幼保健院，我们不应该只是名义上的医联体、名义上的指导专家，更应该在我们的专业范围内做点公益性的工作。我们还得继续努力。新一轮的工作又开始了，我们一方面做好院内宫颈癌防治工作，一面向湖北省厅领导汇报我们所做的、能做的、想做的工作，终于功夫不负有心人，2017 年 8 月，由湖北省卫健委批复的"湖北省宫颈癌防治中心"落户湖北省妇幼保健院肿瘤妇科！

中心落地之后，我们又投入到更加紧张的工作中。首先，是中心的定位和职责，其次，是中心的管理模式。

图 6-1 的定位的职责，从预防层面包括了三级预防的所有内容。熟知笔者和笔者科室的医生都知道，过去 20 年，我们在宫颈癌的二、三级预防层面做了大量的工作，从临床、科研到教学，积累了丰富的经验，这也是成立中心接受更大挑战的最好机会。但在一级预防层面，则是在院级中心获批后才实施，很难达到规模效应。于是，我们即刻做了两方面的工作，改变门诊工作模式，将中心门诊单元改造成"单元式"结构，改建 HPV 疫苗接

种中心，并在短时期内取得相关资质，获批了湖北省首家三甲医院的"HPV 疫苗接种中心"，并于 2017 年 12 月 4 日进行了湖北首针疫苗的开打，开打仪式上，女性患者云集，省、市、区各级领导给予了高度的评价。

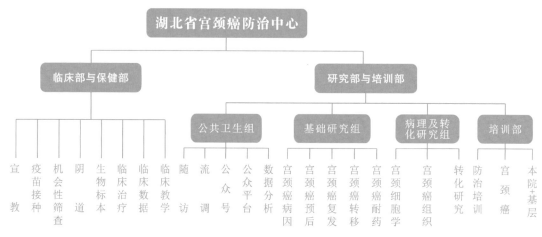

图 6-1　中心工作定位与职责

从中心试运行到正式获批，这一路走来，笔者体会最深的是防治宫颈癌最基础的工作是健康教育，这个教育涉及两个面，一是大众女性，二是与宫颈癌防控相关的医护人员。面对大众女性，我们在教育的形式上主要有 3 种方法：①流行病学知识宣传，一对一的方式，由专职护士完成。②宫颈癌筛查及早诊早治相关知识，一对一，由接诊医生负责。③公众号服务：主要提供网上健康教育。④其他：如讲座、宣传周活动等。

面对宫颈癌防控相关的医护人员，我们进行了多方位的教育宣传及培训，主要包括定期开展全省宫颈癌防治培训大会、出版宫颈癌防治专著、推广宫颈癌防治新技术及研究成果、基层筛查工作检查及现场指导、协助各地成立宫颈癌防治分中心等。

健康教育提高了大众知晓率，提高了政府两癌筛查人群的依从性，促进了湖北省妇幼保健院门诊机会性筛查率的大幅提升，从几个数据就能说明问题：湖北省妇幼保健院筛查总人数从工作 2015 年的全院 3 000 人次，增加到年近万人次；每年收治的住院 HSIL 及以上的病例从 2015 年的全院 30 多例，到 2019 年 500 多例；湖北省妇幼保健院 HPV 疫苗接种总人数占据了武昌区的半数以上。这些数据的背后只是反映了我们医院在门诊机会性筛查中所取得了一点点成绩。

如果说，通过健康教育和培训，我们看到的只是，医院门诊机会性筛查中所取得了一点成绩（"点"成绩）。那么，中心暨省妇幼整个妇幼系统的培训和指导，对湖北省宫颈癌防治工作的影响，则是一个"面"的影响。以点带面，推动湖北省宫颈癌防治工作的进步，是我们共同的目的。还有一个面的影响，就是我们的公众号，通过两年的经营，关注人次达 10 多万人，对促进湖北省宫颈癌防治的公众教育、科普宣传及 HPV 疫苗的有序管理起到了非常重要的作用。

健康教育不是一朝一夕的事，需要我们不断学习新的知识、不断吸收大众喜闻乐见的新媒体，让大众在轻松愉快的氛围下学习，正所谓"健康教育永远在路上"！

● 吴绪峰

参考文献

［1］　中国癌症基金会组.子宫颈癌综合防治基本实践指南［M］.北京:北京大学医学出版社,2008.

［2］　中国优生科学协会阴道镜和宫颈病理学分会专家委员会.中国子宫颈癌筛查及异常管理相关问题专家共识(一)［J］.中国妇产科临床杂床杂志,2017,18(2):190-192.

［3］　中国优生科学协会阴道镜和宫颈病理学分会专家委员会.中国子宫颈癌筛查及异常管理相关问题专家共识(二)［J］.中国妇产科临床杂志,2017,18(3):286-288.

第二部分

筛查及早期诊断

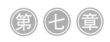

二级预防

2019 年 WHO 提出了 2030 年宫颈癌全球战略计划，这个计划包括三方面的内容，即宫颈癌的预防、有效的筛查和治疗癌前病变、早期癌症诊断和侵袭性癌症管理规划。计划达到的目标：①女童 HPV 疫苗接种覆盖率达 90％（15 岁前）。②70％的筛查覆盖率（70％的女性在 35 岁和 45 岁时接受了高性能的筛查）和 90％的癌前病变治疗率。③管理90％的侵袭性癌症病例。其中，对宫颈癌前病变及早期癌的筛查及正确的处理，控制初发疾病的进展，实现对宫颈癌的"早发现、早诊断、早治疗"，即宫颈癌的二级预防。

我们知道，宫颈癌的发生发展是由量变到质变的过程，会经历较长的癌前病变时期，从高危型 HPV 持续感染到发生宫颈上皮内瘤变再进展为宫颈癌大约需 10 年甚至更长时间，因此，有相当长的时间进行干预或加以阻断，可以阻止或减缓相关癌症的发展，为宫颈癌及癌前病变的筛查提供有利时机。

根据我国医疗现状，如果在宫颈癌早期发现并予以阻断，花费较少就能治愈癌症；如果到中晚期才发现，患者要经历手术、化疗、放疗等多种综合治疗手段，花费大而收益小，会造成社会资源的大量消耗。"三早"是降低宫颈癌死亡率，提高患者生存率及生存质量，减轻社会经济负担的最有效策略。

有关二级预防涉及的内容很多，在接下来的章节里面将会有详细的介绍。

○ 颜 彬

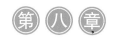

细胞学筛查

宫颈细胞学检查是宫颈癌筛查中应用最早、普及率最高、特异性最好而敏感性稍差的一种方法。它是以细胞学为基础，在阴道宫颈细胞涂片中辨认各种正常和病理性细胞，应用70多年来对宫颈疾病的防治做出了重大贡献。宫颈细胞学检查可分为传统的巴氏涂片法和薄层液基细胞学法，其诊断的报告形式则有分级诊断及描述性诊断两种。在世界范围内，两种细胞学筛查方法同时存在，各有其地位。宫颈癌筛查项目开展越早的国家，巴氏细胞技术越是成熟，敏感性和特异性越高，此项技术得以留存的概率越大。反之，一些发展中国家，宫颈癌筛查项目开展较晚，细胞病理医生匮乏，对巴氏细胞的应用和普及率较低，而液基细胞学则代替了其位置，并很快普及开来。因此，目前我国宫颈病变筛查的方法基本上由传统的巴氏涂片转为薄层液基细胞学检查，评价方法也由美国提出的伯塞斯达分析系统（the bethesda system，TBS）逐渐取代巴氏分类法。

第一节　巴氏细胞学简史及临床应用

一、巴氏细胞学简史

巴氏细胞学检查，即宫颈刮片细胞学检查，又名巴氏涂片法（pap smear），是以该检查方法的发明者George Papanicolaou博士的名字命名的。1943年，Papanicolaou和Traut发表了著名的宫颈细胞学论文，首次将宫颈细胞学检查作为宫颈癌的一种筛查方法。从此以后，巴氏涂片成为宫颈癌筛查中最常用的一种方法。迄今，其已经应用了近80年，对宫颈癌的防治做出了非常重要的贡献。

巴氏细胞学从提出到临床大规模应用，经历了众多发展和演变。

（1）原始巴氏5级分类（1943年Papanicolaou首先提出，1951年我国杨大望教授首先引入国内）。①Ⅰ级：未见异型细胞或不正常细胞。②Ⅱ级：细胞有异型性，但无恶性特征。③Ⅲ级：怀疑恶性，但证据不足。④Ⅳ级：高度提示恶性。⑤Ⅴ级：肯定恶性。

（2）改良巴氏5级分类。1978年7月全国召开宫颈癌防治研究协作会议，杨大望教授提出了改良的宫颈细胞学诊断标准。

1）Ⅰ级：未见异常细胞，基本正常。

2）Ⅱ级：见有异常细胞，均为良性。①轻度（炎症）：变形细胞，核异质细胞。②重度（癌前）：重度核异质细胞，但仍属良性，需定期复查。

3）Ⅲ级：见可疑恶性细胞。①性质不明的细胞（细胞形态明显异常，难以肯定良或恶性质，需近期复查核实）。②未分化的或退化的可疑恶性与恶性裸核。

4）Ⅳ级：见有待证实的可疑恶性细胞（有高度可疑的恶性细胞）。细胞有恶性特征，但不够典型而数目少，需要核实。如高度可疑的未分化的癌细胞，或少数未分化的癌细胞。

5）Ⅴ级：见有癌细胞，细胞有明显恶性特征，或低分化的癌细胞。

二、巴氏细胞学的临床应用

巴氏涂片的制作方法：采用特制的宫颈刮板插入子宫颈鳞-柱状上皮交界处，以宫颈为圆心，围绕子宫颈旋转 1 周，将刮出物涂在玻片上，用 95% 的酒精固定，巴氏染色后在光镜下由经验丰富的细胞病理学家或细胞学专业技术人员阅片并给出结果。

巴氏细胞学的报告方法最早应用的是巴氏分级法，简明扼要。伴随 TBS 分级法的诞生，目前比较常用的做法是，操作上运用巴氏涂片法，报告上采用 TBS 分级法，这样就方便临床医生与薄层液基细胞学的报告相比较，正确解读和应用。

巴氏细胞学检查经临床实践证明简单易行、经济有效，是宫颈癌筛查不可缺少的有效方法。发展至今，全世界每年都会有数以万计的子宫颈癌患者得到较早确诊，使宫颈癌的治愈率明显上升，死亡率显著降低，目前在许多国家仍作为常规筛查项目。虽然该方法在宫颈癌的防治中发挥了巨大的作用，但也逐渐显示出一些不足，其中主要表现在两个方面：一是有较高的假阴性和较高的不满意涂片率；二是由于受到历史条件的限制，传统的巴氏 5 级报告方式已经不能适应现代医学的发展。

一般认为，巴氏涂片对高度病变和癌的鉴别有很高的特异性，对低度病变则特异性较低。人们发现巴氏涂片对宫颈癌及癌前病变的敏感性只有 51%～85%，假阴性为 10%～20%，甚至有文献报道其阴性率可高达 50%～90%。这种假阴性常常使患者失去可能存在的治疗机会。另外，巴氏细胞学检查还不适应宫颈腺癌的诊断。通常认为假阴性问题与采样错误或读片错误有关，而采样错误则是巴氏涂片假阴性和敏感性受到限制的主要原因。据报道，有高达 40% 的涂片因涂片质量而影响正确诊断。

除上述原因外，染色误差、读片失误和诊断错误则是其余错误的原因。当然，这不是巴氏涂片自身的问题，任何一种细胞学方法都需要建立在"取材－固定（保存）－染色－读片和诊断"正确的基础之上，这涉及"临床医生－病理技术员－病理医生"的质量和水平问题，不同的中心存在较大的差距。

除假阴性的问题外，传统的巴氏 5 级报告方式亦逐渐显示出其应用中的缺陷。

（1）不能直接反映宫颈疾病细胞学改变的本质，尤其是对宫颈癌的前驱病变或癌前病变的细胞病理学改变。

（2）对宫颈病变和良性细胞的改变没有具体的描述和明确的区分，其报告分类、术语与组织病理学术语不一致。

（3）不能满足临床医生对患者进一步检查和处理的需要，不能提出合适的处理建议。

综上所述，巴氏细胞学历史悠久，设备要求不高，检查费用低，因此，在一定时期内，巴氏细胞学检查以其在妇科普查中不可低估的地位仍将是宫颈癌群体普查的主要手段。

第二节　液基细胞学的发展和临床应用

一、液基细胞学的发展

传统的巴氏涂片由于假阴性较高等原因，一定程度上限制了宫颈癌及癌前病变的检出效率，为了解决传统涂片所存在的问题，提高宫颈病变筛查水平，一种新型有效的细胞学检查方法——液基细胞薄层涂片技术孕育而生。该技术是细胞采集、玻片制备的重大革命，作为近几年逐渐普及的一种宫颈疾病筛查手段，已大量进入临床使用。目前，此类技术可分为 4 类，即新柏氏细胞学检测（thinprep cytology test，TCT）、SurePath™ 自动细胞学检测（autocyteprep liqiud-based cytology test，LCT）、利普液基细胞学检测（liqui-preptm，LPT）和计算机辅助细胞学检测（computer-assisted cytology test，CCT），其中，TCT 和 LCT 目前在临床使用比较广泛。TCT 于 1996 年获得美国食品与药物管理局（FDA）通过，但早在 1991 Hutchinson 等就在宫颈细胞学检测中进行了首次应用，现在其占据了 50％的美国医疗市场，主要在美国的中小医院及化验所使用。LCT 于 1999 年获得 FDA 认证通过，目前主要在美国的大学、医学院、大医院中使用。LPT 为第三代液基细胞学诊断技术，其于 2004 年一季度通过美国 FDA 认证，同年第二季度即迅速被 80 多个国家采用，同时被全球最权威的医疗机构——约翰·霍普金斯医学院所采用，2004 年 10 月被引入中国。CCT 即 PAPENT 电脑摸片系统，于 1998 年获得 FDA 批准用于宫颈癌普查质量的控制。

液基薄层细胞技术改进了常规涂片的操作方法，对宫颈病变的检出率及所取标本的满意率均高于巴氏细胞学技术。其原因主要有以下几方面：①传统的巴氏细胞学检查较难取到宫颈管内细胞，易刮伤出血，易用力不均匀造成细胞形态人为破坏，超过 80％的细胞被丢弃且留有阻碍观察的成分（血液、黏液及杂质），涂片时转移的部分细胞相互重叠又不具随机性，以上原因造成不满意标本数多，宫颈病变漏诊率高。而液基薄层细胞技术首先对取样器进行了改进，采用具有专利技术的特制宫颈刷，刷子尖端呈锐角锥形，容易取得鳞柱交界处的细胞及宫颈管内细胞；纤毛软而密，不易损伤宫颈引起出血，减少了细胞变形，且纤毛间可形成负压，能吸取最大量的宫颈脱落细胞。② 液基薄层制片固定方式为湿固定，这样几乎保存了收集的全部标本，克服了细胞采集不完全的问题，也避免了巴氏涂片过程中干固定所造成的细胞固缩变形等假象。③液基薄层细胞技术的机器过滤程序使细胞随机性均匀分散，去除了血液、黏液及炎性遮盖物的干扰，使得薄层涂片成分齐全、结构清晰、背景干净、着色鲜艳，镜下观察省时、省力，明显提高了涂片满意率及异常细胞的检出率。④收集到的细胞可存放 10～15d，标本可重复制片也可进一步进行 HPV-DNA 检测。综上所述，液基细胞学检测明显优于巴氏涂片。

世界范围内，应用最广泛的是 TCT 和 LCT，也是大家非常熟悉的，从 21 世纪初引入中国到普及，历经了 10 多年的时间。这两种细胞技术从取材、保存到固定，基本相同，但制片原理略有不同。TCT 是通过高速旋转将收集到的细胞打散，然后吸附到具有数万个小孔的过滤膜上过滤，去除杂质，利用静电吸附原理将细胞制成直径 20 mm 的薄层涂片（阅片面积及时间分别为 384 mm² 和 5.5 min，而巴氏涂片分别为 1 375 mm² 和 7 min），然后用 95％酒精固定、人工巴氏染色、封片、判读，但其每次运转只处理一份标本。LCT 是利用不同类型细胞的比重差异，将分层液加入到保存液中离心，然后将有诊断价值的细胞、病原体和杂质分离，最后将筛选出来的细胞制成 13 mm 的超薄涂片（阅片面积及时间分别为 134 mm² 和 2.5 min）进行染色阅片。但其染液是专门生产配制的，不受人为因素的影响。更重要的是其为批量制片，每次可处理 1～48 份标本，在制片的过程中同时自动完成细胞染色，减少了技术员对标本的接触，达到了更高的质量和效率。这是大家从理论上所了解的情况。

二、液基细胞学的临床应用

液基细胞学检测技术产生后便投入到临床实践中，并被越来越多的病理学专家所认可，在发达国家已成为一种宫颈细胞学的常规筛查手段，目前国内也已在大中城市普遍开展。国内外的研究资料均表明，和传统涂片相比，液基细胞学检测可减少 60％的漏诊，明显提高细胞学检查的灵敏度和特异性。Zhu J 的研究表明：巴氏涂片和 TCT 对 CIN Ⅱ/Ⅲ的检测敏感度分别为 47％和 66％，组织活检符合率分别为 37％和 53％。另外，TCT 的检测报告中 ASCUS 结果所占的比率为 4.3％，而巴氏涂片组占 8％，这并不提示 TCT 对 ASCUS 的敏感性较差，而是说明更多的标本被 TCT 进一步明确为其他的诊断。另有研究表明：ThinPrep 液基细胞学检出 LSIL、HSIL、SCC 与阴道镜活检阳性符合率分别为 81.82％、90.91％、100％。传统宫颈巴氏涂片法检出 LSIL、HSIL、SCC 与阴道镜活检阳性符合率分别为 55.17％、55.56％、100％。两种方法比较差异有显著性意义（P ＜ 0.05）。可见液基细胞学的应用使宫颈病变的检出率大幅度提高。但在有关针对宫颈原位腺癌的研究中，TCT 与传统巴氏涂片的诊断敏感率相当，差别无统计学意义，当然这一结果仍需进一步的验证。

关于 LCT 的研究也不少，国外学者对 58 580 例 SurePath™液基细胞学标本和 58 988 例常规巴氏涂片标本的检测数据进行了分析，结果提示：与常规巴氏涂片相比，SurePath™对 HSIL、LSIL 和 ASCUS 的检出率分别提高了 64％、10.9％与 75％，而标本不满意率下降了 58％。另外，丹麦学者对 82 116 例巴氏涂片和 84 414 例 SurePath™液基细胞学检测进行的一项回顾性分析表明：不满意标本率从巴氏涂片组的 2.3％ 下降至液基细胞学组的 0.3％。

报告中非典型细胞诊断率从 3％ 上升至 4.2％，恶性可疑细胞诊断率从 1.9％ 上升至 2.4％，但其中两种方法的假阳性率相当。经过后续的组织学证实，诊断的非典型细胞中巴氏涂片的假阳性率为 70.5％，液基细胞学组的假阳性率为 68.9％，恶性可疑细胞中巴氏涂片组的假阳性率为 28％，液基细胞组为 26.1％。

虽然理论上 LCT 要优于 TCT，但在具体的临床实践中，检测结果还要受到操作技术、试剂、阅片等因素影响，因此二者孰好孰坏，目前还不能完全定论。但在对血液的抗干扰方面前者优于后者，因为 SurePath™ 的细胞富集程序与 thinprep 的膜滤过方法相比，能处理的可能混杂血液量显著增加，在 SurePath™ 样品中加入 1 000～3 000 μl 红细胞时，其结果方受影响，而后者只要有 1 滴压缩红细胞（65 μl）就会受到影响。

综上所述，液基细胞学技术细胞采集和玻片制备的重大改革，更适应 21 世纪的医学发展。只需一次取材，就可以同时完成细胞学诊断及 HPV 等生物学检测。理论上，它的灵敏度、特异度、准确性、阳性预测值、可行性均较理想，更适用于早期宫颈病变的临床筛查。但是其成本高，在贫困地区难以推广，仅适用于有条件的大中城市和医院开展此项新技术。

如果我们每一个三甲医院病理科都具备世界一流研究室的理念和水平，可以达到 80％ 的敏感性和特异性，我们自然没有什么可说的。可实际情况是，在湖北省妇幼保健院，即使病理科有运行 10 年以上的经验，这个数据也就在 50％ 左右。

在实际工作中，在湖北省多数三甲医院病理科（个别医院是放置在妇科或检验科）这种本该被作为细胞病理医生的"技术活"来予以高度重视的，实际上由技术人员在处理、在做初筛，其过程有点类似检验科跑血标本一样，其报告的准确性可想而知。

笔者曾经不止一次地请教病理专家，这样的处理流程，在"初筛"这个环节就有可能被"筛除"了，还有什么后来呢？当然，笔者并没有否认技术人员中有非常优秀的人员，他们或许在某一方面超过病理诊断医生。但就整个群体而言，我们的知识储备、经验积累和专业分工，都存在很大的不同。笔者后来也想明白了，为什么病理医生不愿意做细胞病理。这是一个在很大程度上的无名英雄活，除了职责和兴趣，我们还能做什么？

这是为什么，笔者在全国全省的大、小会上，常常表达一种观点：知己知彼，方能百战百胜。你对应用于筛查的方法有什么样的优势？什么样的不足？敏感性和特异性如何？阳性符合率又是多少？若一问三不知，人家说什么你就信什么，人家报什么你就跟着什么，那你会成为一个复印机，而不是一个具备学习能力、可以通过临床诊断思维去伪存真、由表及里，可以肩负使命和责任的好医生。

我们特别需要责任心强、水平高的细胞病理医生，他们是我们的第一道卫士，他们错了，整个防御体系就偏离了跑道！

第三节　TBS　分　类

巴氏 5 级分类法是宫颈细胞学早期的诊断方法，对全世界，包括对我国宫颈癌的防治做出了巨大贡献，自其应用以来宫颈癌的发病率降低了 46％。但随着临床医学、细胞病理学的发展，巴氏 5 级分类法已不能满足现代细胞学的发展。

巴氏分级的缺点：应用时间长，各国诊断系统上不统一；有较高的假阴性或假阳性；描述简练，以分级来表示细胞改变的程度易造成一个假象，似乎每个级别之间有严格的区别，使临床医生仅根据分级类别所代表的特定范围来处理患者，且各级之间的区别无严格的客观标准，主观因素多；不能很好地反映癌前病变及可疑癌的状况，与临床联系不够；其核异质（dyskaryosis）术语与组织病理学不一致，且各病理学家间对该术语的理解也非常不一致。

以上缺点均造成了诊断的混乱和较大误差，因此，废止巴氏 5 级分类的声音越来越多。

为了使细胞学的诊断与组织病理学术语一致并与临床处理密切结合，1988 年美国50 名细胞病理学家在美国马里兰州的贝塞斯达市就宫颈细胞学诊断报告方式进行探讨，认为应逐渐停止使用巴氏 5 级分类法，建议采用描述性诊断报告，并提出两个癌前病变的术语：低度鳞状上皮内病变（low-grade squamous intraepithelial lesions，LSILs）和高度鳞状上皮内病变（high-grade squamous intraepithelial lesions，HSILs）。这种诊断方法简称为 TBS 诊断系统。

1988 年的会议明确了 TBS 的 3 个基本原则：①加强实验室检查与有关临床医师的沟通。②强调 TBS 术语的统一性和可重复性，但亦有灵活性，以适应不同地区和各种实验室的条件。③TBS 系统能够反映对子宫肿瘤的最新认识，把 HPV 感染、不同程度非典型增生和不同级别 CIN 归为两个等级——LSIL 和 HSIL，这样减少了上皮内病变诊断的分类，降低了诊断的不一致性，提高了诊断的可重复性。

TBS 诊断系统产生后就在临床应用中显示出其实用性和科学性，1991 年相关病理学家又召开了第二次会议，讨论了 TBS 使用中的问题和诊断标准。1994 年 Robert J. Kurman 和 Diane Solomon 编写出版了《子宫颈/阴道细胞学诊断报告》。为了进一步推广和规范 TBS 的使用，2001 年 4 月 30 日至 5 月 2 日在美国贝塞斯达市城召开包括中国细胞病理学术委员会参加共 42 个学术团体协办的研讨会，推出 2001 年 TBS 相关术语。2004 年Diane Solomon 和 Ritu Nayar 又主编了第二版子宫颈细胞学贝塞斯达市报告系统书（the bethesda system for reporting cervical cytology）。从 TBS 产生到应用至今，目前把美国提出的描述性诊断简称 TBS 系统（the bethesda system），而在使用中有所改变的称为改良 TBS 系统。

TBS 诊断系统是对宫颈/阴道细胞学诊断的重大进步，它对细胞学的认识和处理更加科学和实用。我国 1990 年开始引进 TBS 报告方式并逐步推广。1991 国际癌症协会对宫颈/阴道细胞学的诊断报告正式采用了 TBS 分类法。为了提高细胞学诊断的准确性，便于细胞学家与临床医生之间的交流，TBS 分类法改良了以下三方面：①将涂片制作质量作为细胞学检查报告的一部分。②对病变给予必要的描述，其中最重要的是对异常细胞的出现指出了可能的原因，并引进了鳞状上皮内病变的概念。③给予细胞病理学诊断并提出建议。下文将详细介绍 TBS 诊断系统。

TBS 诊断系统包括三部分。①对取材标本评估：满意、基本满意和不满意（含标本类型，需指明是巴氏涂片还是液基涂片）。②具体描述镜下所见：感染、反应性细胞改变、上皮细胞异常。③总体诊断结论。

关于 TBS 诊断系统，我们在前面的专著中有过系统的介绍，这里复习一下第三部分，即总体诊断结论中的腺上皮异常部分。

（1）不典型的腺上皮细胞（AGC）：①宫颈管细胞 AGC。②子宫内膜细胞 AGC。③无法明确来源的 AGC。

（2）AGC 倾向于肿瘤：①宫颈管细胞，倾向瘤变。②子宫内膜细胞，倾向瘤变。③无法明确来源的腺细胞，倾向瘤变。

（3）宫颈内膜原位癌（AIS）。

（4）腺癌（adenocarcinoma）：①宫颈腺癌。②子宫内膜腺癌。③宫外腺癌。④不明来源的腺癌。

第四节 腺细胞异常的进一步处理

宫颈异常细胞学的处理由于患者的病变程度、就诊医院、医生的临床经验不同，曾经有过很大随意性、经验性甚至失误。随着循证医学的发展和世界范围内医务人员的长期研究努力，宫颈异常细胞学的处理逐渐规范化、系统化和科学化。目前，大家公认的是美国阴道镜与宫颈病理学会（American society for colposcopy and cervical pathology，ASCCP）联合其他专业学会及国际学术组织于 2006 年制定、通过的《宫颈癌筛查异常处理临床指南》。该指南 2006 年颁布，2007 年在线发表，2012 年修订。中国阴道镜与宫颈病理学会（Chinese society for colposcopy and cervical pathology，CSCCP）参照该指南，结合我国的具体情况，制定了相关指南，并于 2017 年在线发表。目前，这两个指南成为一线工作的重要参考和指导性文献。

有关鳞状上皮异常的处理，我们在前几本书中有详细介绍。本章节重点介绍腺细胞异常的进一步处理。

我们知道，与 ASCUS 相比，AGC 的报告相对少见，且 AGC 的重复性较差。2003 年美国的平均报告率只有 0.4%。AGC 更多见于 40 岁及以上者。尽管常常是由良性病变（比如反应性改变和息肉）引起细胞学的这种改变，但是，临床医生应提高警惕，AGC 与严重的潜在的肿瘤性改变关系密切。这包括来自宫颈、子宫内膜、卵巢和输卵管的腺癌等。尽管各式各样的腺上皮病变均与 AGC 相关，但有意思的是，CIN 仍是 AGC 妇女中确诊的最为常见的重要病变。不同的研究发现：8%～83% 的 AGC 妇女存在 CIN 病变，其中 40%～68% 为 CINⅡ、CINⅢ。单独使用 HPV 检测或重复宫颈细胞学检查，均缺乏必要的敏感性，不足以作为 AGC 的初次分流手段。由于与 AGC 相关的瘤变谱很广，初次评估必须使用多种检测手段，这就包括阴道镜检查、宫颈管评估与取样、HPV 检测及子宫内膜取样。这是与 ASCUS 完全不一样的，不可以在临床实践中混为一谈。

HPV 检测可能对甄别 CIN Ⅱ、CIN Ⅲ 和 AIS 的妇女相当敏感，但是，会漏掉来自子宫内膜及输卵管等部位与 HPV 无关的瘤变。然而，这些上生殖道的病变一经排除，HPV 检测还是有价值的。在一项研究中，初始评估阴性及 HPV-DNA 阴性的 AGC 妇女，随后明确无重要病变存在。正是因为上皮瘤变的发生率高及所有的检测手段敏感性差，因此，即使初次检查结果为阴性，对 AGC 倾向于瘤变、AIS 或细胞学复查为 AGC 的妇女而言，诊断性切除术有可能是必须的。

一、AGC 的初步处理

对不典型子宫内膜细胞，建议先行子宫内膜与子宫颈管取样术。如果无子宫内膜病理性改变，则建议行阴道镜检查（AⅡ）。当然亦可以在初始评估时，就实施阴道镜检查。对除不典型子宫内膜细胞外的所有 AGC 和 AIS 的妇女，建议实施阴道镜检查和子宫颈管取样术（AⅡ）。其中，对于 35 岁和 35 岁以上的妇女，以及虽 35 岁以下但存在子宫内膜癌风险者（如存在不明原因的阴道出血和慢性无排卵的病变），建议行子宫内膜取样术、联合阴道镜检查和子宫颈管取样术（BⅡ）。需要注意的是，对于不典型宫颈管腺细胞、子宫内膜腺细胞或不能明确来源的腺细胞，若未做 HPV-DNA 检测，最好在阴道镜检查时补做高危型 HPV-DNA 检测（CⅢ）。但对于所有 AGC 和 AIS，不可以仅采用 HPV-DNA 检测或宫颈细胞学复查作为初次分流手段（EⅡ）。如图 8-1 所示。

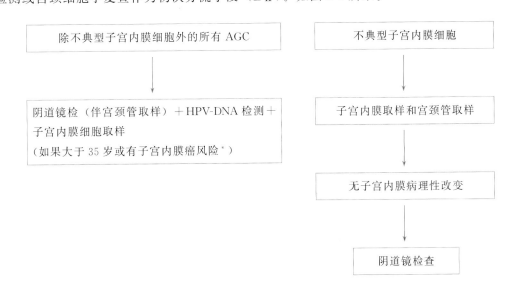

图 8-1　不典型腺细胞（AGC）妇女的初步处理

＊包括不明原因的阴道出血和可能的排卵异常情况

二、AGC 的进一步处理

1. AGC 的后续处理

对不典型宫颈管腺细胞、子宫内膜腺细胞或不能明确来源的腺细胞妇女，如果经过初步处理无组织学证实的 CIN 或腺癌，且 HPV 感染状态也已经明确时，阴道镜检查后推荐的处理方案是，重复进行细胞学检查和 HPV-DNA 检测。如 HPV-DNA 为阳性，则每 6 个月进行一次细胞学复查联合 HPV-DNA 检测；如果 HPV-DNA 为阴性，则每 12 个月进行一次联合检测（CⅡ）。检测结果如为高危型 HPV-DNA 阳性或者细胞学复查结果为 ASC-US 或以上病变，则转诊阴道镜检查。如检测结果显示两项均为阴性，则可以恢复为常规筛查（BⅡ）。

对不典型宫颈管腺细胞、子宫内膜腺细胞或不能明确来源的腺细胞妇女，如果经过初步处理无组织学证实的 CIN 或腺癌，且 HPV 感染状态不明者，阴道镜检查后推荐的处理方案是，每 6 个月进行一次细胞学复查并持续 4 次，若连续 4 次结果为"无上皮内病变或癌"，则可以恢复为常规筛查（CⅢ）。

对不典型宫颈管腺细胞、子宫内膜腺细胞或不能明确来源的腺细胞妇女，在初始评估中，若组织学证实为 CIN 但无腺癌，或有腺癌但排除了 CIN，则应按照 ASCCP 和 CSCCP 共识指南进行相应处理（图 8-2）。

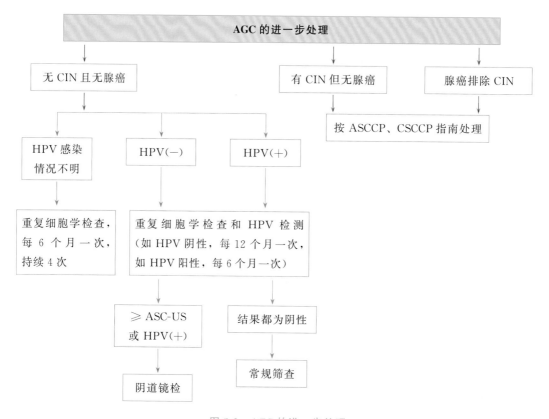

图 8-2 AGC 的进一步处理

2. AGC（倾向于肿瘤）的后续处理

初始的阴道镜评估中，如无明确的浸润性病变（病变无扩散），对于不典型腺细胞"倾向于瘤变"或子宫颈管 AIS，建议行诊断性宫颈切除术（AⅡ），且最好同时行子宫颈管取样术（BⅡ）。在这种情况下，诊断性切除术最好能够提供完整的标本，以便边缘可以判断（BⅡ）（图 8-3）。

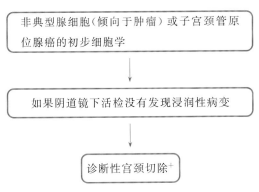

图 8-3　AGC（倾向于肿瘤）或 AIS 的初步细胞学
＋应提供切缘清楚的完整样本，推荐同时进行宫颈管取样

3. 妊娠期妇女 AGC 的处理

妊娠似乎并没有改变 AGC 与妇科瘤变的关系，尽管研究有限，妊娠期妇女 AGC 的初始评估与非妊娠期妇女相同，但不可以施行子宫颈管搔刮术和子宫内膜活检术（BⅡ）。

三、AIS 的处理

细胞学报告为 AIS 时的处理，见图 8-3。如果阴道镜下活检没有发现浸润性病变，则必须行诊断性切除，标本务必完整以利病理医生判断切缘，且同时行 ECC。更多的内容请参考本书的其他章节。

> 冯同富　吴绪峰

参考文献

［1］　连利娟.林巧稚妇科肿瘤学［M］.4 版.北京：人民卫生出版社，2006.

［2］　Hiklebrandt EF，Lee JR，Crosby JH，et al.Liquid-based pap smears as a source of RNA for gene expression analysis［J］.Appl Immunohistochem Moli Morphol，2003，11（4）：345-351.

［3］　郎景和.子宫颈癌及其普查［J］.现代妇产科进展，1994，（3）：275-280.

［4］　Papillo J，Zarka MA，St John TL.Evaluation of the thinpreppap test in clinical pratice：a seven month 16 314-case experience in northern Vermont［J］.Acta Cytol，1998，42（1）：203-208.

［5］　Hutchinson ML，Cassin CM，Ball HG.The efficacy of an automated preparation device for cervical cytology［J］.Am J Clin Pathol，1991，96（3）：300-305.

［6］　顾美皎.TBS 系统中异常上皮细胞的诊断和处理［J］.中国实用妇科与产科杂志，2003，19（8）：466-471.

［7］ Zhu J,Norman I,Elfgren K,et al. A comparison of liquid-based cytology and pap smear as a screening method for cervical cancer[J].Oncol Rep,2007,18(1):157-160.

［8］ 孙耘田.细胞病理学技术进展评述[J].中华病理学杂志,2003,32:283-285.

［9］ Roberts JM,Thurloe JK.Comparative sensitivities of thinprep and papanicolaou smear for adenocarcinoma in situ(AIS)and combined AIS/high-grade squamous intraepithelial lesion(HSIL):comparison with HSIL[J].Cancer,2007,111(6):482-486.

［10］ Fremont-Smith M,Marino J,Griffin B,et al.Comparison of the surepath liquid-based papanicolaou smear with the conventional papanicolaou smear in a multisite direct-to-vial study[J].Cancer,2004, 102(5):269-279.

［11］ Kirschner B,Simonsen K,Junge J.Comparison of conventional papanicolaou smear and surepath liquid-based cytology in the copenhagen population screening program for cervical cancer[J].Cytopathology,2006,17(4):187-194.

［12］ Sweeney BJ,Haq Z,Happel JF,et al.Comparison of the effectiveness of two liquid-based papanicolaou systems in the handling of adverse limiting factors,such as excessive blood[J].Cancer,2006,108(1): 27-31.

［13］ Wingo PA,Ries LA,Rosenberg HM,et al.Cancer incidence and mortality,1973-1999:a report card for the US[J].Cancer,1998,82(6):1197-1207.

［14］ Davey DD,Neal MH,Wilbur DC,et al.Bethesda 2001 implementation and reporting rates:2003 practices of participants in the college of American pathologists interlaboratory comparison program in cervicovaginal cytoloty[J].Arch Pathol Lab Med,2004,128(11):1224-1229.

［15］ Diaz-Montes TP,Farinola MA,Zahurak ML,et al.Clinical utility of atypical glandular cells(AGC) classification:cytohistologic comparison and relationship to HPV results[J].Gynecol Oncol,2007, 104:366-371.

［16］ Derchain SF,Rabelo-Santos SH,Sarian LO,et al.Human papillomavirus DNA detection and histological findings in women referred for atypical glandular cells or adenocarcinoma in situ in their pap smears[J].Gynecol Oncol,2004,95:618-623.

［17］ Krane JF,Lee KR,Sun D,et al.Atypical glandular cells of undetermined significance:outcome predictions based on human papillomavirus testing[J].Am J Clin Pathol,2004,121:87-92.

［18］ CSCCP专家委员会.中国子宫颈癌筛查及异常管理相关问题专家共识(二)[J].中国妇产科临床杂志,2017,18(3):286-288.

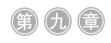

ASCUS 及以上与腺上皮病变

大多数临床医生对 ASCUS 的病理结局的理解，停留在以下认识：80％及以上为阴性，宫颈鳞癌罕见，个别为 SIL 病例。几乎不会关注 ASCUS 与腺上皮病变的关系。到底，腺上皮病变的细胞学初筛结果是不是一定与腺上皮病变相关？鳞状上皮病变的细胞学初筛结果一定与鳞状上皮病变有关？让我们一起来了解。

在魏丽惠、吴绪峰主编的《宫颈病变的三阶梯诊断》一书中，我们对其有详细的介绍。当时的目光主要放在鳞状上皮病变。随着认识的提高，我们越来越清楚地认识到对于腺上皮病变的介绍太少，不足以表达目前的观点及进展，更不能满足现有筛查和临床工作的需要。因此，接下来我们简单总结一下与鳞状上皮病变相关的内容，而重点介绍细胞学报告为鳞状上皮病变时，其病理结果与腺上皮病变的关系。

第一节　TBS　分　类

根据 TBS 诊断标准，上皮细胞异常改变可分为以下类别。

1. 上皮细胞异常

鳞状细胞。

（1）非典型鳞状细胞：①意义不明确（ASC-US）。②不排除 HSIL（ASC-H）。

（2）低度鳞状上皮内病变（LSIL）：包括 HPV/轻度异性增生/CIN Ⅰ。

（3）高度鳞状上皮内病变（LSIL）：包括中度及重度异性增生，原位癌；CIN Ⅱ 及 CIN Ⅲ。伴有可疑浸润的特征（若有可疑浸润）。

（4）鳞状细胞癌。

2. 腺细胞

（1）非典型：①子宫颈管细胞（非特指，若有特殊需证明）。②子宫内膜细胞（非特指，若有特殊需证明）。③腺细胞（非特指，若有特殊需证明）。

（2）非典型：①子宫颈管细胞，倾向于肿瘤性。②腺细胞，倾向于肿瘤性。

（3）子宫颈管原位腺癌。

（4）腺癌：①子宫颈管型。②子宫内膜型。③子宫外。④非特指（NOS）。

3. 其他恶性肿瘤（需注明）

4. 辅助性检测

在报告简要说明检测方法和检测结果，使临床容易理解。

5. 计算机辅助阅片

若用自动仪器检测，注明仪器类型和检测结果。

6. 报告内容后面附加的教育学注释及建议（可选）

建议应当准确并符合专业机构出版的临床随访指南。

第二节 组织病理分类

组织病理诊断包括以下方面。

（1）正常或炎症。

（2）宫颈上皮内瘤变。

1）鳞状上皮病变：包括低度上皮内瘤样病变（LSIL）和高度上皮内瘤样病变（HSIL），后者包括过去分类中的CINⅡ和CINⅢ。

2）腺上皮病变：指原位腺癌（AIS）。不足以诊断为AIS的病例可行描述性诊断，如腺上皮异型性。

（3）浸润癌。根据TBS诊断标准，LSIL相当于CINⅠ，HSIL相当于CINⅡ和CINⅢ。

第三节 ASCUS的病理结局

ASCUS指细胞学改变提示LSIL可能，但无论质量还是数量都不足以明确诊断。ASCUS是异常细胞学中占比最高的，机会性筛查中检出率在5％左右。大部分研究都证实，仅有5％左右的ASCUS有诊断为CINⅡ/Ⅲ的风险。ALTS团队将3 488例ASCUS患者纳入研究队列，其中直接行阴道镜下活检的病例组中CINⅡ/Ⅲ的检出率为9.2％。潘秦镜等人对1 281例ASCUS的病理结局分析，发现高达87.21％的ASCUS经阴道镜下活检证实为正常，9.57％为CINⅠ，仅有3.22％为CINⅡ/Ⅲ。表明细胞学诊断ASCUS有很高的假阳性率。如表9-1所示。

表9-1 ASCUS合并HPV阳性患者病理结局

作者	年代	国家	CINⅡ＋（％）
ALTS	2001	美国	25
Bian ML	2006	中国	6.91
Watson M	2015	美国	11.9
Cuzick J	2017	英国	6.87
Castle PE	2015	美国	18.8

注意：这些与ASCUS相关的病理结局均未提及腺上皮病变。是否细胞学为ASCUS的病例其病理结局与腺上皮病变无关？答案是否定的，因为ASCUS而发现腺上皮病变的概率是存在的，只是之前我们不太会去关注它。这一点，我们在后面的临床病例中会进一步介绍。

第四节 ASC-H 的病理结局

ASC-H 为非典型鳞状上皮细胞（ASC）的一个亚型，是指细胞学改变提示 HSIL 的可能，但缺乏明确诊断 HSIL 所要求的标准，是异常细胞学中相对少见的分类，通常占所有 ASC 病例的 5%～10%。据近年文献报道，ASC-H 在细胞学中的检出率为 0.2%～0.6%。广州金域医学中心对 2007—2014 年的细胞学结果回顾性分析，ASC-H 的检出率为 0.3%，其中 LBC 为 0.3%，CPS 为 0.2%。

ASC-H 患者的病理学结局在不同的文献报道中差别很大。Mokhtar 等对 123 例 ASC-H 患者随访发现，CIN Ⅱ/Ⅲ 累积检出率为 59.4%，而 McHale 等报道的高级别病变累积检出率仅为 12.2%。Gilani SM 等对 235 518 例细胞学结果分析发现 727 例 ASC-H，检出率为 0.3%，对病理结局随访发现 120 例（38.8%）诊断为 CIN Ⅱ/Ⅲ，75 例（24.2%）诊断为 CIN Ⅰ。如表 9-2 所示。

同样的，这些与 ASC-H 相关的病理结局均未提及腺上皮病变。是否细胞学为 ASC-H 的病例其病理结局与腺上皮病变无关？我们在后面的临床病例中会进一步介绍。

表 9-2 ASC-H 患者病理结局

年龄	LSIL（%）	HSIL（%）	转化区数量（%）	阳性/正常（%）	总计
<30	48（31.1）	65（42.2）	7（4.5）	34（22.1）	154
30～49	24（19.0）	44（35）	9（7.1）	49（38.9）	126
>49	3（10.3）	11（38）	4（13.7）	11（38.0）	29
总计	75（24.3）	120（38.8）	20（6.5）	94（30.4）	309

来自：Gilani SM，Tashjian R，Fathallah L. Cervical cytology with a diagnosis of atypical squamous cells，cannot exclude high-grade squamous intraepithelial lesion（ASC-H）：a follow－up study with corresponding histology and significance of predicting dysplasia by human papillomavirus（HPV）DNA test［J］. Archives of Gynecol&Obstet，2012，1（1）：645-648.

第五节 LSIL 的病理结局

LSIL 包括典型 HPV 感染引起的细胞学形态改变（挖空细胞）和传统轻度异型增生细胞（非挖空细胞）。参考不同研究结果，LSIL 的检出率在 2% 左右。对 LSIL 病理结局进行随访发现，细胞学报告的 LSIL 经病理学诊断为 CIN Ⅱ 及以上病变约为 15%，病理学诊断为 CIN Ⅰ 的约为 67%，另外，还有一部分 LSIL 病理结果为正常（约为 15%）。如表 9-3 所示。

表 9-3　LSIL 患者病理结局

细胞学检查技术	病例数	CINⅡ/Ⅲ（%）	CINⅠ（%）	阴性（%）
ThinPrep	3 066	498（16.2）	2 139（69.8）	429（14.0）
SurePath	994	130（13.1）	720（72.4）	144（14.5）
LPT	155	22（14.2）	104（67.1）	29（18.7）
LITUO	1 127	166（14.7）	754（66.9）	207（18.4）
CPT	645	93（14.4）	467（72.4）	85（13.2）
总计	5 987	909（15.2）	4 184（66.9）	894（14.9）

来自：Zheng B，Yang H，Li Z，et al. HPV test results and histological follow-up results of patients with LSIL cervical cytology from the largest CAP-certified laboratory in China [J]. J of Cancer，2017，8（13）：2436-2438.

同样的，这些与 LSIL 相关的病理结局均未提及腺上皮病变。是否细胞学为 LSIL 的病例其病理结局与腺上皮病变无关？我们在后面的临床病例中会进一步介绍。

第六节　HSIL 的病理结局

HSIL 即高度鳞状上皮内病变。既往的研究中，HSIL 大约占宫颈细胞学的 0.5%，不同国家地区、人群及实验室所结果不同。广州金域医学检验中心对 1 804 108 例细胞学结果进行分析，发现 HSIL 的报告率为 0.66%。2015 年复旦大学妇产科医院对细胞学结果分析，HSIL 的报告率为 0.48%（4 269/886 122）。

据报道，在台湾的一项研究中，75.70% 的 HSIL 经病理学诊断为高级别上皮内瘤变，7.9% 最终诊断为浸润癌。广州金域医学中心对 2 414 例 HSIL 随访，发现有 82.6% 经病理诊断为 CINⅡ＋，有 10.1% 经病理诊断为浸润癌。上海复旦大学妇产医院对 2 351 例 HSIL 随访发现，74.1% 的女性有 CINⅡ/Ⅲ，14.2% 的女性有浸润性鳞癌。这些研究都证实了细胞学 HSIL 诊断 CINⅡ＋的高阳性预测值。此外，国内研究中 HSIL 的浸润癌检出率是明显高于欧美的，欧美国家 HSIL 中的浸润性宫颈癌检出率仅为 2%～3%。更多的信息见表 9-4。

表 9-4　HSIL 患者病理结局

细胞学检查技术	病例数	恶性上皮肿瘤（%）	CINⅡ/Ⅲ（%）	CINⅠ（%）	阴性（%）
ThinPrep	1 927	212（11.0）	1 383（71.8）	241（12.5）	91（4.7）
SurePath	178	12（6.7）	136（76.4）	26（14.6）	4（2.2）
LPT	50	4（8.0）	39（78.0）	6（12.0）	1（2.0）

细胞学检查技术	病例数	恶性上皮肿瘤（%）	CINⅡ/Ⅲ（%）	CINⅠ（%）	阴性（%）
LITUO	91	8（8.8）	66（72.5）	15（16.5）	2（2.2）
LBC	2 246	236（10.5）	1 624（72.3）	288（12.8）	98（4.4）
CPT	168	8（4.8）	126（75.0）	26（15.5）	8（4.8）

来自：Zheng B，Austin RM，Liang X，et al. PPV of an HSIL cervical cytology result in China's largest CAP—certified laboratory［J］. J of the Ame Society of Cytopathology，2015，4（2）：84-89.

同样的，这些与 HSIL 相关的病理结局均未提及腺上皮病变。是否细胞学为 HSIL 的病例其病理结局与腺上皮病变无关？我们在后面的临床病例中会进一步介绍。

第七节　SCC 的病理结局

鳞状细胞癌最常见的两种类型为角化型和非角化型。广州金域医学检验中心对 2 372 729 例细胞学结果进行分析，发现 SCC 800 例，总检出率为 0.03%。不同的研究中检出率的差异除了细胞学方法的不同，还有筛查人群的差异。

SCC 的判读在病理医生之间重复性很高，病理结果与细胞学诊断的符合率接近 90%。广州金域医学中心对 119 例 SCC 进行随访，发现 80.7% 的 SCC 经病理诊断为浸润癌，17.6% 诊断为 CINⅡ/Ⅲ。更多的信息见表 9-5。

表 9-5　SCC 患者病理结局

细胞学检查	病例数	恶性上皮肿瘤（%）	CINⅡ/Ⅲ（%）	CINⅠ（%）	阴性（%）
ThinPrep	106	87（82.1）	17（16.0）	1（0.9）	1（0.9）
SurePath	4	3（75.0）	1（25.0）	0	0
LPT	5	4（80.0）	1（20.0）	0	0
LITUO	2	1（50.0）	1（50.0）	0	0
LBC total	117	95（81.2）	20（17.1）	1（0.9）	1（0.9）
CPT	2	1（50.0）	1（50.0）	0	0
总计	119	96（80.7）	21（17.6）	1（0.8）	1（0.8）

来自：Zheng B，Li Z，Liang X，et al. Cervical cytology reporting rates from China's largest college of American pathologists-certified laboratory with a focus on squamous cell carcinoma cytology and its histopathological follow-up results［J］. Acta Cytologica，2015，59（5）：399-404.

同样的，这些与 SCC 相关的病理结局均未提及腺上皮病变。

以上所获资料，多数是来自已知细胞学结果的随访结果。我们来看看 AIS 的真实世界。

我们对 2014 年 1 月至 2018 年 12 月在湖北省妇幼保健院经阴道镜活检或宫颈锥切确诊的 AIS 患者进行了回顾性队列研究。共纳入 37 例 AIS 患者。AIS 患者中 51.35%（19/37）为无症状筛查发现，细胞学阳性率为 67.57%（25/37），HPV 阳性率高达 97.97%（32/33）。这 37 例的细胞学异常包括腺上皮异常 7 例（18.92%），鳞状上皮异常 18 例（48.65%）。也就是说，AIS 术前细胞学异常有近一半为鳞状上皮异常，最终行阴道镜检而获得诊断。更多的信息见表 9-6。

表 9-6　AIS 的细胞学初筛与诊断

作者	年代	病例数	细胞学	HPV 检测	镜下活检＋/－ECC	锥切	活检＋锥切
雷钧	2013	38	/	/	/	/	100%
米兰	2016	24	10%（2/20）	84.2%（16/19）	63.2%（12/19）	100%（5/5）	100%
Srisomboon J	2007	45	28.9%	/	/	/	
Costa S	2007	42	42.9%（18/42）	/	28.6%（12/42）	/	/
Andersson S	2013	32	25.0%（8/32）	95%（21/22）	/	/	/

有关 AGC 及以上的细胞学筛查与病理结局的关系，请参考本书的下一个章节。

⊙ 吴绪峰　郭玉琳

参考文献

［1］　魏丽惠,吴绪峰.宫颈病变的三阶梯诊断［M］.武汉:湖北科学技术出版社,2018.

［2］　Nayar R,Wilber DC.The Bethesda system for reporting cervical cytology.definitions,criteria,and explanatory notes［M］.3rd ed.New York:NY Springer Verlag,2015.

［3］　ASCUS LSIL Traige Study（ALTS）Group.Results of a randomized trial on the management of cytology interpretations of atypical squamous cells of undetermined significance［J］.Ame J of Obstet and Gynecol,2003,188(6):1383-1388.

［4］　Pan QJ,Hu SY,Xun ZM,et al.Pooled analysis of the performance of liquid-based cytology in population-based cervical cancer screening studies in China［J］.Cancer Cytopathol,2013,121(9):473-482.

［5］　Bian ML,Chen QY,Zhang XY,et al.Evaluation of clinical management strategies for atypical

王牧等报道 212 例非典型腺细胞 AGC 中 AGC-倾向瘤变 22 例，占 AGC 的 10.38%（22/212）。Yuan 等报道了 2 389 206 例细胞涂片，诊断为 AGC 的 6 829 例，组织病理学随诊 3 890 例，恶性肿瘤 5.20%，其中子宫内膜癌 57.60%，宫颈腺癌 23.60%，卵巢和输卵管癌 6.40%，宫颈鳞癌 5.40%，其他肿瘤占 6.90%。Castle 等研究报道 AGC 组织病理学随诊为恶性肿瘤 16.70%。常柏峰等报道 26 345 例患者中，异常细胞学诊断 2 966 例（11.3%），非典型腺细胞 AGC 141 例，检出率为 0.5%（141/26 345）；117 例有随访组织病理结果，病理学随诊为恶性肿瘤高达 83.80%（98/117），其中 AGC-FN，30 例占 25.6%（良性病变 2 例，鳞状上皮病变 3 例，腺癌 24 例，其他恶性病变 1 例）。王彩红等报道 88 例 AGC 不典型腺细胞中组织学结果异常 42 例，占 47.73%。其中 9 例 CIN I，16 例 CIN II/III，8 例宫颈鳞癌，6 例子宫内膜腺癌，2 例宫颈腺癌（为子宫颈管内膜型黏液腺癌和宫颈浆液性乳头状腺癌），1 例子宫内膜单纯性增生伴轻度非典型增生。88 例 AGC 中 AGC-倾向肿瘤 15 例，病理诊断异常者 13 例，占 86.67%：1 例 CIN I、3 例 CIN II/III、3 例宫颈鳞癌、2 例子宫内膜腺癌、1 例子宫颈管内膜型腺癌、1 例卵巢低分化浆液性囊腺癌、1 例子宫内膜复杂型增生伴中度非典型增生、1 例腺鳞癌。祝建芳等报道 962 例 AGC 中 AGC-倾向瘤变者共 138 例（14.35%），行宫颈活检＋颈管搔刮、宫颈锥切、分段诊刮或子宫切除术。术后组织病理学阴性病例（良性病变）30 例（占 21.7%，30/138）。术后的组织病理学阳性病例 106 例，占 76.8%（106/138），其中，HSIL 及以上严重病例 65 例（占 47.1%，65/138）。106 例 AGC-倾向瘤变者中，6 例（4.35%）宫颈鳞状细胞癌、11 例（7.97%）宫颈腺癌、1 例（0.72%）AIS、4 例（2.90%）LSIL、26 例（18.84%）HSIL、7 例（5.07%）子宫内膜不典型增生、45 例（32.61%）子宫内膜癌、2 例（1.45%）子宫内膜癌肉瘤、1 例（0.72%）阴道腺癌、3 例（2.17%）盆腔其他恶性病变。962 例 AGC 中，AGC-NOS 阳性率 19.9%，与 AGC-FN 阳性率 78.3% 相比，差异有统计学意义。Thoji 等对照了 41 例细胞学诊断 AGC 的手术后病理诊断结果，其中 13 例为子宫内膜癌。数据显示，内膜癌早期就容易出现于宫颈涂片中，而卵巢癌晚期更易出现。陈平等采集标本 29 271 例，AGC 的病例 108 例，有明确组织学随访资料的病例 92 例。取材方法包括阴道镜下宫颈多点活组织检查、子宫颈电热圈环切术 leep、宫颈锥切、宫颈搔刮、分段诊刮、子宫全切术等。术后 35 例组织学检查结果阴性，57 例组织学检查结果阳性。所有阳性病例中宫颈鳞状上皮病变占 14.13%（13/92），腺上皮病变 40.22%（37/92），腺上皮病变所占比例高。57 例组织学检查结果阳性病例中，CIN 12 例，宫颈癌 1 例，CGIN 7 例，宫颈腺癌 13 例，子宫内膜癌 17 例，卵巢腺癌 5 例和输卵管腺癌 2 例。雷春梅等报道 43 例 AGC 中，6 例 AGC 倾向肿瘤者都存在组织病理学病变，其中 4 例（66.7%）CIN II～III 累及腺体，1 例（16.7%）CIN I，1 例（16.7%）CIN II。

AGC 细胞学检查阳性者提示病变的发生率较高，尤其是 AGC 倾向肿瘤者，宫颈上皮内瘤变和子宫颈管原位腺癌或腺癌组的患病率均高于意义不明的不典型腺细胞。表明细胞学诊断为 AGC-FN 的样本中，组织学检出阳性率很高，即诊断为 AGC-FN 的病变具有更高的组织学诊断意义。

更多的细胞病理信息见表 10-1。

表 10-1 AGC 患者病理结局

AGC 类型	病列数 (%)	宫颈鳞状上皮病变病例数 (%)		宫颈腺上皮病变病例数 (%)		子宫内膜病变病例数 (%)		转移癌病例数 (%)	阴性病例数 (%)
		CIN I	CIN II/III	AIS	ADCa	CAH	EmCa		
AGC-NOS	1 630 (54.2)	196 (12.0)	35 (2.2)	13 (0.8)	9 (0.6)	14 (0.9)	95 (5.8)	11 (0.7)	1 259 (77.2)
AEC	760 (25.3)	126 (16.6)	21 (2.8)	12 (1.6)	3 (0.4)	4 (0.5)	3 (0.4)	0	593 (78.0)
AMC	211 (7.0)	9 (4.3)	0	1 (0.5)	0	16 (7.6)	47 (22.3)	1 (0.5)	137 (64.9)
AGC-FN	26 (0.9)	0	3 (11.5)	6 (23.1)	2 (7.7)	0	12 (46.2)	1 (3.8)	3 (11.5)
AGC/ASC-H	227 (7.6)	63 (27.8)	49 (21.6)	6 (2.6)	2 (0.9)	2 (0.9)	6 (2.6)	1 (0.4)	100 (44.1)
AGC/LSIL	66 (2.2)	42 (63.6)	2 (3.0)	0	1 (1.5)	0	1 (1.5)	0	20 (30.3)
AGC/HSIL	87 (2.9)	17 (19.5)	57 (65.5)	0	2 (2.3)	0	2 (2.3)	0	9 (10.3)
总计	3 007	453 (15.1)	167 (5.6)	38 (1.3)	19 (0.6)	36 (1.2)	166 (5.5)	14 (0.5)	2 121 (70.5)

来源：Pradhan D，Li Z，Ocque R，et al. Clinical significance of atypical glandular cells in pap tests：an analysis of more than 3 000 cases at a large academic women's center ［J］. Cancer Cytopathology，2016，124（8）：589-595.

注意：AGC 的病理结局除了与宫颈腺上皮有关，还与宫颈鳞状上皮、内膜病变有关。

第三节 AIS 的病理结局

在《WHO（2013）女性生殖系统肿瘤分类》中，关于宫颈腺上皮前驱病变的临床分类，将宫颈腺上皮前驱病变分为腺体异型增生（glandular dysplasia）和腺体原位癌（adenocarcinoma in situ，AIS）。《WHO（2014）女性生殖系统肿瘤分类》中，最初将宫颈腺上皮前驱病变命名为宫颈腺上皮内瘤变（cervical glandular intraepithelial neoplasia，CGIN），并分为Ⅰ～Ⅲ级。在临床实践中逐渐发现三级分类系统的重复性差，划分标准较难掌握。因此与宫颈鳞状上皮前驱病变的分级一样，将其演化为仅区分低级别（low grade）CGIN 和高级别（high grade）CGIN 的二级分类系统。经过十几年的临床验证和 HPV 检测的验证发现，宫颈腺体异型增生/低级别 CGIN 与 hr-HPV 感染的相关性和临床意义均不确定，多为炎症刺激的继发变化，并非真正的宫颈腺上皮前驱病变。因此，《WHO（2014）女性生殖系统肿瘤分类》中，宫颈腺上皮前驱病变分类明确提出，仅将 AIS/高级别 CGIN 作为明确的宫颈腺上皮前驱病变，并限定其组织学诊断标准为：①细胞具有重度和显著异型性。②可见核分裂象。③常见细胞凋亡。P16 免疫组化结果呈弥漫强阳性，可用于宫颈腺上皮前驱病变的辅助诊断。由于需要将宫颈腺上皮前驱病变与子宫内膜异位、纤毛上皮化生、子宫下段腺体及反应性腺上皮异型性等病变进行区别，因此，AIS 的组织学诊断是妇科病理诊断中的难点之一，这也进一步加剧了对宫颈腺癌筛查的难度。

根据显微镜下上皮细胞不同表现，AIS 可分为普通型、肠型及子宫内膜样型等亚型。在《WHO（2014）女性生殖系统肿瘤分类》中，关于宫颈腺癌前驱病变的临床分类中新增加了一种 AIS 亚型，即产生黏液的复层上皮内病变（stratified mucinous-producing intraepithelial lesion，SMILE）。该亚型于 2000 年首次被提出，绝大部分与宫颈 HSIL、普通型宫颈 AIS 和宫颈浸润性癌相伴，独立存在较为罕见。SMILE 细胞形态学既不同于鳞状上皮内病变（squamous intraepithelial lesion，SIL）细胞，因其虽然呈复层排列，但中表层细胞有明显黏液分泌；也不同于普通型宫颈 AIS，因其虽然在宫颈上皮和间质交界处多呈现圆形或小叶状轮廓，并分泌黏液，但并不形成明确腺体。因此，最初这种宫颈腺上皮前驱病变曾被当作具有鳞状上皮和腺上皮双重分化的前驱病变代表。

由于 AIS 的病灶常位于宫颈管内，且病变常呈多灶性及跳跃性，因此，细胞学检查诊断 AIS 较困难。研究认为宫颈细胞学检查对 AIS 的敏感性只有 50%。王鸿宇等回顾性研究宫颈细胞学检查（TCT）及组织病理学检查 3 052 例，AIS 的诊断以最终组织病理诊断结果为金标准，分析得出：对于 AIS 的诊断，细胞学检查相对组织病理学的灵敏度为 21.74%、阳性预测值为 8.62%、假阴性率为 78.26%。陆晓青等对比分析 52 例宫颈腺上皮细胞病理与组织病理结果，细胞学诊断 AIS 4 例，而组织学诊断 1 例宫颈鳞癌、1 例内膜不典型增生和 2 例内膜增生过长，4 例均与组织学结果不一致。Niu S 等回顾性分析 pap 检查的 72 例 AIS 病例，细胞学诊断与组织学诊断一致性为 8.3%。

上述资料表明 AIS 细胞学诊断与组织学诊断一致性较低。分析认为可能原因是：①宫颈腺体病灶位于宫颈管内，位置隐蔽，不易观察，易造成取材不到位。②AIS 作为宫颈腺癌前驱病变，当腺上皮未受累及时，受检查方法所限，细胞学检查无法发现异常。③宫颈腺癌前驱病变时的细胞异型性相对较小，使诊断难度相应增加。④如涂片中炎性或血性背景过重，均会影响诊断的准确性。⑤涂片固定不及时造成细胞退变，影响病理医师的准确判断。

由于 AIS 病灶常位于宫颈管内，且具有多灶性和跳跃性。多灶性 AIS 是指完全正常的子宫颈管上皮组织将 2 个或 3 个区域的 AIS 病变分开，6.5%~15% AIS 病变呈跳跃性改变，因此对于跳跃性病变，即使诊断性锥切术 AIS 切缘阴性，也不能说明病变已全部被切除。AIS 病灶通常位于宫颈管深部，很难在阴道镜下被发现，且病变多位点性增加了诊断治疗的困难。也有文献报道 AIS 在移行带出现单一的病灶。

第四节 腺癌的病理结局

在宫颈细胞学检查中，腺细胞可能来自宫颈管黏膜、子宫内膜、输卵管黏膜及卵巢上皮细胞，甚至是经输卵管迁移而来的腹腔内脏器细胞，因此，当宫颈细胞学检测发现腺癌细胞时，要考虑腺癌细胞的来源，需要进一步检查确诊才能指导后续治疗。

陆晓青等对比分析 52 例宫颈腺上皮细胞病理与组织病理结果，细胞学诊断为腺癌（adenocarcinoma，AC）或可疑腺癌共 4 例，最后经组织学确诊为腺癌 2 例，1 例恶性黑色素瘤，1 例内膜不典型增生。2 例腺癌分别为子宫内膜样癌和转移性卵巢浆液性乳头状腺癌。细胞病理与组织病理诊断符合率为 50%。许淑霞等回顾性研究液基细胞学细胞病理与组织病理结果，对比分析 287 例中细胞学诊断腺癌 37 例（12.9%），组织学诊断均为子宫内膜腺癌。Niu S 等回顾性分析 pap 检查中细胞学诊断宫颈腺癌病例 48 例，细胞学诊断与组织学诊断一致性为 22.9%。

赵焕等分析宫颈液基细胞学诊断女性生殖系统腺癌的准确性，收集 259 例病例，细胞学诊断腺癌 64 例中，组织学诊断腺癌 60 例（18 例宫颈腺癌、28 例子宫内膜腺癌、14 例卵巢及输卵管腺癌）、1 例 CIN Ⅰ、1 例宫颈鳞癌、2 例呈炎性反应。细胞学诊断可疑腺癌 22 例中组织学诊断腺癌 20 例（3 例宫颈腺癌、9 例子宫内膜腺癌、8 例卵巢及输卵管腺癌）、1 例宫颈鳞癌和 1 例子宫肌瘤。腺癌和可疑腺癌的细胞病理与组织病理诊断符合率为 93.02%（80/86）。细胞学报告为腺癌的敏感性：宫颈腺癌、子宫内膜腺癌和卵巢/输卵管腺癌诊断的敏感性分别为 65.6%（21/32）、38.9%（37/95）和 36.1%（22/61），其中，宫颈腺癌的诊断敏感性最高。

宫颈腺癌常发生于子宫颈鳞柱交界处的腺上皮，深部腺体较表面腺体易被累及，且病变可以非常局限，尤其是原位腺癌。随着年龄的改变，宫颈移行区退入子宫颈管内，通过宫颈刷片检查腺细胞病变更为困难，细胞学诊断问题可因腺细胞量少导致诊断困难。宫颈活检标本中的原位腺癌和早期浸润性腺癌，往往是宫颈浸润性腺癌的伴随病变，不应该通过小活检标本诊断，应等待宫颈锥切术后标本才能明确诊断，并做到送检标本的完全和充分取材才能做到精准诊断。

⊙ 谭文福

参考文献

［1］ 王牧,宦大为.非典型腺细胞在宫颈细胞学检查中临床分析[J].临床军医杂志,2019,47(9):985-988.
［2］ 张和平,赵彩霞,汪勤,等.非典型腺细胞在宫颈细胞学检查中的意义[J].诊断病理学杂志,2015,22(6):367-369.

［3］ 王彩红,赵文英,潘晋兵,等.宫颈细胞学筛查结果中非典型腺细胞的临床意义[J].临床医药实践,2015,24(5):334-337.

［4］ 雷春梅,于璐.邓菊庆,等.非典型腺细胞在宫颈细胞学筛查中的临床意义[J].中国组织化学与细胞化学杂志,2018,27(4):350-353.

［5］ 祝建芳,吴荔香,修晓燕,等.宫颈细胞学筛查中不典型腺细胞的临床意义[J].实用妇产科杂志,2017,33(11):865-868.

［6］ Dinesh Pradhan,Zaibo Li,Rebecca Ocque,et al.Clinical significance of atypical glandular cells in pap tests:an analysis of more than 3 000 cases at a large academic women's center[J].Cancer Cytopathology,2016,(8):589-595.

［7］ Marques JP,Costa LB,Pinto AP,et al.Atypical glanduler cells and cervical cancer:systematic review[J].Rev Assoc Med Bras,2011,57(2):234-238.

［8］ Feum K,Gupta D.Evaluation of women with atypical glandular cells on cervical cytology[J].Female Patient(Parsippany),2011,36(9):23-29.

［9］ Wood MD,Horst JA,Bibbo M.Weeding atypical glandular cell look-alikes from the true atypical lesions in liquid-based pap tests:a review[J].Diagn Cytopathol,2007,35(1):12-17.

［10］ Yuan L,Biscotti CV,Zhu H,et al.Significance of atypical endometrial cells in women younger than 40 years of age[J].J Am Soc Cytopathol,2019,S2213-2945(19):33-37.

［11］ Castle PE,Fetterman B,Poitras N,et al.Relationship of atypical glandular cell cytology,age,and human papillomavirus detection to cervical and endometrial cancer risks[J].Obstet Gynecol,2010,115(2 Pt 1):243-248.

［12］ 常柏峰,赵琳琳,周彬,等.宫颈非典型腺细胞液基细胞学诊断的临床意义探讨[J].诊断病理学杂志,2016,23(2):89-92.

［13］ Shoji T,Takatori E,Takeuchi S,et al.Clinical significance of atypical glandular cells in the Bethesda system 2001:acomparison with the histopathological diagnosis of surgically resected specimens[J].Cancer Invest,2014,32(4):105-109.

［14］ 陈平,胡正强,岳新爱,等.非典型腺细胞在宫颈细胞学筛查中的应用价值[J].现代临床医学,2016,42(4):253-255.

［15］ 王秋曦,王淑珍,刘军.子宫颈细胞学不典型腺细胞的临床意义[J].中华医学杂志,2009,89(39):2779-2782.

［16］ Mitchel HS.Outcom after a cytological prediction of glandular abnormality[J].Aust N Z J Obster Gynaecol,2004,44(4):436-440.

［17］ Park JJ,Sun D,Quade BJ,et al.Stratifiedmucin-producing intraepithelial lesion of the cervix:adenosquamous or columnar cell neoplasia? [J].Am J Surg Pathol,2000,24(11):1414-1419.

［18］ Polterauer S,Reinthaller A,Horvat R,et al.Cervical adenocarcinoma in situ:update and management[J].Current Obstetrics and Gynecology Reports,2013,2:86-93.

［19］ 王鸿宇,杨建萍,严淑萍,等.宫颈原位腺癌的常用病理学诊断[J].郑州大学学报(医学版),2016,51(3):428-431.

［20］ 陆晓青,余新春,陈洁瑛,等.52 例宫颈腺上皮病变细胞病理学分析[J].肿瘤学杂志,2010,16(5):416-417.

［21］　Niu S,Molberg K,Thibodeaux J,et al.Challenges in the pap diagnosis of endocervical adenocarcinoma in situ［J］.Journal of the American Society of Cytopathology,2018,12(4):141-148.

［22］　Wentzensen N,Massad L S.Evidence-based consensus recommendations for colposcopy practice for cervical cancerprevention in the United States［J］.J Low Genit Tract Dis,2017,21(4):216-222.

［23］　Ostor A G,Paganor,Davoran A M.Adenocarcinoma in situ of the cervix［J］.Int J Obstet Gynecol Paghol,1984,3(2):179-190.

［24］　Wright T C J R,Massad L S,Dunton C J,et al.2006 consensus guidelines for the management of women with cervicalintraepithelial neoplasia or adenocarcinoma in situ［J］.Am J Obstet Gynecol,2007,197(4):340-345.

［25］　Christopherson WM,Nealon N,Gray LA.Noninvasive precursor lesions of adenocarcinoma and mixed adenosquamous carcinoma of the cervix uteri［J］.Cancer,1979,44(3):975-983.

［26］　Ostor AG,Pagano R,Davoren RAM,et al.Adenocarcinoma in situ of the cervix［J］.International Journal of Gynecologic Pathology,1984,3(2):179-190.

［27］　Bertrand M,Lickrish GM,Colgan TJ.The anatomic distribution of cervical adenocarcinoma in situ:implications for treatment［J］.American journal of obstetrics and gynecology,1987,157(1):21-25.

［28］　许淑霞,林建松,马宏,等.宫颈液基细胞学涂片筛查子宫内膜癌的诊断线索［J］.临床与病理杂志,2017,37(9):1911-1915.

［29］　赵焕,王乃朋,赵琳琳,等.子宫颈液基细胞学诊断女性生殖系统腺癌的准确性分析［J］.肿瘤防治研究,2008,35(7):515-517.

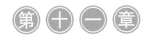

HPV 检测的临床意义及方法

第一节　HPV 检测的临床意义

近年来宫颈癌发病率在某些地区有明显上升趋势，且患者趋于年轻化的现象越来越普遍。Zur Hausen 在对宫颈癌风险因素探索研究的基础上首次提出宫颈癌可能由 HPV 感染引起，且从生殖道疣中克隆到 HPV 6、HPV11、HPV16 和 HPV18，证实了 HPV 感染与宫颈癌的发生密切相关，奠定了宫颈癌研究领域的里程碑，使宫颈癌成为目前所有癌症中唯一一种病因明确、可以早期预防和治疗，以及彻底根除的癌症。

一、HPV 概况

HPV 是一种明显具有宿主和组织特异性的 DNA 病毒。HPV 只能感染人类，而且 HPV 具有严格嗜上皮细胞的特点，HPV 感染具有两个特点：①嗜鳞状上皮性。HPV 进入基底层，在基底细胞分裂复制，进入鳞状上皮表层并干扰鳞状细胞周期的正常分化，使鳞状上皮异常增生。②免疫逃逸性。HPV 感染一般不引起强烈的免疫反应，不伴随炎症，但免疫抑制状态易感染 HPV，如 HIV 患者和器官移植者。根据其致瘤能力的高低，可以分为高危型（14 种）、潜在高危型和低危型三类。基础研究和流行病学调查的证据都表明，HPV 感染，特别是高危型 HPV 感染几乎是所有子宫颈癌发生的必要条件。高危型 HPV 通过其癌蛋白 E7 降解抑癌基因 pRB 的产物，使细胞跨越细胞周期 G1/S 检查点，进入增殖周期；通过其 E6 癌蛋白降解抑癌基因 p53 的产物，使细胞抵抗凋亡，异常生长；E6 癌蛋白还能激活人端粒酶催化亚单位 hTERT，导致细胞永生化。此外，高危型 HPV 的癌蛋白还能引起细胞有丝分裂异常，造成染色体不稳定，促使受感染的细胞发生恶性转化。

宫颈癌前病变及宫颈癌的检出率在一定程度上体现了宫颈癌的筛查水平，医疗技术人员水平越高，早期诊断率、癌前病变及宫颈癌检出率越高。同时，筛查参与率与筛查效果密切相关，筛查参与率越高，筛查覆盖效果越好，检出率越高。目前，发展中国家采用 HPV-DNA 检测作为筛查手段可以减少患者的随访次数，降低对细胞病理医师和设备的需求，显示出了良好的成本效益。Zur Hausen 教授认为，当这些方法广泛应用于发展中国家妇女时，才能充分体现 HPV 疫苗、早期筛查和治疗新办法的临床疗效。特别是 HPV 检测的出现，更为广大发展中国家提供了一个成本低廉、准确可靠、简单快速的基于

HPV-DNA 检测的筛查手段。

宫颈癌发病趋向年轻化，分析其主要原因如下：①人们健康体检防癌意识逐渐提高，妇科常规检查渐渐普及，容易早期发现。②中青年随着社会的发展，性观念有所改变，过早发生性生活且多个性伴侣，不健康的性生活更容易提高致癌敏感性。③吸烟、长期口服避孕药、酗酒等不良习惯。④传统巴氏涂片敏感性和特异性较低，而目前临床使用的宫颈细胞薄层涂片对宫颈病变的检测率较高，敏感性和特异性分别达到 87% 和 94%，提高了检出率。鉴于年轻化趋势，早期普查势在必行。由于宫颈癌发病趋于年轻化，年轻女性处于性活跃期，因此年轻女性也是宫颈癌筛查的重点人群。大部分年轻女性的 HPV 感染是暂时的，约 80% 的 HPV 感染呈一时性，随后被免疫系统清除，这是 HPV 感染最常见的结局。在另外的 20%HPV 感染人群中，约 80% 的患者感染的病毒也能在 3 年内被清除，病变会逐渐消失。只有很少一部分患者（4%）体内病毒不能被清除，感染呈持续性。这些持续感染 HPV 的妇女有更高的风险患子宫颈癌。在子宫颈良性病变和 LSIL 中，HPV-DNA 以游离状态存在；在大多数 HSIL 和浸润性癌中，HPV-DNA 以单拷贝或多拷贝形式整合于宿主基因组中。整合型 HPV 基因片段的插入可引起细胞功能丧失或下降，可能是 HPV 相关恶性肿瘤发病机制的主要原因。目前认为 HPV 的致癌机制为：高危 HPV 的持续感染并整合到宿主基因组，在多种其他因素的协同作用下最终发展为子宫颈癌。

我国人口众多，经济、文化、医疗卫生发展不平衡，子宫颈癌依然严重威胁着妇女的健康和生命。现今的特点是：①发病率明显上升。②发病年龄年轻化。③发病率很不平衡，西部及某些高发地区尤为严重。因此，子宫颈癌的预防问题至关重要，通过实施接种 HPV 疫苗和宫颈癌筛查规划两方面的措施可减少宫颈癌相关的死亡率，但大多数发展中国家及我国大部分地区至今仍然缺乏所需要的基础设施和受过培训的人员。为努力发现适合于低资源环境中的替代战略措施，联合国帕斯适宜卫生科技组织（program for appropriate technology in health，PATH）与 4 个其他国际组织一起成立了宫颈癌预防联盟（assosiation of cervical cancer prevention，ACCP）。过去的 9 年中，ACCP 进行了一系列研究，比较了相关的宫颈癌筛查技术，包括细胞学、使用醋酸（VIA）或卢戈碘液（VILI）的可视检查方法，以及最新的 HPV-DNA 测试方法。在全球 20 个以上资源匮乏环境中评价了这些检测方法的效能。ACCP 研究显示，实施二级预防宫颈癌的最具效能和最有利的战略是采用 HPV-DNA 或 VIA 检测方法（用醋酸涂抹宫颈之后用肉眼观察）进行筛查，然后利用冷冻疗法治疗癌前病变。患者一次就诊即可以获得最理想的结果（目前可能用 VIA 合并冷冻疗法），并且能够由医生和非医生，包括护士和助产士来操作。此种"即查即治"的治疗模式虽需要进一步论证，但在医疗资源贫乏的地区不失为一种有效的预防宫颈癌的手段。

二、用于初筛或联合筛查

HPV 感染通常要比形态学改变早，并且由病毒感染引起的相关形态学改变的潜伏期比较长。HPV 感染是否一定会导致形态学改变及 HPV 感染后多长时间才发生形态学改变，目前尚无定论。尤其对于 HPV 潜伏感染状态，只能依赖 DNA 检测才能发现。HPV

检测的敏感性优于传统细胞学等形态学检查，其对细胞学正常或轻度损害患者的未来发展有预警作用。持续携带 HR-HPV 强烈指示感染者处于发展为子宫颈癌前病变的高度危险中。

在过去的 50 年里，巴氏涂片作为宫颈癌筛查的首选方法，在宫颈癌的预防中发挥着重要的作用，至今仍然有不少国家和地区沿用此方法。由于细胞学技术所需设备、专业人员及质量控制、诊断标准等限制，其局限性日渐突出。另外，巴氏涂片诊断宫颈癌的假阴性率较高（15%～40%），甚至高达 50%，其报告系统也不适应现今医疗服务的需要。20 世纪 90 年代后，巴氏涂片方法在采样、制片、阅片、报告等诸多方面发生了重大革命，液基细胞和 TBS 报告系统应运而生，Thinprep 液基薄层制片技术（TCT）和 Auto-Cytoprep 细胞学全自动阅片系统分别于 1996 年和 1998 年获美国 FDA 认证，被批准用于代替传统巴氏涂片应用于宫颈癌的初筛。21 世纪以来，TCT 已成为有效的宫颈癌筛查方法，与传统巴氏涂片比较，宫颈鳞状上皮内高度病变的检出率提高了 233%，敏感度提高了 10%～15%。美国 Digene 公司研发的第二代 DNA 杂交捕获技术（hybird capture Ⅱ，HC-Ⅱ）是由美国 FDA 批准可在临床使用的 HPV-DNA 检测方法，其优点在于：①对 13 种 HR-HPV 进行高通量检测。②仪器高度自动化，操作简单，易于培训。③诊断标准化，以对光单位与标准阳性对照的比值（RLU/PC）≥1.0 pg/ml 为阳性，结果客观可靠，重复性好。④对宫颈高度病变（CIN Ⅱ）以上的敏感度达 95% 以上，而宫颈癌的阳性率几乎为 100%，阴性预测值为 99.9%。⑤有助于浓缩高危人群，预测发病风险，决定筛查间隔。但是，尽管 HC-Ⅱ 的检测效果已获得公认，但只能概括地检测出 13 种 HR-HPV，不能分辨具体亚型，因此也不能区分单一型或多重型感染。细胞学和 HPV-DNA 检测的联合是目前宫颈癌筛查的主要方法，两者结合应用可以同时了解病变的程度以及明确 HPV 感染的型别，能够进一步提高确诊率和预判病情。美国凯撒中心对 5 000 名妇女进行宫颈癌筛查，结果显示，单一液基细胞学检出 CIN Ⅱ 以上病变的敏感度为 75%，单一 HC-Ⅱ 检出 CIN Ⅱ 以上病变敏感度为 94%，两种方法联合，则敏感度达 98%。

细胞学阴性而 HR-HPV 持续阳性者，宫颈癌发病风险度高，对此人群要定期随访。美国癌症协会建议每 3 年做 1 次联合检测即可，连续 2 次 HPV 检测和细胞学正常，筛查间隔可延至 5～8 年。英国的经济学家分析，在英国 30 岁以上的妇女中，同时采用巴氏涂片和 HPV 检测可以使不满意的巴氏涂片的数量由 7.9% 降至 1%，而且可以使检查间隔由每 3 年一次延至每 5 年一次，由此节省的常规筛查、涂片复查，以及不必要的阴道镜检查、病理检查、随访和诊治等费用将达整个子宫颈涂片筛查方案的 1/4 费用。

目前，细胞学和组织活检等筛查技术已成熟稳定，而 HPV 基因检测技术则发展迅速。随着越来越多的分子生物学领域的技术引入到 HPV 筛查工作中，诊断结果的灵敏度、特异性、重复性均不断得到提高。传统巴氏涂片的主要缺点是敏感性低，液基标本敏感性为 61%～95%，而 HPV 检测的主要缺点是特异性低于细胞学检查，尤其是 30 岁以下的妇女。因此，将细胞学检查与 HPV-DNA 检测联合应用，能够提高筛查效率，提高宫颈病变的检出率。

三、可疑患者的分流

无明确诊断意义的不典型鳞状上皮细胞（ASCUS）可能是反应性变化，也可能隐藏着 CIN 甚至子宫颈癌。据文献报道，ASCUS 组织学可有病理结局，5.3%～11% 的 ASCUS 有高度癌前病变，约 0.1% 存在子宫颈癌。ASCUS 是最难决定治疗对策的细胞学结果。对于 ASCUS，传统的处理办法是，发现 ASCUS 后，2 年内每 6 个月重复一次细胞学检查，连续 4 次正常后改为每年定期复查，如果结果为阳性立即行阴道镜和病理活检，其中只有 10%～20% 转变 CINⅢ。大部分妇女需经常随诊，在复查中承受严重的精神、心理及经济负担。Silverloo 等认为 HPV 检测在 CINⅢ 或子宫颈癌中有更高的敏感度和特异性，其检出子宫颈高度病变的敏感度比单纯重复细胞学检查高。HPV 检测对于难以鉴定的 ASCUS 和子宫颈脱落细胞轻度病变是一种有效的再分流方法，它能将 CIN 有效检出，减少了阴道镜下活检明确子宫颈癌前病变的数目，对 ASCUS 患者的管理起着科学分流作用，从而减少患者不必要的子宫颈损伤和患者的经济负担。

四、治疗后的随访

用 HPV-DNA 检测来预测病变变化或术后复发的风险，进行术后指导追踪。研究表明，子宫颈锥切术后应用 HPV-DNA 检测可预测残余 CIN，并有很高的灵敏度和阴性预测值。手术后 6～12 个月检测 HPV 阴性，提示病灶切除干净，可最大限度减轻患者的焦虑情绪，减少随诊次数和不必要的阴道镜检查。若术后 HPV 检测阳性，提示有残余病灶及有复发可能，HPV 阳性比细胞学异常结果更有预测价值。HPV 是评估子宫颈癌预后的一个独立的指标，在子宫颈癌治疗后的随访中具有一定的意义。HPV 阳性的子宫颈癌患者在治疗后，如果 HPV 仍持续阳性，则其预后较差。检测子宫颈癌旁组织，包括盆腔淋巴结组织中的 HPV-DNA，有助于发现癌旁微小转移，并可指导术后辅助治疗。

五、HPV 负荷量检测的意义

HPV-DNA 含量与宫颈病变严重程度的关系存在争议。一部分学者认为，HR HPV 病毒负荷量与子宫颈病变的程度之间存在着明显的剂量反应关系，病毒负荷量越高，子宫颈病变加重的危险越大。Ylitalo 等发现，25 岁前感染高负荷量 HPV16 的妇女 15 年内有 25% 发展为宫颈原位癌。还有许多类似的文献报道子宫颈原位癌的危险性随 HPV 负荷增加而上升，低负荷者是阴性者发生原位癌的 3 倍，而高负荷者是阴性者的 43 倍。Moberg 等认为，高病毒负荷量增加了 HPV 病毒整合事件的发生。Dalstein 等的前瞻性研究发现，HPV-DNA>100pg/ml 和持续 HR-HPV 感染的患者发生 CINⅡ、Ⅲ 的风险增加，反复 HPV 感染的女性，发展到 CINⅡ、Ⅲ 的危险性增高，持续 HPV 阴性或一过性 HPV 感染的女性，在随访过程中均未发展为 CINⅡ、Ⅲ，这些结果表明持续性 HPV 感染在宫颈病变的发展过程中有重要的作用。而另有一部分文献报道 HC-Ⅱ HPV-DNA 含量与宫颈病变的严重程度无关，HPV 负荷量不能预测 CINⅢ 发生的风险。虽然流行病学调查已证明 HPV 负荷量与子宫颈癌患病风险存在关联，但评价长期病毒负荷状态与 HPV 感染进展为

CIN Ⅱ、Ⅲ 和子宫颈癌相关性的纵向研究数据仍缺乏，因此，是否将 HPV 负荷量作为子宫颈癌变的预测指标尚需进一步研究证实。

第二节　HPV 的临床检测方法

一、传统检查方法

1. 细胞病理学检测

在宫颈移行区取材，巴氏染色可见由 HPV 引起的挖空细胞，即可诊断。但由于巴氏涂片的取材方法、涂片质量、染色技术与报告方式等诸多因素影响，常造成较高的假阴性率 53%～90%，其中有 40% 的涂片因质量影响正常诊断，多用于大规模普查和筛查，由于其局限性，已逐渐被美国国立癌症研究所提出的 Bethesda 系统报告方式所取代。

2. 液基细胞学

液基细胞学检测改变了常规涂片的操作方法，标本取出后立即装入有特殊细胞保存液的容器中，几乎保留了取材器上的所有细胞，经高精密度滤器过滤制成均匀薄层涂片，在薄片中不正常的细胞容易被观察，并且湿固定的细胞核结构清晰，易于鉴别。液基细胞学检测与巴氏涂片技术相比，使发现低度病变的敏感度提高 10%～15%。

3. 组织病理学检查

大多数病理学家认为"挖空细胞"对诊断 HPV 感染有特异性但并非唯一的诊断依据。已发现，"挖空细胞"作为组织学诊断标准，其特异度为 95.26%、灵敏度为 77.93%、假阳性率为 4.47%、假阴性率为 22.0%。因此，须结合其他镜下形态综合分析以作出正确诊断。

4. 阴道镜检查

阴道镜可发现肉眼看不见的亚临床病变，并在可疑病变处定位活检，做到早期诊断。但阴道镜的敏感度和特异度均较低，不宜作为筛查的方法。

5. 电镜技术

HPV 是最早在电镜下观察到的病毒之一，将活检标本负染，若能在电镜下见到特征性的病毒颗粒，即可作出诊断。电镜检查法虽然准确率很高，但费时，需特殊仪器设备，且检出阳性率低。

6. 宫颈摄像检查

子宫颈摄像检查是宫颈癌的一种辅助筛查手段，其方法是在宫颈外口涂布 5% 的醋酸后行静态拍照，然后由有经验的阴道镜医师进行评估。此方法能观察到取材时漏掉的宫颈非典型转化区病变，弥补细胞学涂片假阴性率高的不足，有助于对可疑或核异质涂片的细胞学分类。

7. 血清学检查

HPV 感染的血清学检测包括免疫组织化学法、放射免疫沉淀法、酶联免疫吸附法等。HPV 型特异性 L1 类病毒颗粒酶联免疫吸附试验的灵敏度为 50%～60%，特异度超过

90%。HPV血清学检测属于分型特异性，用来提示既往或当前感染。但是，因为缺少标准化和重复性，作为过去和/或现今HPV感染标志检测的血清学试验并未被临床广泛采用。随着免疫学研究的不断深入，在血清中也可检测到一些具有参考价值的指标作为宫颈癌诊断治疗检测及随诊中的标志物。但HPV病毒不能在体外培养增殖，故血清学检查发展缓慢。此外，多数患者感染过HPV后均有可能在血清中出现抗体，并非宫颈癌所特有，但HPV抗体联合细胞学检查是有意义的。

二、分子生物学技术

传统检测HPV方法的特异性和灵敏度均不够理想，存在较高的假阴性率和假阳性率，且不便于对HPV进行分型，因而分子生物学检测技术的出现和日臻完善具有重大意义。

1. 免疫组化（immunohistochemistry，IHC）

IHC主要检测HPV抗原，其原理是通过抗L1蛋白抗体与相对应的HPV外壳蛋白反应来检测HPV。方法是取少量病变组织制成涂片，用特异性抗人类乳头瘤病毒的抗体进行结合反应作染色，操作简单且能定位，但存在假阴性及低敏感性等缺点。分析其原因有：①现有的抗体多针对病毒衣壳蛋白，当病毒整合后，编码衣壳蛋白部分基因常有缺失。②HPV整合入宿主细胞后，转录的mRNA结合一段宿主基因导致其抗原性改变。③取样部位的准确性。Schneide等的研究结果显示，IHC的阳性检出率远低于PCR。

2. 传统杂交法

主要是利用放射性核素标记已知的核酸片段。在一定的条件下，与待测的具有一定同源性的核酸片段按碱基互补配对的原则形成双链。常用的HPV-DNA的核酸杂交方法有DNA印迹法、斑点杂交和原位杂交等。DNA印迹法灵敏度高，与聚合酶链反应（PCR）联合，理论上可检测1个病毒/细胞，适用于分型HPV-DNA分子质量鉴定等，但其过于复杂和繁琐，且必须应用新鲜组织标本，故仅用于实验室研究，目前还不便于临床应用。斑点法操作简单、迅速，特异性强，敏感性高，但原位杂交法敏感性低，临床亦少用。

3. 新型杂交法

新型杂交法主要是指第2代杂交捕获技术（HC-Ⅱ）和导流杂交技术。杂交捕获技术是美国Digene公司发明的一种检测HPV-DNA的技术，其原理是利用对抗体捕获信号的放大和化学发光信号的检测以诊断HPV感染。到目前为止，杂交捕获技术经历了3个阶段的发展，即HC-Ⅰ、HC-Ⅱ和HC-Ⅲ。HC-Ⅱ操作简单，无须基因扩增，重复性好，对高危HPV检测的敏感率高达89%～98%，阴性预测值可达99%，且实验结果客观，不受人为和地理条件的限制。HC-Ⅱ比HC-Ⅰ更可靠，其检测低限为HPV-DNA 0.2～1 pg/m，由于这段寡核苷酸与HPV-DNA的另一段序列互补，从而减少了非特异性杂交造成的假阳性结果。HC-Ⅱ是第一个通过美国FDA认证的可用于临床的HPV-DNA分型手段。该技术使用两种特异性探针：高危型探针检测HPV16、HPV18、HPV31、HPV33、HPV35、HPV39、HPV45、HPV51、HPV52、HPV56、HPV59和HPV68型，低危型探针检测HPV 6、HPV11、HPV42、HPV43、HPV44型，方法标准化，检测效率高。Petry等对德国8 466例HPV患者进行HC-Ⅱ检测，发现HC-Ⅱ对宫颈上皮内瘤变Ⅱ级（CINⅡ）的检测的敏感性远较常规细胞学的高，前者是 97.8%，而后者是 43.5%，而且 HC-Ⅱ检测对其特异性、阳性预测值和阴性预测值分别为 95.3%、10.9% 和 100%，与细胞学检测基本吻合。另有研究认为 HC-Ⅱ对于检测 CINⅡ、Ⅲ 和浸润癌中的 HPV，其敏感度为66%～100%，特异度为 61% ～ 96%。缺点是只能区分高危型与低危型。除此之外，HC-Ⅱ作为杂交反应存在交叉杂交的问题，即与不在混合探针中的其他 HPV 型别起交叉反应，引起假阳性结果而降低特异性。

4. 聚合酶联反应

以聚合酶链式反应（polymerase chain reaction，PCR）为基础的检测方法是用 PCR方法先进行目的基因的扩增，然后再用各种方法进行检测。应用此法可检测 HPV-DNA，可进行基因分型，还可以应用于检测病毒负荷定量、DNA 测序和突变分析，也可以进行多重扩增，同时分析多个 DNA 序列。因其对标本的来源无严格限制，如病变组织、脱落细胞、新鲜标本或保存已久的石蜡切片等均可，目前认为此检测方法是进行 HPV-DNA检测及分型的最好方法。PCR 能检出标本中的 10～100 个 DNA 分子，它是目前最为灵敏的方法，主要包括荧光定量 PCR、实时 PCR、间接原位 PCR 等。尚有 PCR-酶联免疫吸附试验检测、PCR 结合双向点杂交技术检测、竞争性定量 PCR、单管巢式 PCR 和直接原位 PCR 等，都是近几年发展起来的基于 PCR 的新技术。

5. 基因芯片技术

基因芯片技术是近几年随着人类基因组计划的研究发展应运而生的。它具有多样品并行处理能力、分析速度快、所需样品量少、污染少等优点。另外，基因芯片不仅可用于分型，而且可以对多个型别的混合感染情况同时监控，较杂交捕获法有优势，但基因芯片技术需昂贵的尖端仪器，在软件上也存在一些问题，如样品准备复杂、技术较难掌握，且检测的敏感度低。尽管如此，DNA 芯片技术作为临床 HPV-DNA 高通量筛查试验，具有不可小窥的应用前景。经过几年的发展，基因芯片技术已经日趋成熟，目前已有检测 20 多种基因分型的芯片，基因芯片法通过一次性对大量标本进行 HPV 检测分析，解决了传统核酸印迹杂交技术操作繁杂、自动化程度低、通量低的缺点，灵敏度和特异性相对其他方法较高，阳性率高出荧光定量 PCR 6.45%。国内学者刘思瑶等使用液相芯片技术同时检测 26 种 HPV 亚型并与反向点杂交进行比较，液相芯片技术能更有效地检测 HPV 多重感染情况，具有更高的敏感性。

可见，在发展中国家建立准确可靠、降低成本的 HPV-DNA 检测的筛查计划势在必行。充分了解区域特异的 HPV 分布情况，制定疫苗接种策略和指导第二代预防性疫苗的研制，以及指导初筛阳性妇女的进一步诊治和子宫颈病变治疗后的随访监测等非常重要。综合各种 HPV 检测方法的优、缺点，HPV 的定量、分型以及检测时机，都成为 HPV 检测的重要内容。由于不同的 HPV 型别有不同的致病能力，所以发展 HPV 基因型的分型方法越来越重要。随着分子生物学技术的发展，各种检测 HPV 的方法不断涌现，从分子水平上研究 HPV 感染显得尤为重要。检测方法力求简便、灵敏度与特异性高、成本相对较低，多通道实时荧光定量 PCR 和日趋成熟的芯片技术将是检测 HPV 感染的发展趋势之一。选择先进的 HPV 分析技术，同时检测 HPV 型别与病毒载量，可为早期诊断女性生殖道 HPV 的感染，了解疾病进程及判断预后提供可靠数据，从而对减少与预防宫颈癌的发生具有非常重要的意义。

宫颈癌筛查不只是医师行为，更是政府的职责，是艰难的系统工程，可以根据各地情况做区域性筛查、定点筛查、机会性筛查。所有到妇产科门诊就诊者和各种体检者，都应做子宫颈细胞学检查，高危因素者应行定期的检查和随诊。

⊙ 孙冬岩 张 珏

参考文献

[1] Zur Hausen H.Papillomaviruses and cancer:from basic studies to clinical application[J].Nature Reviews Cancer,2002,2(5):342-350.

[2] Dimaio D,Liao J B.Human papillomaviruses and cervical cancer[J].Adv Virus Res,2006,66:125-159.

[3] Doorbar J,Quint W,Banks L,et al.The biology and life-cycle of human papillomaviruses[J].Vaccine, 2012,30(5):55-70.

[4] Kukimoto I,Muramatsu M.Genetic variations of human papillomavirus type 16:implications for cervical carcinogenesis[J].Jpn J Infect Dis,2015,68(3):169-175.

[5] Stanley M.Pathology and epidemiology of HPV infection in females[J].Gynecol Oncol,2010,117(2): 5-10.

[6] Cuzick J,Arbyn M,Sankaranarayanan R,et al.Overview of human papillomavirus-based and other novel options for cervical cancer screening in developed and developing countries[J].Vaccine,2008,26 (10):29-41.

[7] Qiao Y L,Sellors J W,Eder P S,et al.A new HPV-DNA test for cervical-cancer screening in developing regions:a cross-sectional study of clinical accuracy in rural China[J].Lancet Oncol,2008,9 (10):929-936.

[8] Nyaga V N,Arbyn M,Aerts M.Metaprop:a stata command to perform meta-analysis of binomial data [J].Arch Public Health,2014,72(1):39-42.

[9] Hong J H,Lee J K.Updates of the current screening guidelines for the early detection of cervical cancer [J].J Gynecol Oncol,2013,24(3):212-214.

[10] Arbyn M,Ronco G,Anttila A,et al.Evidence regarding human papillomavirus testing in secondary prevention of cervical cancer[J].Vaccine,2012,30(5):88-99.

[11] Arbyn M,Sasieni P,Meijer C J,et al.Chapter 9:clinical applications of HPV testing:a summary of meta-analyses[J].Vaccine,2006,24(3):73-78.

[12] Gross G.Genitoanal human papillomavirus infection and associated neoplasias[J].Curr Probl Dermatol,2014,45:98-122.

[13] Silverloo I,Andrae B,Wilander E.Value of high-risk HPV-DNA testing in the triage of ASCUS[J]. Acta Obstet Gynecol Scand,2009,88(9):1006-1010.

[14] 钱德英,岑坚敏,王丁,等.高危型人乳头状瘤病毒 DNA 检测与细胞学联合检查对子宫颈癌前病变筛查的研究[J].中华妇产科杂志,2006,41(1):34-37.

[15] 张立冬,谢威,裴静,等.宫颈细胞学筛查及高危型 HPV 检测与宫颈组织学改变的相关性研究[J].中华实验和临床病毒学杂志,2012,26(4):276-278.

[16] 章文华.宫颈癌筛查方法与我国宫颈癌筛查面临的新问题[J].中华肿瘤杂志,2008,30(12):881-884.

［17］　Ylitalo N，Sorensen P，Josefsson A M，et al.Consistent high viral load of human papillomavirus 16 and risk of cervical carcinoma in situ：a nested case-control study［J］.Lancet，2000，355（9222）：2194-2198.

［18］　Sun C A，Lai H C，Chang C C，et al.The significance of human papillomavirus viral load in prediction of histologic severity and size of squamous intraepithelial lesions of uterine cervix［J］.Gynecol Oncol，2001，83（1）：95-99.

［19］　Ho C M，Cheng W F，Chu T Y，et al.Human papillomaviral load changes in low-grade squamous intraepithelial lesions of the uterine cervix［J］.Br J Cancer，2006，95（10）：1384-1389.

［20］　Khouadri S，Villa L L，Gagnon S，et al.Viral load of episomal and integrated forms of human papillomavirus type 33 in high-grade squamous intraepithelial lesions of the uterine cervix［J］.Int J Cancer，2007，121（12）：2674-2681.

［21］　Moberg M，Gustavsson I，Wilander E，et al.High viral loads of human papillomavirus predict risk of invasive cervical carcinoma［J］.Br J Cancer，2005，92（5）：891-894.

［22］　Dalstein V，Riethmuller D，Pretet J L，et al.Persistence and load of high-risk HPV are predictors for development of high-grade cervical lesions：a longitudinal French cohort study［J］.Int J Cancer，2003，106（3）：396-403.

［23］　Lorincz A T，Castle P E，Sherman M E，et al.Viral load of human papillomavirus and risk of CIN Ⅲ or cervical cancer［J］.Lancet，2002，360（9328）：228-229.

［24］　Kang L，Zhao F，Chen F，et al.Value of high risk human papillomavirus viral load in predicting cervical lesions and triaging for high risk（HR）-HPV-positive women［J］.Zhonghua Zhong Liu Za Zhi，2014，36（4）：316-320.

［25］　Elumir-Tanner L，Doraty M.Management of papanicolaou test results that lack endocervical cells［J］.CMAJ，2011，183（5）：563-568.

［26］　Pyne M T，Law C，Hillyard D R，et al.Testing and genotyping of high-risk human papillomavirus by the cobas HPV test and the hybrid capture 2 high-risk HPV-DNA test using cervical and vaginal samples［J］.J Clin Microbiol，2014，52（5）：1720-1723.

［27］　Cheng J，Bian M，Cong X，et al.Evaluation of a novel real-time fluorescent polymerase chain reaction assay for high-risk human papilloma virus DNA genotypes in cytological cervical screening［J］.Biomed Rep，2013，1（2）：280-284.

［28］　Yin L，Wang X，Luo C，et al.The value of expression of M2-PK and VEGF in patients with advanced gastric cancer［J］.Cell Biochem Biophys，2013，67（3）：1033-1039.

［29］　Schneider J，Neu K，Velcovsky H G，et al.Tumor M2-pyruvate kinase in the follow-up of inoperable lung cancer patients：a pilot study［J］.Cancer Lett，2003，193（1）：91-98.

［30］　Dursun P，Senger S S，Arslan H，et al.Human papillomavirus（HPV）prevalence and types among Turkish women at a gynecology outpatient unit［J］.BMC Infect Dis，2009，9：191-198.

［31］　Levert M，Clavel C，Graesslin O，et al.Human papillomavirus typing in routine cervical smears.Results from a series of 3 778 patients［J］.Gynecol Obstet Fertil，2000，28（10）：722-728.

［32］　Yin D，Jiang Y，Wang N，et al.The diagnostic value of serum hybrid capture 2（CH2）HPV-DNA in cervical cancer：a systematic review and meta-analysis［J］.Tumor Biology，2014，35（9）：9247-9253.

［33］　Castle P E，Lorincz A T，Scott D R，et al.Comparison between prototype hybrid capture 3 and hybrid capture 2 human papillomavirus DNA assays for detection of high-grade cervical intraepithelial neoplasia and cancer［J］.J Clin Microbiol，2003，41（9）：4022-4030.

［34］ Petry K U,Menton S,Menton M,et al.Inclusion of HPV testing in routine cervical cancer screening for women above 29 years in Germany:results for 8 466 patients[J].Br J Cancer,2003,88(10): 1570-1577.

［35］ Sankaranarayanan R,Gaffikin L,Jacob M,et al.A critical assessment of screening methods for cervical neoplasia[J].Int J Gynaecol Obstet,2005,89(2):4-12.

［36］ Johansson C,Somberg M,Li X,et al.HPV-16 E2 contributes to induction of HPV-16 late gene expression by inhibiting early polyadenylation[J].EMBO J,2012,31(14):3212-3227.

［37］ Mcbride A.The papillomavirus E2 proteins[J].Virology,2013,445(1-2):57-79.

［38］ Minogue E,Tuite N L,Smith C J,et al.A rapid culture independent methodology to quantitatively detect and identify common human bacterial pathogens associated with contaminated high purity water [J].BMC Biotechnol,2015,15(1):6-12.

［39］ Ku C H,Lee S H,Lee S P.Effect of human papillomavirus genotype on severity and prognosis of cervical intraepithelial neoplasia[J].Obstet Gynecol Sci,2014,57(1):37-43.

［40］ Lorincz A,Castanon A,Wey L A,et al.New strategies for human papillomavirus-based cervical screening[J].Womens Health(Lond Engl),2013,9(5):443-452.

［41］ 黄庆,府伟灵,周玉,等.基因芯片对人乳头瘤病毒的快速检测和分型[J].中华医院感染学杂志,2005, (4):476-478.

［42］ 刘思瑶,丁显平,朱一剑,等.液相芯片技术在人乳头瘤病毒检测和分型中的应用[J].四川大学学报 (自然科学版),2007,(5):1111-1114.

细胞学和 HPV 联合筛查

第一节　发展简史

我们简要回顾一下细胞学发展历程的几个主要时间节点（详细内容见相关章节）：1943 年巴氏细胞学问世，1951 年由杨大望教授首先引入国内，1978 年中国提出改良巴氏细胞学诊断标准，1996 年 TCT 获得美国食品与药物管理局（FDA）通过，1999 年 LCT 获得 FDA 认证通过，2001 年 TBS 系统问世。

巴氏细胞学检查经临床实践证明简单易行、经济有效，为宫颈癌筛查不可缺少的有效方法。发展至今，全世界每年都有数以万计的子宫颈癌患者得到较早确诊，使宫颈癌的治愈率明显上升，死亡率显著降低，目前在许多国家仍作为常规筛查项目。在我国部分实施该方法的城市和地区，为降低宫颈癌发病率做出了卓越的贡献。

虽然该方法在宫颈癌的防治中发挥了巨大的作用，但也逐渐显示出一些不足，主要表现在两个方面：一是有较高的假阴性和较高的不满意涂片率；二是由于受到历史条件的限制，传统的巴氏 5 级报告方式已经不能适应现代医学的发展。

液基细胞学检测技术诞生后便投入到临床实践中，并被越来越多的病理学专家所认可，在发达国家已成为一种宫颈细胞学的常规筛查手段。目前，国内也基本上是"遍地开花"，涵盖县级以上人民医院和妇幼保健院。

我们简要回顾一下 HPV 发展的几个主要节点。

1949 年 Strauss 在电镜下发现 HPV，1974 年 Zur Hausen 首次提出人乳头瘤病毒感染与宫颈肿瘤密切相关，1983 年 Durse 和 Zur Hausen 发现了 HPV16，2004 年国际癌症研究署发布一致性声明：HPV 感染是宫颈上皮内瘤变及子宫颈癌发生的必要因素，2008 年 Zur Hausen 由于发现了 HPV 是宫颈癌的致癌病毒，把某些高危的 HPV 感染和子宫颈癌联系起来而获得了诺贝尔生理医学奖，2002 年 TCT＋HPV 联合初筛被称为最佳筛查方案，2015 年提出 HPV 作为初筛，阳性用细胞学分流。

HPV 初筛比细胞学初筛具有更高的敏感性及阴性预测值，可减少高级别病变的漏诊率、延长筛查间期，增加筛查的成本效益。此外，HPV 初筛降低了对细胞学医师的依赖，适合于欠发达（特别是细胞学医师缺乏）的国家或地区开展宫颈癌筛查。作为一种高敏感的检测技术，更适合于 HPV 疫苗大规模接种后宫颈癌发生率大幅下降的后疫苗时代，通过样本自我采集、提高了受检者的依从性。但 HPV 初筛也有不容忽视的临床弊端，如增加阳性受检者不必要的心理压力，甚至造成创伤；过高的阴道镜检查率，甚至过度治疗，会使过多的假阳性病例进入确诊试验。

当然，HPV 检测作为治疗后的随访，也是其主要作用。我们总结一下，有关致癌性 HPV 检测的应用价值，主要在以下 4 个方面：①用于限定年龄女性的初筛。②用于 ASCUS 的分流。③与细胞学联合应用作为初筛。④用于鳞状上皮或腺上皮病变治疗后的随访。

第二节　联合筛查的发展

20 世纪 40 年代巴氏细胞学诞生，50 年代美国开始将该技术大规模用于人群宫颈癌筛查，在随后 40 年的时间，美国宫颈癌发病率下降了 70%，但随后进入了很长一段时间的平台期（图 12-1），人们不断寻找新的突破口。1996 年，TCT 获得美国食品与药物管理局（FDA）通过，此后，很快用于临床，并在全球范围内广泛使用，尤其是一些细胞病理医生匮乏的国家和地区（比如中国），在商家的推动下，迅速地代替了巴氏细胞学的位置。TCT 的问世和广泛应用，再一次改变了美国宫颈癌筛查的历史，在其应用后的 21 世纪，该国家宫颈癌的发病率有了进一步的降低（图 12-2）。但是，这些成就还是不能满足消除宫颈癌的最终目的，无论如何，细胞学筛查的最高筛查效能不会超过 80%，如果坚持使用该方法，就会有 20% 的被筛查人群面临"被阴性"进而被漏诊的状态，失去筛查和早期诊断的机会怎么办？随着 HPV 病因学地位的确立，美国阴道镜检查和宫颈病理学会（American society for colposcopy and cervical pathology，ASCCP）于 2002 年提出了 TCT＋HPV 联合检测的初筛方案（简称为"双筛"），至今被认为最佳筛查方案。细胞学 80% 的检出率＋HPV 高于 90% 的阳性检出率，使得初筛阳性率提高了几乎 10 个百分点！一个了不起的贡献！

我们来看看具有先驱意义的相关指南。早在 2002 年美国癌症学会（American cancer society，ACS）推出的临床实践指南便推荐将 HPV 检测与宫颈涂片相结合，用于 30 岁以上妇女的筛查，两种检查均阴性则每 3 年复查 1 次，若涂片阴性，HPV 阳性，则 1 年复查 1 次。而美国妇产科医师协会（American association of obstetricians and gynecologists，ACOG）随后提出，将 HPV 检测联合细胞学检查仅作为 30 岁以上妇女"可选择"的宫颈癌筛查策略。2013 年 ASCCP 最新指南则推荐将 HPV 联合细胞学检查作为 30 岁以上妇女的最佳筛查策略，指南中指出 30~64 岁的妇女间隔 5 年进行 HPV 联合细胞学检查，较间隔 3 年单独进行细胞学检查有相似或更低的患病风险，更具保护性。同时，HPV 联合细胞学检查对宫颈腺癌及癌前病变筛查检测的灵敏度更高。中国政府也在 2015 年的两癌筛查项目中启动了 HPV 用于一线初筛的评估，逐渐形成以 HPV 和细胞学联合的宫颈癌筛查策略。

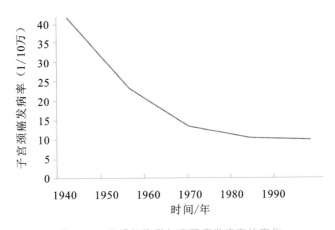

图 12-1　巴氏细胞学与宫颈癌发病率的变化

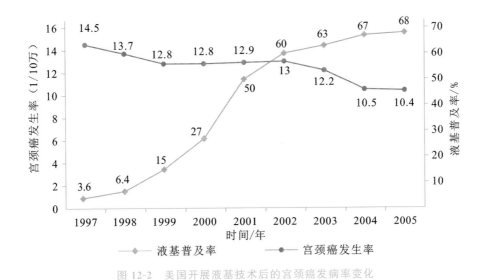

图 12-2　美国开展液基技术后的宫颈癌发病率变化

第三节　联合筛查的方法

HPV 联合细胞学筛查检测中，宫颈细胞学筛查方法使用巴氏涂片法或液基细胞学均可，报告筛查结果建议均使用 Bethesda 系统中的术语，而 HPV 检测目前主要包括 HPV-DNA 检测和以 HPV E6/E7 mRNA 为靶分子的 HPV-RNA 检测。大量筛查研究表明，HC-2 和 GP5＋/6＋PCR 以其较高的灵敏性和特异性广泛用于宫颈癌筛查，并可作为检测新的 HPV 检测技术的金标准。Meijer 等研究学者于 2009 年指出新的 HPV 检测技术若要用于宫颈癌筛查，需要与前两者中任一相比有≥90％的灵敏性和≥98％的特异性，并有高度的实验室内和实验室间的异质性（95％可信区间低值＞87％，kappa 值＞0.5）。以检测方法分类，目前主要包括以下 5 种：杂交捕获、DNA 酶切信号放大、实时荧光定量 PCR、基因芯片和HPV-mRNA检测。具体检测方法及详细信息见表12-1。

随着宫颈癌筛查工作的深入和普及，形式多样的HPV检测方法应运而生，据不完全统计，至2019年底，我国已获批上市的相关产品超过100种。如何选择这些产品？我们知道，HC-Ⅱ是第一个被FDA批准的HPV检测产品，并被认为是检测后续新产品的金标准。因此，从这个点来看，新产品与HC-Ⅱ相似的敏感性和特异性（甚至于超越）是获批的必要条件。无论什么方法，我们看它的比对研究的报告，便可以对其产品有所认识。此外，另一个验证方法是，在人群中应用新的方法，通过最终观察指标（如HSIL的敏感性和特异性）来判断。当然，目前获批的100多种方法并没有突破FDA批准的5种，技术方法相同，更换的是产品设计和生产商，可谓万变不离其宗。最终的产品性能如何，有待大数据来说明。

第四节　联合筛查的临床应用及意义

宫颈细胞学筛查的主要缺点是敏感性低，而HPV检测的主要缺点是敏感性高而特异性低，尤其是30岁以下的妇女。我国学者赵方辉等人通过对30 371名女性进行宫颈癌筛查，分析结果显示，HPV-DNA检测检出CINⅢ以上病变的敏感性为97.5%（95% CI：95.7%～98.7%），特异性为85.1%（95% CI：82.3%～87.9%），细胞学检测检出CINⅢ以上病变的敏感度为87.9%（95% CI：84.7%～90.7%），特异性为94.7%（95% CI：93.5%～96.0%）。而加拿大学者对参与加拿大宫颈癌筛查试验（CCCAST）的10 154名妇女进行分析，结果显示，HPV联合细胞学检测检出CINⅡ以上病变的敏感度和特异性分别达100%、92.5%。因此，将HPV检测与细胞学检查联合应用，能够提高筛查效率，提高宫颈病变的检出率。

2013年ASCCP公布的《2012年宫颈癌筛查和癌前病变全球共识指南》推荐30～65岁的女性最好每5年行一次细胞学＋HPV联合检测，而2013年ACS\ASCCP\ASCP联合指南及USPSTF指南，均不推荐30岁以下使用联合检测，因为该年龄组的高危型HPV感染率很高，但宫颈癌发生率很低。在30岁以下人群大规模进行联合筛查只能发现那些没有致癌风险的一过性HPV感染。因此，30岁以下人群使用联合筛查可提高筛查的灵敏性但降低了特异性，和细胞学单独筛查相比并没有降低宫颈癌的发生率。而30岁及以上人群如果细胞学筛查阴性并且高危型HPV检测阴性，那么未来4～6年发生CINⅡ或CINⅢ的概率非常低。这类人群的风险显著低于仅细胞学阴性的人群。在Kaiser Permanente Northern California队列研究中，单独细胞学阴性人群发生CINⅢ的5年风险为0.26，联合检测阴性者为0.08（表12-2）。

表 12-1　常用 HPV 检测方法比较

方法分类	检测方法	生产商	批准时间	检测核酸	目标基因*	灵敏性	特异性	基因分型	放大目标	内部参照
杂交捕获	HC2	Digene	FDA1999	DNA	整个病毒基因	92.5%	62.5%	13 种高危型 HPV（16、18、31、33、35、39、45、51、52、56、58、59、68），不分型	信号	无
	careHPV	Qiagen		DNA	整个病毒基因	90.0%	84.2%	14 种高危型 HPV（16、18、31、33、35、39、45、51、52、56、58、59、66、68），不分型	信号	无
DNA 酶切放大	CervistalHPV	HR Hologic	FDA2009	DNA	L1/E6/E7	89.0%	91.0%	14 种高危 HPV，分 A5/A6（51、56、66）、A7（18、39、45、59、68）和 A9（16、31、33、35、52、58）三组，组内不分型	信号	H2be
	Cervista HPV16/18							2 种高危 HPV（16,18），分型	目标基因	B-globin
实时荧光定量 PCR	Cobas4800	Roche	FDA2011	DNA	L1	98.3%	86.2%	14 种高危型 HPV（16、18、31、33、35、39、45、51、52、56、58、59、66、68），其中 16 和 18 分型，另外 12 种不分型	目标基因	B-globin
	Abbott Real-Time HR-HPV	Abbott		DNA	L1	95.6%	92.0%	14 种高危型 HPV（16、18、31、45、51、52），分型，另分三组（33/58、56/59/66、35/39/68），组内不分型	目标基因	B-globin
	HPV-Risk	Self-Screen BV		DNA	E7	97.1%	94.3%	15 种高危型 HPV（16、18、31、35、39、45、51、52、56、58、59、66、67、68），其中 16 和 18 分型，另外 13 种不分型	目标基因	ADATI

续表

方法分类	检测方法	生产商	批准时间	检测核酸	目标基因*	灵敏性	特异性	基因分型	放大目标	内部参照
基因芯片	Papillo Cherk	Creiner Bio-One		DNA	E1	96.4%	96.3%	24 种 HPV，包括 18 种高危（16，18，31，33，35，39，45，51，52，53，56，58，59，66，68，71，73，82）和 6 种低危（6，11，40，42，43，44），分型	目标基因	ADAT1
	Luminex xMAP	Luminex		DNA	L1	96.1%	92.6%	18 种高危 HPV（16，18，26，31，33，35，39，45，51，52，53，56，58，59，66，68，73，82），分型	目标基因	人 14 号染色体上的 DNA 片段
HPV-mRNA检测	Aptima HPV	Hologic	FDA2011	mRNA	E6/E7	94.2%	94.5%	14 种高危 HPV（16，18，31，33，35，39，45，51，52，56，58，66，68），不分型	目标基因	无
	Aptima HPV16/18/45		FDA2012					3 种高危 HPV（16，18，45），分型		
	Pretect HPV-Proofer	NorChip AS		mRNA	E6/E7	79.0%	91.0%	5 种高危 HPV（16，18，31，33，45），分型	目标基因	人 U1AmRNA

* HPV 病毒有 3 个基因功能区：早期区（E 区），晚期区（L 区），长控区（LCR）。

来源：宋歌，刘静，吴炎.HPV 检测方法的研究进展[J].国际病毒学杂志，2017，24（4）：280-284.

表 12-2　普通人群的宫颈癌筛查方法

人群	推荐筛查方法	建议
＜21 岁	不筛查	
21～29 岁	每 3 年细胞学单独筛查	
30～65 岁	每 5 年 HPV＋细胞学联合检测（最佳），或每 3 年细胞学单独检测（可接受）	单独 HPV 筛查不推荐
＞65 岁	既往筛查有足够的阴性结果，则无须再行筛查	有过 CINⅡ、CINⅢ或原位腺癌的患者，应在上述病灶消退或处理后继续按照年龄进行筛查直到满 20 年
子宫切除后女性	无须筛查	已行全子宫切除，但既往 20 年内有 CINⅡ以上病史，则应继续进行宫颈癌筛查。既往 CINⅡ以上病变病史但仍保留部分宫颈的妇女，建议坚持宫颈癌随访筛查 20 年
接种 HPV 疫苗女性	遵循相应年龄的筛查策略（和未接种者一样筛查）	
ACS\ASCCP\ASCP 联合推荐《2012 年宫颈癌筛查和癌前病变全球共识指南》		

综上所述，几乎所有关于筛查与诊断的资料都来自于鳞状上皮病变。为什么我们很少谈到腺上皮病变？为什么目前基于人工智能 TCT 的筛查技术也只是限于鳞状上皮病变？我们知道，随着细胞学筛查方法的普及，以美国为代表的一些发达国家，实施了覆盖面广、有质量保障、以细胞学为基础的宫颈癌筛查项目，在降低宫颈癌发病率和死亡率方面起到了重要作用，而这个作用归功于对宫颈鳞状上皮病变的防治效果。可以认为宫颈癌筛查项目的设计是为了发现鳞状上皮病变而不是腺上皮病变，即使充分筛查的人群中，宫颈腺癌的发病率也没有明显变化。笔者非常认同这个观点，降低宫颈腺癌的发病率和死亡率不能寄希望于以目前的细胞学为初筛的方法，尤其在中国这样一个筛查工作起步晚、细胞学医生严重匮乏的大背景下。那么，筛查的出路在哪里？随着宫颈癌防治项目向以 HPV 为基础的筛查方案转变，这种情况可能会有改变。这个转变的理论基础是，所有宫颈鳞癌（和可能所有腺癌）都与致癌性 HPV 感染有关，如果未感染致癌性 HPV，则意味着未来 5 年或更长时间内发生宫颈癌或癌前病变的风险几乎为零。请注意，这里的"可能所有腺癌"的表达，至今，人们对于腺癌的认识远不及对于鳞癌的认识，但有一点可以肯定，在所有类别的腺癌中，普通型腺癌占比 90％，而 90％的此类腺癌与致癌性 HPV 有关，其他类型则无关或目前还不明了。如此看来，90％×90％＝81％，换言之，如果用 HPV 作为初筛，那么，在现行条件下，一定是比细胞学作为初筛的敏感性要高得多。

我们小结一下，如果条件有限，我们在初筛方法中首选 HPV 作为初筛；如果条件允许，则选择细胞学＋HPV 的联合检测作为初筛。目的只有一个，在大规模人群筛查中增加敏感性（同时会有特异性的降低），不至于在"初筛"环节漏诊。

第五节　异常筛查结果的管理

对于异常筛查结果的管理，ASCCP《2012 年宫颈癌筛查和癌前病变全球共识指南》和 CSCCP 相关指南都有很详细的介绍，是目前指南性文件。

我们知道，关于初筛方法，目前是 3 种方法并存，分别是细胞学筛查、HPV 筛查、细胞学＋HPV 的联合筛查。针对不同筛查方法的异常结果，分别简要介绍如下。如图 12-3～图 12-5 所示。

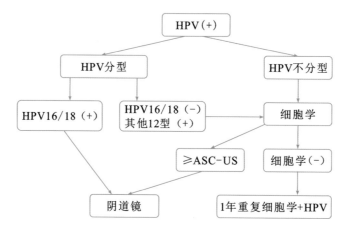

图 12-3　CSCCP 中国子宫颈癌筛查及异常管理相关问题专家共识对 HPV 筛查异常的处理流程

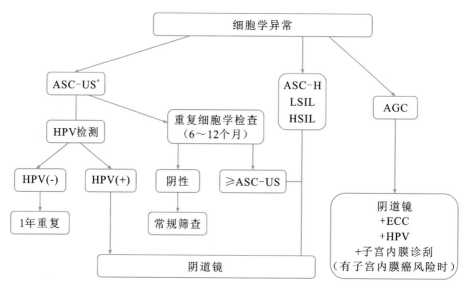

图 12-4　CSCCP 中国子宫颈癌筛查及异常管理相关问题专家共识对细胞学筛查异常的处理流程

* 不能行高危型 HPV 检测或分型时，可行阴道镜检查

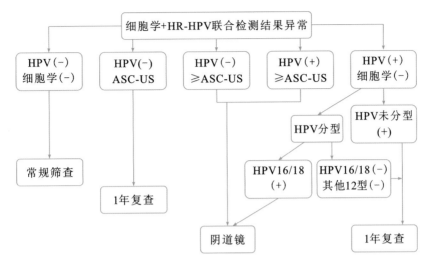

图 12-5　CSCCP 中国子宫颈癌筛查及异常管理相关问题专家共识对细胞学＋HR-HPV 联合筛查异常的处理流程

由于 AGC 的少见和特殊，ASCCP 特别强调其活检方法和部位与 ASCUS 不同，要区别对待。如图 12-6 所示。

AGC的初始处理

```
所有的亚类                              不典型内膜细胞
（除了不典型内膜细胞）                        │
        │                                   │
阴道镜（包括宫颈内活检）及内膜活检         内膜及宫颈内活检
（如果≥35岁或有内膜癌的高危因素*）              │
                                        没有内膜病理
                                              │
                                          阴道镜
```

图 12-6　《2012 年宫颈癌筛查和癌前病变全球共识指南》：AGC 的初始处理
* 包括不能解释的阴道流血或提示慢性不排卵的情况

针对我国目前 HPV 检测现状及细胞学质量参差不齐的实际情况，2017 年由中国优生科学协会阴道镜和宫颈病理学分会专家委员会联合拟定《中国子宫颈癌筛查及异常管理相关问题专家共识》提出如图 12-7 所示宫颈细胞学＋HPV 联合检测结果异常的处理流程。

郎景和院士表示："随着高风险 HPV 检测的临床应用，临床医生在面对阴性检测结果时，能更自信地告知女性患者罹患宫颈癌的风险很低。应鼓励我国医生多向患者解释使用高风险 HPV 检测配合常规宫颈癌筛查的重要性，帮助女性在感染后、出现细胞变异或癌症前尽早发现问题，及时治疗；对高风险人群实施密切追踪，预防宫颈癌的发生。"

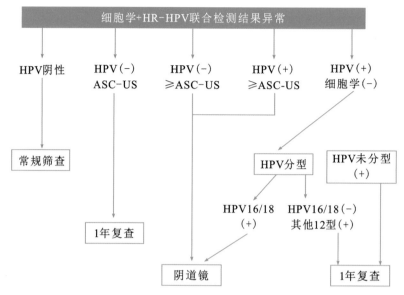

图 12-7　中国优生科学协会阴道镜和宫颈病理学分会专家委员会推荐
宫颈细胞学＋HPV 联合检测结果异常的处理流程

→ 吴绪峰　徐　檬

参考文献

［1］　Niyanimit P. Comparison of detection sensitivity for human papillomavirus between self-collected vaginal swabs and physician-collected cervical swabs by electorchemical DNA chip［J］. Asian Pac J Cancer Prev，2014，15：10809-10812.

［2］　XW Jin，K Zanotti，B Yen-Lieberman. New cervical cancer screening strategy：combined pap and HPV testing［J］. Cleveland Clinic J of Medicine，2005，72(2)：141-148.

［3］　Saslow D，Solomon D，Lawson HW，et al. American cancer society，American society for colposcopy and cervical pathology，and American society for clinical pathology screening guidelines for the prevention and early detection of cervical cancer［J］. Am J Clin Pathol，2012，137(4)：516-542.

［4］　马丁，李双.2013 年美国阴道镜及宫颈病理协会宫颈癌筛查新指南解读和启示［J］.中华妇幼临床医学杂志(电子版)，2014，10(5)：4-7.

［5］　郎景和.妇科恶性肿瘤筛查［J］.中国实用妇科与产科杂志，2016，32(5)：385-389.

［6］　宋歌，刘静，吴炎.HPV 检测方法的研究进展［J］.国际病毒学杂志，2017，24(4)：280-284.

［7］　Meijer CJ，Berkhof J，Castle PE，et al. Guidelines for human papillomavirus DNA test requirements for primary cervical cancer screening in women 30 years and older［J］. Int J Cancer，2009，124(3)：516-520.

［8］　Qiao Y L，Sellors J W，Eder P S，et al. A new HPV-DNA test for cervicalcancer screening in developing regions：a cross-sectional study of clinical accuracy in rural China［J］. Lancet Oncol，2008，9（10）：929-936.

［9］　Sun C A，Lai H C，Chang C C，et al. The significance of human papillomavirus viral load in prediction of histologic severity and size of squamous intraepithelial lesions of uterine cervix［J］. Gynecol Oncol，

2001,83(1):95-99.

[10] Hutchinson ML,Zahniser DJ,Sherman ME,et al.Utility of liquid-based cytology for cervical carcinoma screening:results of a population-based study conducted in a region of costa rica with a high incidence of cervical carcinoma[J].Cancer,1999,87(2):48-55.

[11] Kitchener HC,Almonte M,Thomson C,et al.HPV testing in combination with liquid-based cytology in primary cervical screening(ARTISTIC):a randomised controlled trial[J].Lancet Oncol,2009,10 (7):672-682.

[12] Fang Hui Zhao,Margaret Jane Lin,Feng Chen,et al.Performance of high-risk human papillomavirus DNA testing as a primary screen for cervical cancer:a pooled analysis of individual patient data from 17 population-based studies from China[J].Ann Intern Med,2000,132(10):810-819.

[13] 刘植华,章文华.宫颈癌前病变阴道镜检查与治疗[M].北京:人民卫生出版社,2019,103-109.

[14] 彭晶晶,王荣敏,尤志学.对 ASCCP 2012 年宫颈癌筛查和癌前病变管理指南的解读[J].国际妇产科学杂志,2015,42(1):116-120.

[15] 中国优生科学协会阴道镜和宫颈病理学分会专家委员会.中国子宫颈癌筛查及异常管理相关问题专家共识[J].中国妇产科临床杂志,2017,18(2):190-192.

第十三章

DNA 倍体定量分析检测在宫颈腺癌筛查中的作用

近年来受益于宫颈脱落细胞学描述性诊断（the bethesda system，TBS）及液基薄层细胞学技术的广泛应用，使得宫颈癌的发病率大大降低，但宫颈腺癌在宫颈癌中所占的比例却呈逐年上升且有年轻化趋势。由于腺上皮病变的检出率受到取样和判读双重因素的制约，导致宫颈腺上皮病变的筛查判读并非宫颈细胞学的优势，尤其是其中的非典型腺细胞（atypical glandular cells，AGC）是对宫颈癌细胞学筛查工作者的挑战，因为较非典型鳞状上皮细胞（atypical squanlous cells of undetemfined significance，ASC-US）少见，且正确识别难度较大。

而作为传统宫颈癌筛查的另一种方式，HPV 检测在宫颈鳞癌的筛查中具有敏感性高、阴性预测值高的特点，已经被 ASCCP 推荐为单独筛查或联合筛查（与细胞学联合）的方法。过去 50 年，宫颈癌筛查工作所取得的成绩，得益于鳞癌发病率的下降，而腺癌无论从绝对数还是相对数来讲，都呈明显上升趋势。这间接说明，现行筛查方法不适用于腺癌的筛查，我们急需要寻找一种或一套有效针对腺癌的筛查方法。

DNA 倍体定量分析检测技术在国内应用已比较广泛，高通量全自动设备检测确保其检测方便，数据客观，在细胞形态改变之前或同时，就能检测出异常，无须像细胞病理医生那样需要长期的培训。目前主要用作：①国内三甲医院的宫颈癌机会性筛查中的二级筛查方法。②县级医疗体系的一级筛查方法。③政府两癌筛查的方法之一。湖北省妇幼保健院肿瘤妇科暨湖北省宫颈癌防治中心，早在 2010 年初就引进了 DNA 倍体定量分析系统，近 10 年的临床应用，以高于细胞学的敏感性、优于 HPV 的特异性受到关注，为湖北省机会性筛查工作做出了贡献。武汉市近几年的两癌筛查项目中，都是选择的 DNA 倍体检测，用来代替细胞学初筛。

国内外也有大量研究证实，宫颈 DNA 倍体分析是诊断宫颈鳞癌及其癌前病变的特异性指标。相对于传统液基细胞学，DNA 倍体分析方法对宫颈鳞癌的检测，敏感性更具优势，且客观、可重复性高及拥有更好的经济性。DNA 倍体分析还可提示病变风险，有文献显示，在宫颈鳞癌癌前病变中，随恶化程度的增加，DNA 异倍体细胞的数量逐渐增多，提示 DNA 异倍体细胞数量的变化与宫颈鳞状上皮细胞病变的程度呈正相关。

我们在临床工作中，同时也发现 DNA 倍体定量分析不仅仅对宫颈鳞状上皮病变的筛查有很好的、肯定的作用，近年，我们更关注到它在宫颈腺上皮病变的筛查方面有其独特的优势。

第一节　检测原理

DNA 倍体定量分析是通过对处理后及特异性染色后的样本内细胞进行 DNA 倍体的检测，由此判断样本内是否存在突变的细胞，以及突变细胞的数量，从而实现肿瘤的早期筛查。利用高分辨率全自动显微镜对完整样本实现连续性图像采集，辅以性能强大的计算机系统，将显微图像数字化，再利用相应的软件进行图像剥离、处理及分析，快速得到图像几何学、形态学、光学等多种参数。在提升检测结果可靠性、准确性的同时，降低检测劳动强度。

1. 细胞增殖周期（cell proliferation cycle）

细胞增殖周期（或细胞周期）是指细胞从一次分裂结束开始生长，到下一次分裂结束所经历的过程。细胞增殖周期可分为两个时期，即间期和分裂期。细胞分裂以后进入间期，在此期间细胞进行着结构上和生物合成上复杂的变化。间期又细分为 3 期：即 DNA 合成前期（G1 期）、DNA 合成期（S 期）与 DNA 合成后期（G2 期）如图 13-1 所示。

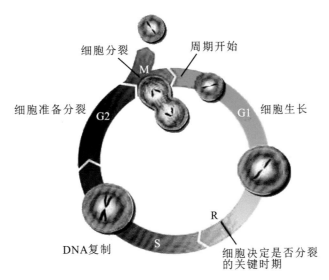

图 13-1　细胞增殖周期

（1）G1 期（first gap）。此期细胞内进行着一系列极为复杂的生物合成变化，如合成各种核糖核酸（RNA）及核蛋白体，这些物质的形成，导致结构蛋白和酶蛋白的形成，酶控制着形成新细胞成分的代谢活动，与 DNA 合成有关的酶活性增高。该期特点是物质代谢活跃，细胞体积显著增大，但核内染色体数量无改变，均为 23 对染色体。

（2）S 期（synthesis）。从 G1 末期到 S 初期，细胞内迅速形成 DNA 聚合酶及 4 种脱氧核苷酸。S 期主要特点是利用 G1 期准备的物质条件完成 DNA 复制，并合成一定数量的组蛋白，供 DNA 形成染色体初级结构。在 S 期末，细胞核 DNA 含量增加一倍，为细胞进行分裂作了准备。DNA 复制一旦受到障碍或发生错误，就会抑制细胞的分裂或引起变异，导致异常细胞或畸形的发生。

（3）G2 期（second gap）。这一时期的主要特点是为细胞分裂准备物质条件。DNA 合成终止，但 RNA 和蛋白质合成又复旺盛，主要是组蛋白、微管蛋白、膜蛋白等的合成，为纺锤体和新细胞膜等的形成备足原料。若阻断这些合成，细胞便不能进入有丝分裂。在这一时期，染色体数量保持在 46 对。

分裂期，即 M 期。细胞分裂期是整个细胞周期中最短的一个环节，这一时期是确保细胞核内染色体能精确均等地分配给两个子细胞核，使分裂后的细胞保持遗传上的一致性。46 对染色体会平均分配至两个子细胞内，各含有 23 对染色体。

以有丝分裂方式增殖的细胞，细胞周期周而复始。在一个增殖的细胞群中，所有细胞并非是同步增殖的，它们在细胞周期运行中，可能有 4 种命运：①细胞经 M 期又开始第 2 次周期。②停止于 G2 期，称为 G2 期细胞（R2），它受某种刺激后可进入周期。③停止在 G1 期，称为休止细胞或 G0 期细胞，这类细胞受某种刺激后仍能进入周期，继续进行有丝分裂，机体内正常情况下超过 90% 以上的细胞处在这个时期。④丧失生命力近于死亡的细胞，称为丢失细胞，或称不再分裂的细胞。继续分裂的细胞沿着细胞周期从一个有丝分裂期到下一个分裂期。不再分裂的细胞离开了细胞周期不再分裂，最终死亡。

2. DNA 指数

正常二倍体细胞核内 DNA 含量基本恒定，23 对染色体约 7.18 pg，目前常用的单位包括倍体（content）及 DI（DNA index）值。在进行 DNA 定量分析时，并不直接测定细胞核内的 DNA 含量，而是利用系统测量到的染色细胞核的 IOD 值（integrated optical density）来从另一个角度评估细胞核内 DNA 的含量的变化。

如果检测的细胞刚好处于 G0/G1 期，其 IOD 的数值就与正常参照细胞的 IOD 平均值很接近，故计算出来的 DI 值就在 1 的附近。而正常情况下，机体内大部分细胞均处于这个时期，所以计算出来的大部分细胞核 DI 值会集中在 1 的附近。如果被测量的细胞处于 G2 期，其核内染色体组数为 46 对，即 4 倍体细胞，为正常二倍体细胞的两倍，则计算出来的 DI 值就在 2 的附近。处于 S 期的细胞，DI 值的范围在 1～2。

DI 值是一个相对的比值，而不是一个 DNA 含量的绝对数值，所以它是没有单位的。分析软件选择作为参照物的正常细胞时，会选择此次检测样本内细胞核形态及核内 DNA 含量相对稳定的固缩核细胞，部分软件会选择根据参数优化出来的样本本身的二倍体细胞作为参照。

第二节　检测系统及技术

目前国内外使用的 DNA 倍体定量分析系统有很多种，但检测原理及组成的构件大体相同，都是由图像采集系统和图像分析系统组合而成。图像采集系统利用高分辨率 CCD 相机，实现对玻片上所有图像的自动化采集，而图像分析系统均为高性能计算机硬件模块辅以不同的分析处理软件对采集到的所有图像进行剥离、识别和分类，最终实现 DNA 含量定量测定的目标。常见设备系统如图 13-2 所示。

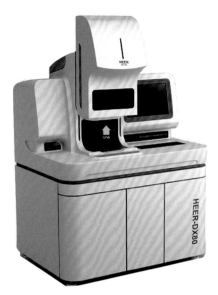

图 13-2　DNA 倍体检测仪

　　传统细胞学进行宫颈腺癌的早期筛查时，受限于取样方式影响，能取到的有意义的宫颈腺细胞数量明显少于鳞状上皮细胞，为更好地保障 DNA 倍体检测结果的准确性，前期的制片染色流程非常关键，必须严格地按照相关操作的标准流程来进行，才能保证制片染色的标准化及准确性。

　　1. 制片

　　临床送检的宫颈脱落细胞学样本，经细胞保存液简单固定后，加入一定比例的细胞处理剂，在保持鳞状上皮细胞形态不受影响的同时，将宫颈腺细胞进行一定的分散，再选择比重离心沉降式制片术（LCT），通过梯度离心的处理方法，去除掉部分影响诊断的白细胞及红细胞，留下有诊断意义的上皮细胞，而在沉降的过程中，腺细胞因成团，体积大，比重高，会优先沉降并附着于黏附性玻片表面，起到浓集细胞、提高检出率的目的。

　　2. 特殊染色

　　为了更精准地进行 DNA 倍体的定量检测，检测的样本通常会选择使用特殊的 Feulgen 染色的方法来进行细胞核内 DNA 的染色。其具体反应原理是，标本经稀盐酸水解后，DNA 分子中的嘌呤碱基被解离，从而在核糖的一端出现了醛基。DNA 倍体染色液中的试剂可与醛基反应，形成含有醌基的化合物分子，因醌基为发色团，故可呈现出紫蓝色。也就是说，DNA 经稀酸水解后产生的醛基，具有还原作用，可与 DNA 倍体染色液形成紫蓝色化合物，故该试剂与 DNA 上暴露出来的醛基是一个定量的结合，其显色的深浅与核内 DNA 的含量呈正相关，从而可以显示出 DNA 的含量及分布情况。

　　Feulgen 染色的方法流程比较多，传统染色方式时间长，人员操作简便、可控性好，快速染色方式时间短，人员操作时间要求非常精准，容易失败。现选择一种进行介绍：

①固定液固定 60 min。②流水洗涤 4～5 次。③分化液分化 45 min［温度（25±2）℃］。④流水洗涤 4～5 次。⑤置于染液中染色 60 min［温度（25±2）℃］。⑥流水洗涤 4～5 次，洗涤完成后在水中浸泡 5～10 min。⑦酒精中梯度脱水，封片。

3. 检测仪器的质量控制

DNA 倍体定量分析检测作为自动化检测设备，质量控制的严格与否，将直接影响到其检测结果。质控应完整地包括以下两个方面：被检测玻片的染色稳定性和检测设备的运行稳定性。分别可以选择如下方式进行质量的管控：软件对检测样本扫描分类完成后，会基于分类得到的二倍体正常细胞计算一个平均 IOD 数值，根据不同的设备和软件，会有标准的 IOD 数值的范围，记录同批次染色完成的玻片 IOD 数值，观察是否均在要求的数值范围内，可以用于评估染色的稳定性。如果均在数值范围内，则证明该批次染色相对稳定；如大部分样本检测得到的 IOD 数值均高于或低于设定的阈值，则染色效果不佳，稳定性较差；如仅有少量样本不在数值范围内，经重复制片染色后，数值依然不能达到正常范围，则考虑样本的问题，如保存液固定是否合格、样本内是否混入了外源性杂质。

4. 检测设备的运行稳定性

DNA 倍体定量分析系统核心设备为高精度的全自动显微镜，对于整体显微镜的光源稳定性和整个照明系统的稳定性要求非常高，所以需要定期进行质量评估来确认检测设备是否稳定。质量评估的方式包含实验室室内质控及实验室室间质控两种。进行实验室室内质控时应选择使用标准玻片对设备重复扫描，观察设备的稳定性。频次根据实验室环境及设备使用时限可选择在每周 1 次或每月 1 次。检测之前，必须先对设备进行显微镜科勒照明系统进行调整，保障照明系统标准化，然后将标准玻片进行扫描，扫描完成后记录各项质控参数（含二倍体细胞的 DI 值、IOD 值、CV 值及分析细胞总数等）是否在范围内，以此评估设备的稳定性。同时实验室还应定期进行实验室的室间质控，室间质控的评估应由具备相关资质的第三方检测实验室完成，并出具相关质评报告。

第三节　腺癌筛查中的作用

DNA 倍体定量分析检测在国内外应用已非常广泛，其对于宫颈鳞癌检测的高敏感性，已经得到了临床及病理的一致认可，但宫颈腺癌的应用中，受限于取材，受限于前期标准化的制片染色，受限于本身宫颈腺癌的病例占比不多，所以目前 DNA 倍体定量分析应用于宫颈腺癌早期筛查的文献并不多。

基于此，我们对 2017—2019 年武汉市 223 863 名进行了 DNA 倍体检测＋常规细胞学检测的人群做了一个回顾性研究，经统计得出 DNA 倍体检测发现的阳性人群样本比例在 8.46%，而常规细胞学检测发现的比例为 5.68%，二者存在显著性差别。详见表 13-1、表 13-2。

表 13-1 223 863 例样本 TCT 筛查结果

TCT 检查结果	例数	构成比（%）
阴性	211 148	94.32
ASC-US	6 492	2.90
ASC-H	425	0.19
LSIL	3 940	1.76
HSIL	1 433	0.64
SCC	112	0.05
AGC-NOS	179	0.08
AGC-FN	67	0.03
AIS	22	0.01
腺癌	45	0.02
合计	223 863	100.00

表 13-2 223 863 例样本 DNA 分析结果

DNA 倍体分析	例数	构成比（%）
未见 DNA 倍体异常细胞，N＝0	214 078	91.54
可见少量 DNA 倍体异常细胞，N＜3	10 875	4.65
可见大量 DNA 倍体异常细胞，N≥3	8 910	3.81
合计	233 863	100.00

我们对追踪到有相关组织病理学活检结果，且活检结果为腺癌的 73 例样本进行了进一步的分析，分析结果见表 13-3。

表 13-3 73 例样本病理资料分析

项目	例数	构成比（%）
发病年龄（岁）		
≤35	10	13.75
36～45	30	41.26
46～55	24	33.33
56～65	6	8.46
≥66	3	3.17

续表

项目	例数	构成比（%）
临床分期		
Ⅰ期	34	46.56
Ⅱ期	23	31.74
Ⅲ期	16	21.69
Ⅳ期	0	0.00
病理类型		
腺癌（非特指）	7	9.59
黏液型腺癌	39	53.42
透明型腺癌	12	16.44
子宫内膜样腺癌	13	17.81
中肾管性腺癌	1	1.37
浆液性腺癌	1	1.37

本组资料显示，宫颈腺癌的发病年龄段集中在 36～55 岁，临床分期以Ⅰ～Ⅱ期病例为主，病理类型多集中在黏液型腺癌，发病趋于年轻化。

我们在回顾活检结果的过程中也发现，很多患者确诊宫颈腺癌，并非单次的宫颈活检就能明确诊断，部分患者需要多次活检、宫颈搔刮或为锥切样本才能最终确定。详见表13-4。

表 13-4　73 例宫颈腺癌病理确诊方式

确诊方式	例数	构成比（%）
单次宫颈活检样本	35	47.94
2～3 次宫颈活检样本	8	10.96
宫颈管搔刮术样本	5	6.85
诊断性锥切样本	13	17.81
治疗性锥切样本	12	16.44

从表中可以看出，仅不足 50% 的人群能在第一次进行宫颈活检时即可取到病变组织并作出诊断，这也从侧面说明了宫颈腺癌的病灶位于宫颈管处，部位深，早期诊断存在一定的难度。

我们将 DNA 倍体定量分析检测和 TCT 检测结果对照活检组织病理结果进行分析统计，以了解 DNA 倍体定量分析方法是否可作为宫颈腺癌的早期筛查技术之一。结果见表 13-5。

表 13-5　TCT VS DNA 倍体与宫颈腺癌

组织学检查		腺癌（非特指）	黏液型腺癌	透明型腺癌	子宫内膜样腺癌	中肾管性腺癌	浆液性腺癌	合计
TBS	阴性	3	11	3	6	0	0	23
	ASC-US	1	15	0	2	0	0	18
	ASC-H	1	3	0	0	0	0	4
	LSIL	1	1	3	0	0	0	5
	HSIL	0	2	0	0	0	0	2
	SCC	0	0	0	0	0	0	0
	AGC-NOS	0	4	2	1	1	1	9
	AGC-FN	0	1	3	2	0	0	6
	AIS	0	0	0	0	0	0	0
	腺癌	1	2	1	2	0	0	6
DNA	阴性	0	5	1	1	0	0	7
	1~2 个细胞	1	7	2	1	0	0	11
	3~9 个细胞	3	10	0	4	0	0	20
	≥10 个细胞	3	17	6	7	1	1	35

从表中可以看出，活检阳性的病例中，TBS 阴性病例 23 例，占比 31.5%，判读为 ASC-US 的结果 18 例，占比 24.66%，对比 DNA 倍体定量分析系统检测结果，阴性病例仅 7 例，占比 9.59%，少量（1~2 个）的病例 11 例，占比 15.07%，均远低于传统人工的 TBS 诊断。同时我们也能发现，相较于 TCT 筛查，在不同类型的宫颈腺癌内，DNA 倍体定量分析检测发现的阳性细胞数量有很好的相关性，阳性细胞数量越多，提示病变程度越严重，见图 13-3、图 13-4。

从以上数据可以看出，DNA 倍体定量分析检测方法在宫颈腺癌早期筛查中能够起到良好的辅助作用，对比传统常规细胞学检测，能进一步提升宫颈腺癌的早期检出率。当出现 DNA 倍体异常细胞时，临床应进一步进行追踪，结合常规细胞学结果和临床症状，哪怕单次宫颈活检为阴性，也应加做宫颈搔刮等检测手段，争取更多宫颈腺癌病例的早期诊断。

对于 DNA 检测阴性的 7 例病例，主要集中在黏液型腺癌、透明型腺癌及子宫内膜样腺癌等类型中，分析其出现假阴性的原因可能与临床取样未取到足以诊断的病变细胞、前期细胞处理剂处理不充分、前期制片染色未按标准化流程处理或分析软件本身存在的偏差等相关。故在进行宫颈腺癌的早期筛查时，强调联合筛查，无论是细胞学联合 HPV 检测，还是 HPV 检测联合倍体定量分析，均是进一步提升宫颈腺癌的早期检出率的可行方案。

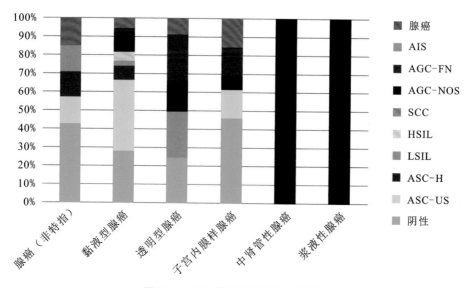

图 13-3　TCT 筛查的敏感性（腺癌）

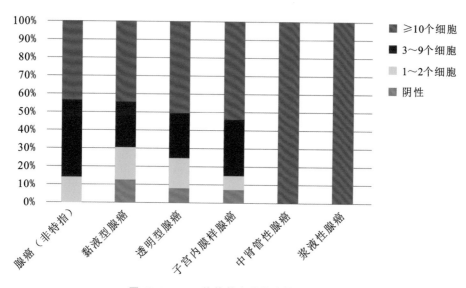

图 13-4　DNA 倍体筛查的敏感性（腺癌）

第四节　技　术　进　展

　　DNA 倍体定量分析系统是基于细胞核内 DNA 含量的变化来评估细胞是否出现异常，而在宫颈腺癌的病变中，病变细胞通常呈三维立体团样结构分布，虽经前期的预处理，部分细胞团在软件分析计算时能剥离得到单个散在的细胞图像，但仍存在细胞团过于紧凑，无法剥离计算的风险。所以在传统的细胞核图像定量分析的基础上，加入形态学分析是

DNA 倍体定量分析的必然发展趋势。而要解决这一难题，人工智能辅助病理诊断被认为是其中一个可行方案，并已成为医疗领域最热门的研究方向之一。据不完全统计，目前国内已有超 20 个团队正在开展人工智能辅助病理诊断的探索。DNA 倍体技术结合 AI 辅助宫颈腺癌筛查是很有前景的发展方向。AI 技术的开发难点在于对分析系统的训练，经 DNA 倍体分析得到的数据，相较于传统细胞学分析数据更客观和可标准化，用于系统训练更为精准和有效，避免了细胞学结果模糊或多位专家评判不一致的情况，而对于 DNA 定量分析系统难以单个剥离计算的成团细胞，可利用人工智能的图像学习能力，将系统采集完成的图像进行二次处理，剥离出可疑成团细胞，全自动定位，再将所有结果提交病理医生最终复阅，从而能有效提高检出的敏感性和特异性，减轻病理医生的工作压力。

⊙ 毛海湛　马全富

参考文献

[1] Solomon D，Nayar R.子宫颈细胞学 Bethesda 报告系统[M].黄受芳，张长淮，余小蒙，译.北京：人民军医出版社，2009.

[2] Wood MD，Horst JA，Bibbo M.Weeding atypical glandularcell look-alikes from the ture atypical lesions in liquid-based pap tests：a review[J].Diagr I Cytopathol，2007，35(1)：12-17.

[3] Mitchell H，Hocking J，Saville M.Cervical cyologyscreeningof women diagnosed with adenocarcinoma in situ of thecervix：a case control study[J].Acta Cytol，2004，48(5)：595-600.

[4] Kalir T，Simsir A，Demopoulous HB，et al.Obstacles to earlydetection of endocervical adenocarcinoma[J].Int J Gynecol Pathol，2005，24(4)：399-403.

[5] Demirel D，Akyurek N，Ramzy I.Diagnostic and prognostic significance of image cytometric DNA ploidy measurement in cytological samples of cervical squamous intraepithelial lesions[J].Cytopathology，2013，24(2)：105-112.

[6] Nghiem VT，Davies KR，Beck JR，et al.Economic evaluation of DNA ploidy analysis vs liquid-based cytology for cervical screening[J].Br J Cancer，2015，112(12)：1951-1957.

[7] Grote H J，Nguyen H V，Leick A G，et al.Identification of progressive cervical epithelial cell abnormalities using DNA image cytometry[J].Cancer，2004，102(6)：373-379.

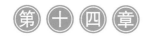

阴道镜检查

第一节 阴道镜检查的适应证

关于阴道镜检查的适应证，早在 10 年前我们在出版《宫颈病变的诊断与治疗》时，就引用了以下两个版本的资料，一个是由卞美璐和陈庆云教授主编的《子宫颈疾病诊疗常规与禁忌》（见相关链接-1），一个是连利娟教授主编的《林巧稚妇科肿瘤学》（见相关链接-2），我们以链接的形式复习一下之前的内容，如下所示。

相关链接-1

阴道镜检查的适应证。

（1）子宫颈细胞学异常：传统巴氏分级Ⅱ级及以上，或 TBS 报告系统中 ASC-US 伴高危型 HPV-DNA 阳性及≥ASC-H。

（2）细胞学检查为浸润癌。

（3）持续细胞学检查欠满意，高危型 HPV-DNA 阳性。

（4）临床可疑，肉眼观察可疑或病史可疑：如接触性出血、异常排液、慢性子宫颈炎如子宫颈假性糜烂、息肉、白斑、红区或可疑癌等，不论细胞学结果如何。

（5）女性下生殖道可疑湿疣或 HPV 感染。

（6）其他，如 CIN 或早期子宫颈癌治疗前，阴道镜检查了解子宫颈病变部位、范围、程度及阴道穹隆或阴道是否受累等。

（7）子宫颈癌或 CIN 治疗后随诊。

（8）醋酸放大或无放大肉眼观察阳性者。

（9）VILI 试验阳性，即 Lugol 碘液涂抹肉眼观察阴性者（不着色）。

（10）为了某个特定的题目对某种人群做普查，如对 HPV 感染者、胎儿期有己烯雌酚暴露史者、孕妇、口服避孕药或绝经后的妇女等做普查，以解决某种特别的问题。

相关链接-2

阴道镜检查指征：最初阴道镜主要用于宫颈癌的早期诊断，目前，其在妇科领域的应用范畴日趋扩展，其主要指征如下。

（1）细胞学异常：细胞学巴氏Ⅱ级及以上，或 TBS 报告中≥ASC/AGC。

（2）临床可疑病史或体征：如接触性出血、异常排液、宫颈外观异常如慢性子宫颈炎（宫颈假性糜烂或不对称糜烂、息肉）、白斑、红区或可疑癌等。

（3）高危型 HPV-DNA 检测阳性或 VIA、VILI 肉眼观察阳性。

（4）下生殖道湿疣。

（5）外阴或阴道可疑病变。

（6）治疗后随诊及追踪观察宫颈、阴道和外阴病变的动态变化。

（7）其他：如 CIN 及早期宫颈癌术前了解阴道受累情况等。

随着阴道镜的普及和对其认识的提高，其应用指征在不断扩大。结合 2012 年 ASCCP、2017 年 CSCCP 年关于筛查阳性结果的管理、国家卫健委关于两癌筛查的提导性意见，结合临床实际，我们提出以下意见。

阴道镜检查指征如下。

（1）筛查阳性病例的分流，这些病例包括：①细胞学单筛结果为 ASCUS 或 AGC 及以上。②HPV 分型检测 16、18 阳性或不分型检测阳性时需同时满足细胞学 ≥ASC-US。③细胞学 + HPV 联合筛查的病例，在以下情况下要转诊阴道镜门诊（图 14-1）。

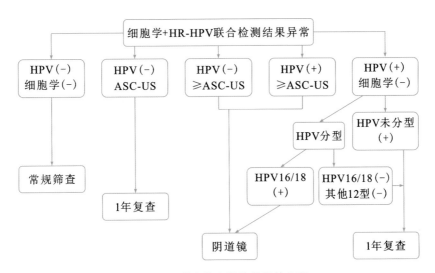

图 14-1 联合筛查阳性结果的处理

（2）临床可疑病例的分流：包括病史及妇科检查可疑，如接触性出血、异常排液、宫颈外观异常、白斑、红区、湿疣样病变或可疑癌等。

（3）宫颈病变的随访：包括治疗后的 HSIL 和 AIS 病例、进入观察随访的 LSIL 病例、保守治疗后的 Ⅰa 期宫颈鳞癌病例和其他随访病例。

第二节 操作流程及注意事项

为满足基层宫颈癌检查工作的需要，卫生部妇幼保健司组织相关专家，针对基层工作的条件和实际困难，特制定了本条款（2010 年）。湖北省妇幼保健院作为湖北省级师资单位之一，获得培训资格及相关教材，现呈现如下，供参考。

请注意，这是一个特定环境、对特定人群的要求，有其特殊性，不一定适合机会性筛查病例，请大家在应用时注意。

我们在本章第一节谈到的镜检指征和这个版本并不冲突。此处，主要针对人群是政府两癌筛查的人群。

一、阴道镜检查的适应证

1. 宫颈细胞学检查结果异常。

2. 裸眼醋酸染色检查及复方碘染色检查（VIA/VILI）结果异常。

3. 裸眼直观结果为宫颈溃疡、肿块或可疑宫颈浸润癌。

关于宫颈细胞学检查结果异常，包括以下几种情况：①不典型鳞状上皮细胞（ASC-US）。②不典型鳞状上皮细胞——不排除高度鳞状上皮内病变（ASC-H）。③低度鳞状上皮内病变（LSIL）。④高度鳞状上皮内病变（HSIL）。⑤鳞状细胞癌（SCC）。⑥不典型腺上皮细胞（AGC）。⑦腺原位癌（AIS）。⑧腺癌。⑨巴氏分级标准中≥巴氏Ⅱb级以上的结果。⑩高危型HPV检测结果阳性（需注明HPV检测方法，如HC-2法、凯普HPV基因分型法、PCR法等）。

二、阴道镜检查基本内容与技术操作规范

1. 阴道镜检查的时间

（1）最佳时间是月经干净后的7～10 d。

（2）如果必要，阴道镜检查也可以在月经周期的任何时间进行。

（3）阴道镜检查前，受检者72 h内禁止阴道性交、冲洗和上药。

2. 阴道镜检查的禁忌证

（1）无绝对禁忌证。

（2）相对禁忌证：急性下生殖道感染。

3. 操作流程

依次使用生理盐水、5%醋酸、复方碘溶液。

（1）生理盐水。

1）目的：①清洁作用。②评价宫颈/阴道毛细血管和血管。③观察有无黏膜白斑。④初步确认转化区。

2）方法：生理盐水的大棉球轻轻拭净宫颈/阴道表面分泌物。

3）镜下所见：①黏膜白斑，组织学诊断多为湿疣，也可能是CINⅡ～Ⅲ。②血管经生理盐水作用后易于显现。③异型血管，常提示宫颈浸润癌。

（2）5%醋酸溶液。

1）配置：5 ml纯冰醋酸＋95 ml蒸馏水。

2）目的：①再次确认宫颈转化区。②识别病变上皮。

3）原理：醋酸与上皮细胞内核蛋白、角蛋白发生可逆性反应，影响光线通透。

4）方法：大棉球湿敷宫颈1 min，然后观察镜下醋白上皮（阴道镜动态观察）。①正常。正常柱状上皮与未成熟鳞状化生上皮：短暂的上皮肿胀与变白，很快消失。正常转化

区：醋白改变约 1 min 后逐渐消退。②异常。高度上皮内病变：醋酸白反应速度快，持续时间长，消退慢。低度上皮内病变：醋酸白反应速度慢，持续时间短，消退快。

特别提醒：①非所有的醋白上皮都存在宫颈病变。②并非所有的宫颈病变都有醋白改变。

（3）复方碘溶液。

1）配置：10 g 碘化钾＋100 ml 蒸馏水＋5 g 碘。

2）目的：识别碘染色阳性与阴性的上皮。

3）原理：正常/成熟分化的鳞状上皮的中、表层细胞浆内富含糖原，可被复方碘溶液染成褐色或黑色。

4）方法：用蘸取复方碘溶液的棉棒轻触压涂抹宫颈/阴道观察区域。

5）复方碘反应。

目的：识别碘染色阳性与阴性的上皮。

糖原缺乏是鳞状上皮分化异常的特征。

镜下所见（动态观察）。碘染阳性：正常/成熟分化的鳞状上皮。碘染阴性。正常：柱状上皮/或未成熟化生上皮；炎症；先天性转化区；绝经期后/或雌激素缺乏。异常：宫颈癌，阴性，表面不平可造成碘液的残留；高度病变：灰暗/肮脏的芥茉黄色；低度病变：明亮的桔黄色，或呈龟背样、斑点状。

（4）阴道镜检查的操作流程。

1）依次使用 3 种化学试剂，即生理盐水、5％醋酸溶液和复方碘溶液。

2）阴道镜下（5～40 倍）观察并记录宫颈/阴道表面被覆上皮有无癌及癌前病变，并在其指引下对所有可疑病变部位取活检标本。

三、阴道镜检查标准

1. 评估转化区（阴道镜检查的核心）

（1）满意/不满意阴道镜检查：转化区是否能完全窥见。

（2）满意阴道镜检查：1 型转化区，2 型转化区。

（3）不满意阴道镜检查：3 型转化区。

2. 阴道镜检查评估结果的分级标准

（1）正常阴道镜所见（正常宫颈转化区的诊断标准）。正常转化区：由柱状上皮、未成熟化生的鳞状上皮与成熟化生的鳞状上皮构成。

1）柱状上皮：在生理盐水的作用下呈现肉红色，在 5％醋酸作用下呈现短暂的苍白水肿，即"葡萄串"状结构，对复方碘溶液不起反应。

2）未成熟化生的鳞状上皮：在生理盐水的作用下呈现深红色，在 5％醋酸作用下，呈现短暂的"一过性"醋酸白反应，碘试验可使该上皮部分呈阳性、部分呈阴性反应。

3）成熟化生的鳞状上皮：在生理盐水的作用下呈现淡粉色，对 5％醋酸溶液不起反应，可被复方碘溶液染成深褐色。

（2）异常阴道镜所见。

1）醋酸白上皮：白色上皮持续的时间越长，提示病变越严重。

2）点状血管：特指毛细血管的点状图像。细点状血管多，提示 LSIL 或不成熟化生。

3）镶嵌：由新生血管构成的图像，细小的镶嵌多提示 LSIL 或不成熟化生，粗大而不规则的镶嵌则提示 HSIL。

4）碘试验阴性：CIN 或浸润癌。

5）异型血管：形态极不规则的异常血管，其出现多为宫颈浸润癌。

（3）低度鳞状上皮内病变（LSIL）。

1）表面光滑，边界不规则。

2）轻度醋酸白色改变，出现慢，消退快。

3）碘部分着色常为斑点状。

4）可有/或无细点状血管，规则的细镶嵌。

（4）高度鳞状上皮内病变（HSIL）。

1）表面光滑，边界锐利。

2）浓厚醋酸白色改变，出现快，消退慢，可能表现为牡蛎白色。

3）碘着色阴性，原来浓厚的白色上皮呈现黄色。

4）粗大点状血管，以及大小不一致的、宽而不规则的镶嵌。

5）柱状上皮内浓厚的醋酸白色改变，可能表示腺上皮累及。

（5）宫颈浸润癌。

1）宫颈管外口粗糙隆起或红色肉芽，表面不规则，糜烂或溃疡。

2）外生型宫颈癌外观结节菜花状，质地硬、脆、易接触性出血。

3）内生型宫颈癌的筒状增粗。

4）部分醋酸白色上皮剥脱。

5）宫颈溃疡可呈空洞型或火山口状。

6）异型的血管。

7）粗细不一的点状血管、不规则镶嵌。

四、经阴道镜指引下宫颈活检术

1. 只要怀疑为宫颈浸润癌或 HSIL 者必须取活检

（1）宜在宫颈病变最严重的部位多点活检。

（2）经验不足者，宜在转化区内新鳞柱交接 3、6、9、12 点四点取活检。

（3）应行 ECC。

（4）无宫颈锥切术禁忌证时，可行诊断性 leep（慎用）。

2. 细胞学结果为 ASC-H、HSIL、AGC，即使阴道镜检查未发现异常，也应取活检

（1）阴道镜检查结果满意，宜在转化区内新鳞柱交接 3、6、9、12 点四点取活检。

（2）阴道镜检查结果不满意，无宫颈锥切术禁忌证时，可行 ECC，也可行诊断性 leep（慎用）。

3. 对绝经后女性

（1）多为转化区不能完全看见，宜转经验丰富医生阴道镜检查和活检。

（2）为评估宫颈管内病变，可以适度放宽诊断性 leep 指征。

4. 取宫颈活检的方法

宫颈转化区的活检：首选最异常的区域，先后唇后前唇，多点活检，活检仅需 2～3 mm 深，怀疑浸润癌时，活检应略深些，CIN 的活检没有必要取毗邻的正常上皮，溃疡的活检必须包括毗邻溃疡周边的异常上皮，经验不足者，宜选择转化区内 4 个象限分别取活检。

5. 阴道镜检查后酌情不取活检的建议

（1）细胞学 ASC-US：阴道镜检查正常者，允许 6～12 个月后复查宫颈细胞学。

（2）宫颈细胞学结果为 LSIL：阴道镜检查满意，为 HPV 亚临床感染或小灶性 LSIL 年轻患者，可酌情不取宫颈活检，6 个月后复查。

（3）妊娠期细胞学 ASC-US、LSIL：阴道镜下排除高度病变或浸润癌者。

以上宜由有经验的医师判断决定。

五、对阴道镜检查图文报告的要求

1. 阴道镜图文报告必须记录的内容

（1）患者信息。

（2）必要的病史。

（3）阴道镜检查指征。

（4）阴道镜检查结果满意/或不满意、转化区类型。

（5）阴道镜检查的结论/拟诊。

2. 对阴道镜检查报告插入图像的要求

应插入 1～4 幅有代表性的图像，建议事项如下。

（1）选择图像应能显示阴道镜检查结果为满意或不满意。

（2）选择图像应能准确指明病变的解剖学位置与面积大小。

（3）选择图像应能准确指明病变的性质与级别。

（4）选择图像应能显示腺体开口的醋酸白环，提示病变累及腺体。

➡ 吴绪峰

参考文献

［1］ 卜美璐,陈庆云.子宫颈疾病诊疗常规与禁忌［M］.北京:人民军医出版社,2008.

［2］ 连利娟,林巧稚.妇科肿瘤学［M］.北京:人民卫生出版社,2006.

阴道镜检查的作用

有关阴道镜检的作用，我们在前两本专著中都有过详细的介绍。不容质疑，阴道镜检的鳞状上皮病变及早期鳞癌诊断中的作用是肯定的。一个共识性的观点，对于一个训练有素的阴道镜专家来讲，阴道镜下活检诊断与锥切标本病理诊断的一致性可以达到或接近80%。而对于腺上皮病变而言，由于缺乏诊断标准和专家共识，几乎所有的 AIS 都是阴道镜拟诊 HSIL 而行活检，"意外"或"偶然"发现。当然，如果这种"意外"或"偶然"发现可以覆盖100%的 AIS 和早期腺癌病例，那我们也就没有必要进行这个问题的探讨了。事实是，很多 AIS 病例都没有及时被发现和诊断，以至于目前 AIS 和浸润性腺癌病例的比例严重失衡。问题就来了，现有的阴道镜诊断标准并不适用于 AIS 及早期腺癌的诊断，那么，我们应该从何入手？

以下，我们从宫颈病理解剖和组织发生入手，探讨腺上皮病变的镜检靶区和可能的镜检特点。

第一节　病　理　解　剖

1. 基本结构

子宫是一个肌性器官，分为底、体和颈三部分（图 15-1）。子宫颈呈圆锥形（图 15-2）。宫颈长 2.5～3.0 cm，横径 2.2～2.5 cm。宫颈管上至子宫组织学内口，下至宫颈外口。宫颈上端与子宫腔交界口称为解剖学内口，分为解剖学内口和组织学内口。解剖学内口在上，组织学内口在下，两者之间称为子宫颈峡部（图 15-3）。子宫颈峡部在胎儿 7 个月开始出现，妊娠 12 周后逐渐扩展，足月时变为子宫下段，可长达 7～8 cm。

2. 正常宫颈的组织结构特点

宫颈由内到外由黏膜层、肌层及外膜层组成。黏膜层包括上皮或固有层。上皮分宫颈阴道部鳞状上皮和宫颈管柱状上皮。固有层主要由结缔组织构成。

3. 宫颈黏膜的组织学特点

宫颈管黏膜向外延伸，与宫颈外口的鳞状上皮相连接，两种上皮相交界的区域称为鳞柱交界，有新、旧两种，新、旧鳞柱交界之间的区域为转化区。

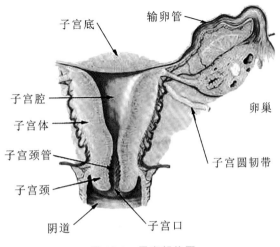

图 15-1 子宫部位图

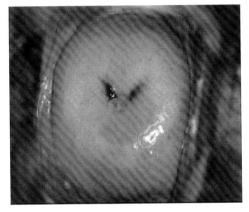

图 15-2 宫颈示意图

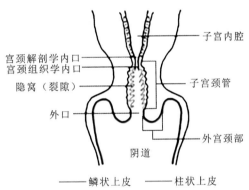

图 15-3 子宫颈解剖—组织示意图

4. 两种上皮的特点

（1）鳞状上皮的特点：显微镜下可分为 5 层（图 15-4）。第一层基底层，由单层小柱状细胞组成。第二层又称为旁基底细胞层、棘细胞层或深棘细胞层，由数层多角细胞组成。第三层又称为中间细胞层、舟状细胞层、透明细胞层或浅棘细胞层，由富含糖原的扁平细胞组成。第四层又称为上皮内层或致密层，由许多紧邻的多角细胞组成。第五层又称为角质层。

鳞状上皮的厚度受哪些因素影响？主要取决于宿主的激素状态。青春期激素水平高峰时，上皮各层最为典型，而绝经后妇女由于低雌激素状态，上皮菲薄，细胞学检查常常见到底层细胞，容易带来误判，因此，绝经后的妇女在宫颈筛查时常常建议使用 HRT 后 1～2 周复查，是简单有效的方法。

（2）腺上皮的特点——五大特点。

1）第一大特点：柱状上皮呈高柱状，薄，分泌黏液（图 15-5）。

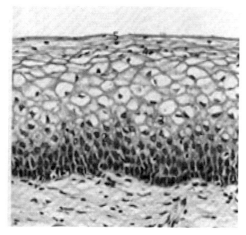 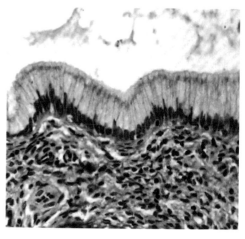

图 15-4　原始鳞状上皮组织学分层　　　　图 15-5　正常柱状上皮。细胞呈高柱状，
　　　　　　　　　　　　　　　　　　　　　　　薄，分泌黏液，核位于基底部

2）第二大特点：形成绒毛突起。这种改变在阴道镜下更清楚，柱状上皮葡萄状改变
（图 15-6、图 15-7）。

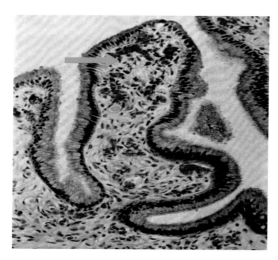 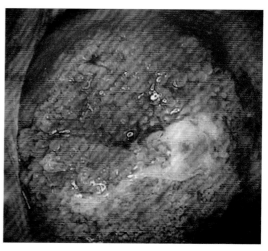

图 15-6　宫颈管内膜绒毛　　　　　　　　图 15-7　柱状上皮（呈典型葡萄样改变）
（箭头显示乳头中心纤维血管轴和宫颈管表面黏液
性柱状上皮）

3）第三大特点：上皮下陷，形成腺隐窝。腺体主要为分支新状管状腺，深入子宫颈
实质中，深度为 5～8 mm。这种结构通常称为"腺体"，但通过连续切片显示，它们是一
个封闭裂隙系统，因此是一个盲管，其开口在阴道下可以辨认，称之为"腺体开口"。若
分泌物使管道闭塞，则形成 nabothian 囊肿（图 15-8、图 15-9）。

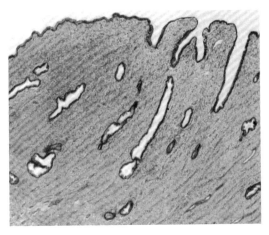

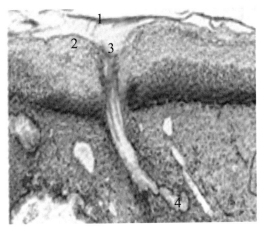

图 15-8　宫颈管内膜隐窝

（腺管被覆黏液性柱状宫颈管内腺上皮，深入宫颈管纤维肌性间质中）

图 15-9　成熟鳞状化生上皮

（1. 显示一层角化细胞位于上皮浅层上；2. 显示腺体开口；3. 显示位于基质；4. 腺体相连）

腺体深度一般为 5～8 mm（有时可超过 10 mm）。正常腺体深度与 HSIL 累及腺体的深度有关，但不是一个概念。正常腺体最深为 14.49 mm，而 HSIL 累及腺体的深度最深为 4.95 mm 分布。

在腺上皮来源的病变，如 AIS 或腺癌，病变常常呈跳跃式，有时深达黏膜下 10 mm，ECC 或活检不可能得到满意的活检标本。

4）第四大特点：在宫颈阴道部与鳞状上皮相连接（图 15-10、图 15-11），是阴道镜检的靶区。

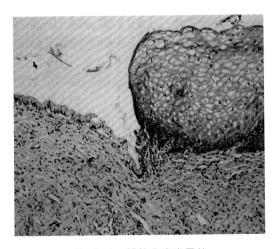

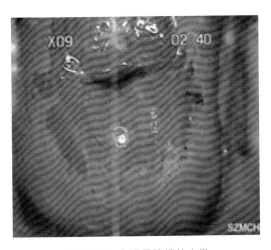

图 15-10　鳞柱上皮交界处

图 15-11　宫颈原始鳞柱交界

5）第五大特点：特殊的细胞——储备细胞。在柱状上皮下方，基底膜上方，存在一种特殊的细胞，被称为宫颈储备细胞，又称为柱状上皮下基底细胞。这群细胞的特殊之处在于，它是宫颈组织干细胞，具有多潜能分化的能力。在正常情况下，由于这种细胞处于静止期，因此不易见到，可孤立或数个细胞成排（图 15-12）。

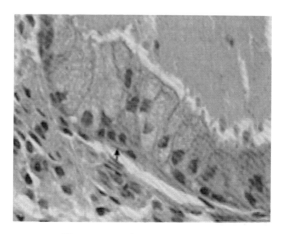

图 15-12　正常宫颈的储备细胞

第二节　宫颈癌的组织发生

有关鳞状上皮病变的发生、发展过程，现已非常清晰，并用于指导群体性的宫颈癌筛查工作，在世界范围内取得了令人瞩目的成就。一个基本的事实是，人群宫颈癌发病率及死亡率的降低，主要与鳞癌的降低有关，而与腺癌无关，甚至由于现行筛查方法对腺癌的不敏感，腺癌的发病率明显上升，无论是绝对数，还是相对数。腺癌发病率上升的另一个原因，也许和我们目前对其发生、发展过程所知甚少有关。

第一，由宫颈阴道部和移行带的鳞状上皮形成的鳞癌（鳞癌比例目前约为 70%），这一部分病例（临床前）才是阴道镜检查的目标人群。可以通过镜检指示下的活检（Ⅰ、Ⅱ型转化区）完成活检，或者四点活检（Ⅲ型转化区）加或不加 ECC。

第二，由宫颈管内膜的柱状上皮形成的腺癌，包括黏液腺癌及透明细胞腺癌等（腺癌比例约为 25%），这一部分病例由于缺乏特异性的阴道镜图像，或者公认的图像，往往造成误诊或漏诊。AIS 往往是伴随 HSIL 而被意外发现，ECC 或四点活检对其诊断作用有限，除非病变从间质穿透黏膜或外口，才会被发现。

有关这部分腺癌的组织学来源，多数学者支持这一观点，即宫颈腺癌的细胞起源于柱状上皮内的多能储备细胞，它们在正常情况下排列于宫颈内口表皮及隐窝内。由此，我们可想象，发生在此部位的腺上皮病变的阴道镜检的困难。

第三，由储备细胞形成的储备细胞癌，包括未分化储备细胞癌、腺鳞癌、腺样囊性癌等（这类肿瘤约占 5%）。早期筛查和发现非常具有挑战性。

前面已描述，储备细胞位于柱状上皮深层，理论上更不容易被早期发现。不同的组织学来源肿瘤，其病变部位不同，表现形式不一，要正确认识，用以指导临床工作。

总之，70% 的 SIL 或鳞癌是有"可能"借助细胞学（＋HPV）＋阴道镜来筛查和诊断的。25％的 AIS 或腺癌很难通过上述方法来筛查和诊断的。用什么方法来代替？我们需要进一步思考。

第三节　转化区的概念及意义

新的鳞柱交界与原始鳞柱交界之间，已经被和正在化生的鳞状上皮取代的区域，称为转化区。也有人简单地描述为，转化区（transformation zone，TZ）是指新、旧鳞柱（squmous columnar junction，SCJ）交界之间的区域。因此，既往 TZ 被认为是一条交界线，这是不正确的。

那么，转化区是如何形成的？

宫颈鳞状上皮逐步取代外移的柱状上皮的整个生理过程称为鳞状上皮化生，由此形成转化区。从女性胎儿后期直到绝经后，化生贯穿妇女一生。

鳞化机制是使具有更坚韧更具抗摩擦能力的鳞状上皮，替代高度特异性的脆弱的、正常存在于宫颈内膜的柱状上皮。当然，无须担心，鳞状化生及其存在，并不增加其发展为恶性的危险度。

临床上真正的青春期宫颈"糜烂"，并不意味着伴随宫颈病变。我们鉴别真性"糜烂"和假性"糜烂"的最简单和最直接的方法就是阴道镜检，清晰可见的葡萄状结构就是最好的回答。所以，笔者常常要求年轻医生上宫颈门诊，一定要手持两把刀，左手的细胞学，右手的阴道镜，手持"双枪"才能火眼金睛，不漏诊一例临床前宫颈病变。

转化区的临床意义：正是在这个区域，致癌的人乳头状瘤病毒与鳞状上皮和腺上皮相互作用，几乎所有鳞状上皮肿瘤和大多数子宫颈腺性肿瘤都出现在此区域。因此，阴道镜检的靶区被定义在转化区，它可能可以包括几乎所有鳞状上皮肿瘤，但不一定包括所有的腺性肿瘤，也许，腺性肿瘤还有新的靶区。

另有作者认为，90％的 CGIN 都合并有 CIN。这个结论是否具有普遍意义，我们还需要进一步研究。

第四节　阴道镜检对腺上皮病变的作用（局限性）

如前所述，绝大多数 AIS 是由于鳞状上皮病变而在活检后"意外"发现的，且初筛的阳性结果常常提示为鳞状上皮病变而非腺上皮病变。而且，由于 AIS 的阴道镜检诊断标准尚不确定，使得阴道镜检在腺上皮病变的诊断中作用有限或不明确，不能依靠阴道镜排除肿瘤。当然，可能阴道镜检查有异常，只是我们还不识别。

在一项研究中，90 例 AIS 患者中有 67 例（74％）阴道镜检查有异常表现，但是，仅有 19 例（28％）是在阴道镜检查前怀疑有腺体异常。一份综述回顾了 16 项在诊断为"AGC 倾向反应性"或 AGC 不能确定之后进行的随访性活检研究，仅有 3.2％的患者有 AIS 或浸润性宫颈腺癌，而 3.9％的患者有子宫内膜癌，25％的有 SIL（主要是 HSIL）。

但是，如果是"AGC倾向肿瘤"，则有62%为AIS或浸润性宫颈腺癌，另外18%为SIL。

湖北省妇幼保健院在近年诊断的37例AIS中，我们复习了相关的资料，发现无论是细胞学，还是阴道镜都有明显的局限性。37例AIS患者中，有33例在术前行HR-HPV检测，其中HR-HPV阳性32例，阳性率为97.97%；37例AIS患者在术前均行细胞学检查，细胞学检查结果为异常的共25例，阳性率为67.57%，其中，诊断为腺上皮异常仅7例，阳性率为18.92%，诊断为鳞状上皮异常18例，阳性率为48.65%。阴性细胞学病例12例，假阴性率为32.43%。换言之，如果细胞学单筛，将会有1/3的AIS病例漏诊，选择HR-HPV单筛，则有32/33例阳性，更多的患者是因为HR-HPV阳性而进行进一步的阴道镜检查及活检。37例全部在湖北省妇幼保健院行阴道镜检及镜下活检，没有一例镜下拟诊为AIS，是因为异常转化区或多点活检而被"偶然"发现，共AIS 24例（64.86%），其他病例包括HSIL 11例（29.72%）、LSIL 2例（5.4%），这13例（35.1%）鳞状上皮病变在锥切术后病理诊断为AIS或AIS合并HSIL。

这组资料还可以说明另一个问题，前面提到有作者认为，90%的CGIN都合并有CIN，以此为由将转化区作为阴道镜检的靶区，就有可能获得90%的诊断率。而我们诊断的病例，35.1%的在镜下活检漏诊，进而由锥切标本才被诊断。所以，不同中心的病例来源不同，个性化特征也不一样，难以以点盖面。我们还需要不断学习、积累更多的病例。

◐ 吴绪峰

参考文献

［1］ 魏丽惠,赵昀.现代阴道镜学［M］.北京:北京大学医学出版社,2016.

［2］ 吴绪峰.阴道镜诊断与术后标本病理检查配对试验研究［J］.湖北医学院学报,1992,13(3):230-235.

［3］ 朗景和.子宫颈学［M］.济南:山东科学技术出版社,2009.

［4］ Christopherson WM, Nealon N, Gray SrLA. Noninvasive precursor lesions of adenocarcinoma and mixed adenosquamous carcinoma of the cervix uteri［J］.Cancer,1979,44(3):975-983.

［5］ Fu YS, Berek JS, Hilborne LH.Diagnostic problems of in situ and invasive adenocarcinomas of the uterinecervix［J］.Appl Pathol,1987,5(1):47-56.

［6］ Andersen ES, Arffmann E.Adenocarcinoma in situ of the uterine cervix: a clinico-pathologic study of 36 cases［J］.Gynecol Oncol,1989,35(1):1-7.

［7］ Colgan TJ, Lickrish GM.The topography and invasive potential of cervical adenocarcinoma in situ, with,and without associated squamous dysplasia［J］.Gynecol Oncol,1990,36(2):246-249.

［8］ 回允中.女性生殖道病理学［M］.北京:北京大学医学出版社,2005.

［9］ 回允中.妇产科诊断病理学［M］.北京:北京大学医学出版社,2007.

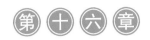

活检及其意义

第一节　基本概念

宫颈病变如何取活检（biopsy）？也许你会认为这不是一个问题，其实，很多时候都是因为没能恰当地取活检，而导致误诊误治。给大家讲一个典型的病例。

20世纪90年代初期，我们收治了一位从黄石转来的阴道出血的患者（笔者是当时的主治医生），因为出血半年，3次取活检都是阴性，其中两次是由时任湖北省人民医院大妇产科主任会诊取材。在仔细询问病史后，笔者给患者做了妇科检查，一问，二看，三摸，初步诊断就出来了，临床型宫颈癌，当即取活检，证实了我的判断。

经历了这个患者的诊断经过，笔者那时有一种想法，我们要相信权威，但不可迷信权威，否则，医生这个职业生涯如何前行？医学如何发展和进步？

回到我们的主题。

宫颈活检有哪些种类？如何应用？其理论基础是什么？我们在接下来的内容中会一一谈到。

谈到活检（biopsy），可以是镜检指导下活检（colposcopy directed biopsy），可以是颈管刮术（endocervical curratage，ECC），也可以是四点活检，还可以是多点活检（multiple biopsy），个别情况下还要使用诊断性 leep（diagnostic loop electro-surical excisional procedure，LEEP）。如何选用，取决于患者的实际情况。大多数情况下，一种活检方法就能完全满足诊断，少数情况下，需要采取两种或以上的活检方法，个别情况下需要采取诊断性 leep。

我们看看不同情况下的活检及方法。

一是满意的阴道镜检（图 16-1、图 16-2）。二是不满意的阴道镜检（图 16-3）。三是转化区缺失，如 CKC 和 leep 后随访的病例（图 16-4）。四是细胞学≥AGC，年龄＞35 岁的病例。五是临床型宫颈癌病例（图 16-5）。

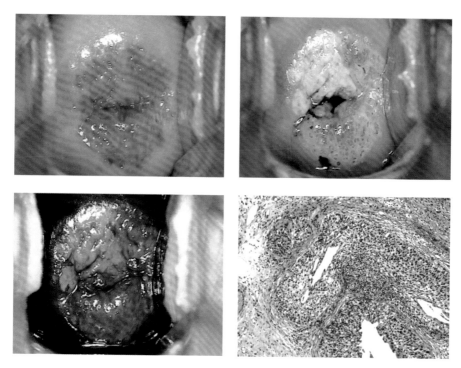

图 16-1　I 型转化区

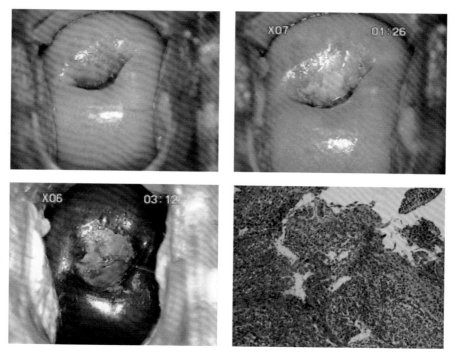

图 16-2　II 型转化区

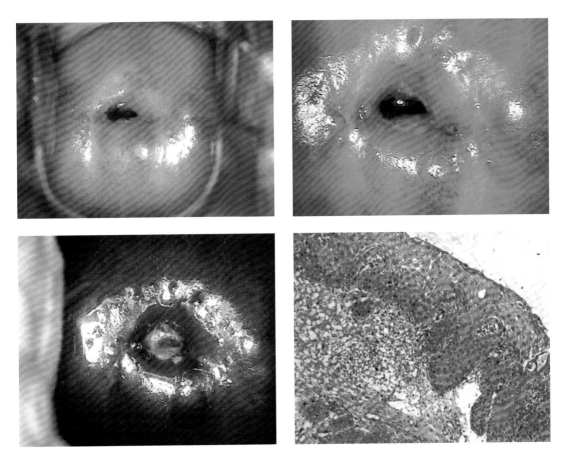

图 16-3　Ⅲ型转化区

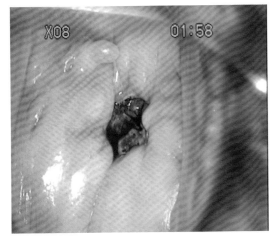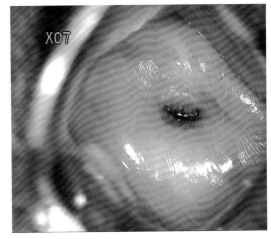

图 16-4　转化区缺失

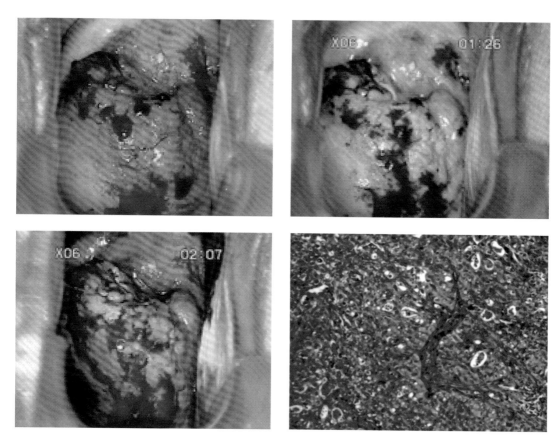

图 16-5　临床型宫颈癌

还有其他类型⋯⋯

在解决这个问题时，笔者想请大家回忆一下本书的前一章介绍的有关宫颈癌的组织发生，有几句请注意。

（1）柱状上皮在宫颈阴道部与鳞状上皮相连接（图 16-6、图 16-7），即鳞柱交界是阴道镜检的靶区，尤其是腺上皮病变。

（2）由宫颈阴道部和移行带的鳞状上皮形成的鳞癌（鳞癌比例目前约为 70％），这一部分病例（临床前）才是阴道镜检查的目标人群。可以通过镜检指示（Ⅰ、Ⅱ型转化区）完成活检，或者四点活检（Ⅲ型转化区）加或不加 ECC。

（3）由宫颈管内膜的柱状上皮形成的腺癌（腺癌比例约为 25％），这一部分病例由于缺乏特异性的阴道镜图像，或者公认的图像，往往造成误诊或漏诊。AIS 往往是伴随 HSIL 而被意外发现，ECC 或四点活检对其诊断作用有限，除非病变从间质穿透黏膜或外口，才会被发现。

（4）由储备细胞形成的储备细胞癌，包括未分化储备细胞癌、腺鳞癌、腺样囊性癌等（这类肿瘤约占 5％）。早期筛查和发现非常具有挑战性。

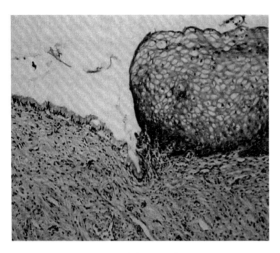

图 16-6　鳞柱上皮交界处

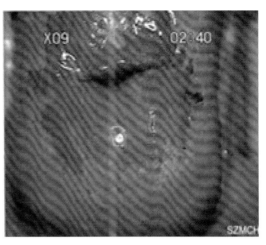

图 16-7　宫颈原始鳞柱交界

第二节　转化区及其作用

所谓转化区，是指新的鳞柱交界与原始鳞柱交界之间，已经被和正在化生的鳞状上皮取代的区域。也有人简单地描述为，转化区（transformation zone，TZ）是指新、旧鳞柱交界（squmouscolumnar junction，SCJ）之间的区域。因此，既往 TZ 被认为是一条交界线，这是不正确的。

一、转化区类型

阴道镜检查中，评估转化区类型是非常重要的第一步。一般将宫颈转化区分三型，其释义如下。

1. Ⅰ型转化区

宫颈转化区位于宫颈阴道部，完全可见。阴道镜下特征可见完整的转化区，阴道镜评估满意。

2. Ⅱ型转化区

宫颈转化区部分位于宫颈管内，通过颈管扩张器等辅助工具，可见其上界。通过阴道镜暴露，可见全部转化区。

3. Ⅲ型转化区

宫颈转化区主要位于宫颈管内，借助颈管等扩张器后，仍不能见转化区上界。阴道镜下宫颈阴道部不可见转化区。阴道镜评估不满意。

但是，这三种转化区的划分，常常不能覆盖临床上各种各样的情况，因此，我国著名妇科肿瘤专家章文华教授根据她的经验，认为在三型转化区的基础上，建议增加一种情况，即"无法判断转化区"。常见于因宫颈手术、炎症、肿瘤、瘢痕形成、雌激素减退、妊娠及角化等影响宫颈转化区的观察和评估，包括：①下生殖道严重急性炎症。②宫颈/阴道严重萎缩。③放射治疗或宫颈手术后不能暴露宫颈。④出血、阴道用药或损伤等不能观察者。⑤转化区缺失，分为以下两种情况。

（1）转化区术后状态（手术后的宫颈）。术后宫颈常呈现新的鳞柱交界不可见，原始鳞柱交界不能辨别，转化区特征完全消失。因此，阴道镜下无法分辨宫颈转化区，可称为转化区的术后状态。

（2）瘤组织破坏转化区。宫颈癌前病变发展为浸润癌，肿瘤破坏并取代了正常组织，因此，肉眼可见的宫颈癌常破坏了转化区形态，阴道镜下可见宫颈肿瘤，不能辨别转化区。

深圳市妇幼保健院子宫颈疾病诊治中心 2010 年 5 月—2011 年 4 月共诊断宫颈癌 49 例，宫颈癌分期与转化区关系见表 16-1。资料显示，宫颈浸润癌无论分期早晚，转化区均为Ⅲ型和无法判断，无法判断者占 46.94%。其中，Ⅰa 期 15 例，14 例为Ⅲ型转化区，1 例无法判断，占 6.67%；Ⅰb$_1$ 期 11 例，2 例无法判断，占 18.18%；Ⅰb$_2$ 期 7 例，4 例无法判断，占 57.14%；≥Ⅱa 期的宫颈癌转化区均被肿瘤组织破坏。

表 16-1　宫颈癌分期与转化区关系

宫颈癌临床分期	满意阴道镜			不满意阴道镜		
	转化区Ⅰ型	转化区Ⅱ型	%	转化区Ⅲ型	无法判断转化区（肿瘤组织破坏）	无法判断占比（%）
Ⅰa$_1$ (n=13)	0	0	0	12	1	
Ⅰa$_2$ (n=2)	0	0	0	2	0	6.67
Ⅰb$_1$ (n=11)	0	0	0	9	2	18.18
Ⅰb$_2$ (n=7)	0	0	0	3	4	57.14
≥Ⅱa (n=16)	0	0	0	0	16	100
合计 (n=49)	0	0	0	26	23	46.94

二、转化区意义

（1）转化区是宫颈癌和 CIN 的好发部位，为阴道镜检查的重点靶区，因此，识别 TZ 是从事阴道镜医师必须具备的基本功。

（2）阴道镜检查满意与不满意的依据是 SCJ 可见与不可见。目前转化区的分类中，Ⅰ、Ⅱ型属满意阴道镜检查，Ⅲ型属不满意阴道镜检查。

（3）识别转化区的意义不仅仅在于确立阴道镜检是否满意，更重要的是指导治疗的方法。

3 种转化区的临床意义见表 16-2。

表 16-2　3 种转化区的临床意义

TZ 类型	定义	治疗方式	治疗深度（mm）
Ⅰ 型	完整的 SCJ 和 TZ 均位于宫颈外口，全部可见，阴道镜检查满意	可采用物理治疗或 leep 术	7～10
Ⅱ 型	SCJ 和 TZ 部分伸入颈管，借助工具可见上界，阴道镜检查满意	若 ECC 阳性，不宜物理治疗，可选择 leep 术或 CKC	10～15
Ⅲ 型	SCJ 和 TZ 部分或全部在颈管内，上界不可见，阴道镜检查不满意	选择诊断性宫颈锥切术（以 CKC 为宜）	15～25

引自：章文华. 阴道镜诊断图谱［M］. 北京：人民卫生出版社，2012.

以上有关宫颈组织病理的介绍，是我们正确取得活检标本的基础。

大家一定注意到了，就转化区与腺上皮病变的关系，上面谈到的几乎全是有关鳞癌及 CIN 的，而腺上皮病变的情况如何？到目前为止，并没有出台有关腺上皮病变的阴道镜检的判读标准，这一方面是因为有关 AIS 及早期腺癌的病例数量有限，难以形成共识，另一方面，笔者感觉基于鳞状上皮病变的筛查和诊断方法，其实并不能用于腺上皮病变。这个观点有事实依据吗？笔者一直在寻找支持的声音，毕竟个人观点太没有说服力。最近读到一本由刘植华、章文华教授联合翻译的一本书，感觉终于找到知音。作者在腺上皮病变这个章节的前言部分特别提到这样一段话，在这里和大家一起分享：实施覆盖面广、有质量保障、以细胞学为基础的宫颈癌筛查项目能够降低宫颈癌的发病率和死亡率，主要归功于对宫颈鳞状上皮病变的防治效果，可以认为，宫颈癌筛查的目的设计是为了发现鳞状上皮的异常而不是腺上皮病变，即使充分筛查的人群中，宫颈腺癌的发病率也没有发生变化。

此外，除了筛查层面的问题外，在阴道镜这个"确诊"环节也是问题多多，可以肯定地讲，阴道镜对于腺上皮病变的阴性或阳性预测值极差，这是因为：①腺上皮病变位于颈管内，充分或满意的阴道镜检查的概念并不适用于这类病变。②腺上皮病变的阴道镜征像更难以识别，也没有达成共识。③由于病例少见，难以掌握阴道镜的图像识别技能。

因此，细胞学异常较阴道镜检查更有可能预测组织学证实的腺上皮病变，这就是为什么对于细胞学可疑高级别腺上皮病变要进行诊断切除的重要原因之一。换言之，不能将 AGC 的进一步处理与 ASCUS 相等并论，只要是 AGC 就必须进入阴道镜检和活检环节，它可能不一定有阳性的表现，但至少我们有两个目的要这样做：一是排除并发性病变。就每个个体来讲，AGC 并不意味着就一定只有腺上皮病变，更多的时候会因此而发现鳞状上皮病变、内膜病变；二是积累经验和资料。就群体预防来讲，目前对于腺上皮病变的认识非常有限，需要积累诊治经验，形成专家共识。

第三节 活检及意义

临床上有两种情况需区别对待。一是临床型宫颈癌，直接取活检，最好标本直径在 5 mm 大小，以利病理医生对其间质作出初步判断。二是临床前病变，可能是鳞状上皮病变、腺上皮病变或镜下浸润癌，如何活检？作者根据多年的临床经验和相关指南，建议如下，如图 16-8 所示。

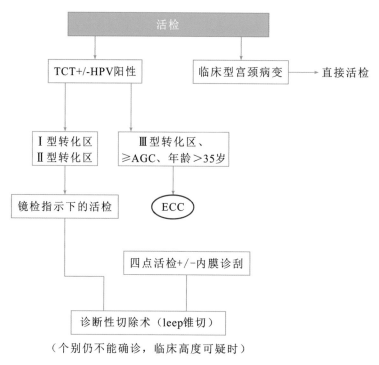

图 16-8 宫颈活检流程图

因此，阴道镜"指示"下的活检是一种常规手段，只适合鳞状上皮病变伴 I、II 型转化区的病例，对于 III 型转化区及细胞学报告为 AGC 及以上的病变，非"指示"下的四点活检＋ECC＋/－内膜活检，要视病情而定。只在个别情况下，临床可疑病例行诊断性切除术（leep 锥切术）。

活检的敏感性如何？文献报道显示，对于高级别宫颈鳞状上皮内病变（CIN III），阴道镜下活检诊断确诊率与其锥切术后病理诊断符合率为 83.6%～99.5%。阴道镜下活检对于宫颈腺上皮来源的宫颈病变，其准确率有多高？韩肖燕等回顾性总结 134 例原发性宫颈腺癌患者，其中，作者所在医院行阴道镜检查的只有 15 例，11/15 例经阴道镜下取活检，7 例诊断为宫颈腺癌，阴道镜下活检的敏感性为 47.0%（7/15）。Kietpeerakool 等回顾了诊断为 AIS 的患者 51 例，43.1% 的患者细胞学结果提示腺上皮异常，当结合阴道镜下活检及 ECC 后，其敏感性可升至 60.8%。赖院清等回顾性分析 52 例宫颈腺癌患者，经阴道镜下多点活检或颈管搔刮术初次被检出率也仅占 63.5%（33/52）。

当阴道镜下病变较明确时，通常于阴道镜下宫颈病变较严重处取活检。但是对于阴道镜检查未见明显异常病变区域的患者，可采用"随机活检"，"随机活检"通常指的是在宫颈外观正常的区域进行活检，这些正常的区域也包括醋酸白区域或化生区域，可使用宫颈扩张器扩张宫颈口观察宫颈管，镜下定位取 3、6、9、12 四点活检。

多项研究显示，对阴道镜检查发现的最严重病变部位进行单点活检，可能会导致 1/3～1/2 的宫颈癌前病变漏诊，且在任何醋酸白改变处进行活检，随着活检数量的增加，癌前病变的检出率呈明显增加，有 4 项研究评估了，随着活检数目的增加，宫颈癌前病变检出率的变化如表 16-3 所示。Julia 等研究表明进行两次或更多次活检的敏感性明显高于零次或一次活检。

对于定位活检与随机活检相结合，能否提高活检诊断的敏感性，目前尚无统一结论：有研究发现，在没有病变的象限进行额外的活检可以提高整体阴道镜检查的敏感性；也有系统回顾表明，在定位活检的基础上随机活检，并不能明显提高病变的检出率。2017 AS-CCP 推荐有目的的多点活检，活检部位包括醋酸白区域、化生区域或高级别病变区域。通常，在明显醋酸白区域进行至少 2～4 块活检，即使阴道镜印象为阴性但出现任何程度的醋酸白改变、化生或其他异常，均推荐进行活检。因为阴道镜及活检阴性并不能排除宫颈肿瘤性腺细胞病变，对于细胞学提示有腺细胞异常，但活检显示正常的病例，建议重复取活检，3～6 个月密切随访细胞学和 HPV。

表 16-3　随着活检数目的增加，宫颈癌前病变检出率的变化

研究者	终点	1 点活检	2 点活检	3 点活检	4 点活检
Gage et al.	2-year CIN 3+	142/208 (68.3%)	108/132 (81.8%)	35/42 (83.3%)	NA
Pretorius et al.	Cross-sectional, CIN 3+	141/222 (63.5%)			198/222 (89%)
van der Marel et al.	Cross-sectional, CIN 2+	136/263 (51.7%)	159/263 (60.4%)		
Wentzensen et al.	Cross-sectional, HSIL+	157/252 (60.6%)	222/252 (85.6%)	246/252 (95.6%)	252/252 (100%)

NA：不适用

第四节　ECC

关于 ECC 在宫颈疾病诊断中的作用和地位，一直以来争论不休。主要集中在：

① ECC 做还是不做？② 什么时候做？③ 如何才能提供可以满足病理诊断的标本？④ 用什么来做？刮匙？宫颈刷？

有关使用 ECC 的 4 个论点已经公布，包括以下方面。

（1）不管阴道镜检查结果如何，都要进行 ECC，因其可以提高诊断的准确性，降低患隐匿性癌症的风险。

（2）仅在阴道镜检查满意的情况下进行 ECC，因为切除术可用在阴道镜检查不满意的妇女。

（3）仅在阴道镜检查不满意的情况下进行 ECC，以检测隐匿性癌，并可能避免不必要的锥切。

（4）完全不要做 ECC，因为不做 ECC 不会降低阴道镜检查的准确性。

4 种完全不同的观点，临床医生如何选择？我们先看一组数据（表 16-4）。

表 16-4　ECC 的作用

研究者	样本量	阳性 ECC：满意阴道镜检	阳性 ECC：不满意阴道镜检	对 ECC 作用的结论
Drescher et al	540	17.9%	48.7%	常采用
Urcuyo et al	259	8.6%	57.3	如果镜检满意，不建议
Oyer and Hanjani	518	1.4%	25.7%	如果镜检满意，不建议
Saltzman et al	207	15%	未报告	常采用
Spirtos et al	261	4.7%	未报告	如果镜检满意是因为污染，则＋ECC
Hatch et al	2 304	13.9%	53%	常采用
Granai et al	278	11.5%	42%	常采用
Krebs et al	177	5%	45%	如果镜检满意，不建议
Naumann et al	341	1.4%	未报告	忽略 ECC
Grainger et al	712	17.6%	未报告	常采用
Moniak et al	2 126	10%	33%	常采用
Massad	2 068	12%	27%	ECC：94% 的患者没有受益
Soisson et al	1 500	8%	未报告	常采用

结论：在阴道镜检不满意病例中 ECC 阳性率相对较高，因此，大部分学者认为当阴道镜检不满意时，使用 ECC 是合适的。

至于 ECC 有什么取材，是取样刷还是刮匙？我们来看一组资料（表 16-5）。

表 16-5 宫颈取样刷与刮匙取样标本率不足的比较

研究者	样本不足/缺乏率	
	刮匙	取样刷
Boardman et al	22%	2%（袖式）
Mogensen et al	12%	0%
Klam et al	2.5%（scant）	7.6%（scant）
	0%（inadequate）	0.6%（inadequate）
Andersen et al	20%（scant）	未报告
	8%（inadequate）	未报告

在 Boardman 等人研究中，使用了袖式细胞刷。在 Klam 和 Andersen 及其同事的调查中，分别报告了不足（inadequate）和缺乏（scant）的标本率。

在实际工作中，我们更多地愿意选择刮匙，这样才有机会获取可供处理的组织块。有一种感觉，是否可以获取满足病理诊断的标本，与病情关系更密切，而与转化区的类型关系不大。HSIL 或 AIS 的病灶位于颈管，且非灶性病灶时，才有可能提供满足病理诊断的标本。

第五节 内膜活检

宫颈腺上皮病变除了容易漏诊，也易与其他疾病混淆，最常见的鉴别诊断为宫颈鳞状上皮内病变及子宫内膜病变。

祝建芳等回顾性分析 2011—2016 年有效随访的 962 例宫颈细胞学呈 AGC 的患者，AGC 患者中阳性病例（包括宫颈癌、内膜癌及其癌前病变等）在年龄≤40 岁时，鳞状上皮病变阳性率远远大于腺上皮病变，阴道镜检查、镜下活检及 ECC 具有重要意义。而年龄＞40 岁时腺上皮病变阳性率较高，尤其是子宫内膜癌的阳性率明显提高，提示腺上皮病变尤其是子宫内膜癌的发生趋于老龄化，除了阴道镜活检、ECC 等诊断方法，子宫内膜活检也占据重要作用。2012 年 ASCCP 指南明确建议，年龄＞35 岁或临床症状提示有子宫内膜病变可能的患者应考虑行子宫内膜活检。

子宫内膜活检主要包括分段诊刮术和宫腔镜下活检。

分段诊刮术应分别从宫颈管和宫腔获得组织，目前应用较广泛，但仍具有一定误诊的风险。王一琳等统计分析了 2003—2012 年共 68 例宫颈腺癌患者，术前确诊率仅 47 例（69.12%），误诊 21 例，其中术前病理诊断子宫内膜癌 6 例，占误诊患者中的 28.6%，其考虑行分段诊刮术过程中子宫内膜与颈管组织混淆，二者腺体在镜下难以分辨，造成宫颈腺癌术前误诊为子宫内膜癌。同样，韩肖燕等系统性分析了 134 例原发性宫颈腺癌，术前确诊率为 67.91%，其中 10 例行分段诊刮术，仅 4 例因宫颈管查见腺癌细胞拟诊宫颈腺癌，5 例宫腔内查见腺癌诊断子宫内膜癌，1 例诊断子宫肉瘤。因此，分段诊刮术的规范操作、明确区分子宫内膜组织和颈管组织，是降低宫颈腺上皮病变误诊率的关键，但同样，分段诊刮术并非直视下操作，盲目操作的过程中所取得的组织仍缺少一定的代表性。

如今宫腔镜检查技术在子宫内膜病变的诊断中十分成熟，宫腔镜直视下活检可直接观察宫内及颈管内病灶的外观形态、大小、部位、血流供应等情况，对可疑病灶进行直视定位活检，大大降低了子宫内膜病变的漏诊率。此外，对于子宫内膜癌累及颈管还是宫颈管癌累及子宫下端的鉴别，宫腔镜直视下活检的价值似乎显得尤为重要。当然，宫腔镜检查只是比盲刮来得具体而详细，尤其对小的内膜病灶是否被取到标本，有特别"精准"的作用。至于宫腔镜检查本身对于宫颈腺癌及其癌前病变的诊断，不可以夸大其作用，镜检医生是不具备鉴别诊断能力的。

目前宫腔镜下活检在宫颈管腺癌中的报道仍较少，荣艳霞等于 2005 年报道的一例误诊的宫颈管腺癌，其术前行宫腔镜检查术未见明显异常，刮出子宫内膜组织 1g，宫颈管未刮出组织，行全子宫切除术后见宫颈前壁结节部分质脆、子宫内膜部分糟脆，病理回报为子宫颈腺癌、子宫内膜非典型增生。孙信等对 2006—2008 年收治的 4 例经宫腔镜诊断的宫颈管腺癌进行了详细的分析，4 例颈管腺癌患者经宫颈癌三阶梯步骤未能诊断，镜下均发现病灶行活检，3 例明确诊断，1 例最终术后明确诊断，宫腔镜 2 次病检均诊断为癌，但不能明确为宫颈峡部癌还是子宫内膜癌。这 4 例研究表明，宫腔镜能够清晰显示颈管内病灶及其限定上缘和子宫颈内口之间的关系，并可在相应的部位做活检确诊，可以根据病灶部位对宫颈管癌与子宫内膜癌进行鉴别。同时，上述个案的诊断过程表明，对于宫腔镜检查医师来讲，按部位识别镜下所见肿瘤不是一件困难的事，关键是有无肿瘤的概念和不同于普通镜检的程序，这些东西有了，诊断就不是问题了。

孙信等报道，当不能排除宫颈管腺上皮病变可能时，行宫腔镜检查过程中应注意，尽量以不扩张宫颈管为宜，扩张宫颈管宜谨慎，以防止宫颈裂伤或病灶出血；在颈管内推进或转动镜体时仔细检查颈管内病灶的形态结构细节，避免擦伤病灶而引起出血，发现宫颈管内病灶宜先取活检再检查宫腔。宫颈管腺癌在宫腔镜下可表现为颈管内见空洞、结节状及不规则形状赘生物，表面见丰富血管或怒张血管及溃疡状，类似于恶性肿瘤的特点。

对于有适应证行内膜活检的病例，宫腔镜检及内膜活检的敏感性高于普通的分段诊刮，并且宫腔镜检还有"定位"诊断的作用，对于个别临床可疑、细胞学报告腺癌、宫颈活检阴性的病例，宫腔镜检有助于区分病变是内膜来源或是颈管来源。术前明确的组织学来源及诊断，对于肿瘤患者手术方式、诊疗计划等方面的管理具有十分重要的指导作用，因此对于有内膜活检指征的病例，宫腔镜检查及内膜活检是具有重要意义的。至于诊断性切除在 AIS 诊断中的作用等，请参考本书的下一个章节。

◐ 刘晓天　吴绪峰

参考文献

[1] 刘植华,章文华.宫颈癌前病变阴道镜检查与治疗[M].北京:人民卫生出版社,2019.

[2] 连利娟.林巧稚妇科肿瘤学[M].北京:人民卫生出版社,2006.

[3] 韩肖燕,郐明蓉,曹泽毅,等.134例原发性宫颈腺癌临床特点及预后分析[J].中国医药导刊,2008,10(1):2-6.

[4] Kietpeerakool C,Srisomboon J,Prompittayarat W,et al.Can adenocarcinoma in situ of the uterine cervix be predicted before cervical conization? [J].Asian Pac J Cancer Prev,2006,7(4):522-524.

[5] 赖院清,郑良楷,孔令员.52例宫颈腺癌临床诊断路径特点分析[J].中国妇幼保健,2019,34(5),993-995.

[6] Gage JC,Hanson VW,Abbey K,et al.Number of cervical biopsies and sensitivity of colposcopy[J].Obstet Gynecol,2006,108(2):264-272.

[7] Pretorius RG,Belinson JL,Burchette RJ,et al.Regardless of skill,performing more biopsies increases the sensitivity of colposcopy[J].J Low Genit Tract Dis,2011,15(3):180-188.

[8] van der Marel J,van Baars R,Rodriguez A,et al.The increased detection of cervical intraepithelial neoplasia when using a second biopsy at colposcopy[J].Gynecol Oncol,2014,135(2):201-207.

[9] Wentzensen N,Walker JL,Gold MA,et al.Multiple biopsies and detection of cervical cancer precursors at colposcopy[J].J Clin Oncol,2015,33(1):83-89.

[10] Pretorius RG,Zhang WH,Belinson JL,et al.Colposcopically directed biopsy,random cervical biopsy,and endocervical curettage in the diagnosis of cervical intraepithelial neoplasia Ⅱ or worse[J].Am J Obstet Gynecol,2004,191(2):430-434.

[11] Wentzensen N,Schiffman M,Silver MI,et al.ASCCP colposcopy standards:risk-based colposcopy practice[J].J Low Genit Tract Dis,2017,21(4):230-234.

[12] 陈飞,李舒,胡惠英,等.2017年美国阴道镜和子宫颈病理学会阴道镜检查标准解读[J].中国实用妇科与产科杂志,2018,34(4):413-418.

[13] 廖光东,郐明蓉.宫颈腺癌的临床特征及早期诊断[J].实用妇产科杂志,2016,32(8):565-566.

[14] 祝建芳,吴荔香,修晓燕,等.宫颈细胞学筛查中不典型腺细胞的临床意义[J].实用妇产科杂志,2017,33(11):865-868.

[15] Massad LS,Einstein MH,Huh WK,et al.2012 updated consensus guidelines for the management of abnormal cervical cancer screening tests and cancer precursors[J].J Low Genit Tract Dis,2013,17(5 Suppl 1):S1-S27.

[16] 王一琳,吴霞,狄文.宫颈腺癌与宫颈鳞癌的临床特征分析[J].实用妇产科杂志,2015,31(2):150-152.

[17] 荣艳霞,王建六.宫颈管腺癌误诊1例[J].中国妇产科临床杂志,2005,6(6):61-62.

[18] 孙信,薛敏,邓新粮.宫腔镜诊断宫颈管腺癌4例临床分析[J].中国医科大学学报,2010,39(1):71-72.

诊断性切除

与高度鳞状上皮内病变(high-grade intraepithelial lesion,HSIL)的诊断性标本不一样,宫颈原位腺癌(adenocarcinoma in situ,AIS)的组织学诊断必须建立在切除性标本之上。换言之,即使最初的活检病理报告为 AIS,接下来的诊断性切除术也是必须要跟进的,只有在切除性标本的诊断报告没有升级,而且切缘阴性的状态下,患者才有可能进入密切随访(力度与频率要强于 HSIL),虽然最佳手术方式是全宫切除术。

为什么 AIS 与 HSIL 不一样呢?这是与其病理特点有关的。我们一起来看看。

研究发现:①AIS 病灶常位于颈管内,且具有多灶性和跳跃性。②AIS 可以与腺癌并存。③AIS 累及颈管的长度与 HSIL 不同,所谓多灶性是指完全正常的子宫颈管上皮组织将 2 个或 3 个区域的 AIS 病变分开。6.5%~15% 的 AIS 病变呈跳跃性改变,因此即使诊断性锥切 AIS 切缘阴性也不能说明病变已全部被切除,同时并存的子宫颈腺癌也难以被发现。Latif 等的研究发现,子宫颈锥切术前诊断为 AIS 的患者中,13.9% 在锥切术后发现为子宫颈腺癌。DeSimone 等报道,阴道镜诊断的 AIS 在进一步行 leep 术后,发现其中 28%(12/43)为子宫颈腺癌。Jordan 等报道,46 例 AIS 在锥切术或子宫切除术后发现,29% 的患者存在子宫颈腺癌。

由于鳞状上皮与腺上皮的分布的差异,以及 AIS 与腺癌可以起源于腺体,这就使得 AIS 累及颈管的长度与 HSIL 完全不同,我们在设计锥切方式与长度时,不可以沿用 HSIL 的方法。

对 AIS 病变的长度进行研究,发现 AIS 病变通常不超过 15 mm,也很少覆盖整个腺上皮。Nicklin 等人发现,91.7% 的子宫颈管内 AIS 病灶的长径不超过 20.0 mm,最大长径为 25.0 mm,同时,经年龄分层后发现,年龄与 AIS 病灶的长径明显相关($P<0.05$),36 岁以下女性的 AIS 病灶平均长径为 5.6 mm,而 36 岁及以上者为 10.8 mm。Bertrand 等发现 78.9% 的子宫颈管内 AIS 病灶的长径(病灶最远处距子宫颈外口的距离)不超过 19.9 mm,最大长径为 29.9 mm。而在我们以前的研究中发现,HSIL 累及宫颈管的长度为 0~16.905 mm 不等,95% 的长度在 13.17 mm 以内,99% 的长度在 15.88 mm 以内。

当然,这样的测量并不能反映疾病的真正线性长度,而是为设计锥形切除标本的测量提供了指导,以说明病变分布情况,特别是宫颈管受累的情况。

基于上述病理基础,对于诊断性切除的方式及范围,各种学(协)会制定的指南略有不同。意大利阴道镜和宫颈病理学会 AIS 临床实践指南指出:如阴道镜检查满意,应行包括整个转化区和 1~1.5 cm 的宫颈内柱状切除(推荐强度:B);如果阴道镜检查不满意,建议将整个转化区包括在内,深度为 20～25 mm(推荐强度:B);对于无生育要求的女性,子宫切除术是 AIS 的标准治疗方法(推荐强度:B)。加拿大指南指出:阴道镜活检发现的 AIS 应行诊断性切除或Ⅲ型转化区切除的锥切方式。第 3 版《NHS 阴道镜检查和宫颈筛查项目管理》指出:对于年轻或阴道镜下鳞柱交界可见的 AIS,锥切的切除深度可在鳞柱交界上至少 1 cm,以避免切除更多的子宫颈组织,体现对生育功能的保护。

Song Y 等发现 155 例 AIS 患者,leep 术切缘阳性率为 21.9%,leep 术切缘阴性患者行子宫全切除术,其病灶残留率显著低于 leep 术切缘阳性者。由此可见,阴道镜对 AIS 的诊断不可或缺,但需 leep 术确诊。leep 术可检出阴道镜没有检出的 AIS 或子宫颈腺癌,是进一步明确诊断的重要手段。leep 术的切缘状态对患者选择是否行保留子宫的治疗有重要参考意义,但仍需警惕子宫颈腺癌的存在。基于子宫颈腺上皮细胞病变具有图像不典型、跳跃性病灶、子宫颈管内隐匿性强等特点,阴道镜活检虽在诊断 AIS 中具有重要作用,但存在较高的漏诊率,无法精确区分是否存在浸润性病变,故应结合子宫颈细胞学检查、阴道镜图像综合判断。对于任何提示腺上皮或鳞状上皮发生高级别病变者,均建议行 leep 术以明确诊断。

AIS 的标准治疗是子宫切除术,但目前诊断 AIS 时患者的平均年龄为 37 岁,且越来越多的女性推迟生育年龄,因此,为保留年轻 AIS 患者的生育功能,子宫颈锥切术成为临床上常用的手术方式。既往观点认为,对于活检或细胞学诊断的 AIS,冷刀锥切(cold knife conization,CKC)是最合适的治疗方式,宫颈环形电切术(loop electrosurgical excision procedure,LEEP)不适合 AIS。原因是超高频电刀产生的电流会沿着阻力最小的路径进入腺体隐窝,因此它可能破坏腺上皮而导致假阳性或对病理医生造成诊断困难。另有研究发现,当锥切标本边缘清晰时,对于 AIS 患者使用 leep 术是可以接受的。Latif 等的研究提出,leep 术和冷刀锥切术在治疗不同年龄段 AIS 中的作用相同,可以获得相同的切缘阴性率、浸润性癌诊断率,48 例行冷刀锥切术患者的切缘阳性率为 17%,30 例行 leep 术患者的切缘阳性率为 20%。在 Costales 等的研究中,62 例行 leep 术患者的切缘阳性率为 55.6%。在 Jiang 等的 1 篇荟萃分析中,leep 术切缘阳性率为 44%(267/607),AIS 患者在二次锥切或子宫切除术后发现病灶残留率为 9.1%(17/186)。ElMasri 等发现,在 33 例 leep 术切缘阳性而切除子宫的 AIS 患者中,有 4 例(12%)为子宫颈腺癌。Kim 等的研究中,30 例切缘阴性的 AIS 在子宫切除后发现 17% 有病灶残留,其中 1 例为子宫颈腺癌,29 例切缘阳性者中 48% 有病灶残留,其中 4 例为子宫颈腺癌。分析切缘阳性而未发现残留病灶者,可能与术中电切环的热效应已将残留病灶清除有关;切缘阴性者仍可能存在未被发现的深部病灶,则可能与宫颈腺癌跳跃性发生、发展的特征有关。

Jiang Y 等对截至 2015 年 12 月的关于 AIS 采用 leep 和 CKC 的 18 项回顾性研究进行了荟萃分析,共纳入 607 例 leep 和 952 例 CKC,结果显示,leep 标本的切缘阳性率明显高于 CKC(分别为 44.0%、28.8%,$RR=1.55$,95% CI:1.34～1.80,$P<0.01$),但 leep 和 CKC 术后的病变残留率(分别为 9.1%、11.0%,$RR=1.02$,95% CI:0.60～1.72,$P=0.95$)与复发率(分别为 7.0%、5.6%,$RR=1.13$,95% CI:0.46～2.79,$P=0.79$)比较均无明显差异。

关于 CKC 与 leep 对妊娠结局的影响,Liu Y 等研究发现,胎膜早破(分别为 16%、8%,$P=$ 0.03)、早产(分别为 11%、5%,$P=0.04$)和低出生体重儿(分别为 10%、6%,$P=0.04$)的发生率,CKC 组均明显高于 leep 组。与 CKC 相比,leep 具有无须全身麻醉即可在门诊治疗、手术时间短、出血量少,以及术后纱布填塞率低、切口感染率低等优点。美国阴道镜检查与子宫颈病理学会(American society of colposcopy and cervical pathology,ASCCP)发布的《2012 年宫颈癌筛查和癌前病变全球共识指南》指出,对 AIS 的诊断性切除已不再强调锥切方式,应重点关注锥切组织的完整性、切缘的可读性。这个观点也被中国优生科学协会阴道镜和宫颈病理学分会(Chinese society for colposcopy and cervical pathology of China healthy birth science association,CSCCP)专家共识所肯定,强调 AIS 的诊断是切除性诊断,而不强调某种方式。各地各医院可以根据自己的经验和随访结果来选择。

综上所述,AIS 的确诊应建立在切缘阴性的锥切标本或子宫切除标本的基础上,诊断的关键是排除浸润性癌。对于组织学明确诊断的宫颈腺性病变,建议进行宫颈切除性治疗。有生育要求者,根据诊断性锥切标本的切缘状态,可选择保守治疗,但有报道显示,锥切切缘阴性的患者,在后续的子宫切除标本中依然可见 AIS,甚至腺癌的风险。对于锥切术后切缘阳性者,大约有 50% 的风险存在 AIS 残留,甚至浸润性腺癌,因此建议再次进行宫颈切除性治疗。对于无生育要求的 AIS 患者推荐行子宫全切术。对于腺性病变治疗后的随访,推荐 6 个月采用细胞学、HPV、阴道镜并颈管搔刮等联合随诊复查。任一结果阳性,都应警惕是否存在腺性病变。一旦完成生育,依然建议行全子宫切除术。对于依从性好、且无证据表明病变持续存在的患者是否需要切除子宫仍有争论。

总的来说,宫颈腺上皮病变的活检过程不同于鳞状上皮病变,复杂而多变,诊断过程比较困难。AGC 及以上病变的细胞学阳性检出率较低,但一经出现,不能视同于 ASCUS 予以观察,必须转诊阴道镜检,并且要取活检＋ECC,活检可能是直视下(当与鳞状上皮病变共存时),也可能是非直视下多点活检(单纯性腺上皮病变或Ⅲ型转化区)。对于年龄＞35 岁或临床症状提示有子宫内膜病变可能的患者应考虑行子宫内膜活检。宫腔镜检比普通的分段诊刮敏感性更高,还有"定位"诊断的作用,值得推荐。当上述方法仍不能提供诊断或者活检提示 AIS 时,必须行诊断性切除手术。

⊙ 向　群　吴绪峰

参考文献

[1] Wentzensen N,Massad L S,Mayeaux E J,et al.Evidence-based consensus recommendations for colposcopy practice for cervical cancer prevention in the United States[J].Journal of lower genital tract disease,2017,21(4):216-222.

[2] Wright T C,Massad L S,Dunton C J,et al.2006 consensus guidelines for the management of women with cervical intraepithelial neoplasia or adenocarcinoma in situ[J].American journal of obstetrics and gynecology,2007,197(4):340-345.

[3] Jordan S M,Chase D M,Watanabe T,et al.High pathologic misdiagnosis of cervical adenocarcinoma in situ[J].European journal of gynaecological oncology,2013,34(5):446-449.

［4］ Latif N A，Neubauer N L，Helenowski I，et al.Management of adenocarcinoma in situ of the uterine cervix：a comparison of loop electrosurgical excision procedure and cold knife conization［J］.Journal of lower genital tract disease，2015，19（2）：97-102.

［5］ DeSimone C P，Day M E，Dietrich C S，et al.Risk for residual adenocarcinoma in situ or cervical adenocarcinoma in women undergoing loop electrosurgical excision procedure/conization for adenocarcinoma in situ［J］.The Journal of reproductive medicine，2011，56（9-10）：376-380.

［6］ Andersen E S，Arffmann E.Adenocarcinoma in situ of the uterine cervix：a clinico-pathologic study of 36 cases［J］.Gynecologic oncology，1989，35（1）：1-7.

［7］ Bertrand M，Lickrish G M，Colgan T J.The anatomic distribution of cervical adenocarcinoma in situ：implications for treatment［J］.American journal of obstetrics and gynecology，1987，157（1）：21-25.

［8］ Ciavattini A，Giannella L，Delli Carpini G，et al.Adenocarcinoma in situ of the uterine cervix：clinical practice guidelines from the Italian society of colposcopy and cervical pathology（SICPCV）［J］.European journal of obstetrics，gynecology，and reproductive biology，2019，240：273-277.

［9］ Bentley J.Colposcopic management of abnormal cervical cytology and histology［J］.Journal of obstetrics and gynaecology Canada，2012，34（12）：1188-1202.

［10］ David L J B，Julien B.NHS cervical screening programme：colposcopy and programme management ［M］.3rd ed.London：NHS，2016.

［11］ Song Y，Wang Q，Sui L，et al.Clinical significance of loop electrosurgical excisional procedure in diagnosis and treatment of cervical adenocarcinoma in situ and invasive cervical adenocarcinoma［J］.Zhonghua Fu Chan Ke Za Zhi，2018，53（3）：178-182.

［12］ 米兰，张岱，毕蕙.宫颈原位腺癌 24 例病例报道及文献复习［J］.中国妇产科临床杂志，2016，17（3）：230-233.

［13］ Munro A，Codde J，Spilsbury K，et al.Risk of persistent or recurrent neoplasia in conservatively treated women with cervical adenocarcinoma in situ with negative histological margins［J］.Acta Obstetricia et Gynecologica Scandinavica，2017，96（4）：432-437.

［14］ Wright T C，Cox J T，Massad L S，et al.2001 consensus guidelines for the management of women with cervical cytological abnormalities［J］.Journal of lower genital tract disease，2002，6（2）：127-143.

［15］ Thomas P A，Zaleski M S，Ohlhausen W W，et al.Cytomorphologic characteristics of thermal injury related to endocervical brushing following loop electrosurgical excision procedure（leep）［J］.Diagnostic cytopathology，1996，14（3）：212-215.

［16］ Houghton S J，Shafi M I，Rollason T P，et al.Is loop excision adequate primary management of adenocarcinoma in situ of the cervix？ ［J］.British journal of obstetrics and gynaecology，1997，104（3）：325-329.

［17］ Costales A B，Milbourne A M，Rhodes H E，et al.Risk of residual disease and invasive carcinoma in women treated for adenocarcinoma in situ of the cervix［J］.Gynecologic oncology，2013，129（3）：513-516.

［18］ ElMasri W M，Walts A E，Chiang A，et al.Predictors of invasive adenocarcinoma after conization for cervical adenocarcinoma in situ［J］.Gynecologic oncology，2012，125（3）：589-593.

［19］ Kim J-H，Park J-Y，Kim D-Y，et al.The role of loop electrosurgical excisional procedure in the management of adenocarcinoma in situ of the uterine cervix[J].European Journal of Obstetrics & Gynecology and Reproductive Biology,2009,145(1):100-103.

[20] Liu Y,Qiu H F,Tang Y,et al.Pregnancy outcome after the treatment of loop electrosurgical excision procedure or cold-knife conization for cervical intraepithelial neoplasia[J].Gynecologic and obstetric investigation,2014,77(4):240-244.

[21] Massad L S,Einstein M H,Huh W K,et al.2012 updated consensus guidelines for the management of abnormal cervical cancer screening tests and cancer precursors[J].Obstet Gynecol,2013,121(4):829-846.

[22] 魏丽惠,沈丹华,赵方辉,等.中国子宫颈癌筛查及异常管理相关问题专家共识(二)[J].中国妇产科临床杂志,2017,18(3):286-288.

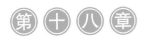

AIS 及早期宫颈腺癌的阴道镜检

阴道镜检查是一种内镜检测技术，是利用放大镜或电子监控仪在强光源下直接肉眼观察外阴上皮、阴道和宫颈的病变，是早期诊断 CIN 及预防宫颈癌的重要筛查手段之一。在放大的阴道镜直视下，可进一步确定病变的部位、范围，并指导活检，有助于发现亚临床等微小病灶，能提高活检的阳性率和诊断的准确性。

阴道镜下醋酸白试验（visual inspection with acetic acid test，VIA）是普查中发现及筛查宫颈癌及癌前病变必不可少的基础手段，病理组织形态学诊断是确诊的依据，但仍需要有相当经验的阴道镜醋酸白试验诊断妇科临床医生和诊断经验丰富或经过专门培训的病理医生共同配合，并且要有一定的设备。2017 年美国阴道镜检查与子宫颈病理学会（American society of colposcopy and cervical pathology，ASCCP）的阴道镜标准提出，醋酸白是阴道镜检查最核心的部分，对所有潜在病变（即使在视觉上被解释为鳞状上皮化生或低级别病变）均需进行活检。

异常阴道镜图像可各式各样，既可表现为醋酸白上皮，也可是异型血管，各种异常图像也可同时出现，故阴道镜图像诊断宫颈病变的灵敏度高而特异度低。

宫颈腺性疾病特征有别于鳞状上皮病变，其阴道镜图像也应有一定的特征性。由于宫颈腺上皮病变起源于宫颈管，有时阴道镜检查难以观察到病灶，有一定的局限性，易漏诊。关于宫颈腺上皮病变的阴道镜图像特征，系统总结的文献不多。

宫颈腺上皮病变包括宫颈腺癌及其癌前病变。宫颈腺癌为宫颈癌的第二大组织学类型，近年来发病率呈上升趋势，其占宫颈癌的比例由 20 世纪 60 年代的 5％，上升到 20 世纪 90 年代的 25％，相应的宫颈腺癌的癌前病变亦呈升高趋势。关于宫颈腺癌前驱病变的命名已历经数次变更，现采用的是 WHO（2014 年）第 4 版的命名及分类方法，仅将 AIS 列入前驱病变中，并将其定义为"一种具有明显进展为浸润性腺癌的风险，与之同义的名称是高级别 CGIN（high-grade cervical glandular intra-epithelial neoplasia，HG-CGIN）"。

腺上皮细胞的特点决定着阴道镜下的腺性病变的图像特征不如鳞状上皮一样变化显著。阴道镜图像诊断 AIS 远比诊断 HSIL 困难。常常需要结合患者的病史、症状、体征及细胞学综合评价来辅助阴道镜的判读。

宫颈腺上皮病变的诊断依然遵循宫颈癌"三阶梯"的原则，最终的金标准仍是组织病理学检查结果。阴道镜检查作为"三阶梯"中的第二阶梯，在鳞状上皮内病变的诊断中有着举足轻重的作用，并积累了丰富的经验。但阴道镜对宫颈腺上皮的诊断缺乏敏感性，文献报道其阳性预测值（12.5％）和敏感性（9.8％）均较差。腺性病变最常见的呈现出来的阴道镜图像是：位于不成熟化生上皮的表面布满密集的乳头状改变。醋酸染色后，呈散在斑片状醋酸白改变。增生的绒毛样结构大小不一，类似于正常化生柱状上皮绒毛融合后乳突状改变，常常被错误地判读为后者没有活检而造成漏诊。其次常见的表现是，聚集于未成熟化生上皮表面的扁平红白相间状改变。再次则是醋酸后，形成一个或多个孤立分散位于柱状上皮表面的厚醋白上皮。另外，腺性病变有时可见巨大的腺体开口，这与临床表现为分泌物增多相一致，提示腺上皮分泌物功能活跃。其他特点还包括远离鳞柱交界区的柱状上皮表面存在病变，有时表现为上皮出芽状，有时可以伴随血管的非典型性改变，包括废线头样血管、卷曲状血管、树根状血管、"字符样"血管、乳头状赘生物表面单个或多个逗点状改变。

杨淑丽等通过回顾性分析 32 例宫颈腺上皮病变的阴道镜图像特征，发现阴道镜诊断宫颈腺上皮病变的符合率为 25％，并且总结出宫颈腺上皮病变的阴道镜图像特征：①柱状上皮红色背景下的白色斑块，或与柱状上皮形成红白相间的斑驳白色区域，这种醋白反应可能紧邻生理性鳞柱交界或位于其内侧，被柱状上皮包绕。②密集而宽大的腺体开口，伴或不伴有环状醋白。③大小不等的乳头状结构，可表现为融合状。④不典型血管，呈树枝状、发卡状等，直径可大小不一，容易和宫颈炎混淆。⑤表面可覆有丰富的黏液。⑥表面出血坏死。典型的 AIS/HG-CGIN 阴道镜图像可表现为①②③④等，宫颈腺癌的典型表现还可包括⑤⑥。阴道镜下点状、镶嵌、螺旋状血管常在鳞状上皮病变中可见，蔓状血管、废线头样血管在鳞状上皮和腺上皮病变中均可见，而异常的根状血管与腺上皮病变相关。

以上所提及的图像特征并非腺性病变的独有特征。如果阴道镜下见到腺上皮区域或化生上皮区域见到乳头状突起，尤其是表面不规则，分散存在或相互融合，伴随有大量异型血管形成，或者仅表现为血管细碎凌乱，触血阳性，此时需要鉴别的疾病包括湿疣、AIS、腺癌、微腺体增生、妊娠期宫颈蜕膜样改变等。总之，当无法确定是否存在病变时，应活检以明确诊断，尤其是细胞学也提示存在腺性病变的可能时。

AIS 多数为累及范围较小的局灶性病变，弥漫性病变仅占 13％～17％。研究表明，绝大多数 AIS 病变位于转化区。在阴道镜象限分布上，病变累及 1 个象限占 48％，累及 2 个象限占 18％，累及 4 个象限占 10％；53％的 AIS 位于子宫颈阴道部，5％位于子宫颈管内，两个部位同时受累者占 38％，因此，理论上 95％的 AIS 通过阴道镜可以部分或全部显现。遗憾的是，阴道镜检出 AIS 非常困难。因为 AIS 病灶通常位于子宫颈管内，难以通过细胞学检查和子宫颈管搔刮术后的病理检查准确诊断，并且缺少特征性的临床或阴道镜表现。Ullal 等研究发现，阴道镜发现 AIS 的敏感度仅为 9.8％，阴性预测值为 12.5％。在 Ostör 等的研究中，AIS 患者阴道镜活检的诊断准确率为 59％（53/90），其余 41％经锥切术和子宫切除术确诊。在 Bryson 等的研究中，48％（29/60）的 AIS 由阴道镜活检或细胞学检查检出，52％（31/60）由 leep 术检出。Kim 等的研究中，仅 26.9％的 AIS 患者由阴道镜活检检出。Song Y 等回顾性分析了 193 例 AIS 及宫颈腺癌患者（其中 AIS155例）临床资料，发现阴道镜活检的 AIS 检出率为 62.2％。由此可见，阴道镜对 AIS 检出率并不高，分析其原因：①描述阴道镜图像特征的术语几乎都用于 SIL，缺乏诊断 AIS 的特异性标准。②隐匿性病变的存在或 AIS 位于子宫颈管内，阴道镜下无法发现。③即使为在转化区上皮的表面 AIS，85％类似于不成熟的化生，表现为绒毛增大、融合，或类似于不成熟转化区的红白相间，仅少部分表现为单一独立的致密醋酸白上皮。④病变常与鳞状上皮共存，容易被鳞状上皮病变吸引而忽视腺性病变。⑤腺性病变被鳞状上皮病变覆盖而无法识别。⑥腺性病变发病率较鳞状上皮病变发病率低，认知上存在一定的问题。⑦难以与正常柱状上皮异位鉴别。⑧细胞学上腺细胞异常与鳞状细胞异常时有鉴别困难的情况，部分腺细胞病变被错误地判读为鳞状上皮病变，行阴道镜检查时忽视对于腺性病变可能性的思考。因此，时有阴道镜判读漏诊腺性病变，而在宫颈活检或宫颈切除性标本中意外发现腺性病变。

在 AIS 中混 SIL 的"混合性病变"的发生率为 46%～72%，AIS 表面可被覆成熟或化生的鳞状上皮、HSIL 或鳞癌等，这种隐匿性病变约占 AIS 的 60%。隐匿性病变的存在影响了细胞学及阴道镜对 AIS 的识别。荷兰一项 10 年的总结发现，58.9% 的 AIS 患者同时伴有 CIN，且合并 CIN 的患者高危 HPV 检出率高于单纯 AIS。韩国一项 10 年的总结也发现，58% 的 AIS 患者合并有 CIN，且单纯 AIS 患者的复发率高于 AIS 合并 CIN 者。因此，对于阴道镜医师来说，阴道镜下对 AIS 的检出同样是个挑战。

宫颈腺癌醋酸试验后可见散在的红白相间区域，类似于新形成的化生区，有时也可见大腺体开口。偶尔也可在鳞-柱交界处或有外翻的子宫颈内发现宫颈腺癌。柯玲通过比较宫颈腺癌与宫颈鳞癌的临床表现和阴道镜图像的差异，发现阴道镜下宫颈腺癌的宫颈腺体肥大，开口粗大，开口处可见异常分泌物。宫颈腺癌多见点状血管或镶嵌等复杂图形，且多为 III 型转化区。章文华等对 16 例临床可疑及已确诊的宫颈腺癌患者进行阴道镜检查，参照 Ueki 的宫颈腺癌阴道镜图谱中的分类和特征，总结宫颈腺癌和鳞癌在阴道镜下的不同表现在于：①腺癌很少发生在移行区内，鳞癌则相反。②腺癌上皮对醋酸反应较鳞癌轻，呈乳白色或轻度白色，甚至无变化，有时呈黄色或淡黄色，而鳞癌上皮的白色反应随异型程度增加而增加。③转化区内和乳头状所见是宫颈腺癌主要的阴道镜表现，网状表现则为黏液腺癌所特有。血管的异型程度不及鳞癌显著，看不到鳞癌中常见的点状血管、镶嵌及螺旋血管等（腺鳞癌除外），粗大、僵直、水平走向及间距增宽的根茎状，不规则树枝状和执笔状等异常血管是腺癌中常见的血管类型。④腺开口异常增多、扩大，其形态、大小不一为腺癌的另一个特点，在高分化黏液腺癌中尤为突出。

综上所述，AIS 和宫颈腺癌具有一定的阴道镜表现，一般包括表面特征和血管形态，阴道镜医生或临床医生需要在临床实践中归纳总结，从而识别它们。随着宫颈腺上皮病变的发病率不断升高，相信将来对腺上皮病变的阴道镜认识会越来越完善。

➡ 向　群　吴绪峰

参考文献

[1] Wentzensen N, Schiffman M, Silver M I, et al. ASCCP colposcopy standards: risk-based colposcopy practice[J]. J Low Genit Tract Dis, 2017, 21(4): 230-234.

[2] 章文华. 阴道镜诊断图谱[M]. 北京: 人民卫生出版社, 2014.

[3] Ullal A, Roberts M, Bulmer J N, et al. The role of cervical cytology and colposcopy in detecting cervical glandular neoplasia[J]. Cytopathology: official journal of the british society for clinical cytology, 2009,

20(6):359-366.

[4] Wright V C.Colposcopy of adenocarcinoma in situ and adenocarcinoma of the uterine cervix:differentiation from other cervical lesions[J].Journal of lower genital tract disease,1999,3(2):83-97.

[5] 杨淑丽.宫颈腺上皮病变的阴道镜图像分析[J].中国医刊,2018,53(7):739-742.

[6] Lickrish G M,Colgan T J,Wright V C.Colposcopy of adenocarcinoma in situ and invasive adenocarcinoma of the cervix[J].Obstetrics and gynecology clinics of north America,1993,20(1):111-122.

[7] Cullimore J,Luesley D,Rollason T,et al.A prospective study of conization of the cervix in the management of cervical intraepithelial glandular neoplasia(CIGN)-a preliminary report[J].Br J Obstet Gynaecol,1992,99:314-318.

[8] Muntz H,Bell D,Lage J,et al.Adenocarcinoma in situ of the uterine cervix[J].Obstet Gynecol,1992,80:935-939.

[9] Pimenta J M,Galindo C,Jenkins D,et al.Estimate of the global burden of cervical adenocarcinoma and potential impact of prophylactic human papillomavirus vaccination[J].BMC Cancer,2013,13:553-555.

[10] Östör A G,Duncan A,Quinn M,et al.Adenocarcinoma in situ of the uterine cervix:an experience with 100 cases[J].Gynecologic Oncology,2000,79(2):207-210.

[11] Bryson P,Stulberg R,Shepherd L,et al. Is electrosurgical loop excision with negative margins sufficient treatment for cervical ACIS? [J].Gynecol Oncol,2004,93(2):465-468.

[12] Kim J-H,Park J-Y,Kim D-Y,et al.The role of loop electrosurgical excisional procedure in the management of adenocarcinoma in situ of the uterine cervix[J].European Journal of Obstetrics & Gynecology and Reproductive Biology,2009,145(1):100-103.

[13] Song Y,Wang Q,Sui L,et al.Clinical significance of loop electrosurgical excisional procedure in diagnosis and treatment of cervical adenocarcinoma in situ and invasive cervical adenocarcinoma[J].Zhonghua Fu Chan Ke Za Zhi,2018,53(3):178-182.

[14] Van der Horst J,Siebers AG,Bulten J.Increasing incidence of invasive and in situ cervical adenocarcinoma in the Netherlands during 2004—2013[J].Cancer Med,2017,6(2):416-423.

[15] Song T,Lee Y-Y,Choi C H,et al.The effect of coexisting squamous cell lesions on prognosis in patients with cervical adenocarcinoma in situ[J].European Journal of Obstetrics & Gynecology and Reproductive Biology,2015,190:26-30.

[16] Lickrish G M,Colgan T J,Wright V C.Colposcopy of adenocarcinoma in situ and invasive adenocarcinoma of the cervix[J].Obstet Gynecol Clin North Am,1993,20(1):111-122.

[17] Cope I.The colposcopic appearances with adenocarcinoma of the cervix[J].The Australian & New Zealand journal of obstetrics & gynaecology,1964,4(2):73-74.

[18] 柯玲.阴道镜诊断宫颈腺癌的临床应用价值[J].中国妇幼保健,2013,28(19):3172-3174.

[19] 章文华,李爱苓.阴道镜诊断宫颈腺癌的初步体会[J].中华肿瘤杂志,1993,15(3):218-220.

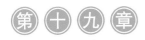

三阶梯诊断法的作用

在宫颈癌筛查中，始终遵循的"三阶梯"的筛查模式，随着对于宫颈癌病因的明确，宫颈癌的筛查的"三阶梯"从最初细胞学—阴道镜—病理检查的模式演变到目前全球公认的宫颈细胞学联合 HPV-DNA 检测作为初筛，检测结果阳性者转入筛查的下一个阶段，即转诊阴道镜检查，在阴道镜定位下对可疑宫颈病变组织活检或多点活检，以病理检查结果作为诊断"金标准"的模式。尽管如此，欧美国家数据显示，在美国、意大利、荷兰及瑞士，宫颈鳞癌的发病率在下降，而宫颈腺癌的发病率在逐渐上升。在英格兰，从 1989—2009 年，宫颈鳞癌从 82.6%下降至 70.4%，而宫颈腺癌从 13.2%上升至 22.1%。以上数据表明，宫颈癌的"三阶梯"筛查方法似乎并不能有效降低宫颈腺癌的发生率，原因何在？下面我们来分层分析"三阶梯"的筛查模式中，每个阶梯的作用和局限性。

第一节 3 种筛查方法的作用

一、细胞学筛查

自 1941 年巴氏涂片问世以来，作为一种最基本的筛查方法广泛应用于人群筛查，对宫颈癌的发病率及死亡率的降低发挥了极其重要的作用。巴氏涂片成本低，但其制片存在细胞重叠、红细胞影响阅片等问题。随着技术的发展，液基细胞学技术（liquid-based cycology）问世。目前常用的液基细胞学技术有 Thinprep 膜式液基细胞学制片技术和 Auto Cytoprep 离心沉淀式液基细胞学技术，分别于 1996 年和 1998 年经美国食品和药品监督管理局（food and drug administration，FDA）批准用于临床。尽管细胞学制片技术得到提高，但细胞病理医生的认知水平亦是影响细胞学诊断阳性率的一个重要因素。因此，与鳞状细胞癌相比，细胞学在宫颈腺癌筛查中的作用备受争议。

总体来说，细胞学筛查对于原位腺癌的作用较鳞状上皮内瘤变差，并不能有效降低宫颈腺癌的发生率。虽然细胞学筛查已成功降低了宫颈癌的总体发病率和死亡率，但近几十年来，一些发达国家宫颈腺癌的绝对发病率和比例有所上升。最近来自 kaiser permanente northern california（KPNC）的一项前瞻性对照试验显示，只有 14.8%（4/27）的腺癌与之前常规的巴氏涂片检测的异常结果相关。可能的原因是宫颈腺癌的自然史和鳞癌不同，原位腺癌比原位鳞癌更难获得标本，因其多数来源于宫颈管，常常取不到宫颈管的细胞样本。我国对 311 例女性进行回顾性研究，88.2%的患者在筛查试验后 1 个月内确诊腺癌（平均 37.8 d），但仅细胞学检查阳性率为 64.0%。因此，在侵袭性腺癌患者中，细胞学检查假阴性率高达 36.0%。这些结果表明，单纯基于细胞学的筛查策略可能不足以预防侵袭性宫颈腺癌。分析其原因，首先，宫颈腺癌和其癌前病变位于宫颈移行区之上，主要生长于宫颈内基质深处。这可能使取样抹刀或刷子不太可能接触到恶性病变，也不太可能收集到足够数量的脱落的肿瘤细胞来进行癌症诊断。其次，腺性病变在日常工作中很少遇到，导致诊断专家不熟悉。此外，癌细胞，尤其是分化良好的宫颈腺癌，很可能被误认为是良性病变，如化生细胞、反应性宫颈内细胞、宫颈内细胞伴输卵管上皮化生、正常子宫内膜细胞等。这些情况也可能导致假阴性细胞学。此外，多达 25% 的侵袭性宫颈癌，尤其是腺癌，从正常细胞学筛查发展成侵袭性癌时间不足 3 年，进展快。这些新发的腺癌可能在筛查时不能及时被发现。

虽然细胞学筛查假阴性率高，不能降低腺癌的发生率，但能够降低局部晚期宫颈腺癌的发生率。Castanon 等对英格兰和威尔士的妇女的研究，其中包括了 12 418 名年龄在 30～69 岁的宫颈癌患者和 24 453 名年龄配对非宫颈癌患者，结果发现，宫颈腺癌的女性中，44.3% 的女性接受了宫颈细胞学筛查，而 14.6% 的女性从未接受过筛查。他们的研究结果发现，宫颈细胞学筛查可能降低了 I b 期甚至更晚期腺癌的发生率，但是不能降低 I a 期腺癌的发生率，值得注意的是 I a 期腺癌几乎不可能发生在连续 3 年筛查细胞学都是阴性的妇女中。

二、HPV 检测

高危型 HPV 病毒的持续感染已被公认是宫颈癌的病因。既然宫颈细胞学检查的敏感性较低，相比细胞学，能否将高危型 HPV 检测单独作为宫颈腺癌的筛查手段？

关于高危型 HPV 在宫颈腺癌中的感染比率，不同的研究不尽相同。有研究发现在 85%～90% 的宫颈腺癌患者的宫颈标本中，可以检测到癌基因或高危型 HPV 病毒。另一些研究则认为宫颈腺癌高危型 HPV 感染率为 60%～85.8%，低于宫颈鳞状细胞癌。

作为宫颈腺癌筛查的方法，在与细胞学的敏感性进行比较中，Kaiser Permanente 宫颈细胞学对于宫颈腺癌筛查的阳性率仅为 37%，而 HPV 的阳性率可达到 60% 以上。有一项研究汇集分析了欧洲四国的随机对照研究，该研究比较了 1997—2004 年，HPV 筛查和细胞学筛查的差异，对于参与研究的对象平均随访 6.5 年，结果发现，接受 HPV 筛查的女性，宫颈腺癌的发生率显著低于接受细胞学筛查的女性。

很显然，HPV 较细胞学能更有利于宫颈腺癌的筛查，能够更多地发现患者。但是，HPV 作为主要筛查过程方法时，仍然有一部分宫颈腺癌患者可能被漏诊。几项研究，包括 Kaiser Permanente 的一项研究发现，侵袭性颈管型腺癌患者的高危型 HPV 阴性率范围广泛（10%～30%）。我国的研究者对于宫颈浸润性腺癌患者的一项大型队列研究发现，在宫颈腺癌患者中，高危型 HPV 阴性率更高，约为 33.3%，这一发现与先前的研究一致，表明宫颈腺癌的检测难度更大。HPV 单一筛查，阳性检测率高于细胞学，但存在较高比例漏诊的风险。

此外，还有一部分宫颈腺癌和 HPV 感染无相关性。根据世界卫生组织（世卫组织）

2014 年最新发布的女性生殖器官肿瘤分类，宫颈腺癌按形态学特征（主要是细胞质特征）进行分类。这种分类的定义不明确，不能反映我们目前对宫颈腺上皮病变的理解。因此提出了一种新的基于病因学和生物学行为的分类系统，为宫颈内腺癌的分类提供了一个新的框架。国际宫颈腺癌标准与分类（International endocervical adenocarcinoma criteria and classification，IECC）根据是否存在与 HPV 感染相关的特征将宫颈腺癌进行分类：容易识别的顶端有丝分裂图和凋亡小体。根据以细胞质特征为中心的明确定义，HPV 相关腺癌进一步细分，而 HPV 非相关腺癌则根据已发表的标准进行细分。IECC 建议，鉴于其基于病因的框架和明确的定义，如果正在进行的验证、基因组和临床结果研究支持它，将取代目前世卫组织的分类。表 19-1 总结了 WHO 和 IECC 系统，并在此描述了每个已知的不同的形态学亚型。从表中我们可以看出，在该项分类中，有一部分病理类型的宫颈腺癌，本身就与 HPV 感染无关。因此，当单一用 HPV 作为筛查方法时，这一部分腺癌可能面临被漏诊。

表 19-1　WHO 宫颈腺癌分类和国际宫颈腺癌分类标准

WHO	IECC	
	HPV 相关宫颈腺癌	非 HPV 相关宫颈腺癌
宫颈腺癌，普通型	普通型	子宫内膜样腺癌
黏液性腺癌，非特指类型	黏液性，非特指型	胃型腺癌
黏液性癌，胃型	黏液性，肠型	浆液性癌
黏液性癌，肠型	黏液性癌，印戒细胞型	透明细胞癌
黏液性癌，印戒细胞型	绒毛管状腺癌	中肾管癌
绒毛膜管状腺癌	浸润性复层时产生黏液的癌	浸润性腺癌，非特指型
中肾管癌		
浆液性癌		
透明细胞癌		
子宫内膜样癌		
腺癌，非特指型		

三、细胞学＋HPV 的检测

细胞学和 HPV 各具特点，又分别存在自身的局限性，能否将二者联合起来，最大程度地降低宫颈腺癌的漏诊率？

细胞学和 HR-HPV 联合检测已被证明不仅能显著提高宫颈癌筛查的效率，还能显著降低在后续筛查中侵袭性癌及其癌前病变的总体发病率。分析其原因，高危型 HPV 检测也许可以有效地识别 HPV 阳性宫颈腺癌，细胞学可以检测高危型 HPV 阴性宫颈腺癌和转移性肿瘤，因此，有理由相信联合筛查可能是筛查宫颈腺癌最有效的方法。研究发现，联合筛查阴性的女性患宫颈癌的发生率明显低于 HPV 单一筛查阴性的女性，认为联合筛查是对于 30～65 岁女性最好的初始筛查方法。

第二节　阴道镜检的作用和局限

阴道镜属于三阶梯筛查的第二阶段，也是宫颈癌预防检查的核心阶段。阴道镜和活检已成为子宫颈初筛结果异常的妇女的诊断工具。阴道镜依靠放大的子宫颈的视觉特征来指导活检取样进行组织学诊断，以区分需要治疗的高危妇女和根据管理指南进行监视的低危妇女。

在宫颈腺癌及原位腺癌中，阴道镜的作用是发现更多宫颈原位腺癌。尽管在临床上阴道镜得到广泛应用，从理论上来说，95％的原位腺癌可以在阴道镜下观察到部分或全部的征象。但是，众所周知，对于宫颈原位腺癌的诊断是一个巨大的挑战。但就阴道镜本身并不能评估所有的原位腺癌病变，这主要是因为对于原位腺癌，阴道镜评估和取样较鳞状上皮病变更加困难。这主要是由于原位腺癌病变多位于宫颈管或转化区下方。根据 CSCCP 的腺上皮病变的专家共识，当细胞学出现 AGC 的时候，病理结局可能与子宫颈癌、子宫内膜癌、卵巢癌及输卵管腺癌等一系列肿瘤性病变相关，经组织学检查诊断为 CINⅡ/Ⅲ 的概率为 9％～54％，AIS 为 0％～8％，宫颈腺癌为 1％～9％，不同的机构差别较大。

但是，AGC 的病理结局也可能是反应性细胞改变、息肉等良性病变造成。从图像上来看，宫颈原位腺癌或腺癌，不同于其他宫颈上皮内病变图像特点，AIS 和腺癌的表面模式为：①柱状上皮的病变，与鳞柱交界不相连。②大的"腺体"开口。③乳头状病变。④上皮出芽的病变。⑤红、色相间性改变。提示 AIS 或腺癌的血管为：①废线样血管。②卷须样血管。③根样血管。④文字书写样血管。⑤乳头状排泄物尖端的单个或多个点状结构。

理论上，识别这些图像，能够帮助诊断宫颈原位腺癌和腺癌，实际上，临床结果与之相差较远。Ullal 等研究发现，阴道镜发现 AIS 的敏感度仅为 9.8％，阴性预测值为 12.5％。

因此，阴道镜作为宫颈腺癌在作为宫颈腺癌诊断的方法时，需要有经验的医生进行操作，并结合细胞学结果，更加注重宫颈管可能存在的病变。

第三节　病理诊断的作用及局限

病理诊断作为三阶梯诊断的最后一个阶段，它是确诊的金标准。那么，病理诊断在宫颈原位腺癌及宫颈腺癌诊断中，能做到 100％诊断吗？又会有哪些问题？

2014 年第 4 版 WHO 分类中仅将 AIS 列入腺性癌前期病变，同时将高级别宫颈腺上皮内瘤变（high grade cervical intraepithelial neoplasia，HG-CGIN）列为 AIS 的同义词，并给出的定义是：呈现恶性表现的腺上皮内病变，这一病变如果不治疗具有明显进展为浸润性腺癌的风险。这一版分类中在腺性癌前期病变中没有保留腺体异型增生这一类型。

AIS 的诊断主要基于 3 个方面的识别组织学特征：核异型性，核分裂活性增加和细胞凋亡。那么，AIS 的诊断是否仅依靠活检标本足以诊断？答案是否定的。Kim 等的研究中，仅 26.9% 的 AIS 患者由阴道镜活检检出，Bryson 等对 60 例患者的回顾性研究发现 48% 的患者由阴道镜活检或细胞学检查检出，52% 由 leep 检出。宋昱等一项回顾显示，阴道镜活检诊断 AIS 的检出率为 62.2%，但以 leep 手术后最终诊断为标准，阴道镜活检诊断 AIS 的准确率为 47.7%，50.8%（98/193）的患者 leep 术后诊断较 leep 术前诊断的病变级别升高。

因此，病理诊断中，对于宫颈原位腺癌和腺癌的局限在于无法获得足够的标本而诊断。基于子宫颈腺上皮细胞病变具有图像不典型、跳跃性病灶、子宫颈管内隐匿性强等特点，阴道镜活检虽在诊断 AIS 中具有重要作用，但存在较高的漏诊率，无法精确区分是否存在浸润性病变，故应结合子宫颈细胞学检查、阴道镜图像综合判断。在细胞学或阴道镜检查中怀疑 AIS，但组织学未证实时，必须进行诊断性锥切活检。目的是明确诊断，评估病变范围，排除同时存在的浸润性癌。

第四节　解决思路

三阶梯筛查作为宫颈腺癌诊断的方法，尽管存在一定的漏诊的风险，但仍使患者获益。细胞学和 HR-HPV 联合检测已被证明不仅能显著提高宫颈癌筛查的效率，还能显著降低在后续筛查中侵袭性癌及其前体的总体发病率。是否有其他的途径能够使得女性获益，从而降低腺癌的发生率？澳大利亚作为最早开展宫颈癌筛查的国家之一及世界上第一个进行宫颈癌疫苗接种的国家。他们对于疫苗在宫颈腺癌防治中的作用开展了一项研究。他们通过数据分析和模型评估，认为到 2040 年，HPV 疫苗将使得宫颈腺癌的发病率下降 36%～39%，这主要是对于 50 岁以下的妇女，其下降率可达到 61%。HPV 为基础筛查将能进一步降低 19%～43%，主要是 50 岁以上的女性可以降低 30%～68%。联合这两种干预措施会将宫颈腺癌发病率降低 55%～81%。

疫苗和筛查是可能最大程度降低宫颈腺癌发生及尽可能多地发现宫颈腺癌的癌前病变，以及早期腺癌的两个主要方法。但在我国目前现有的预防体系的模式下，我们的主体工作还需要面对临床实际问题。临床上，常常可见明显的阴道出血、阴道流液、细胞学和 HPV 检测均为阴性的患者被漏诊。这和宫颈腺癌位于宫颈管有关。如何减少这部分患者的漏诊，我们的经验是，回归我们最初的临床诊疗流程，我们总结为"四步诊断法"（图 19-1），即一问、二看、三摸、四诊。其核心内容为，重视患者的主诉，如阴道排液、月经增多、月经期延长、性交出血等。阴道排液，当患者肿瘤合并感染，患者可出现阴道流液并恶臭等，月经增多，常常会成为患者的主诉，这主要因为有些患者，不能明确月经和异常阴道出血的关系，而认为是月经来潮出血。因此，需要重视患者的主诉。看宫颈的形状。在绝经女性，因为激素水平改变，雌激素水平的降低，宫颈呈萎缩状，若接诊一个绝经妇女，宫颈并未萎缩，应该引起警惕。摸宫颈质地，正常宫颈质地韧，而妇科检查发现宫颈质地硬，结节状，应当考虑是否存在肿瘤，最终可以依赖实验室检查，通过细胞学、HPV、阴道镜下活检，甚至必要时行宫颈锥切手术，获得足够的标本，帮助确诊。总之，在宫颈腺癌诊断中，需要临床医生回归诊断的最初阶段，合理运用实验室检查，将漏诊风险降到最低。

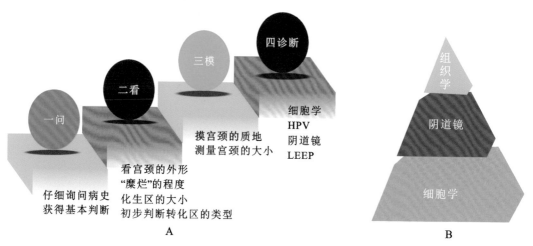

图 19-1 宫颈疾病四步诊断法

A. 宫颈癌四步诊断法；B. 三阶梯诊断法

⊃ 蔡鸿宁　刘　念

参考文献

[1] Vinh-Hung V, Bourgain C, Vlastos G, et al. Prognostic value of histopathology and trends in cervical cancer: a SEER population study[J]. BMC CANCER, 2007, 7:164-166.

[2] Adegoke O, Kulasingam S, Virnig B. Cervical cancer trends in the United States: a 35-year population-based analysis[J]. J Womens Health(Larchmt), 2012, 21(10):1031-1037.

[3] Sherman ME, Wang SS, Carreon J, et al. Mortality trends for cervical squamous and adenocarcinoma in the United States. Relation to incidence and survival[J]. Cancer-AM Cancer SOC, 2005, 103(6):1258-1264.

[4] Visioli CB, Zappa M, Ciatto S, et al. Increasing trends of cervical adenocarcinoma incidence in central Italy despite extensive screening programme, 1985—2000[J]. Cancer Detect Prev, 2004, 28(6):461-464.

[5] Pettersson BF, Hellman K, Vaziri R, et al. Cervical cancer in the screening era: who fell victim in spite of successful screening programs[J]. Gynecol Oncol, 2011, 22(2):76-82.

[6] Wang SS, Sherman ME, Hildesheim A, et al. Cervical adenocarcinoma and squamous cell carcinoma incidence trends among white women and black women in the United States for 1976—2000[J]. Cancer-AM Cancer SOC, 2004, 100(5):1035-1044.

[7] Smith HO, Tiffany MF, Qualls CR, et al. The rising incidence of adenocarcinoma relative to squamous cell carcinoma of the uterine cervix in the United States—a 24-year population-based study[J]. Gynecol Oncol, 2000, 78(2):97-105.

[8] Reimers LL, Anderson WF, Rosenberg PS, et al. Etiologic heterogeneity for cervical carcinoma by histopathologic type, using comparative age-period-cohort models[J]. Cancer Epidemiol Biomarkers Prev,

2009,18(3):792-800.

[9]　Pimenta JM,Galindo C,Jenkins D,et al.Estimate of the global burden of cervical adenocarcinoma and potential impact of prophylactic human papillomavirus vaccination[J].BMC Cancer,2013,13:553-556.

[10]　Xie F,Zhang L,Zhao D,et al.Prior cervical cytology and high-risk HPV testing results for 311 patients with invasive cervical adenocarcinoma:a multicenter retrospective study from China's largest independent operator of pathology laboratories[J].BMC Infect Dis,2019,19(1):962-964.

[11]　Krane JF,Granter SR,Trask CE,et al.Papanicolaou smear sensitivity for the detection of adenocarcinoma of the cervix:a study of 49 cases[J].Cancer-AM Cancer SOC,2001,93(1):8-15.

[12]　Moriarty AT,Wilbur D.Those gland problems in cervical cytology:faith or fact? Observations from the Bethesda 2001 terminology conference[J].Diagn Cytopathol,2003,28(4):171-174.

[13]　Simsir A,Hwang S,Cangiarella J,et al.Glandular cell atypia on papanicolaou smears:interobserver variability in the diagnosis and prediction of cell of origin[J].Cancer-AM Cancer SOC,2003,99(6):323-330.

[14]　Austin RM,Zhao C.Type 1 and type 2 cervical carcinomas:some cervical cancers are more difficult to prevent with screening[J].Cytopathology,2012,23(1):6-12.

[15]　Bain RW,Crocker DW.Rapid onset of cervical cancer in an upper socioeconomic group[J].AM J Obstet Gynecol,1983,146(4):366-371.

[16]　Castanon A,Landy R,Sasieni PD.Is cervical screening preventing adenocarcinoma and adenosquamous carcinoma of the cervix[J].Int J Cancer,2016,139(5):1040-1045.

[17]　Castellsague X,Diaz M,de Sanjose S,et al.Worldwide human papillomavirus etiology of cervical adenocarcinoma and its cofactors:implications for screening and prevention[J].J Natl Cancer Inst,2006,98(5):303-315.

[18]　Smith JS,Lindsay L,Hoots B,et al.Human papillomavirus type distribution in invasive cervical cancer and high-grade cervical lesions:a meta-analysis update[J].Int J Cancer,2007,121(3):621-632.

[19]　Li N,Franceschi S,Howell-Jones R,et al.Human papillomavirus type distribution in 30 848 invasive cervical cancers worldwide:variation by geographical region,histological type and year of publication [J].Int J Cancer,2011,128(4):927-935.

[20]　Chen W,Molijn A,Enqi W,et al.The variable clinicopathological categories and role of human papillomavirus in cervical adenocarcinoma:a hospital based nation-wide multi-center retrospective study across China[J].Int J Cancer,2016,139(12):2687-2697.

[21]　Pirog EC,Lloveras B,Molijn A,et al.HPV prevalence and genotypes in different histological subtypes of cervical adenocarcinoma,a worldwide analysis of 760 cases[J].Mod Pathol,2014,27(12):1559-1567.

[22]　Tao X,Griffith CC,Zhou X,et al.History of high-risk HPV and pap test results in a large cohort of patients with invasive cervical carcinoma:experience from the largest women's hospital in China[J].Cancer Cytopathol,2015,123(7):421-427.

[23]　Ronco G,Dillner J,Elfstrom KM,et al.Efficacy of HPV-based screening for prevention of invasive cervical cancer:follow-up of four European randomised controlled trials[J].Lancet,2014,383(9916):524-532.

[24]　Stolnicu S,Barsan I,Hoang L,et al.International endocervical adenocarcinoma criteria and classification (IECC):a new pathogenetic classification for invasive adenocarcinomas of the endocervix[J].Am J

Surg Pathol,2018,42(2):214-226.

[25] Katki HA,Kinney WK,Fetterman B,et al.Cervical cancer risk for women undergoing concurrent testing for human papillomavirus and cervical cytology:a population-based study in routine clinical practice[J].Lancet Oncol,2011,12(7):663-672.

[26] Pan QJ,Hu SY,Guo HQ,et al.Liquid-based cytology and human papillomavirus testing:a pooled analysis using the data from 13 population-based cervical cancer screening studies from China[J].Gynecol Oncol,2014,133(2):172-179.

[27] Massad LS,Einstein MH,Huh WK,et al.2012 updated consensus guidelines for the management of abnormal cervical cancer screening tests and cancer precursors[J].J Low Genit Tract Dis,2013,17(5 Suppl 1):S1-S27.

[28] Saslow D,Solomon D,Lawson HW,et al.American cancer society,American society for colposcopy and cervical pathology and American society for clinical pathology screening guidelines for the prevention and early detection of cervical cancer[J].Am J Clin,Pathol,2012,137(4):516-542.

[29] Ault KA,Joura EA,Kjaer SK,et al.Adenocarcinoma in situ and associated human papillomavirus type distribution observed in two clinical trials of a quadrivalent human papillomavirus vaccine[J].Int J Cancer,2011,128(6):1344-1353.

[30] 魏丽惠,赵昀,沈丹华,等.中国子宫颈癌筛查及异常管理相关问题专家共识(一)[J].中国妇产科临床杂志,2017,18(02):190-192.

[31] Wright VC.Colposcopy of adenocarcinoma in situ and adenocarcinoma of the uterine cervix:differentiation from other cervical lesions[J].J Low Genit Tract Dis,1999,3(2):83-97.

[32] Ullal A,Roberts M,Bulmer JN,et al.The role of cervical cytology and colposcopy in detecting cervical glandular neoplasia[J].Cytopathology,2009,20(6):359-366.

[33] Kim JH,Park JY,Kim DY,et al.The role of loop electrosurgical excisional procedure in the management of adenocarcinoma in situ of the uterine cervix[J].Eur J Obstet Gynecol Reprod Biol,2009,145(1):100-103.

[34] Bryson P,Stulberg R,Shepherd L,et al.Is electrosurgical loop excision with negative margins sufficient treatment for cervical ACIS[J].Gynecol Oncol,2004,93(2):465-468.

[35] 宋昱,汪清,隋龙,等.leep术在子宫颈原位腺癌及子宫颈腺癌诊断和治疗中应用的临床意义[J].中华妇产科杂志,2018,53(3):178-182.

[36] 米兰,张岱,毕蕙.宫颈原位腺癌24例病例报道及文献复习[J].中国妇产科临床杂志,2016,17(3):230-233.

[37] Miller RA,Mody DR,Tams KC,et al.Glandular lesions of the cervix in clinical practice:a cytology,histology,and human papillomavirus correlation study from 2 institutions[J].Arch Pathol Lab Med,2015,139(11):1431-1436.

[38] Smith MA,Canfell K.Projected impact of HPV vaccination and primary HPV screening on cervical adenocarcinoma:example from Australia[J].Papillomavirus Res,2017,3:134-141.

四步诊断法（3＋2诊断法）的作用

在《宫颈病变的三阶梯诊断》（2018）一书中，对宫颈病变的四步诊断法作了详细的介绍。后来，有学生提问，什么时候用三阶梯诊断法？什么时候用四步诊断法？什么叫筛查？什么叫诊断？如何在概念上区别？又如何在临床实际工作中正确运用？等等。这些问题引发了笔者的思考，要站在一个年轻医生或非妇科肿瘤专业医生的角度，看待和描述这些问题。此外，在四步诊断法的推广过程中，为了更方便大家理解四步诊断法与三阶梯诊断法之间的关系，我们将四步诊断法又称为3＋2诊断法，两者内容一致，只是加3个名称，此点是要特别说明的。

那么，什么叫筛查？什么叫诊断？笔者的理解，"筛查"是对健康人群所作的、有针对性的检查；而"诊断"是对有阳性筛查结果人群或临床有症状人群的进一步确诊的过程。在人群大面积的宫颈癌筛查过程中，大多数人群是真正的、健康人群，而隐藏在其中的、无症状的人群，由于筛查的原因，会在临床症状出现之前得以发现，进而得到处理。因此，对降低宫颈癌的发病率和死亡率起着非常重要的作用。筛查发现的阳性病例转诊进一步的诊断，这个过程发现的基本上是临床前宫颈癌或癌前病变，而对于临床有症状人群的"诊断"过程发现的患者则基本上是临床型宫颈癌，因此，二者的受众人群也是有差别的。

近年，特别是近3～5年，随着宫颈癌科普知识的普及，除了政府层面的宫颈癌筛查工作以外，三甲医院的妇科门诊或肿瘤妇科门诊或宫颈癌防治中心等，出现了大量自费筛查、排队接种HPV疫苗的一种新常态，我们的门诊不再只是看病（这个谓之诊断），其中不乏筛查的人群，这就给妇科医生提出了一个问题，在我们的实际工作中，常常是筛查和看病（诊断）的人群"混合"在一起，你在平均几分钟的接诊过程中，自觉或不自觉地会应用宫颈癌筛查和问诊、视诊及触诊（双合诊或三合诊），这就是"3＋2诊断法"的由来。

当然，无论是筛查还是诊断，腺上皮病变与鳞状上皮病变相比，有更多的机会被漏诊，尤其是AIS和早期腺癌阶段，这也许可以解释为什么临床上腺癌病例总数远多于AIS病例总数。因此有必要提高认识、加强引导，达到降低宫颈腺癌发病率的目的。

下面就由我们从一个腺癌患者的诊治历程开始吧。

第一节　病例介绍

让我们从两例临床型宫颈腺癌病例开始。

20世纪90年代初期，我们收治了一位从黄石转来的阴道出血的患者（我是当时的主治医生），因为出血半年，3 次取活检都是阴性，其中两次是由时任湖北省人民医院大妇产科主任会诊取材。在仔细询问病史后，笔者给患者做了妇科检查，一问，二看，三摸，初步诊断就出来了，临床型宫颈癌，当即取活检，证实了笔者的判断（这个也许就是我最初的四步诊断法的萌芽）。

20 世纪 90 年代中期（1995），当时中南医院创三甲的时候，一位年龄约 45 岁的患者，少量出血近 1 年，在同济医院某国内知名专家门诊治疗半年，未见好转，转中南医院肿瘤科（当时中南医院肿瘤科包含 3 个亚专业：普通肿瘤、妇科肿瘤、放疗，前两个亚专业共一个病房，放疗专业则是独立的病区），要知道，当时除了少数医院可以做巴氏细胞学检查外，是没有其他的辅助检查方法的，全凭问、看、摸及"感觉"取材。在完成了前三步后，我已经有了初步的诊断，Ⅱb 期宫颈癌，3 d 后病理证明了我的诊断——宫颈腺癌，可惜的是，患者在接受综合性治疗后两年死亡。在打这个随访电话时，笔者想，如果患者在第一时间明确诊断，情况会是怎样呢？

我们小结一下 20 世纪诊断宫颈癌的方法：①巴氏细胞学（初筛）（＋）——妇科检查＋活检——诊断。②肉眼筛查（初筛）（＋）——妇科检查＋活检——诊断。

现在看来，由于初筛方法的局限，还有全民宫颈癌筛查意识的淡漠，我们每天看到的都是中晚期宫颈癌病例，早期宫颈癌仅占收治病例的少部分，更谈不上 CIN 病例了（那时临床医生普遍称之为宫颈非典型增生或癌前病变）。

2014 年初，我们收治了一位因为"阴道溢液 5 个月"被几家医院误诊的局部晚期宫颈腺癌的病例，我们一起来看看其诊治历程。

患者，女，46 岁，绝经后阴道溢液 5 个月，外院诊刮术后半个月，入院。

患者于 2013 年 7 月初开始阴道溢液，呈"蛋清样"无色无味，2 片卫生巾/日，未予注意。

2013 年 7 月 11 日武汉市某医院就诊，TCT 和 HPV 双阴（未找到妇科检查记录）。此后，症状加重，于 2013 年 10 月 11 日就诊于湖北省妇幼保健院普通妇科，超声检查提示：宫腔积液，回声异常（前壁内膜厚 0.1 cm，后壁内膜厚 0.3 cm，宫腔内见范围约 4.0 cm×4.1 cm×2.7 cm 的液性暗区，内见 2.6 cm×1.3 cm 的絮状稍强回声，与宫腔后壁界限清楚，未见明显异常血流信号）（无妇科检查记录）。进一步加重，于 2013 年 12 月 10 日收住湖北省某肿瘤专科医院。2013 年 12 月 12 日盆腔 MRI＋增强示（住院期间）：宫腔积液，两侧腹股沟小淋巴结肿大（最大径不超过 10 mm）。于 2013 年 12 月 13 日行分段诊刮术，术后病检报告（病检号 1310369）：（宫颈管）黏膜慢性炎性腺体增生。（宫腔）血凝块中见少许破碎腺体。行抗感染治疗 10 d 后复查，2013 年 12 月 23 日盆腔超声示：子宫占位性病变，子宫宫底部肌层内可见 2.94 cm×2.37 cm 边界欠清晰、形态欠规则的低回声光团，内部回声欠均匀，双侧附件区未见异常光团。出院观察。

由于症状加重，经患者介绍，患者于 2014 年 1 月 7 日来到笔者专家门诊，当笔者整理病史时，发现以下几点：①在长达 5 个月的时间内，所有的接诊医师都没有妇科检查记录（包括出院小结一字未提）。②患者在诊刮术后 24 h 阴道溢液有明显改善，此后便恢复至术前状态，尽管抗感染治疗持续了 10 d。③患者提示其管床主任行诊刮时强调，宫颈上有一个小息肉，可以不管它。④患者5年前因直肠癌行手术＋化疗＋放疗。

显然，用感染不能说明问题。那么，是什么原因导致患者症状如此之重？

先看看我们的妇科检查结果。

外阴（－）。阴道各穹隆受侵，窥阴器无法自固定，前壁及右侧壁上1/3弹性差。宫颈结节状，直径4～5 cm，质硬，表面息肉状突起，触血（＋）。右侧宫旁弹性好，左侧缩短增厚容1指。子宫附件（－）。

门诊拟诊：宫颈癌Ⅱb期（疑似腺癌）。我们坚信临床诊断的确定性，所以入院后同时做了病理及影像学检查。但这个过程并不轻松，可谓"一波三折"。

2014年1月8日TCT（－）；DNA定量细胞学检查：未见异倍体细胞及异倍体细胞峰；HPV-13HR定量检测（－）。

2014年1月9日阴道镜检及活检见图20-1～图20-3。

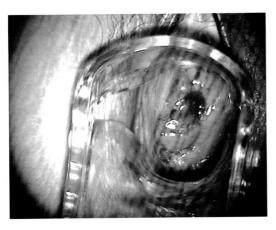

图20-1 生理盐水作用后

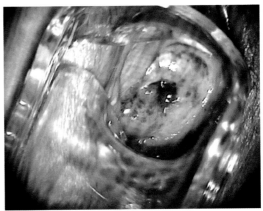

图20-2 醋酸作用后

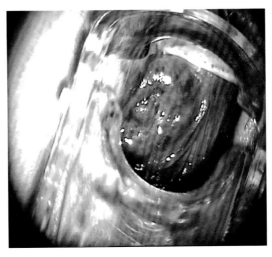

图20-3 高碘作用后

2014年1月10日超声检查及造影：宫腔内可见范围约3.6 cm×5.4 cm×2.4 cm的无回声，内可见分隔，未见异常血流信号显示。宫颈长3.0 cm，前后径3.5 cm，可见血流信号显示。

超声造影：肘静脉注入造影剂后，16 s子宫肌层可见造影剂自外向内顺序灌注，16 s宫颈同步造影剂灌注，呈高增强，21 s宫腔内造影剂灌注呈无增强，范围约为4.5 cm×3.6 cm，壁内光滑，1 min 10 s子宫造影剂开始消退，宫颈仍呈高增强，3 mim子宫造影剂大部分消退，宫颈仍然有少许高增强，宫颈灌注稍强于子宫。

提示：宫腔积液，宫颈内可见血流信号。

2014年1月11日盆腔MRI＋增强（图20-4）：①宫颈形态、信号异常，伴弥散异常（癌不除外）。②宫腔内异常信号，考虑为宫腔积液合并少许出血。

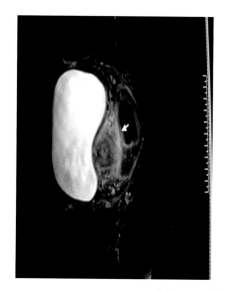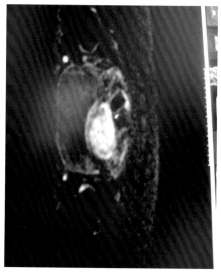

图 20-4　盆腔 MRI＋增强（湖北省妇幼保健院）

到目前为止，病史、妇科检查、辅助检查，都支持"宫颈癌"之诊断。此时只是等待病理诊断了。

殊不知，病理科给我们开了一个大大的"玩笑"。

2019年1月13日宫颈病理报告：原位腺癌！

问题来了，是临床诊断有问题？还是标本代表性不够？还是其他？与病理医师沟通意见是：间质太少，不足以判断浸润情况。沟通完毕，笔者感觉很奇怪，在活检标本大小问题上，病理医师从来没提到标本不足的问题，这次还是笔者，标本还是那么大，怎么就不行了？是真的不行，还是另有隐情？比如，病理医师并不识别高分化腺癌或者微偏腺癌？或者患者有可能系内膜癌？

如何解决？我们还需要拿到更有代表性的标本！于是，在与病理医师沟通完毕后，对患者及家属进行了告知，做了宫腔镜检＋宫颈leep术，在扩张宫颈时，见大量脓血性液体流出，吸尽液体后再行诊断性leep术，术后病理报告（No 1400473）：（宫颈）腺体呈叶状增生，部分腺体呈乳头状排列伴不典型增生，请随诊。

病理科再一次考验笔者，笔者陷入了苦思冥想之中。活检标本诊断宫颈原位腺癌，leep 标本诊断不典型增生。是临床诊断有误？还是病理诊断有误？笔者请患者家属去找外院专家会诊。2014 年 1 月 17 日湖北省肿瘤医院夏和顺主任意见：（宫颈）高分泌性分叶状增生伴部分腺体异型增生。这个会诊意见与湖北省妇幼保健院病理科意见一致，推翻了笔者的临床诊断。笔者坚信自己临床诊断的正确性，只是需要病理医生结合临床给出一个正确的报告，为什么就这么难？于是，笔者想到了找湖北省肿瘤医院毛永荣主任会诊，终于，于 2014 年 1 月 17 日毛永荣主任意见：（宫颈）高分化浸润性腺癌。

问题又来了，现在是三家诊断，一家与临床诊断相符合，如何处理？一方面向家属交代病情，一方面申请 PET-CT，希望找到更多的支持信息！

2014 年 1 月 21 日湖北省肿瘤医院 PET-CT 提示：①直肠吻合口未见明显恶性征象。②宫颈管增粗，代谢增高，多考虑恶性肿瘤（宫颈癌侵犯右侧宫旁）。③右侧髂内血管旁小淋巴结影，代谢增高，考虑淋巴结转移。④宫腔内积液。

笔者到今天还不清楚其原因，前后 1 个多月的时间，同一家医院，不同的影像学检查方法，为什么差别就这么大？2013 年 12 月 12 日盆腔 MRI＋增强未发现肿瘤，而 2014 年 1 月 21 日 PET-CT 却发现局部晚期宫颈癌。

科内讨论意见，目前诊断：宫颈腺癌Ⅱb 期，宫腔积液（积脓）。

该患者在接受了两个周期的新辅助化疗之后，接受了手术治疗，术后继续化疗 4 个周期。之后，补充了体外照射。

术后病理：（宫颈）高分化腺癌侵及肌层＞2/3，右侧宫旁可见癌累及。大部分肿瘤细胞空泡变性、坏死，送检淋巴结，右闭孔髂内组见癌转移（1/7），其他淋巴结共 38 个，未见癌转移。手术标本如图 20-5 所示。

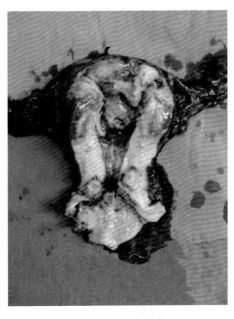

图 20-5　手术标本

随访信息：放疗结束后，进入临床随访，由于两次盆腔外照射的副作用，患者出现了一侧输尿管的狭窄，行双 J 管置入术（定期更换）。目前无瘤生存。相比前一例患者，应该说，她还是幸运的，但这个历程之艰辛，放射治疗带来的副作用将伴随她一生。

第二节　阴道镜发展简史及作用

1925 年 Hans Hinselmann 设计了第一台阴道镜。20 世纪 50 年代引入中国。20 世纪 80 年代大量有学术价值的论文发表。20 世纪 90 年代美国首推电子阴道镜。2001 年我国首次采用国产电子阴道镜进行宫颈癌的筛查。2005 年至今，全国范围内大面积使用阴道镜。

从 2005 年以后的这 10 多年，可谓是迅猛发展，一些乡镇医院、小诊所也都购置了设备，大有人人都是能手，个个都能上"战场"的趋势。

但是，阴道镜的作用如何？怎么定位？是作为筛查，还是作为诊断？还是两者兼顾？还是作为临床型宫颈癌的拍片器？我们说，从阴道镜的引入到临床应用，是经历了一个逐步认识和提高的过程的。阴道镜诞生的初衷，是对"临床前"宫颈病变的进一步识别，可以用于筛查（不作为常规推荐），也可用其他初筛方法结果阳性病例的确诊，使检查者能够借助这个"放大的眼睛"准确瞄准病变部位，判断可能的病变程度并"定向活检"。后来，随着阴道镜设备的普及，一些没有细胞学及 HPV 检查条件的医疗机构开始将其用于门诊患者的机会性筛查，发现其在特定条件下不适为一种可以替代的初筛方法。"替代"终归是"替代"，大面积筛查和普查还是会选择细胞学检测（近年也有提出用 HPV 作为初筛的建议）。

阴道镜检查是一种直观技术，对图像的解释带有一定的主观性。阴道镜检查的准确性主要与能否看到整个转化区和全部病变及专业人员的经验有关。有经验的阴道镜专家可以立即判断宫颈病变部位。掌握阴道镜技术不仅需要专门培训，而且还需要足够的工作量来保持工作者的临床技能。因此，用于普查受到限制。宫颈癌常发生在宫颈上皮的移行区，妇女绝经期前后，12%～15%的宫颈上皮鳞柱交界上移至颈管内，而阴道镜难以观察到宫颈管内的病变，常造成假阴性，其假阴性率达 14%。阴道镜检也不易鉴别有无间质浸润，30%～50%的微小浸润癌被漏诊。颈管诊刮术，有可能可以减少诊断性锥切术的应用。研究表明阴道镜检查对 CIN 的诊断准确性接近 80%，敏感性与阴性预测值高，特异性较低，但是，在诊断 HSIL 和宫颈癌时，其特异性明显升高。

近年来，国际上公认对宫颈癌前病变筛查的程序应遵循"三阶梯"诊断程序，阴道镜检查是筛查程序的第二步，承担着极其重要的"承前启后"的作用，对于诊断 CIN 和宫颈癌是一项很有价值的辅助诊断方法。

第三节　三阶梯诊断法

三阶梯诊断法何时引入中国？据介绍，2002 年全国宫颈病协作组在珠海召开工作会议，与会专家正式提出"细胞学－阴道镜－组织病理学"为内容的三阶梯诊断法。在可以查阅到的文献资料中，2004年，宋学红首先发表文章。2005年，魏丽惠教授主编，田扬顺教授副主编《宫颈病变三阶梯式诊断程序》（临床医师实用手册）正式出版。

所谓的"三阶梯诊断法"中的第一步是细胞学筛查；第二步是阴道镜检查；第三步是病理组织学诊断。三阶梯诊断法的引入与推广，对我国宫颈癌筛查与诊断工作起到了积极而又肯定的作用，随之而来的是多种细胞学检测方法的引入、阴道镜的普及，CIN及早期病例显著增加。

三阶梯诊断法的简易示意图如下（图20-6）。

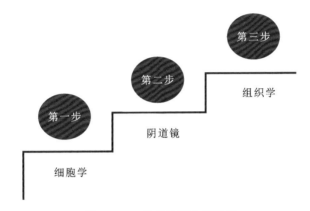

图 20-6　三阶梯诊断法示意图

第四节　四步诊断法的诞生及应用

伴随细胞学筛查方法的广泛接受、阴道镜应用的普及、新的 TBS 细胞学诊断系统的中国应用，细胞学与阴道镜的作用与地位越来越清晰，并提出了以细胞学筛查－阴道镜检查－病理组织学诊断为内容的三阶梯诊断程序。今天看来，这个诊断程序的提出，对于无症状人群的机会性筛查和政府组织的大规模宫颈癌筛查，具有积极的意义，并在早期筛查工作中做出了卓越的贡献。但是，在实际临床工作中，这个诊断程序被泛用了，大有代替一切诊断方法的趋势。我们说，所谓筛查，指的是无症状的健康人群，对于筛查阳性的人群，才有可能进入"确诊"程序，至于如何确诊，主要涉及的是如何取材的问题，可以是镜检指导下活检，可以是颈管刮术，也可以是四点活检，个别情况下还要使用诊断性leep。如何选择，完全取决于病情，一个临床型宫颈癌的病例，自然不需要再走三阶梯诊断程序，一是资源的浪费，二是临床型肿瘤病例，你再来取细胞学标本，很有可能因为大量的红细胞影响涂片（制片）质量，细胞学报告出现假阴性，导致漏诊。简言之，三阶梯诊断程序适用于筛查和无症状的人群。

再来分解讨论一下三阶梯诊断程序。我们说，以细胞学筛查－阴道镜检查－病理组织学诊断为内容的三阶梯诊断程序的前提是只有细胞学检查阳性的患者才会纳入下一个诊断程序，因此，当细胞学检查出现假阴性时，患者将不会被纳入阴道镜诊断程序，患者在细胞学筛查这个环节就会被漏诊（表 20-1）。此外，即便是细胞学阳性病例纳入阴道镜检，镜检漏诊的概率也不低，其原因是：第一，阴道镜自身的限制，阴道镜下宫颈管无法完全暴露，深部病变未被检出；第二，阴道镜检医师的水平因素；第三，阴道镜下难以鉴别原位癌和早期浸润癌；第四，对于腺上皮内瘤变及腺癌病例（目前占宫颈癌发病率的 25%～30%，且呈逐年上升趋势），阴道镜下缺乏特异性的改变及公认的诊断标准，漏诊率高。而如果在阴道镜检这个环节"被"阴性或拿不到正确的病变组织，病理医生自然就不可能拿出接近疾病本质的判断了（表 20-2）。

此外，"三阶梯"诊断法忽略了详细的病史询问及细致的妇科检查在宫颈疾病筛查和诊断中的作用。一部分伴非特异性症状的早期宫颈癌患者和隐匿型宫颈癌（如宫颈腺癌、结节型宫颈癌等）患者面临漏诊的风险。

由于上述原因，仅靠"细胞学－阴道镜－组织学"的"三阶梯"诊断方法，理论上，在细胞学筛查环节至少 20%（世界顶级肿瘤中心，以研究为目的项目）到 50%（多数三甲医院）"被"阴性，即使阳性的病例进入阴道镜检查环节，也只有 60%～80% 的病例在镜下被识别（图 20-7）。面对这种情况，我们用何种方法来弥补这一不足？

表 20-1　不同年代报道的细胞学阳性率

年代	方法	阳性率（%）
1970—1980 年	巴氏细胞学	<50
1990 年	TCT	>80
2000—2010 年	TCT	40～50

因此，单独细胞学检查作为初筛，有可能高达 50%～60% 的病例"被"阴性，而无法进入下一个诊断程序。

表 20-2　阴道镜与术后病理相符率

作者	阴道镜下活检	与 leep 病检一致	相符率（%）
罗春芳，等	232	146	62.9
吕卫国，等	153	106	69.3
Fambrini	942	503	53.4
Boonlikit	352	233	66.2
吴绪峰，等	229	187	81.66

我们小结一下对三阶梯诊断法的认识："虚高"的阳性率；过分依赖实验室手段；各地筛查水平参差不齐；假阴性率难以获得；正确认识有一定的困难。

经过多年的临床实践和总结，我们总结出了一套诊断法，将其称之为宫颈疾病的"四步诊断法"即"一问、二看、三摸、四诊断"，其主要内容是："一问"，仔细询问病史，从病史中获得疾病的基本判断；"二看"，看宫颈的外形、"糜烂"的程度和类型、化生区

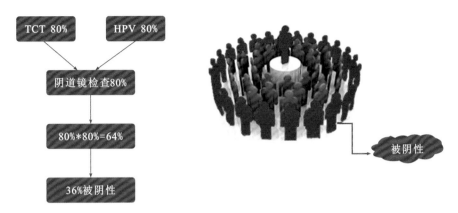

图 20-7　三阶梯诊断法小结示意图

的大小及初步判断转化区的类型等；"三摸"，摸宫颈的质地、初步测量宫颈的大小等；"四诊断"，借助细胞学检查（和/或 HPV 检测）及阴道镜检查，活检方法是阴道镜指示下活检和/或"四点活检"，或 ECC，极少数病例还不能明确诊断时，借助诊断性 leep。"四步诊断法"的运用明显提高了 CIN、早期宫颈癌及隐匿型宫颈癌的诊断率，受到国内外学者的高度评价并在多家三医院推广应用。该方法经中国科学院武汉科技查新咨询检索中心检索，国内尚无对该方法的报道，填补了国内宫颈疾病诊断流程的空白。

此方法自临床应用以来，服务人群数万人，不曾漏诊患者，受到各层次妇科医生的欢迎。

从四步诊断法到 3＋2 诊断法的转变。

在本章的导言部分，作者谈到了"四步诊断法"向"3＋2诊断法"转变的背景和原因。我们用下面的图解来表达（图 20-8）。

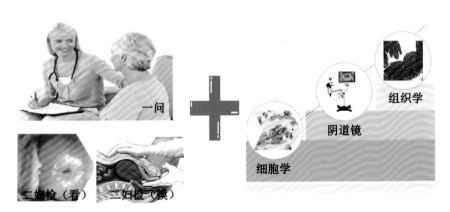

图 20-8　"3＋2"诊断模式

应用病例介绍。

姓名：李某（研究室编号 2B1993），住院号 670165。

年龄：53 岁。入院时间：2016 年 6 月。

入院诊断：CINⅠ。

出院诊断：宫颈鳞癌Ⅰb₁期。

一问。

白带异常两个月，发现宫颈病变月余。患者近两个月出现黄色白带，量多，无异味，于2016年5月16日赴协和医院检查，TCT提示宫颈腺癌。后于2016年5月26日收入湖北省人民医院住院检查。盆腔超声报告：①宫颈低回声、宫颈管内高回声（考虑宫颈癌）（宫颈回声减低，可见一范围约3.04 cm×2.62 cm低回声区，边界清，宫颈管内可见一大小约1.02 cm×0.62 cm的高回声区，边界清）。②宫腔积液（宫腔分离约0.4 cm）。盆腔MRI平扫＋增强报告：①子宫颈异常信号，考虑肿瘤性病变。②前庭腺囊肿。入院期间同时行阴道镜检及活检，病理报告（201614877）：①（宫颈3、6、9点）均为慢性宫颈炎。②（宫颈12点）CINⅠ。后经朋友介绍转入湖北省妇幼保健院诊治。

问题：患者临床症状（＋）、细胞与影像提示癌，但病理不支持。问题出在哪里？

二看。

宫颈光滑，肉眼观不足以支持癌的诊断。

三摸。

宫颈质硬，触血（－），子宫附件未触及异常，双宫旁弹性好。此时，拟诊宫颈癌。

四诊断（图20-9）。

HPV（16阳性） ＋ TCT（ASCUS） ＋ DNA倍体（异倍体细胞26个）

↓

诊断性leep锥切＋宫腔镜检＋诊刮

↓

2016年6月20日（1608928）leep术后病理
(1)宫颈浸润性鳞状细胞癌（非角化型），内切缘可见癌巢累及
(2)宫颈管搔刮标本送检可见癌巢病灶
(3)宫腔刮出物镜下为破碎的癌巢

↓

宫颈鳞癌Ⅰb₁期

图20-9 应用病例诊断方法

诊断小结。

"3＋2诊断法"中有两步起到关键作用，一问和三摸，"问"的环节患者有非特异性的白带增多，"摸"的环节质硬，最终由诊断性leep锥切来确切诊。

治疗经过。

腹腔镜下广泛全子宫＋双侧附件切除＋盆腔淋巴结清扫＋膀胱造瘘术。术后病理：宫颈浸润性鳞状细胞癌（非角化型，肿块大小为1.5 cm×1.2 cm，肿瘤侵及肌层＞1/2），脉

管内可见瘤栓，送检盆腔 LN（0/28）（－）。术后辅助化疗 TP 方案，4 个周期。推荐术后放疗（被拒）。转门诊随访，末次随访为 2019 年 10 月 10 日，无瘤生存。

> 吴绪峰

参考文献

［1］ Naumann RW，Cripens MA，Alvarez RP，et al．Treatment of cervical dysphasia with large loop excision of the transformation zone［J］．Southern Med，1996，80：961-967．

［2］ 孙定样．阴道镜图谱［M］．北京：人民卫生出版社，1983．

［3］ 宋学红．三阶梯技术诊治管理女性下生殖道癌前期病变［J］．实用妇产科杂志，2004，20(2)：69-70．

［4］ 魏丽惠．宫颈病变三阶梯式诊断程序(临床医师实用手册)［M］．北京：北京科学技术出版社，2005．

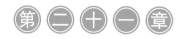

瘤样病变的处理

第一节 LSIL 的处理

2017 年，中国优生科学协会阴道镜和宫颈病理学分会（CSCCP）专家委员会在中国妇产科临床杂志 2017 年 5 月第 18 卷第 3 期首次发布了中国子宫颈癌筛查及异常管理相关问题专家共识（以下简称"共识"），其中，不仅吸收了很多 ASCCP 的相关共识，又有自己的特色。

"共识"对 CIN 与 SIL 的命名更新做了详细的说明。其指导性文件来源于 2014 年 WHO 女性生殖器官肿瘤分类，这一分类将子宫颈上皮内瘤变三级（CINⅠ、CINⅡ、CINⅢ）更新为二级分类法，即子宫颈低级别鳞状上皮内瘤变（LSIL，即原 CINⅠ）和高级别病变（HSIL，即原 CINⅢ和部分 CINⅡ）。LSIL 主要为 CINⅠ，也包括 CINⅡ p16（免疫组化）阴性者，因此，在有条件的医院和地区，应该将 p16 作为常规检查，以免将部分 CINⅡ p16（一）的病例视为 HSIL 而予以治疗。

"共识"明确了组织病理学确诊的 LSIL 的管理原则：总体原则是随访而不治疗，但要分层对待（图 21-1）。

对于组织病理学确诊的 LSIL 病例，要反馈性地复习之前的细胞学、转化区、年龄及妊娠状态，再综合考虑。归纳为以下 4 种情况。

（1）组织病理学确诊的 LSIL 病例，如果之前的细胞学≤LSIL，也就是说，细胞学与病理诊断基本一致，那要根据转化区的类型来区别对待，转化区为 1/2 型，则转入每 6～12 个月复查。转化区为 3 型，则要选择 ECC。

（2）组织病理学确诊的 LSIL 病例，如果之前的细胞学≥ASC-H，也就是说，细胞学重于病理诊断，有可能面临漏诊，推荐行诊断性宫颈切除术。

（3）但是，对于年龄为 21～24 岁，细胞学≥ASC-H 而组织病理学确诊为 LSIL 病例，则要考虑转化区的类型，转化区为 1/2 型，则转入每 6～12 个月复查。只有在转化区为 3 型的病例，推荐行诊断性宫颈切除术。

（4）对于妊娠期细胞学≥ASC-H 而组织病理学确诊为 LSIL 的病例，推荐每 10～12 周的观察，直至产后 6～8 周复查。

那么，持续存在的 CIN Ⅰ 或 LSIL，什么时候才需要干预？这个问题，ASCCP（2012）给予了明确的答复。如图 21-2 所示。

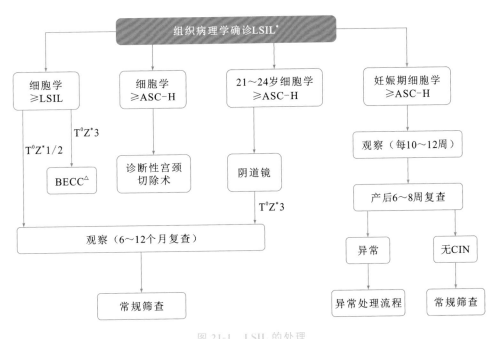

图 21-1 LSIL 的处理

* 包括 CIN Ⅰ 、CIN Ⅱ /p16 （一）

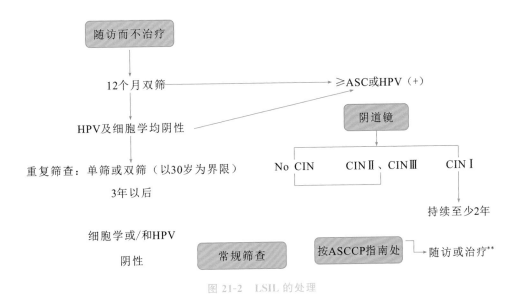

图 21-2 LSIL 的处理

* * 消融或切除均可接受；如果阴道镜不充分，ECC 阳性或以前有治疗史，最好行切除性治疗。但是，妊娠妇女或 21～24 岁不适用。

第二节 HSIL 的处理

"共识"明确了组织病理学确诊的 HSIL 的类别及管理原则：HSIL 包括 CIN Ⅱ 、CIN Ⅱ / Ⅲ 、CIN Ⅲ 、CIN Ⅱ /p16（＋）等多种情况。而总体原则首选锥切术（包括 CKC、leep 锥切、激光锥切）、可选消融治疗、知情选择随访（年轻患者）（图 21-3）。

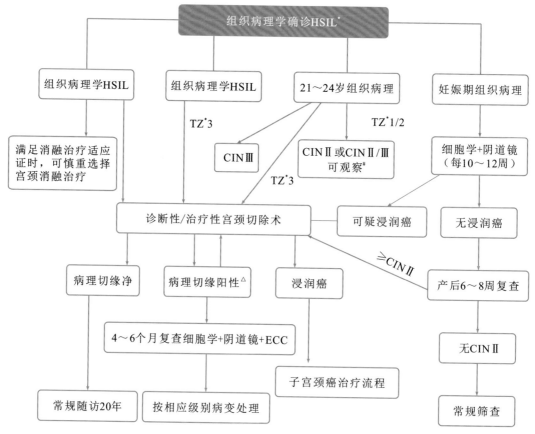

图 21-3 组织病理学确诊的 HISL 的处理

对于组织病理学确诊的 HSIL 病例，要反馈性地复习转化区类型、切缘状态、年龄及妊娠状态，再综合考虑。归纳为以下几种情况。

（1）21～24 岁组织病理学 HSIL。如果组织学诊断为 CIN Ⅲ 且转化区的类型为 Ⅲ 型，则行诊断性/治疗性宫颈切除术。术后按病理分层管理：病理切缘净，常规随访 20 年；病理切缘阳性（指切缘组织病理学报告 CIN Ⅱ 及以上），则 4～6 个月复查细胞学＋阴道镜＋ECC，再按相应级别病变处理；术后病理升级为浸润癌，则按子宫颈癌治疗流程处理。如果组织学诊断为 CIN Ⅱ 或 CIN Ⅱ / Ⅲ （视为 CIN Ⅲ ，病变程度略轻）且转化区为 Ⅰ 、Ⅱ 型，可选择观察。

（2）妊娠期组织病理学 HSIL。定期随诊而不治疗，除非为了排除浸润癌的存在。随诊方法是每 10～12 周复查细胞学＋阴道镜，无浸润癌，则产后 6～8 周复查，无 CIN Ⅱ，转入常规筛查。

（3）排除上述两种情况的 HSIL。满足消融治疗适应证时，可慎重选择宫颈消融治疗；转化区为 Ⅲ 型的病例，诊断性/治疗性宫颈切除术。术后按病理分层管理：病理切缘净，常规随访 20 年；病理切缘阳性（指切缘组织病理学报告 CIN Ⅱ），则 4～6 个月复查细胞学＋阴道镜＋ECC，再按相应级别病变处理；术后病理升级为浸润癌，则按子宫颈癌治疗流程处理。

一点意见：

上述指南在实际工作中需要考虑本地区的资源优势和能力水平，在选择消融治疗及观察的患者时，必须保证患者的安全，告知患者存在的潜在风险。特别在一些中心，没有足够病例的随访结果的情况下。还要认可在治疗后的患者存在疾病持续和复发的事实。

第三节　AIS 的处理

一、AIS 的处理原则

以上呈现的是 2017 年 CSCCP 专家共识，以图表的形式是为了方便阅读。这里特别强调的是，AIS 的组织学诊断标本是"切除标本"（包括 leep 锥切或 CKC），而不是活检标本，因为活检标本是可以提供部分病例的术前诊断，但常常因为标本的代表性不够而面临漏诊的风险，又常常出现活检标本诊断为 AIS 而"切除标本"诊断为浸润性腺癌的情况。

AIS 的处理原则很清晰（图 21-4）："切除标本"诊断的 AIS，"最好"在锥切明确诊断后行全子宫切除术，而对于希望保留生育功能的情况"可接受"以下两种选择，一种是边缘受累或 ECC 阳性，推荐再次切除术，可接受 6 个月时再次评估，但需要用细胞学＋HPV 的联合检查和阴道镜检查（包括宫颈内活检）的联合方案评估；另一种是边缘阴性，转入长期随访。

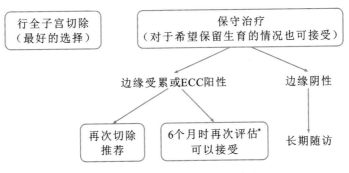

图 21-4　诊断性切除证实 AIS 的处理

＊应用同时检查和阴道镜（包括宫颈内活检）的联合方案评估

二、AIS 的手术方式

至于切除的方式，已经在相关章节中做过介绍，这里不再赘述。但有关 CKC 的方式，存在争论，多数医生采用的还是传统的锥切方法，但是，章文华教授在她的书稿中强调用"圆柱状的锥形切除术"。从理论上来讲，由于腺上皮病变多位于颈管内或鳞状上皮下方，切除更多的腺上皮分布的区域有理由相信其范围更合理。但在实际临床工作中，面临两种情况，一种是大多数的 AIS 都是因 HSIL 行锥切术后才被诊断的，这部分病例实际的手术方式就是传统的锥切而不是"圆柱状的锥形切除术"，恰恰是这种情况给了我们临床医生一个观察的窗口，采用传统的方法一样适用于 AIS 病例。另一种情况是，大多数 AIS 的病例都是年龄小于或接近 35 岁的年轻人，他们对于生育的要求也会促使临床医生选择相对保守而对于宫颈功能影响较小的锥切手术。我们总结了湖北省妇幼保健院近几年收治的37 例 AIS 的病例的临床病理特征，37 例 AIS 患者中，16 例（43.24%）选择了 CKC，21 例（56.76%）选择了 leep 锥切。锥切术后病理诊断为 AIS 15 例，HSIL 2 例，AIS 合并 HSIL 17 例，AIS 合并 Ia_1 鳞癌 1 例。37 例 AIS 患者中，有 20 例（54.05%）在锥切术后选择了全子宫切除术，剩余 17 位患者选择保守治疗，即术后定期复查。至目前（2019 年 12 月）随访时间 10～46 个月，1 例在术后第 2 次复查时发现 AIS 复发，行第 2 次锥切术，现术后半年，在随访中。其他病例无复发。

这是湖北省妇幼保健院的回顾性研究结果。其他中心的结果如何呢？我们看看文献复习的结果。截止目前，国内报道的最大病例数量是由复旦大学附属妇产科医院的宋昱报道的（2018 年）子宫颈环形电切除（leep）术在子宫颈原位腺癌（AIS）及子宫颈腺癌诊断和治疗中应用的临床意义。作者收集了 2015 年 1 月至 2016 年 12 月在复旦大学附属妇产科医院宫颈疾病诊疗中心行阴道镜活检后病理诊断为 AIS 和（或）leep 术后病理诊断为 AIS 及子宫颈腺癌的患者 193 例，对其临床病理资料进行回顾性分析。以阴道镜活检、leep 或子宫切除术后病理诊断中病变级别最高者为最终诊断。结果：193 例患者中，最终诊断为 AIS 155 例、子宫颈腺癌 38 例。155 例 AIS 患者中，leep 术切缘阳性率为 21.9%（34/155），其中 26 例进一步行子宫全切除术，其病灶残留率为 30.8%（8/26）；leep 术切缘阴性率为 78.1%（121/155），其中 68 例进一步行子宫全切除术，其病灶残留率为 5.9%（4/68），显著低于 leep 术切缘阳性者（$x^2 = 10.46$，$P = 0.001$）。阴道镜活检的 AIS 检出率为 62.2%（120/193）；leep 术后病理诊断较 leep 术前诊断病变升级的患者 98 例（50.8%，98/193）。作者的结论是，阴道镜对 AIS 的诊断不可或缺，但需 leep 术确诊。leep 术的切缘状态对患者选择是否行保留子宫的治疗有重要参考意义。

三、AIS 的术后随访

与 HSIL 相比，AIS 病例治疗后的随访压力更大，更富有挑战。如前所述，AIS 术前筛查和诊断率本来就很低，常常因为 SIL 行锥切手术而意外发现。这个现状同样适合于 AIS 的术后随访，甚至比术前筛查和诊断的困难更大，除了方法学本身不足以外，更多的在于妇科医生对于此病的认知状态和患者的依从性。至于用什么方法随访、随访频率、复发及疾病持续的概念等等，本书的相关章节有专门的介绍，请参考相关章节。

● 吴绪峰

参考文献

［1］中国优生科学协会阴道镜和宫颈病理学分会专家委员会.中国子宫颈癌筛查及异常管理相关问题专家共识(一)［J］.中国妇产科临床杂志,2017,18(2):190-192.

［2］中国优生科学协会阴道镜和宫颈病理学分会专家委员会.中国子宫颈癌筛查及异常管理相关问题专家共识(二)［J］.中国妇产科临床志,2017,18(3):286-288.

［3］宋昱.汪清.隋龙,等.leep 术在子宫颈原位腺癌及子宫颈腺癌诊断和治疗中应用的临床意义［J］.中华妇产科杂志,2018,53(3):178-182.

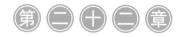

瘤样病变的随访

第一节 分　　类

对于宫颈上皮内瘤样病变的分类经历了两个主要历程。第一，是宫颈上皮内瘤样病变的提出和接受，第二，是分类的改进，与细胞学报告相一致。我们来看看其历程。

早在 1886 年，John Williams 在《子宫癌症》一书中就提出，在宫颈浸润性鳞状细胞癌邻近部位存在非浸润性鳞状上皮异常。20 世纪 30 年代，Broders 引入 Schottlander 和 Kermauner 最早提及的"原位癌"术语，用于描述宫颈上皮内病变。随后，Smith、Pemberton、Galvin、Jones 和 Teline 先后报道了原位癌和浸润癌之间的时间关系，并提出一种假说并得到长期随访研究证实，原位癌是浸润性鳞状细胞癌的前驱病变。

20 世纪 60 年代以前，人们将宫颈非浸润性病变区分为两组，即鳞状上皮非典型增生（轻度、中度和重度）和原位癌。当时在很多医院，非典型增生被认为是潜在可逆性病变，因此，常予以忽略或随访或按照其他临床因素处理，原位癌则被视为是非常严重的病变，通常采取子宫切除术。

在 20 世纪 60 年代后期，大量研究发现，非典型增生与原位癌的细胞学改变在性质上相似，并且在整个组织学谱系中保持恒定。非典型增生与原位癌均为异常鳞状上皮的单克隆性增生，并且细胞核 DNA 为非整倍体。根据这些生物学研究的描述，Richart 提出一种新概念，认为宫颈鳞状细胞癌前驱病变的所有类型属于一种病变，称为宫颈上皮内瘤变（cervical intraepithelial neoplasia，CIN）。

在 20 世纪 70—80 年代，CIN 命名法成为最广泛使用的宫颈癌前驱病变的组织学术语。目前，国内大多数医院对于宫颈鳞状细胞癌前驱病变的病理学诊断术语，仍然采用的是《第三版世界卫生组织女性生殖系统肿瘤分类 WHO 分类（2003）》［以下简称为《第三版 WHO 分类（2003）》］名称，如宫颈上皮内瘤变（CIN），并且将其分为 3 级，即 CIN Ⅰ、CIN Ⅱ、CIN Ⅲ。CIN Ⅰ 对应轻度非典型增生，CIN Ⅱ 对应中度非典型增生，CIN Ⅲ 包括重度非典型增生和原位癌（carcinoma in situ，CIS）。这一命名系统旨在描述宫颈鳞状上皮由异常增生向癌变方向发展的连续性形态学改变过程（表 22-1）。

2014 年 5 月，世界卫生组织（WHO）颁布出版了《第四版世界卫生组织女性生殖系统肿瘤分类》［以下简称为《第四版 WHO 分类（2014）》］，本版距离《第三版 WHO 分类（2003）》的出版相隔 10 年之久。在这 10 年中，已经明确了宫颈癌的发生与持续性高危型人乳头状瘤病毒（human papillomavirus，HPV）感染密切相关，一些新的 HPV 筛查技术不断推出，诊断流程及治疗方案也更为规范。《第四版WHO分类（2014）》对于宫颈鳞状细胞前驱病变的命名及分类进行了修订与变更，修订后的命名及分类使得病理医师可更为准确地对宫颈鳞状细胞癌前驱病变进行诊断及分级，从而指导临床管理宫颈鳞状细胞癌前驱病变，进而制定优化的治疗策略。

在病理学诊断中，CINⅡ病变的形态特征缺乏特异性，病理医师自身及不同医师之间对其诊断的重复性较差。文献报道，不同病理医师对于CINⅡ病变的诊断一致性仅为43%。目前，就临床处理而言，对宫颈鳞状细胞癌前驱病变的规范处理流程主要分为2类：①针对CINⅠ患者仅需进行随访观察，而对于≥CINⅡ级病变患者，则需根据患者情况进行相应临床治疗。②在宫颈细胞学筛查中所使用的细胞学诊断分级系统（Bethesda系统），对于宫颈鳞状上皮病变采用的是2级分类（低级别鳞状上皮内病变、高级别鳞状上皮内病变）。基于上述考虑，2012年美国病理学协会（college of american pathologists，CAP）和美国阴道镜及宫颈病理协会（American society for colposcopy and cervical pathology，ASCCP）联合发表下生殖道HPV相关的鳞状病变命名标准化项目，简称LAST项目。这一项目的提出，对于包括宫颈在内的下生殖道HPV感染相关的鳞状上皮病变进行命名的修订有重大意义，推荐采用鳞状上皮内病变（squamous intraepithelial lesion，SIL）进行命名，并且将其分为2级，因此《第四版WHO分类（2014）》中，在宫颈鳞状细胞癌前驱病变中采纳了这一命名方案，分为低级别鳞状上皮内病变（low-grade squamous intraepithelial lesion，LSIL）与高级别鳞状上皮内病变（high-grade squamous intraepithelial lesion，HSIL）。

（1）低级别鳞状上皮内病变（LSIL）：LSIL的同义词包括CINⅠ、轻度非典型性增生、扁平湿疣及挖空细胞病等，指由HPV感染引起临床及病理形态改变的一种SIL，这一病变发生癌变的风险较低。

（2）高级别鳞状上皮内病变（HSIL）：HSIL的同义词包括CINⅡ、CINⅢ，中度非典型性增生，重度非典型性增生及鳞状上皮原位癌（CIS），若不治疗，有明显进展为浸润性癌风险的SIL。

表 22-1 宫颈鳞状细胞癌前驱病变的命名

旧分类	WHO 分类（2003 版）	WHO 分类（2014 版）	Bethesda 系统命名
轻度非典型性增生	CINⅠ	低级别鳞状上皮内病变（LSIL）	低级别鳞状上皮内病变（LSIL）
中度非典型性增生	CINⅡ	高级别鳞状上皮内病变（HSIL）	高级别鳞状上皮内病变（HSIL）
重度非典型性增生/原位癌	CINⅢ	高级别鳞状上皮内病变（HSIL）	高级别鳞状上皮内病变（HSIL）

有关腺上皮病变的命名则相对简单。主要变化是WHO 2003版的分类分为两类，即腺上皮非典型增生和原位腺癌，而2014版则删除了腺上皮非典型增生，只保留了原位腺癌（和腺癌）。同义词：高级别宫颈腺上皮内病变（high-grade cervical glandular intraepithelial neoplasia，HG-CGIN）。

因此，目前提到了宫颈上皮内瘤样病变包括以下 3 类：LSIL、HISL、AIS。

第二节　处理原则

1. LSIL

观察而不治疗，但是要反馈性复习之前的细胞学结果、年龄及转化区。

2. HSIL

（1）首选锥切术（包括 CKC、leep 锥切、激光锥切）。

（2）可选消融治疗。

（3）知情选择观察随访（年轻患者）。

3. AIS

（1）首选全宫术。

（2）可选锥切术。

（3）不选择消融和随访。

第三节　LSIL 的随访

有关 LSIL 的随访我们目前参考的主要指南有两个，一个是 ASCCP 2012 年指南，另一个是 2017 年 CSCCP 的专家共识，前者详细而具体，覆盖面广，后者相对简单，可操作性强，适合我国广大的基层医院。我们将其以图表的形式介绍如下。

2012 版 ASCCP 指南分为以下 3 种情况，如图 22-1～图 22-3 所示。

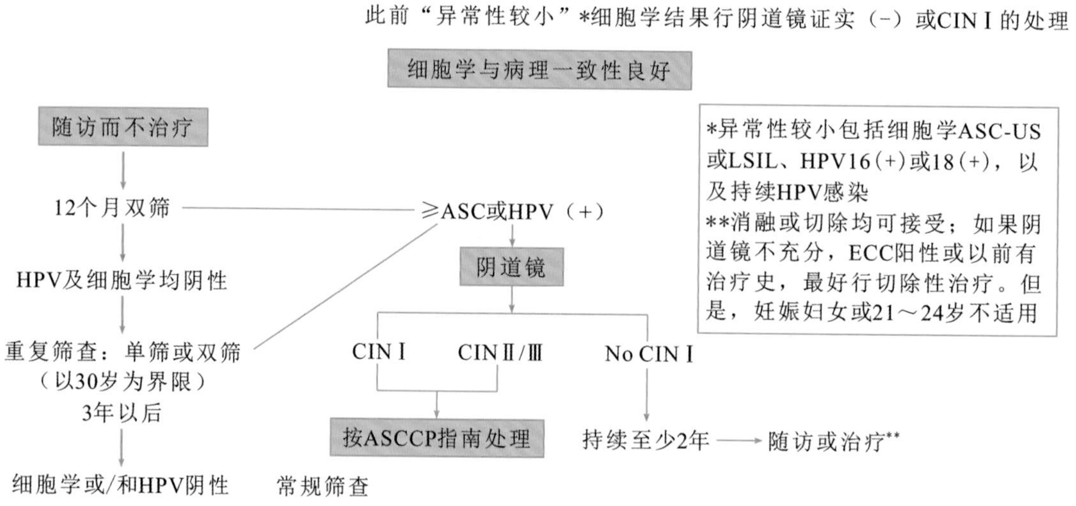

此前"异常性较小"*细胞学结果行阴道镜证实（-）或CIN Ⅰ 的处理

细胞学与病理一致性良好

随访而不治疗

12个月双筛 ———— ≥ASC或HPV（+）

HPV及细胞学均阴性　　　　　阴道镜

重复筛查：单筛或双筛　CIN Ⅰ　CIN Ⅱ/Ⅲ　No CIN Ⅰ
（以30岁为界限）

3年以后

细胞学或/和HPV阴性　常规筛查　按ASCCP指南处理　持续至少2年 ——→ 随访或治疗**

*异常性较小包括细胞学ASC-US或LSIL、HPV16(+)或18(+)，以及持续HPV感染
**消融或切除均可接受；如果阴道镜不充分，ECC阳性或以前有治疗史，最好行切除性治疗。但是，妊娠妇女或21～24岁不适用

图 22-1　LSIL 的随访之一

此前ASC-H或HSIL的细胞学结果行阴道镜证实（-）或CIN Ⅰ 的处理

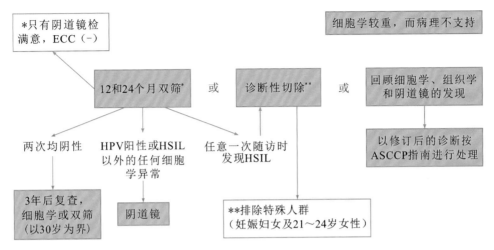

图 22-2　LSIL 随访之二

21～24岁阴道镜证实CIN Ⅰ 的处理

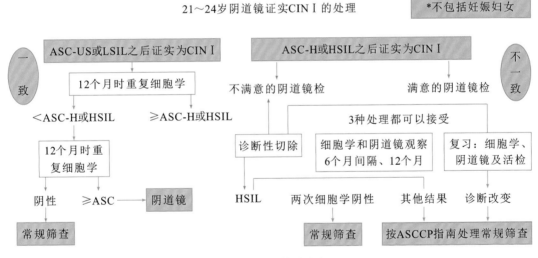

图 22-3　LSIL 的随访之三

2017 年 CSCCP 专家共识如图 22-4 所示。

CSCCP 将专家共识整合为 4 种情况，放在一张表里，简单方便，更适合我国基层医院使用。

表中提到的常规筛查，我们还是以表的形式介绍如下，供参考（表 22-2）。

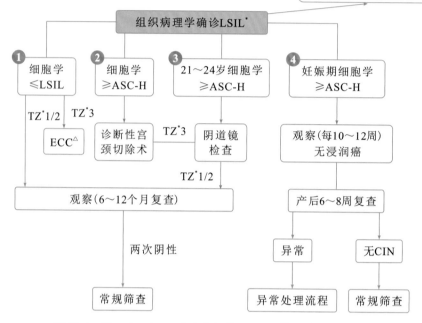

图 22-4　2017 年 CSCCP 专家共识关于 LSIL 的随访

表 22-2　2012 版解读——"常规筛查"

年龄（岁）	推荐筛查方法
<21	不建议筛查
21～29	单独细胞学筛查，每 3 年一次
30～65	HPV 和细胞学联合筛查，每 5 年一次（推荐） 单独细胞学筛查，每 3 年一次（可接受）
>65	既往筛查结果阴性时可终止筛查
子宫切除术后	不接受筛查
HPV 疫苗接种者	和无接种 HPV 疫苗者的筛查方式相同

第四节　HSIL 的随访

有关 HSIL 的随访，2006 版的 ASCCP 有非常详细的描述，2012 版略有补充，笔者更加喜欢和习惯沿用 2006 版，现将其分别用图解表达如下。

一、切缘阴性的随访

切缘阴性的随访见图 22-5。

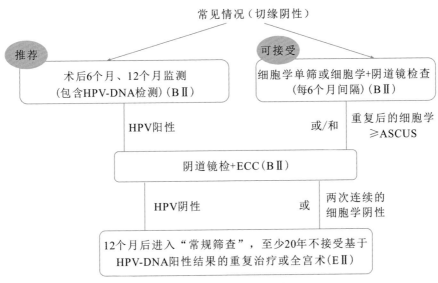

图 22-5　切缘阴性的随访

HSIL 锥切术后切缘阴性是临床上最常见的一种情况，术后随访的时间是 6 个月和 12 个月，推荐的方法是细胞学＋HPV-DNA 的联合筛查，如果 HPV-DNA 阳性或重复后的细胞学≥ASCUS，则推荐进行阴道镜检＋ECC；如果 HPV-DNA 阴性或两次连续的细胞学阴性，12 个月后进入"常规筛查"，至少 20 年。不接受基于 HPV-DNA 阳性结果的重复治疗或全宫术。此外，可接受细胞学单筛或细胞学＋阴道镜检查（每 6 个月间隔），重复后的细胞学≥ASCUS，则需要进行阴道镜检＋ECC；而两次连续的细胞学阴性，则进入"常规筛查"，至少 20 年。

二、切缘阳性的随访

切缘阳性的随访见图 22-6。

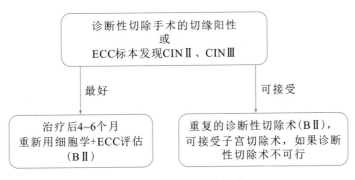

图 22-6　切缘阳性的随访

HSIL 锥切术后切缘阳性的定义是指锥切切缘发现 CINⅡ、CINⅢ。术后病理报告为阳性时，或者 ECC 标本发现 CINⅡ、CINⅢ时，2006 版"共识"推荐最好在治疗后 4～6个月重新用细胞学＋ECC 评估。可接受重复的诊断性切除术，如果诊断性切除术不可行，可接受子宫切除术。但是，2012 版修改为同时检查（图 22-7）。

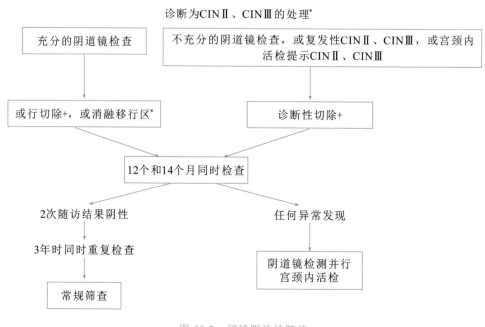

图 22-7　切缘阳性的随访

三、复发性或持续性病变

我们在后面的章节与相关概念有详细的介绍。这里谈其处理，2006 版的描述如图22-8所示。

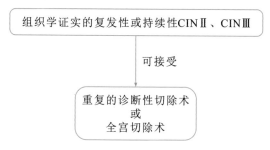

图 22-8　复发性或持续性病变的处理

即组织学证实的（非细胞学诊断）复发性或持续性 CINⅡ、CINⅢ，可接受重复的诊断性切除术或全宫切除术。

四、青少年和年轻女性

对青少年和年轻女性的处理方式见图 22-9。

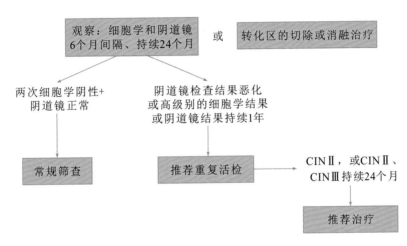

图 22-9　青少年和年轻女性的处理

对于青少年和年轻女性的 HSIL，推荐的处理方式比较宽松。总的原则，如果阴道镜检查充分的话（编者注：指转化区为Ⅰ型、Ⅱ型），治疗或观察都是可以接受的；如果只是 CINⅡ，最好观察；如果是 CINⅢ，或阴道镜不够充分，最好治疗。选择观察的病例，用细胞学和阴道镜检复查，6 个月间隔，持续 24 月。如果两次细胞学阴性＋阴道镜正常，则转入常规筛查；如果阴道镜检查结果恶化或高级别的细胞学结果或阴道镜结果持续 1 年，推荐重复活检，当发现 CINⅢ，或 CINⅡ、CINⅢ持续 24 个月，则推荐治疗；选择治疗的病例，转化区的切除或消融治疗都可行。

五、妊娠期 CINⅡ、CINⅢ

对于妊娠期 CINⅡ、CINⅢ的处理（图 22-10），总体原则是缺乏浸润癌证据或妊娠晚期时，观察而不处理。可接受每 12 周间隔的细胞学和阴道镜检（编者注：2012 版修改为 10～12 周），在出现更重的病变或细胞学提示浸润癌时，需要活检。仅在怀疑浸润癌时，才推荐行诊断性切除术。除非证实为浸润癌，治疗不接受。产后 6 周推荐重新评估细胞学和阴道镜（编者注：2012 版修改为 6～8 周）。

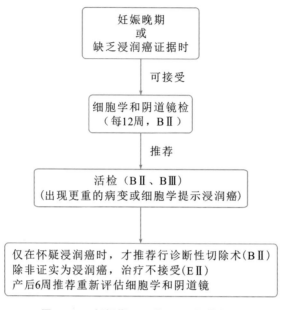

图 22-10　妊娠期 CIN Ⅱ、CIN Ⅲ 的处理

第五节　AIS 的随访

AIS 的随访如图 22-11 所示。

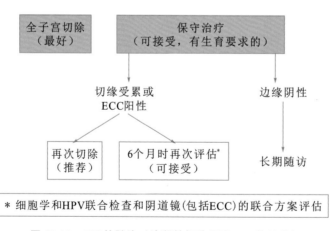

图 22-11　AIS 的随访（诊断性切除证实 AIS 的处理）

*细胞学和 HPV 联合检查和阴道镜（包括 ECC）的联合方案评估

　　这个"共识"示意图其实已经包括了 AIS 处理后的随访方法。我们知道，对于诊断性切除证实的 AIS 可以两种处理方式选择，"最好"在锥切明确诊断后行全子宫切除术，而对于希望保留生育功能的情况"可接受"以下两种选择，一种是边缘受累或 ECC 阳性，推荐再次切除术，可接受 6 个月时再次评估，但需要用细胞学＋HPV 的联合检查

和阴道镜检查（包括宫颈内活检）的联合方案评估；另一种是边缘阴性，转入长期随访。

这里有两个问题，一是全宫切除术后的随访方法，二是锥切术后"长期随访"的内涵问题，"共识"并没有具体到如 HSIL 治疗后的那样明确，这个就留下了很多想象和自主的空间。我们来解读一下。全宫术后我们建议术后半年复查一次，在连续两次阴性后再转入一年一次的随访。至于随访方法，建议用联合筛查，任一项出现阳性时，转诊阴道镜检。而锥切术后的"长期随访"问题，我们建议区别于 HISL 的常规随访，而加强随访频率，术后每 3 个月随访一次，连续 4 次阴性后转半年随访一次，再连续阴性，即两年后转为一年一次的随访。至于随访的方法则分为两种，边缘受累或 ECC 阳性，需要用细胞学＋HPV 的联合检查和阴道镜检查（包括宫颈内活检）的联合方案评估；而边缘阴性，则可考虑只用细胞学＋HPV-DNA 的联合检查。

第五节　复发性或持续性病变的处理

我们常说，宫颈上皮内瘤样病变的治疗只是万里长征的第一步，在长期的随访中，疾病持续或复发是必须面对的问题，只是或多或少的问题，文献报道不尽相同。Costa S 等人（2002）报道，术后 CIN 在 5%～64%，而 ASACCP 共识提到的是，术后复发或持续在 1%～21%（2001）。鲜见 AIS 复发或持续的文献报道。我国对于 HSIL、AIS 及早期腺癌的文献报道，基本是单中心报道，且多为 HSIL 病例，复发率也都在两位数。而有关 AIS 的病例非常少，且报道的主体一半是妇科医生，一半是病理科医生，混杂的报道中几乎无随访信息，这就留给了临床医生更多的思考，只有治疗没有随访，哪有治疗效果的评价？如何知道疾病有没有进展为浸润性腺癌？一旦进入此阶段，患者的预后且不是大打折扣？

一、基本概念

章文华教授在《宫颈病变的诊治》（第 3 版）一书中，对其基本概念的定义如下。

治愈（cure）：CIN 术后 12 个月，每隔 4～6 个月，2 次以上复查细胞学、HPV 结果正常，或阴道镜下组织病理学诊断均未见 CIN。

残留（residue）：CIN 术后标本，病理切缘阳性；6 个月后复查细胞学结果≥ASC-US 或/和 HPV 阳性，阴道镜检查和活检证实 CIN 依然存在。

持续（persistency）：在残留的基础上，CIN 病灶持续存在，时间超过 12 个月。

复发（recurrence）：CIN 术后的病理检查切缘阴性，12 个月后阴道镜检查及相关病理诊断（活检或 ECC）又出现 CIN。

二、临床评价方法

我们从前面的介绍中已经了解到，无论是 SIL 还是 AIS，术后随访的基础性方法是联合检查，即细胞学＋HPV-DNA 的检查，某些特殊情况，如 ECC 阳性或切缘阳性，还需要在此基础上加做阴道镜检或/和 ECC。即便如此，这些术后评估对临床医生来讲，比筛查来得更有挑战性，稍不注意，就会面临漏诊和误诊。因为无论从临床还是细胞病理医生而言，都有一个学习和提高过程，更需要一定数量的病例支撑，甚至对于病理医生的实际判读能力要有十分清楚的认识。对于有可能存在争议的地方，或者临床与病理不符的地方，要建立一个友好的、有效的讨论和学习机制，直到最后达成共识。

三、处理原则

2006 版 ASCCP 共识介定了复发性或持续性病变的治疗域值是 CIN Ⅱ、CIN Ⅲ，可接受重复的诊断性切除术或全宫切除术。问题是，CIN Ⅰ 如何处理？这是共识的空白地带，临床上如何处理？

四、处理上的争议

在临床实际工作中，锥切术后随访的病例常常出现病理与细胞不符，给进一步的处理带来困境。由于术后转化区的破坏和组织修复，使得异常细胞学病例的阴道镜检变得比初诊的病例复杂得多，活检的指示性不强，难以取得有代表意义的组织学标本，因此，也就谈不上细胞与病理的一致了，这也可能造成一些病例的漏诊。为了解决这一困境，有学者对于复发或持续的诊断提出了建议，即 leep 术后，只要细胞学≥ASC-H（没有组织学证据）或组织学≥CIN Ⅰ，即可诊断持续性或复发性疾病。这个建议可能与 ASCCP 的观点不一致，但对于临床工作有很好的参考作用，我们可以在患者充分知情的前题下，选择性给予再治疗。

第六节　典型病例介绍

焦某，42 岁。主诉：HSIL CKC 后半年，发现 HSIL1 个月。

现病史：2018 年 8 月，因 HSIL 在外院行 CKC，术后病理 CIN Ⅲ 累及腺体，上、下切缘阴性。2019 年 2 月 27 日湖北省妇幼保健院复查，TCT 为 HSIL，DNA 倍体为 24 个异倍体细胞，HC-Ⅱ 54.9，转诊阴道镜门诊，病理报告：HSIL。

入院诊断：持续性 HSIL。

处理：再次锥切术（leep 锥切）。

术后病理：（6 点）局灶区可见 CIN Ⅱ～Ⅲ累及腺体，（7、9 点）局灶区可见 CIN Ⅲ，余各点及切缘均阴性。

术后随访：术后 3 个月，第 1 次复查，全部转阴。截至 2019 年 12 月已复查 4 次，全部为双阴，还在随访中。

第 1 次术后复查的阴道镜及病理图片如图 22-12 所示。

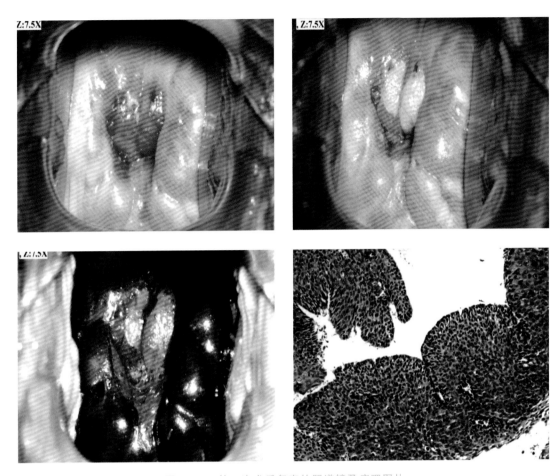

图 22-12　第 1 次术后复查的阴道镜及病理图片

第七节　结　　语

有关 AIS 的随访，理论清楚，但经验有限，现阶段我们主要参考 HSIL 的随访经验。有些观点需要和大家分享：①治疗的成功率并不能达到100％。②治疗后的 CIN 罹患宫颈癌的风险是正常人的 2～5 倍。③大部分病例没有进行很好的随访。④HPV 检测是最敏感的检测方法。⑤AIS 的随访更困难和复杂，建议转诊有经验的医院。

◎ 吴绪峰

参考文献

Kurman RJ，Carcangiu ML，Herrington CS，et al. WHO classification of tumours of femalereproductive organs[M].Lyon：IARC Press，2014.

第二部分

组织病理学及分期

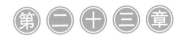

组织病理学分类

第一节 2014 WHO 分类

2014 版的《女性生殖器官肿瘤 WHO 分类（2014）》第 7 章宫颈肿瘤 WHO 分类包括宫颈上皮肿瘤、间叶肿瘤和瘤样病变、混合性上皮-间叶肿瘤、黑色素性肿瘤、生殖细胞肿瘤、淋巴和髓系肿瘤和继发性肿瘤七部分内容（表 23-1）。

表 23-1 宫颈癌组织学分类及编码（WHO, 2014）

上皮肿瘤	ICD-O 编码
鳞癌和前驱病变	
鳞状上皮内病变	
低级别鳞状上皮内病变	8077/0
高级别鳞状上皮内病变	8077/2
鳞状细胞癌，非特殊型（NOS）	8070/3
角化型癌	8071/3
非角化型癌	8072/3
乳头状鳞癌	8052/3
基底样癌	8083/3
湿疣样癌	8051/3
疣状癌	8051/3
鳞状-移行细胞癌	8120/3
淋巴上皮瘤样癌	8082/3
良性鳞状上皮病变	
鳞状化生	
尖锐湿疣	
鳞状上皮乳头状瘤	8052/0
移行细胞化生	

续表

上皮肿瘤	ICD-O 编码
腺癌和前驱病变	
原位腺癌	8140/2
腺癌	8140/3
子宫颈腺癌，普通型	8140/3
黏液性腺癌，非特殊型（NOS）	8480/3
胃型	8482/3
肠型	8144/3
印戒细胞型	8490/3
绒毛管状腺癌	8263/3
子宫内膜样癌	8380/3
透明细胞腺癌	8310/3
浆液性腺癌	8441/3
中肾管腺癌	9110/3
混合性腺癌-神经内分泌癌	8574/3
良性腺上皮肿瘤和瘤样病变	
子宫颈息肉	
苗勒氏上皮乳头状瘤	
纳氏囊肿	
隧道样腺丛	
微腺体增生	
小叶性子宫颈管腺体增生	
弥漫性层状子宫颈管腺体增生	
中肾管残余和增生	
AS 反应（Arias-Stell reaction）	
子宫颈管内膜异位	
子宫内膜异位	
输卵管子宫内膜样化生	
异位前列腺组织	
其他上皮肿瘤	
腺鳞癌	8560/3
毛玻璃细胞癌	8015/3

上皮肿瘤	ICD-O 编码
腺样基底细胞癌	8098/3
腺样囊性癌	8200/3
未分化癌	8020/3
神经内分泌肿瘤	
低级别神经内分泌肿瘤	
类癌	8240/3
非典型类癌	8249/3
高级别神经内分泌癌	
小细胞神经内分泌癌（小细胞癌）	8041/3
大细胞神经内分泌癌	8013/3
间叶肿瘤和瘤样病变	
良性	
平滑肌瘤	8890/0
横纹肌瘤	8905/0
其他	
恶性	
平滑肌肉瘤	8890/3
横纹肌肉瘤	8910/3
腺泡状软组织肉瘤	9581/3
血管肉瘤	9120/3
恶性外周神经鞘瘤	9540/3
其他肉瘤	
脂肪肉瘤	8850/3
未分化宫颈肉瘤	8805/3
尤文肉瘤（Ewing sarcoma）	9364/3
瘤样病变	
手术后梭形细胞结节	
淋巴瘤样病变	
混合性上皮-间叶肿瘤	
腺肌瘤	8932/0
腺肉瘤	8933/3

上皮肿瘤	ICD-O 编码
癌肉瘤	8980/3
黑色素肿瘤	
蓝痣	8780/0
恶性黑色素瘤	8720/3
生殖细胞瘤	
卵黄囊瘤	
淋巴和髓系肿瘤	
淋巴瘤	
髓系肿瘤	
继发性肿瘤	

第二节　2014 WHO 腺上皮肿瘤分类

宫颈腺上皮病变分类及编码如表 23-2 所示。

表 23-2　宫颈腺上皮病变分类及编码（WHO，2014）

上皮肿瘤	ICD-O 编码
腺癌和前驱病变	
原位腺癌	8140/2
腺癌	8140/3
子宫颈腺癌，普通型	8140/3
黏液性腺癌，非特殊型（NOS）	8480/3
胃型	8482/3
肠型	8144/3
印戒细胞型	8490/3
绒毛管状腺癌	8263/3
子宫内膜样腺癌	8380/3
透明细胞腺癌	8310/3
浆液性腺癌	8441/3
中肾管腺癌	9110/3
混合性腺癌-神经内分泌癌	8574/3

上皮肿瘤	ICD-O 编码
良性腺上皮肿瘤和瘤样病变	
子宫颈息肉	
苗勒氏上皮乳头状瘤	
纳氏囊肿	
隧道样腺丛	
微腺体增生	
小叶性子宫颈管腺体增生	
弥漫性层状子宫颈管腺体增生	
中肾管残余和增生	
AS 反应（Arias-Stell reaction）	
子宫颈管内膜异位	
子宫内膜异位	
输卵管子宫内膜样化生	
异位前列腺组织	

第三节　分类变化及解读

2014 版对宫颈腺上皮病变进行了修改，并作了详尽的描述，具体如下（表 23-3）。

表 23-3　WHO 2003 与 2014 修改对照表

第 3 版 WHO 2003 版（第 3 版）	第 4 版 WHO 2014 版（第 4 版）
腺体肿瘤及前驱病变	腺癌及前驱病变
1. 前驱病变	1. 前驱病变
原位腺癌	原位腺癌
腺体非典型增生	
2. 腺癌	2. 腺癌
腺癌（非特指）	子宫颈管腺癌，普通型
黏液性腺癌	黏液性腺癌，非特殊型
宫颈管型	胃型
肠型	肠型
印戒细胞型	印戒细胞型
微小偏离型	

第 3 版 WHO 2003 版（第 3 版）	第 4 版 WHO 2014 版（第 4 版）
绒毛管状	绒毛状管状腺癌
子宫内膜样腺癌	子宫内膜样腺癌
透明细胞癌	透明细胞癌
浆液性腺癌	浆液性腺癌
中肾管型腺癌	中肾管癌
	混合性腺癌-神经内分泌癌
3. 良性腺体病变	3. 良性腺上皮肿瘤和瘤样病变
米勒源性乳头状瘤	子宫息肉
宫颈息肉	苗勒上皮乳头状瘤
	纳氏囊肿
	隧道样腺丛
	微腺体增生
	小叶状子宫颈腺体增生
	弥漫性层状子宫颈管腺体增生
	中肾管残余和增生
	Arial Stella 反应
	子宫颈管内膜异位
	子宫内膜异位
	输卵管子宫内膜样化生
	异位前列腺组织

1. 前驱病变

前驱病变仅为原位腺癌，删除腺体非典型增生，并将原位腺癌定义为一种具有恶性表现的腺上皮内病变，如果不治疗，具有明显进展为浸润性腺癌的风险，与之同义的名称是高级别宫颈腺上皮内瘤变（HG-CGIN）。病理形态学标准：①宫颈腺体结构仍保持正常，但黏膜或腺腔被覆的上皮呈不同程度的复层化。②细胞呈现明确恶性细胞特征，核增大、深染，胞质黏液稀少，可见核仁。③细胞核分裂活性增加。④可见细胞凋亡（图 23-1）。免疫组化 AIS 呈现 p16 弥漫阳性。

我们在临床病理诊断中会看到一些腺性病变，黏膜或腺体上皮细胞具有一定的异型性，但又达不到原位腺癌的标准，此时应该如何诊断及处理呢？WHO（2014）分类中指出，如果在病理活检中见到这类病变，可以加做 p16、Ki-67、ER 和 PR 免疫组化染色，当病变显示明确的 p16 弥漫阳性，Ki-67 增殖指数高，支持判读为取材欠佳或形态学不完整的

AIS/HG-CGIN。为了临床管理，显示这些免疫组化特征的病变应该归类为 AIS/HG-CGIN。

此外，第 4 版 WHO（2014）分类提出了一个 AIS 的变异型病变：产生黏液的复层上皮内病变（stratified mucin-producing intraepithelial lesion，SMLE），常出现在 HSIL 或 AIS/HG-CGIN 病变中，有时也可见于浸润性鳞状细胞癌或腺癌周围。病变由复层上皮组成，全层细胞内含有黏液，表现为细胞的散在空泡或透明胞质；核异型、深染，核分裂和凋亡小体常见（图 23-1）。病理诊断中要与不成熟鳞状化生鉴别，免疫组化染色对于鉴别该病变有帮助，SMILE 呈现 p16 阳性、Ki-67 增殖指数高。有学者认为，这一病变可能是一种储备细胞高度异型增生的表现，也有人认为是原位型的腺鳞癌。因此，SMLE 单独出现或伴有 SIL 病变时，不应被忽视，临床处理上应该按照 AIS 处理。

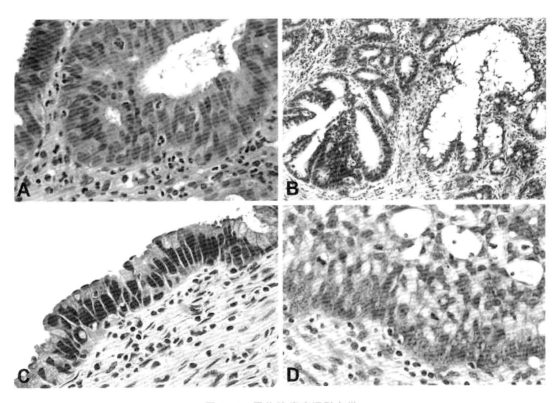

图 23-1 原位腺癌病理形态学

A. 子宫颈管型原位腺癌，显示核不规则、大小不一、核分裂和凋亡。B. 原位腺癌。异型上皮的特征是核假复层和深染（左）。右侧腺体显示明显肠化。C. 原位腺癌伴轻微假复层。子宫颈管被覆上皮异常，轻度核假复层、深染和增大。D. 产生黏液的复层上皮内病变（SMILE）。复层上皮的各层细胞均有黏液空泡。出现核异型、深染和核分裂

2. 删除早期浸润性腺癌，只保留原位腺癌和浸润性腺癌

2014 版 WHO 分类中微浸润性腺癌不再单独列出，主要考虑是理论上腺上皮病变可能存在与鳞状上皮病变一样的微小浸润性阶段，但实际上，这种微小浸润性腺癌的诊断标准比较模糊、缺乏统一性、腺癌细胞突破基底膜不易识别、无法测量"浸润深度"、只能

测量"肿瘤厚度"及各诊断室之间，以及各诊断室之内重复性差等，推行的意义不大。

在我们日常工作中，不只是湖北省妇幼保健院病理科一家，全省各三甲医院（及全国绝大多数）都不曾有过这样的病理诊断。

3. 修改与调整组织学类型

将腺癌分为普通型宫颈腺癌、黏液性癌、绒毛管状腺癌、子宫内膜样癌、透明细胞癌、浆液性癌、中肾管癌、混合性腺癌-神经内分泌癌八种类型；而黏液性腺癌分为胃型、肠型、印戒细胞型及非特殊型（NOS）四个亚型，无宫颈管型、微小偏离型。其中，微偏腺癌大多显示胃型分化，归入胃型黏液性腺癌，属于分化极好的亚型；宫颈管型黏液性腺癌组织学形态归属普通型宫颈腺癌，不再单列；绒毛管状腺癌因其好发于年轻妇女、高分化、预后较好，从黏液性腺癌中分出，单列。

4. 增加良性腺上皮肿瘤及瘤样病变

良性腺上皮肿瘤和瘤样病变包括子宫颈息肉、苗勒上皮乳头状瘤、纳氏囊肿等十三种病变。

全书的编写顺序及具体内容：每一种病变按照定义、ICD-O 编码、同义词、临床特征、大体检查、组织病理学、组织起源、预后和预测因素的顺序进行编写。相比第 3 版 WHO，大部分病变及肿瘤追溯了组织起源及病因，增加了大体检查的描述，部分疾病增加了分子遗传学特征改变。

5. 与 HPV 相关的分类法

第 3 版及第 4 版 WHO 明确提出，宫颈腺上皮病变与人乳头状瘤病毒（human papillomavirus，HPV）感染有关。宫颈腺癌与高危型 HPV 感染阳性率达 90% 以上，以 HPV 亚型 18、16 和 45 型为主，而 HPV18 亚型检出率最高。与 2003 版 WHO 相比，《WHO 女性生殖系统肿瘤分类（2014）》首次在宫颈腺癌各个组织学亚型中，将 HPV 感染纳入宫颈腺癌的病因和发病机制。

根据宫颈腺癌是否与 HPV 有关，将腺癌重新分类。

（1）与 HPV 关系密切的亚型：包括普通型宫颈内膜腺癌、非特指型黏液腺癌、肠型黏液腺癌、绒毛状腺癌及混合性腺癌-神经内分泌癌。

（2）部分与 HPV 感染相关的亚型：包括子宫内膜样腺癌、透明细胞癌、浆液性癌、印戒细胞癌。

（3）较少或无相关性的亚型：胃型黏液性癌和中肾管癌。

2017 年国际宫颈腺癌分类标准（international endocervical adenocarcinoma criteria and classification，IECC）提出了新的宫颈腺癌分类方案，按照病因学分类，将宫颈腺癌分为 HPV 相关性腺癌（human papillomavirus associated adenocarcinoma，HPVA）和非 HPV 相关性腺癌（non-human papillomavirus associated adenocarcinoma，NHPVA）两大类（表 23-4）。

表 23-4 WHO 宫颈腺癌分类和国际宫颈腺癌分类标准

WHO	IECC	
	HPV 相关宫颈腺癌	非 HPV 相关宫颈腺癌
宫颈腺癌，普通型	普通型	子宫内膜样腺癌
黏液性腺癌，非特指类型	黏液性，非特指型	胃型腺癌
黏液性癌，胃型	黏液性，肠型	浆液性癌
黏液性癌，肠型	黏液性癌，印戒细胞型	透明细胞癌
黏液性癌，印戒细胞型	绒毛管状腺癌	中肾管癌
绒毛膜管状腺癌	浸润性复层时产生黏液的癌	浸润性腺癌，非特指型
中肾管癌		
浆液性癌		
透明细胞癌		
子宫内膜样癌		
腺癌，非特指型		

⊙ 高　霞　胡俊波

参考文献

[1] 沈丹华.解读第 4 版 WHO(2014)女性生殖系统肿瘤分类中宫颈癌前期病变的命名及分级变化[J].诊断病理学杂志,2015,22(3):129-132.

[2] 刘从容.宫颈腺上皮病变病理学相关问题及其研究进展[J].中华妇幼临床医学杂志(电子版),2016,12(1):2-6.

[3] Oirog EC,Kleter B,Olgac S,et al.Prevalenc of human papillomavirus DNA in different histological subtypes of cervical adenocarcinoma[J].Am J Pathol,2000,157(4):1055-1062.

宫颈癌临床分期及注意事项

第一节　恶性肿瘤分期

一、恶性肿瘤分期的概念

恶性肿瘤分期是对肿瘤的发生、发展和扩散范围进行标准化分类的一种方法。分期是一种相对客观的指标，能在一定程度上反映疾病的严重程度。

好的分期应具备 3 个基本特征：有效性（valid）、可靠性（reliable）和实用性（practical）。有效性指归属于同一期别的病例在同一时间段内应出现相同的预后，有效性的保持要求分期系统还应具有灵活性，以适应医疗实践中出现的各种重大变化。可靠性是指分期应尽可能地立足于客观的测量指标，并保证病情严重程度相当的病例纳入同一期别。实用性指分期系统必须适用于各种类型、各个层面上的医疗环境的需要，对定义的描述应力求简明易懂并符合大多数恶性肿瘤共同的临床特征，且各辅助诊断的检查项目均能在大多数医院内开展。

二、恶性肿瘤分期的意义

面对一个已经诊断为癌症的患者，临床医师的首要任务就是确定最有效的治疗方法，并且估计预后。肿瘤的扩散范围和生物学特性是选择处理方法的最基本依据。而恶性肿瘤分期正是对肿瘤的扩散范围及相关生物学特性的反映，故肿瘤分期已成为癌症患者现代治疗的中心环节。

国际上公认的各种分期其主要意义是能提供一个评估肿瘤扩散范围的标准分类方法，使同行们都能够在不混淆或不含糊的情况下，比较各种方法的效果，共同分享临床经验。同时，应用分期系统也可以促进获得新的知识，如促进临床研究、在类似患者中产生新的资料、从不同角度来综合分析这些获得的新资料。分期也可以提供一个国际通用语言，有助于知识的传播、资料的共享和促进医学教育。

总之，准确的分期是治疗方案选择和预后判断最重要的影响因素。知道分期可以帮助了解特定的患者应做哪些合适的检查。分期已成为全世界肿瘤研究者的通用语言，可为临床资料的比较和分析、疗效的评价、预后的估计、临床信息的传播和交流提供统一的评判标准。

三、恶性肿瘤分期的内容

分期的核心内容是了解肿瘤的扩散范围。对于大多数恶性肿瘤，分期应当包含以下内容：①原发肿瘤的部位。②癌灶的大小及数目。③淋巴结情况。④远处转移情况。

有些肿瘤则是根据细胞的类型、分级等来分类的（如头部和椎管内的肿瘤）。

四、进行恶性肿瘤分期的方式

不同类型的肿瘤需要做不同的检查来了解原发灶及扩散情况，医生则根据各种检查结果进行分期。常用的检查如下。

（1）体格检查。体格检查是基础检查，可以了解肿瘤的大小、位置、质地、活动度、有无淋巴结转移等情况。

（2）影像学检查。如超声、胸片、CT、MRI、PET 等。可以帮助了解体格检查难以触及的体内肿瘤的位置、大小、与周围组织关系、淋巴结是否累及等情况。影像学检查是分期过程中常用的检查手段。

（3）实验室检查。对血、尿等的化验检查对了解特定的肿瘤情况有帮助。

（4）病理检查。病理检查是分期的重要辅助检查。通过显微镜下观察病理切片，可以肯定肿瘤的诊断，了解肿瘤浸润情况、细胞类型、细胞分级等情况。

（5）手术探查。术中可了解肿瘤的大小、表面情况、与周围组织关系、淋巴结是否肿大等。许多早期肿瘤主要根据术中情况和病理检查分期。

五、恶性肿瘤分期是否可变

对于同一个患者，肿瘤分期一经确立，通常不会改变。不管肿瘤是在好转还是进展，都不能改变原有的分期，且肿瘤的好转或进展也是相对原有分期而定的。某些时候，肿瘤复发需要重新治疗，医生可能会重新分期，其过程类似初次分期，记录时会在分期前加字母"r"，表示是重分期，但这种情况很少见。

然而从生物学角度来看，肿瘤是一个持续和动态的发展过程，分期系统只是人为地把它分隔在某一阶段。随着医学的发展及临床实践过程中的重大变化的出现，肿瘤分期本身也应该随着这些变化而变化的，即肿瘤分期本身会随医学的进步而发生一定的变化。

六、恶性肿瘤分期的种类

恶性肿瘤分期有 3 种类别。

（1）临床分期。通过体格检查、影像学检查、病理检查等结果分期。

（2）手术病理分期。手术病理分期是目前分期的发展趋势之一。适用于已行手术治疗或探查的患者。根据术中情况和病理结果分期。

（3）再分期。适用于肿瘤复发的患者。不常见。

具体的恶性肿瘤分期系统多种多样。目前国内外常见的有以下类别。

（1）TNM 分期系统：由国际抗癌联盟（union for international cancer control，UICC）以

及美国癌症协会（american joint committee on cancer，AJCC）制订，是目前应用最广泛的一种分期系统，绝大多数实体肿瘤均采用此种分期方法，如肺癌、乳腺癌、大部分消化道肿瘤等。

（2）FIGO 分期系统：国际妇产科联盟（international federation of gynecology and obstetrics，FIGO）妇癌委员会制订，用于女性生殖系统肿瘤分期。

（3）Duke 分期系统：用于结、直肠癌分期。

（4）Ann Arbor 分期系统：用于霍奇金病和非霍奇金淋巴瘤分期。

（5）American/Whitmore 分期系统：用于前列腺癌病理学分期等。

七、恶性肿瘤分期的发展趋势

临床分期常有许多局限性，比如常常低估淋巴结转移情况等，给治疗选择和预后估计带来困难，因此近年来许多肿瘤分期都从临床分期转为手术病理分期，且上述所有分期系统的诊断标准都是基于恶性肿瘤的解剖学范围，属于形态学范畴，并不能揭示恶性肿瘤本身复杂的生物学特性。目前肿瘤研究的重心之一就是试图了解肿瘤早期形成及开始转移的分子机制。因此近年来逐渐发展了下述关于分子分期的概念。

随着分子生物学研究的不断深入，人们逐步开始提出并发展了关于分子分期（molecular staging of cancer）的理念。关于分子分期的概念，至今尚不明确，可理解为运用分子生物学相关知识和技术从分子水平上对肿瘤进行分期和分级，为肿瘤的治疗选择和预后判断提供更准确依据的分期系统。近年来，肿瘤的分子分期引起了众多的肿瘤研究者的关注，第一届关于肿瘤分子分期的国际会议于 2001 年 12 月在慕尼黑召开，会议首次提出了分子分期的理念，指出建立恶性肿瘤的分子分期模型和基于肿瘤生物学特性基础上的个体化治疗，都是当前亟待解决的问题。在不久的将来，肿瘤的分子分期必将对肿瘤的诊断及治疗方案的选择，带来决定性的影响。一个好的分子分期具有极大的临床意义，特别在恶性肿瘤的早期诊断、疾病严重程度的判断、个体化治疗的选择及预后的估计上有重大价值。最近十几年，虽然在将哪些分子标记物归入分期这个问题上尚无一致意见，但研究者已经开始尝试在乳腺癌、黑色素瘤、结直肠癌中试行分子分期了。妇科肿瘤还没有分子分期，但研究者们也在尝试运用新技术寻找能影响肿瘤预后，预测肿瘤复发、患者生存及治疗反应的分子标记物。对于宫颈癌，已经有很多研究试图了解一些分子标记物的表达和早期宫颈癌预后及治疗反应之间的关系，研究较多的如 VEGF、HIF-1α。也有研究表明一些分子标记物的表达和宫颈癌预后关系密切，但是因为缺乏连续的及大样本的、前瞻性的研究，目前尚没有分子标记物运用于临床。目前分子分期仍存在许多问题，其中最大的不足在于缺少标准化的检测方法，无法对分子标志物进行量化、比较和归类，因此分子分期需不断发展和完善，分子诊断检测技术需不断提高。另外，新的肿瘤特异性标志基因还有待发现，对已有的分子生物学标记物的临床意义需积累更多的临床病例进行更为深入的研究，分析这些因子对预后的影响，为分子分期的进一步发展奠定基础。总之，肿瘤分子分期系统的建立，需要分子生物学家、肿瘤学专家、临床医生等多学科专家的通力合作，依靠大量不断发展的分子生物学技术和方法、大规模临床病例研究及合理的统计学方法来完成分子分期模式的建立，从而打开肿瘤治疗的新篇章。

第二节 宫颈癌分期

一、宫颈癌分期的历史

宫颈癌的国际分期可以追溯到 1928 年。这一年，国际联盟卫生组织癌症委员会放疗分会受托研究比较宫颈癌不同放疗方法疗效。在这项任务中，专家组首先制定了一个正式的分期系统，按扩散程度将宫颈癌患者分在不同的期别。这个系统就是后来的"国际联盟宫颈癌分期"，这是宫颈癌第一次国际分期，但并没像期望的那样被广泛使用。

为了促使这些条例得到广泛应用，卫生组织于 1934 年举行了一次会议。会议决定每年撰写年报，以报告分期系统和宫颈癌放疗治疗统计数据。宫颈癌分期第一次集中发表是在 1938 年，发表过程中对宫颈癌各分期的定义及措辞有所改动，这也是宫颈癌分期的第 1次修订。1950 年又进行了第 2 次修订，并将新的分期命名为"宫颈癌期别的国际分类"。

1954 年国际妇产科联盟（international federation of gynecology and obstetrics，FIGO）在日内瓦成立。成立后，FIGO 妇癌委员会对宫颈癌分期多次修订。到目前为止，宫颈癌分期已进行 9 次修订，其中多半是对 I 期的修订。上次修订开始于 2006 年，于2009 年 1 月生效。最近修订的 FIGO 分期于 2018 年发布生效。

最先探索适用于全身恶性肿瘤的分期系统的是法国的外科医生 Pierre Denoix，他于1943—1952 年创立了 TNM 分期系统。1954 年国际抗癌联盟（union for internationalcancer control，UICC）引入 TNM 分期系统，并致力于全身肿瘤的具体分期研究。1982年国际抗癌联盟（UICC）与美国癌症联合会（american joint committee on cancer，AJCC）开始合作，进一步研究肿瘤分期的标准化及临床应用。TNM 分期是目前国际上应用最广泛的肿瘤分期系统，可用来对全身大部分实体肿瘤（包括宫颈癌）进行分期。

二、宫颈癌组织病理学类型

宫颈癌分期是指导宫颈癌治疗及判断预后的重要因素，而正确的分期是建立在合适的宫颈组织得到了正确的病理诊断的基础之上的。这就是我们临床上常说的先定性、后定期（两定）。

宫颈癌的定性指的是确立宫颈癌的组织病理学类型和分级。关于组织病理学类型，国内采用较多的是田扬顺主编的《妇科肿瘤临床病理学》，其分类详细，几乎包括了临床所见的所有宫颈癌类型。另一种也被广泛应用的是 FIGO（国际妇产科联盟）和 IGCS（国际妇科肿瘤学会）制定的《妇科恶性肿瘤分期及临床实践指南》，这种分类主要包括了常见的宫颈癌组织病理学类型。

1. 田氏分类法

（1）宫颈上皮内瘤变，CIN Ⅲ。

（2）鳞状细胞癌：①原位鳞状细胞癌。②微小浸润性鳞状细胞癌。③浸润性鳞状细胞癌。④疣状癌。⑤湿疣性癌。⑥乳头状癌。⑦淋巴上皮样癌。

（3）腺癌：①原位腺癌。②浸润性腺癌。③黏液腺癌。④子宫内膜样腺癌。⑤透明细胞腺癌。⑥未分化储备细胞癌。⑦中肾腺癌。⑧浆液性乳头状腺癌。

（4）其他上皮性癌：①腺鳞癌。②毛玻璃细胞癌。③腺样囊性癌。④腺样基底细胞癌。⑤神经内分泌癌。⑥原发性绒毛膜癌

2. FIGO 和 IGCS《妇科恶性肿瘤分期及临床实践指南》

（1）宫颈上皮内瘤变，CINⅢ。

（2）原位鳞状细胞癌：①鳞状细胞癌。②角化。③非角化。④疣状。

（3）原位腺癌：①原位腺癌，宫颈内膜型。②子宫内膜样腺癌。③透明细胞腺癌。

（4）腺鳞癌。

（5）腺囊癌。

（6）小细胞癌。

（7）未分化癌。

3. 组织病理学分级

所有关于宫颈癌的组织病理学分级都是一致的，如表 24-1 所示。

表 24-1　组织病理学分级

级别	细胞类型
G1	高分化细胞
G2	中分化细胞
G3	低分化或未分化细胞

在统计肿瘤病例时，如果分级不明，则应注明，如：GX—分级无法评估。

三、宫颈癌 FIGO 分期内容

妇科恶性肿瘤多用 FIGO 分期。上一版宫颈癌分期（FIGO，2009 年）如下。

Ⅰ期：病变局限于子宫（但仅考虑宫颈病变，侵犯宫体不予考虑）。

Ⅰa 期：仅在显微镜下可鉴别的浸润癌，且间质浸润深度≤5 mm，水平浸润宽度≤7 mm。若肉眼可见病灶，即使是表浅浸润亦归为Ⅰb 期。

Ⅰa_1 期：间质浸润深度≤3 mm，水平浸润宽度≤7 mm。

Ⅰa_2 期：间质浸润深度＞3 mm 但≤5 mm，水平浸润宽度≤7 mm。

Ⅰb 期：病变局限于宫颈但临床可见病灶或显微镜下病变超过Ⅰa_2 期。

Ⅰb_1 期：临床可见病灶最大直径≤4 cm。

Ⅰb_2 期：临床可见病灶最大直径＞4 cm。

Ⅱ期：病变超出子宫，但未达盆壁，或侵犯阴道但未达阴道下 1/3。

Ⅱa 期：无宫旁浸润，侵犯阴道但未达阴道下 1/3。

Ⅱa$_1$期：肉眼可见肿瘤大小≤4 cm 且侵犯阴道未达阴道下 1/3。

Ⅱa$_2$期：肉眼可见肿瘤大小＞4 cm 且侵犯阴道未达阴道下 1/3。

Ⅱb期：有宫旁浸润，但未达盆壁。

Ⅲ期：病变浸润达盆壁，和/或癌累及阴道下 1/3，和/或无其他原因的肾盂积水或肾无功能，和/或累及盆腔和/或腹主动脉旁淋巴结。

Ⅲa期：病变浸润未达盆壁，但累及阴道下 1/3。

Ⅲb期：病变浸润达盆壁，或肾盂积水，或无功能肾。

Ⅳ期：病变超出真骨盆或临床已浸润膀胱或直肠黏膜。

Ⅳa期：病变累及邻近器官。

Ⅳb期：病变扩散至远处器官。

最新版的宫颈癌 FIGO 分期如下（FIGO，2018 年）。

Ⅰ期：病变局限于子宫（但仅考虑宫颈病变，侵犯宫体不予考虑）。

Ⅰa期：仅在显微镜下可鉴别的浸润癌，且最大间质浸润深度＜5 mm（水平浸润宽度不计入分期）。若肉眼可见病灶，即使是表浅浸润亦归为Ⅰb期。

Ⅰa$_1$期：间质浸润深度＜3 mm。

Ⅰa$_2$期：间质浸润深度≥3 mm 但＜5 mm。

Ⅰb期：病变局限于宫颈但临床可见病灶或显微镜下病变超过Ⅰa$_2$期。

Ⅰb$_1$期：临床可见病灶最大直径＜2 cm。

Ⅰb$_2$期：临床可见病灶最大直径≥2 cm，但＜4 cm。

Ⅰb$_3$期：临床可见病灶最大直径≥4 cm。

Ⅱ期：病变超出子宫，但未达盆壁，或侵犯阴道但未达阴道下 1/3。

Ⅱa期：无宫旁浸润，侵犯阴道但未达阴道下 1/3。

Ⅱa$_1$期：肉眼可见肿瘤大小＜4 cm 且侵犯阴道未达阴道下 1/3。

Ⅱa$_2$期：肉眼可见肿瘤大小≥4 cm 且侵犯阴道未达阴道下 1/3。

Ⅱb期：有宫旁浸润，但未达盆壁。

Ⅲ期：病变浸润达盆壁，和/或癌累及阴道下 1/3，和/或无其他原因的肾盂积水或肾无功能。

Ⅲa期：病变浸润未达盆壁，但累及阴道下 1/3。

Ⅲb期：病变浸润达盆壁，或肾盂积水，或无功能肾。

Ⅲc期：盆腔和/或腹主动脉旁淋巴结受累，无论肿瘤的大小与范围，采用 r（影像学）与 p（病理证据）标记。

Ⅲc$_1$期：只有盆腔淋巴结转移。

Ⅲc$_2$期：腹主动脉旁淋巴结转移。

Ⅳ期：病变超出真骨盆或临床已浸润膀胱或直肠黏膜。

Ⅳa期：病变累及邻近器官。

Ⅳb期：病变扩散至远处器官。

四、宫颈癌 FIGO 分期注意事项

（1）浸润深度指自肿瘤部位的基底膜开始至肿瘤浸润最深处的距离。

（2）各细胞类型的宫颈癌（以鳞癌最常见）分期相同。一时不能确定时应分入较早的期别。

（3）原位癌不记入任何治疗统计，近两次分期均已去掉原来的 0 期（原位癌）。

（4）宫体受侵在临床上难以评估，所以宫体是否受侵不参与分期。2018 版分期，第一次将淋巴结受累计入临床分期。

（5）静脉或淋巴管浸润不改变分期，因为病理医生对标本中是否存在静脉或淋巴管浸润有时候不能达成一致意见，但需要具体记录，因为可影响后续的治疗选择。

（6）Ⅰa₁ 期和 Ⅰa₂ 期宫颈癌需镜下诊断，且组织最好来自宫颈锥切标本，在锥切时应完整切下整个病变组织。无论原发病灶是表面上皮还是腺上皮，浸润的深度都不能超过上皮基底膜下 5 mm，水平扩散程度在分期中不再考虑。局限于宫颈的病变若肉眼可见，即使为很小的的病变也应归为 Ⅰb 期。

（7）宫旁组织也可因炎症而增厚短缩，临床检查不可能辨别宫旁的均匀增厚是炎症性的还是肿瘤性的。因此宫旁组织虽增厚短缩而固定于盆壁，但增厚并非结节状时，应归为 Ⅱb 期，只有宫旁组织增生呈结节状直达盆壁或肿瘤本身已达盆壁时方定为 Ⅲb 期。

（8）因肿瘤使尿管狭窄而导致肾积水或无功能肾时，即使根据其他检查应归为 Ⅰ 期或 Ⅱ 期，亦应归为 Ⅲb 期。任何不能找到其他原因的肾积水和无功能肾病例都应包括在内。

（9）出现膀胱泡样水肿，不能认为是 Ⅳ 期。膀胱镜检查发现膀胱壁有隆起与沟裂，并同时通过三合诊能确定该隆起或沟裂固定于肿瘤时，应视为膀胱黏膜下组织受侵。膀胱冲洗液中发现恶性细胞应行膀胱黏膜活检，以明确诊断。

（10）宫颈癌 FIGO 分期既往一直为临床分期，体格检查很重要，最好由经验丰富的医师在麻醉状态下仔细检查（国内一般没有要求麻醉下进行，但必须由两名或两名以上妇科肿瘤专业医师进行双合诊和三合诊检查）。自 2018 年新的分期公布，宫颈癌分期朝手术病理分期迈出实质性一步。

（11）既往治疗前应确定分期，后续的治疗不影响分期，无降分期存在。但自 2018 版分期公布，宫颈癌分期在术后根据病理结果可以变更，也可以根据影像学检查结果变更。

（12）分期时可做的检查包括触诊、视诊、阴道镜检查、宫颈管诊刮术、宫腔镜检、膀胱镜检、直肠镜检、静脉尿路造影检查、肺部及骨骼 X 片检查。宫颈锥切视为临床检查。以下检查也可必要时选用，即腹腔镜检、超声、CT、MRI、PET 检查、细针穿刺淋巴结活检，这些检查结果在新的分期系统里可以是改变各级分期的根据。

（13）子宫全切术后意外发现浸润性宫颈癌的情况下，无法进行宫颈癌分期，可以个案报道的形式讨论。

（14）宫颈癌远处转移常见部位为大血管及纵隔淋巴结、肺部、骨骼。

五、宫颈癌 FIGO 分期发展趋势

近年 CT、MRI、PET 等影像学技术发展迅速。2018 版新分期已经将影像学结果纳入

分期中。临床上通过估计宫颈肿块大小以鉴别Ⅰb₁期和Ⅰb₂期常常遇到困难，尤其是肿瘤向宫颈管内生长的时候。这些影像技术可很好地测量宫颈肿块直径。其中 MRI 对宫颈肿块的评估优于 CT，在 T2 加权的 MRI 影像里，肿瘤显示为强信号影像，而周围的间质则为低信号影像，对比很鲜明。临床上评估宫旁组织、附近组织及盆壁是否受累很重要，直接影响治疗选择。FIGO 中采用的传统方法常作用有限，而 MRI 评估宫旁受累方面阴性预测值达 95%。FIGO 分期中膀胱和直肠受累情况多被低估，因为 FIGO 分期通过膀胱镜和直肠镜仅能评估膀胱和直肠黏膜是否受累，而 MRI 可通过查看膀胱壁和直肠壁的低信号圈是否完整来判断其是否受累。最近的一项研究表明，MRI 在排除膀胱、直肠受累方面阴性预测值为 100%，可替代膀胱镜检、直肠镜检等应用于宫颈癌分期检查，从而降低患者费用和死亡率。Meta 分析显示，较之临床检查，MRI 能更好地排除宫旁受累及更严重病变。MRI 对放疗时放射野的确立也很有帮助，但对转移淋巴结的评估不甚准确。对于较早期的浸润宫颈癌中Ⅱb期及大于Ⅱb患者的诊断，若以手术病理结果为金标准，MRI 及 CT 的敏感性（53% 和 42%）均高于 FIGO 临床检查（29%），但 FIGO 临床检查的特异性（99%）高于 MRI 和 CT（75% 和 82%）。淋巴结情况是患者预后的重要影响因素，MRI 和 CT 在评估淋巴结受累的敏感度相似（70%～80%），但较小的淋巴结（<1 cm）或特殊部位的淋巴结不易被发现。将来通过技术手段探测淋巴结中巨噬细胞产生的氧化铁，可能大大提高淋巴结转移检查的敏感性和特异性。

　　PET 在评估转移病灶时优于 MRI 和 CT，一项针对放疗患者的回顾性研究表明，治疗后 PET 仍有阳性发现是疾病将继续进展至死亡的重要预测因素，但 PET 对微小的淋巴结转移灶也常漏诊。PET-CT 在发现淋巴结转移及远处转移灶方面均优于 MRI 及 CT。新的影像技术 PET-MRI 则综合了 PET 及 MRI 的优势，一次检查可同时评估肿瘤局部情况及淋巴结和远处转移情况，在宫颈癌分期诊断中表现良好。一项研究表明，全身 PET-MRI 对宫颈癌患者阳性淋巴结诊断的敏感度、特异度、准确性分别为 83%、90%、87%，而单独运用全身 MRI 时敏感度、特异度、准确性分别为 71%、83%、77%；对远处转移病灶的诊断，PET-MRI 的作用也好于单独运用 MRI。

　　近 20 年里，超声在宫颈癌分期中的作用也受到了越来越多的关注，因为超声检查更便捷、便宜、可及性更高。经直肠或经阴道超声均可以评估宫颈病灶及宫旁组织受累情况。Fisherova 等经直肠测量 95 名病理证实为宫颈癌且准备手术的患者，发现肿瘤径线测量准确性为 93.7%，敏感性为 93.4%，特异性为 94.7%；对于小于 1 cm³ 的病灶，超声测量肿瘤径线准确性为 90.5%，敏感性为 72.0%，特异性为 97.1%。Testa 等对 68 名已经病理证实的宫颈癌患者术前 1 周进行超声检查（68 名患者中 33 名初始治疗即为手术，35 名为新辅助化疗或新辅助放化疗后再手术治疗），对宫颈病灶进行测量，发现敏感性也达 93%，作者同时发现，超声对宫颈间质浸润检测准确性也很高。超声检查还有一个优势，就是能检测宫颈病灶的血流状况，通常情况下，病灶血流信号丰富。超声对宫旁组织受累情况的检测虽特异性高，但敏感性中等，现有的研究资料还无法对超声在阴道、膀胱阴道隔、直肠阴道隔及淋巴结浸润情况方面的评估能力进行评价。但是对于巨块型宫颈癌，由于阴道受牵拉，影像学表现常重于临床表现，且宫旁浸润与炎症改变的区别在影像学上也难区分，因此阴道及宫旁受累情况仍以临床检查为主。

总之，新的分期已将影像学检查结果纳入其中，目前认为 MRI 是评估宫颈癌局部病灶及盆腔转移的理想手段，CT 用于局部评估效果不理想，PET-CT 主要用于评估远处转移情况，因其在宫颈局部形态改变及局部转移方面表现欠佳，超声则因为其便捷、价低、可及性高等原因已受到越来越多的关注。未来利用影像技术研究宫颈癌新辅助治疗（新辅助化疗及新辅助放化疗）前后病灶血运、代谢、扩散程度变化情况，从而预测患者对新辅助治疗的反应，将是一个重要的研究方向。

研究证实宫颈肿瘤大小对 II a 期患者预后的影响类似 I b 期，有学者建议将 II a 期患者再分两个亚类，$II a_1$ 期指肉眼可见的肿瘤大小 ≤4 cm 且侵犯阴道但未达阴道下 1/3，$II a_2$ 期指肿瘤大小 >4 cm 且侵犯阴道但未达阴道下 1/3。此建议已被 FIGO 采纳，并于 2009 年 1 月生效，2018 年新分期只是将所有的临界数值都归于更高的分期。随着宫颈癌年轻化趋势的发展，保留早期宫颈癌患者的生育功能越来越受到重视。研究表明 $I b_1$ 期患者中，肿瘤直径不超过 2 cm 者预后更好，随着保留生育功能手术技术进一步成熟和普及，可能 $I b_1$ 期中会分出两个亚类，即 $I b_1 A$ 期（肿瘤直径 ≤2 cm）和 $I b_1 B$ 期（肿瘤直径 >2 cm），新的分期已经做了相应更新。也有研究称 II b 期患者肿瘤直径不超过 6 cm 者预后更好，III b 期患者若仅单侧而非双侧盆壁受侵或肾积水则预后更佳，故 II b 期、III b 期以后都可能衍生出新的亚类。

手术病理分期是目前各类肿瘤分期的重要发展趋势。宫颈癌 FIGO 分期既往一直是临床分期，此次新的分期将手术病理结果纳入分期，使宫颈癌分期正式迈入手术病理分期行列。目前妇科大部分恶性肿瘤都已实现手术病理分期。因为对较晚期不能手术的宫颈癌患者，或者初始治疗是放疗的早期宫颈癌患者，手术病理分期并不可行（在发展中国家尤其如此），故宫颈癌 FIGO 分期一直是临床分期。但 FIGO 也尝试将一些病理检查结果纳入分期系统，如宫颈微小浸润癌（I a 期）的概念于 1973 年提出来后，已经部分写进了如今的宫颈癌 FIGO 分期，但脉管浸润、淋巴结受累情况等其他病理特征还没有被采纳。对早期进行了手术的宫颈癌患者，FIGO 亦建议同时采用 TNM 形式记录相关情况，可帮助制定后续治疗方案和预测预后。许多学者对宫颈癌的手术病理分期进行了更深入的研究，如有学者对盆腔及大血管淋巴结进行手术分期来评估淋巴结状况，从而决定哪些放疗患者需要扩大放射野。淋巴结分期手术，采用腹膜后手术路径比传统的开腹手术损伤小。腹腔镜下行淋巴结清扫则损伤小、恢复快，且粘连少（粘连可加重放射性肠炎）。很多研究论证了腹腔镜下淋巴结分期的可行性。Goff 发现放疗前行手术进行淋巴结分期后，43% 的患者需要修正放疗方案。

不过通过手术行淋巴结分期是有创的过程。早期宫颈癌手术会同时行淋巴清扫术，但若对较晚期已失去手术机会的患者行创伤性的手术来进行淋巴结分期并不合适。所以虽然不少学者研究认为晚期患者放疗前淋巴结分期可行，但因尚无前瞻性研究支持，所以其作用还停留在研究阶段。一项比较宫颈癌手术分期和临床分期的研究发现，手术分期并不优于临床分期。也有学者对 4 220 名实施了手术的宫颈癌患者进行研究，筛选出 7 个手术病理分期的要素，将其中的淋巴结累及、间质累及、脉管浸润加入分期中，从而将宫颈癌 FIGO 分期扩展成手术病理分期，同时建立了患者 SPSs 评分系统，将宫颈癌患者分为低危、中危、高危三个风险等级以评估复发风险。作者随即在 1 104 名接受了手术的宫颈癌患者中进行前瞻性研究，发现此手术病理分期及 SPSs 评分系统比 FIGO 分期能更好地反映病变的严重性、累及范围，能更好地预测患者预后及指导术后治疗选择。

越来越多的研究者建议将影响预后的生物学因素也加入到分期中，如细胞的病理分级、脉管浸润、血清中的生物学标志物等。细胞的病理分级高则肿瘤细胞分化程度差，预示患者需要综合治疗，预后欠佳。病理分级未纳入 FIGO 分期，但 FIGO 建议应描述肿瘤细胞分化程度供治疗选择参考。

宫颈癌的主要转移途径是淋巴转移，多数淋巴管内癌栓经宫颈旁组织中的淋巴管转移到盆腔各个淋巴结，而血源性转移与淋巴结转移关系密切。淋巴结内的淋巴管-静脉吻合支，使淋巴结内的瘤细胞可侵犯血管，而导致癌细胞血源性转移。因此，有学者认为，脉管浸润与淋巴结转移相关，且为影响宫颈癌预后的独立因素。Takeda 等的研究显示，脉管浸润是宫颈癌患者不良预后的独立影响因素，对肿瘤边界局限于子宫、无宫旁浸润或淋巴结转移的患者，脉管浸润仍是最重要的预后因素。A yhan 等对 393 例淋巴结呈阴性Ⅰb 期宫颈癌患者的研究结果也表明，脉管浸润是影响预后的独立因素。然而尚无前瞻性研究肯定脉管浸润对宫颈癌预后的影响，FIGO 建议描述脉管浸润情况供后续治疗选择时参考，但并未将其纳入分期系统。

六、宫颈癌 TNM 分期

TNM（tumor-node-metastasis）肿瘤分期系统适用于全身大多数实体肿瘤。但儿童肿瘤和妇科肿瘤多不采用 TNM 分期。对妇科肿瘤，TNM 分期多为 FIGO 分期转换而来，两者本质上是一致的。

TNM 分期中各参数意义如下：T 用来描述原发肿瘤的大小，N 描述区域淋巴结转移情况，M 用来描述远处转移情况。如表 24-2～表 24-4 所示。

表 24-2　TNM 分期中各参数的意义

参数	意义
TX	原发肿瘤无法评估
T0	无原发肿瘤证据
Tis	原位癌（浸润前期癌）
T1－T4	原发肿瘤大小

表 24-3　区域淋巴结转移情况

参数	意义
NX	区域淋巴结转移不能评价
N0	区域淋巴结没有转移
N1～N3	区域淋巴结有转移（转移数量和/或程度）

表 24-4　远处转移情况

参数	意义
MX	远处转移不能评价
MO	没有远处转移
M1	有远处转移

　　TNM 分期系统有两种分类方法。cTNM 为治疗前的临床分期系统，在治疗前通过体格检查、影像检查、活检、内镜检查、手术探查等方法搜集资料进行分期。pTNM 则是手术后的病理分期，需要综合手术前的检查资料和术中情况、术后病理报告。一旦以 T、N、M 或 pT、pN、pM 的形式记录下来，则分期不可再更改。cTNM 分期是治疗选择和评估的基础，而 pTNM 分期则更利于预后评估。宫颈癌 TNM 分期系统和 FIGO 分期系统本质上是一致的。

　　宫颈癌 TNM 分期和 FIGO 分期的对应关系如表 24-5 所示。

表 24-5　宫颈癌 TNM 分期和 FIGO 分期的对应关系

FIGO 分期	具体描述	TNM 分期
0 期	原位癌（新的 FIGO 分期中去掉了 0 期）	Tis
Ⅰ 期	病变局限于子宫（但仅考虑宫颈病变，侵犯宫体不予考虑）	T1
Ⅰa 期	仅在显微镜下可鉴别的浸润癌，且间质浸润深度≤5 mm，水平浸润宽度≤7 mm。若肉眼可见病灶，即使是表浅浸润亦归为 Ⅰb 期	T1a
Ⅰa_1 期	间质浸润深度≤3 mm，水平浸润宽度≤7 mm	T1a_1
Ⅰa_2 期	间质浸润深度＞3 mm 但≤5 mm，水平浸润宽度≤7 mm	T1a_2
Ⅰb 期	病变局限于宫颈但临床可见病灶或显微镜下病变超过 Ⅰa_2 期	T1b
Ⅰb_1 期	临床可见病灶最大直径≤4 cm	T1b_1
Ⅰb_2 期	临床可见病灶最大直径≥4 cm	T1b_2
Ⅱ 期	病变超出子宫，但未达盆壁，或侵犯阴道但未达阴道下 1/3	T2
Ⅱa 期	无宫旁浸润	T2a
Ⅱa_1 期	肉眼可见肿瘤大小≤4 cm 且侵犯阴道未达阴道下 1/3	T2a_1
Ⅱa_2 期	肉眼可见肿瘤大小＞4 cm 且侵犯阴道未达阴道下 1/3	T2a_2
Ⅱb 期	有宫旁浸润	T2b
Ⅲ 期	病变浸润达盆壁；癌累及阴道下 1/3；无其他原因的肾盂积水或肾无功能	T3
Ⅲa 期	病变浸润未达盆壁，但累及阴道下 1/3	T3a
Ⅲb 期	病变浸润达盆壁，或肾盂积水，或无功能肾	T3b
Ⅳ 期	病变超出真骨盆或临床已浸润膀胱或直肠黏膜	
Ⅳa 期	病变累及邻近器官	T4
Ⅳb 期	病变扩散至远处器官	M1

七、宫颈癌分期与预后的关系

影响宫颈癌的预后因素很多，但其中最重要的是临床分期。一般来讲，宫颈癌分期越晚，预后越差。但常常看到中晚期病例经过综合治疗后，获得长期生存，而临床Ⅰ期的也有治疗后短期复发死亡的病例。这些肿瘤生物学行为的差异，有待进一步研究。

有关宫颈癌的临床分期与预后的文献报道较多，但由于入选病例的差异、治疗方法的不同、术后病理诊断的不一致性，以及患者的经济状态和对治疗的反应性不一等情况影响，临床结局不完全一致，甚至生存率相差很大，这些都是一些有待深入研究的问题。

就分期与预后的关系，我们看看近年的文献报道。王平（2002 年）等报道，702 例宫颈癌病例，其中Ⅰ期 150 例，Ⅱ期 273 例，Ⅲ～Ⅳ期 279 例，宫颈癌 5 年生存率为 57.4%，其中鳞癌 58.3%，腺癌 57.3%，差异无显著性。2003 年，程玺等报道手术治疗的Ⅰb～Ⅱ期（FIGO 分期）宫颈癌患者 398 例，将其中 302 例有完整资料的患者根据宫颈肿瘤的最大横径分为<4 cm 组和≥4 cm 两组，分析了两组患者的生理病理因素、失败模式及其预后，并采用 COX 模型进行多因素生存分析。结果，与<4 cm 组比较，≥4 cm 组中病例分期更晚，淋巴结转移、高位淋巴结转移及宫颈深肌层浸润的比例更高。宫颈大肿瘤组（≥4 cm 组）的单纯盆腔复发率（22.0%）高于<4 cm 组（7.6%）。宫颈大肿瘤组（≥4 cm 组）的 5 年生存率（59.29%）明显低于<4 cm 组（82.15%，$P<0.01$）。多因素生存分析显示宫颈局部肿瘤大小、淋巴结转移、阴道残端、肌层浸润深度及组织学类型是影响预后最重要的因素（$P<0.05$），作者得出结论：宫颈肿瘤≥4 cm 的患者更易发生深肌层浸润和盆腔淋巴结转移，盆腔复发率高，预后差。2006 年周莉等报道 204 例宫颈癌根治术的Ⅰb～Ⅱb 期（FIGO 分期）患者的预后，结果显示 204 例患者中，5 年生存率为（88.04±2.73）%，中位生存期为 37.91 个月。2007 年，范剑虹等报道了 76 例宫颈腺癌的治疗结果，按 FIGO 分期，Ⅰ期、Ⅱ期、Ⅲ期患者 5 年生存率分别为 66.67%、47.06%、19.44%。作者认为，宫颈腺癌发病率上升，预后较鳞癌差，临床分期和肿瘤大小是预后相关因素。2008 年，严鸣等报道了 83 例宫颈腺鳞癌患者的预后，其中，FIGO Ⅰ期 39 例，Ⅱ期 39 例，Ⅲ期 5 例，Ⅳ期 0 例。结果显示 83 例病例的中位总生存时间为 47 个月，中位无瘤生存时间为 43 个月，5 年生存率为 74.0%，复发率为 30.1%（25/83）。2008 年，熊樱等报道了 124 例，FIGO 临床分期为Ⅰb_1～Ⅱa 期的宫颈癌伴盆腔淋巴结转移的治疗结局，结果显示患者的 5 年总生存率和 5 年无瘤生存率分别为 63.3%、61.4%，总复发率为 39.5%（49/124）。2009 年，张月等对北京妇产医院妇瘤科 1983 年 1 月至 2007 年 12 月收治的 147 例宫颈腺癌病例资料进行预后相关因素分析，结果显示本组资料的总的 5 年生存率为 56.72%，其中Ⅰ期 91.71%、Ⅱ期 43.39%、Ⅲ期 27.84%。单因素分析结果显示，FIGO 临床分期、淋巴结转移、宫旁浸润、治疗方式是影响患者预后的因素，而是否保留卵巢与预后无关。然而，多因素分析结果显示，只有 FIGO 临床分期是影响预后的因素。同年，孙帅等对 114 例宫颈癌术后放疗的病例进行了回顾性分析，其中 FIGO 临床分期Ⅰa 期 6 例、Ⅰb_1 期 51 例、Ⅰb_2 期 18 例、Ⅱa 期 26 例、Ⅱb 期 13 例。113 例采用加速器 6、15 MV X 线盒式 4 个野常规放疗 40～60 Gy（中位值 50 Gy），81 例放疗后 4 周加

192Ir 近距离治疗，参考点在阴道黏膜下 T 0.5 cm，1～6 次，4～30 Gy（中位值 16 Gy）。87 例接受术前或（和）同步增敏化疗。随访 5～75 个月（中位值 20 个月），总随访率为 92%。结果显示 2 年总生存率、无瘤生存率、盆腔控制率分别为 93.1%、88.1%、94.6%，5 年总生存率、无瘤生存率、盆腔控制率分别为 75.7%、62.3%、85.6%。

以上是国内近年主要文献资料。我们看看近年国外文献资料。1999 年，Kawagoe 报道了 128 例宫颈癌的手术治疗结局，其中，FIGO 分期 Ⅰb 86 例、Ⅱa 18 例、Ⅱb 24 例，术前用 MRI 测量肿瘤大小，比较分期及肿瘤大小在预后方面的作用。结果显示，肿瘤＞3 cm³ 的病例其 5 年生存率较差，两组病例分别为 63% 和 96%。Reich 2000 年报道了 15 例宫颈透明细胞癌的治疗结局，其中，FIGO 分期 Ⅰb 期 8 例、Ⅱb 期 7 例，对照组为 444 例鳞癌和 59 例非透明细胞腺癌，无一例有 DES 接触史。所有病例都接受了根治性手术，所有透明细胞腺癌病例平均随访时间是 83 个月（13～182）。结果，透明细胞腺癌比鳞癌和非透明细胞腺癌的 5 年生存率要差，分别为 67%、80% 和 77%，但没有统计学差别（$P = 0.6$）。美国 2017 年发表宫颈癌统计数据，对覆盖 37 个州及 80% 人口的宫颈癌数据分 2001—2003 年、2004—2009 年两个时间段进行统计分析发现，若肿瘤局限在宫颈局部，5 年生存率分别为 84.5%、85.9%；若肿瘤有区域扩散，5 年生存率分别为 53.2%、55.8%；若已有远处转移，5 年生存率分别为 16% 及 16.3%。英格兰癌症登记中心发布对英格兰地区 2002—2006 年诊断为宫颈癌的患者随访统计资料发现，不同的期别宫颈癌 5 年生存率如表 24-6 所示。

表 24-6　不同期别病例的生存率

期别	5 年生存率（%）
Ⅰ	95.9
Ⅱ	54.4
Ⅲ	37.9
Ⅳ	5.3
所有期别	69.6

2002 年，Lea 报道 83 例 Ⅱb～Ⅳb 期宫颈腺癌的治疗结局，结果示 41 例 Ⅱb 期病例的 2 年和 5 年生存率分别为 64% 和 30%，42 例 Ⅲa 期和 Ⅳb 期的病例 2 年和 5 年生存率分别为 8% 和 0%，$P < 0.01$。

有关宫颈腺癌与鳞癌的预后比较研究，Kasamatsu 等向我们展示了 123 例宫颈腺癌与 455 例宫颈鳞癌的对照研究结果（分期均为 Ⅰ～Ⅱb），所有病例的初始治疗均为根治性全宫切除术，随访结果显示，两组病例具有相同的预后，但具有不同的卵巢转移率。

但也有许多研究表明，宫颈腺癌预后比宫颈鳞癌差。2005 年日本的一项研究发现，Ⅰ、Ⅱ、Ⅲ、Ⅳ 期各个期别的腺癌患者预后均差于同期别的鳞癌患者。Hopkins 等研究发现，分期越晚，宫颈腺癌预后越差于宫颈鳞癌，Ⅱ 期鳞癌 5 年生存率约 62%，腺癌则为 47%（$P = 0.01$）；Ⅲ 期鳞癌 5 年生存率为 36%，同期腺癌生存率为 8%（$P = 0.002$）。近年有研究者制定了新的不同于 2014 年 WHO 分类的国际宫颈腺癌分类标准（IECC），根据宫颈腺癌病理类型与 HPV 感染的关系将其分为两大类，一类是 HPV 相关型宫颈腺癌，如宫颈腺癌普通型、绒毛线管状癌、HPV 相关的黏液腺癌等；一类是非 HPV 相关型宫颈腺癌，如胃型腺癌、中肾管型腺癌、透明细胞癌、子宫内膜样癌、浆液性癌。其中宫颈腺癌普通型预后较好，5 年 DFS（无病生存）为 77%～91%，5 年 OS（总生存）为 50%～65%（Ⅰa 期 93%～100%，Ⅰb 期 83%，Ⅱ期 50%～59%，Ⅲ期 13%～31%，Ⅳ期 6%）；绒毛线管状癌常见淋巴转移、分期偏晚，但是仅浅表浸润时预后良好；HPV 相关的黏液腺癌预后与普通型腺癌类似，与分期、淋巴结状态等密切相关。胃型腺癌是恶性程度极高、化疗易耐药的一种类型，倾向于盆腹腔转移，Ⅰ期 5 年 DSS（疾病特异性生存）仅 62%（Ⅰ期普通型宫颈腺癌 5 年 DSS 为 96%），所有期别 5 年 DSS 为 32%；中肾管型腺癌也是恶性程度极高的一种类型，即使早期，预后也差；透明细胞癌分期早时预后较好，分期晚者常在 2～3 年复发，常见淋巴结转移；子宫内膜样宫颈腺癌病例极少，预后不明。

在 2018 年新的宫颈癌分期中，去掉了浸润宽度这一指标。宫颈鳞癌浸润深度<5 mm 而宽度>7 mm 的病例是很少的，而宫颈腺癌常为多灶性，宽度常大于 7 mm，在旧分期里，许多早期宫颈腺癌因浸润宽>7 mm 而分期在Ⅰb 期，新的分期里则"低估"了腺癌的分期，是否会造成治疗不足，从而影响腺癌的预后，尚需后续随访总结。另有专家认为新的分期中Ⅲc 期的预后不一定差于Ⅲb 期，需要更多医疗实践结果来修正。

而有关宫颈癌Ⅰa₁ 期的治疗方式，过去的观点（包括 FIGO 诊治指南）认为应该行筋膜外全宫术。虽然有文献支持对年轻未完成生育任务的Ⅰa₁ 患者，大的冷刀锥切即可，但仍有人担心选择应用冷刀锥切会有因手术范围不够导致术后复发的问题。下面的报道也许在这方面对我们会有帮助。2002 年，Nam 报道了 149 例 FIGO 分期为Ⅰa₁ 病例的治疗结局，平均随访 5 年（3～11.7 年），全部病例分为两组，89 例（59.7%）浸润深度≤1 mm，60 例（41.3%）浸润深度>1 mm 但≤3 mm。49 例患者实施了锥切术或非根治性的全宫切除术，其中一例复发（手术方式为扩大的全宫切除术），100 例实施了盆腔淋巴结切除术，平均切除淋巴结的数目是 26.5±10.1，无一例盆腔淋巴结转移和复发。所有 149 例病例无一例复发死亡。结果提示，Ⅰa₁ 期宫颈癌具有极低的盆腔淋巴结转移风险和复发率，具有非常好的预后，因此，这组病例采用不伴盆腔淋巴结切除的非根治性手术和根治性手术的效果相同。

如果说宫颈癌Ⅰa₁ 期的处理上还存在争议的话，那么妊娠合并宫颈癌则是让妇瘤科医师更为难，尤其是初次妊娠的年轻妇女。有关这方面的参考文献有限，2009 年北京妇科肿瘤会上，胡东晓报道了 10 例妊娠合并宫颈癌的诊断治疗经过，但对生存状态没有提及。2005 年，Germann 等报道 21 例妊娠合并宫颈癌的治疗结果，其中于妊娠前 3 个月、中 3 个月、后 3 个月和产后诊断的分别为 13 例、5 例、2 例和 1 例。FIGO 分期Ⅰb 15 例、Ⅱb 5 例、Ⅵa 1 例，平均随访 64 个月（2～165），总的 5 年生存率和无瘤生存率分别为 82% 和 79%，结果提示并综合文献资料，作者认为，妊娠似乎并不影响宫颈癌的预后。

那么，中晚期宫颈癌的同步放化疗结果如何？Monk（2007 年）对 GOG120 和 GOG165

临床试验进行了总结，观察指标为 PFS 和 OS，结果显示，在 GOG 120 中，Ⅱ期病例的 4 年PFS 和 OS 分别为 64.2％和 68.1％，在 GOG 165 中Ⅱ期病例的 4 年 PFS 和 OS 分别为 65.8％和 73.9％，而在两组试验中，Ⅲ/Ⅳ期病例的 4 年 PFS 和 OS 分别为 51.4％和 55.4％（GOG 120），4 年 PFS 和 OS 分别为 37.7％和 42.7％（GOG 165）。

为了阅读的方便，我们将上述主要信息总结于表 24-7。

表 24-7　宫颈癌临床分期与预后的关系

作者	年代	临床分期（例）	总例数	生存率
王平，等	2002	Ⅰ　150 例 Ⅱ　273 例 Ⅲ～Ⅵ　279 例	702	OS 57.4％
程玺，等	2003	Ⅰb～Ⅱ	302	5 年生存率 肿瘤＜4 cm　82.15％ 肿瘤＞4 cm，59.29％
周莉，等	2006	Ⅰb～Ⅱb	204	88.04±2.73
范剑虹，等	2007		76（腺癌）	Ⅰ　66.67％ Ⅱ　47.06％ Ⅰ　19.44％
严鸣，等	2008	Ⅰ　39 例 Ⅱ　39 例 Ⅲ　5 例	83（腺鳞癌）	5 年生存率 74.0％
熊樱，等	2008	Ⅰb₁～Ⅱa	124	5 年生存率 63.3％
张月	2009		147	5 年生存率 56.72％ Ⅰ　91.71％ Ⅱ　43.39％ Ⅲ　27.84％
孙帅，等	2009	Ⅰa　6 例 Ⅰb₁　51 例 Ⅰb₂　18 例 Ⅱa　26 例 Ⅱb　13 例		5 年生存率 75.7％

续表

作者	年代	临床分期（例）	总例数	生存率
Kawagoe，et al	1999	Ⅰb　86 例 Ⅱa　18 例 Ⅱb　24 例	128	5 年生存率 肿瘤＞3 cm³ 63％ 肿瘤＜3 cm³ 96％
Reich，et al	2002	Ⅰb　8 例 Ⅱb　7 例	15（透明细胞癌）	5 年生存率 67％
Lea，et al	2002	Ⅱb　41 例 Ⅲa～Ⅳ　42 例	83 例（宫颈腺癌）	5 年生存率 Ⅱb　30％ Ⅲa～Ⅳ　0％
Nam，et al	2002	Ⅰa₁	149	无 1 例复发死亡
Germann，et al	2005	Ⅰb　15 例 Ⅱb　5 例 Ⅳa　1 例	21 例 妊娠合并宫颈癌	5 年生存率 82％

　　分析以上资料可见，在各种影响宫颈癌患者预后的因素中，FIGO 分期是重要的影响因素。分期越晚，相应患者预后多越差。

　　综上所述，国际上对宫颈癌分期广泛应用的是宫颈癌 FIGO 分期。FIGO 宫颈癌分期既往一直是临床分期，2018 年的分期将宫颈癌分期引入手术病理分期的大门。分期与宫颈癌患者预后关系密切，分期越晚，患者 5 年存活率越低。研究表明，CT、MRI、PET 等影像学检查在评估宫颈癌局部肿块、周围组织受累、淋巴结情况等方面有重要作用，对宫颈癌治疗选择和预后预测有重要价值，其结果已被纳入 FIGO 分期。手术病理分期是肿瘤分期发展的方向之一，新的分期需要更多实践来完善。对于早期施行了手术治疗的患者，FIGO 分期建议同时进行 TNM 分期，以帮助临床医生选择合适的后续治疗方法。生物学因子多且作用尚未完全明了，需要更进一步的研究来了解其在宫颈癌发生发展中的作用。

⇨ 李艳丽　吴绪峰

参考文献

［1］　田扬顺.妇科肿瘤临床病理学［M］.北京：人民卫生出版社，2001.

［2］　林仲秋，吴珠娜.FIGO 2009 外阴癌、宫颈癌和子宫内膜癌新分期解读［J］.国际妇产科学杂志，2009，36（5）：411-412.

［3］　曹泽毅.中华妇产科学［M］.2 版.北京：人民卫生出版社，2004.

［4］　Takashi Koyama，Ken Tamai，Kaori Togashi.Staging of carcinoma of the uterine cervix and endometrium［J］.Eur Radiol，2007，17：2009-2019.

［5］　Subak LL，Hricak H，Powell CB，et al.Cervical carcinoma：computed tomography and magnetic resonance imaging for preoperative staging［J］.Obstet Gynecol，1995，86：43-50.

［6］ Hricak H，Powell CB，Yu KK，et al.Invasive cervical carcinoma：role of MR imaging in pretreatment work-up-cost minimization and diagnostic efficacy analysis［J］.Radiology，1996，198：403-409.

［7］ Rockall AG，Ghosh S，Alexander-Sefre F，et al.Can MRI rule out bladder and rectal invasion in cervical cancer to help select patients for limited EUA［J］.Gynecol Oncol，2006，101：244-249.

［8］ Harisinghani MG，Saini S，Slater GJ，et al.MR imaging of pelvic lymph nodes in primary pelvic carcinoma with ultrasmall superparamagnetic iron oxide(Combidex)：preliminary observations［J］.J Magn Reson Imaging，1997，7：161-163.

［9］ Harisinghani MG，Barentsz J，Hahn PF，et al.Noninvasive detection of clinically occult lymph-node metastases in prostate cancer［J］.N Engl J Med，2003，348：2491-2499.

［10］ Yen TC，Ng KK，Ma SY，et al.Value of dual-phase 2-fluoro-2-deoxy-D-glucose positron emission tomography in cervical cancer［J］.J Clin Oncol，2003，21：3651-3658.

［11］ Narayan K，Hicks RJ，Jobling T，et al.A comparison of MRI and PET scanning in surgically staged loco-regionally advanced cervical cancer：potential impact on treatment［J］.Int J Gynecol Cancer，2001，11：263-271.

［12］ Sergio P，Lucia Z，Franco O.Revised FIGO staging for carcinoma of the cervix［J］.International Journal of Gynecology and Obstetrics，2009，105：107-108.

［13］ Hertel H，Kohler C，Grund D，et al.Radical vaginal trachelectomy combined with laparoscopic pelvic lymphadenectomy：prospective multicenter study of 100 patients with early cervical cancer［J］.Gynecol Oncol，2006，103：506-511.

［14］ Plante M，Renaud M，Francois H，et al.Vaginal radical trachelectomy：an oncologically safe fertility-preserving surgery.an updated series of 72 cases and review of the literature［J］.Gynecol Oncol，2004，94：614-623.

［15］ Thoms W，Eifel P，Smith T，et al.Bulky endocervical carcinoma：a 23-year experience［J］.Int J Radiat Oncol Biol Phys，1992，23：491-499.

［16］ Stehman F，Bundy B，DiSaia P，et al.Carcinoma of the cervix treated with radiation therapy I［J］.Cancer，1991，67：2776-2785.

［17］ Logsdon M，Eifel P.FIGO Ⅲb squamous cell carcinoma of the cervix：an analysis of prognostic factors emphasizing the balance between external beam and intracavitary radiation therapy［J］.Int J Radiat Oncol Biol Phys，1999，43：763-775.

［18］ Lanciano R，Martz K，Coia L，et al.Tumor and treatment factors improving outcome in stage Ⅲb cervix cancer［J］.Int J Radiat Oncol Biol Phys，1991，20：95-100.

［19］ Querleu D，LeBlanc E，Castelain B.Laparoscopic pelvic lymphadenectomy in the staging of early carcinoma of the cervix［J］.Am J Obstet Gynecol，1991，164：579-581.

［20］ Benedetti-Panici P，Maneschi F，Cutillo G，et al.Laparoscopic abdominal staging in locally advanced cervical cancer［J］.Int J Gynecol Cancer，1999，9：194-197.

［21］ Goff BA，Muntz HG，Paley PJ，et al.Impact of surgical staging in women with locally advanced cervical cancer［J］.Gynecol Oncol，1999，74：436-442.

［22］ Lai CH，Huang KG，Hong JH，et al.Randomized trial of surgical(extraperitoneal or laparoscopic)versus clinical staging in locally advanced cervical cancer［J］.Gynecol Oncol，2003，89：160-167.

［23］ Takeda N，SakuragiN，TakedaM，et al.Multivariate analysis of histopatho logic prognostic factors for invasive cervical cancer treated with radical hysterectomy and systematic retroperitoneal lymphadenectomy[J].Acta Obstet Gynecol Scand,2002,81(12):1144-1151.

[24] A yhan A,AIRA,Baykal C,et al.Prognostic factors in FIGO stage Ⅰb cervical cancer without lymph node metastasis and the role of adjuvant radio therapy after radical hysterectomy[J].Int J Gynecol Cancer,2004,14(2):286-292.

[25] 王平,路平.Cox 回归探讨宫颈癌预后影响因素[J].国外医学(妇幼保健分册),2002,13(5):273-275.

[26] 程玺,蔡树模,李子庭.宫颈肿瘤大小在Ⅰb～Ⅱ期宫颈癌中的临床意义[J].肿瘤学杂志,2003,9(5):257-259.

[27] 周莉,李燕,朱安娜,等.Ⅰb～Ⅱb宫颈癌的综合治疗探索[J].癌变·畸变·突变,2006,18(6):485-487.

[28] 范剑虹,吴霞,季瑞.宫颈腺癌 76 例临床分析[J].肿瘤基础与临床,2007,20(5):439-440.

[29] 严鸣,张彦娜,何洁华,等.宫颈腺鳞癌 83 例预后分析[J].癌症,2008,27(9):956-961.

[30] 熊樱,梁立治,郑敏,等.子宫颈癌伴盆腔淋巴结转移患者的复发及预后分析[J].中华妇产科杂志,2008,43(6):425-428.

[31] 张月.宫颈腺癌 147 例临床分析[D].北京:首都医科大学,2009.

[32] 孙帅,张福泉,刘颖,等.114 例宫颈癌术后放疗的临床分析[J].中华放射肿瘤学杂志,2009,18(4):299-302.

[33] Kawagoe T,Kashimura M,Matsuura Y,et al.Clinical significance of tumor size in stage Ⅰb and Ⅱa carcinoma of the uterine cervix[J].Int J Gynecol Cancer,1999,9(5):421-426.

[34] Reich O,Tamussino K,Lahousen M,et al.Clear cell carcinoma of the uterine cervix:pathology and prognosis in surgically treated stage Ⅰb-Ⅱb disease in women not exposed in utero to diethylstilbestrol[J].Gynecol Oncol,2000,76(3):331-335.

[35] Lea JS,Sheets EE,Wenham RM,et al.Stage Ⅱb-Ⅳb cervical adenocarcinoma:prognostic factors and survival[J].Gynecol Oncol,2002,84(1):115-119.

[36] Kasamatsu T,Onda T,Sawada M,et al.Radical hysterectomy for FIGO stage Ⅰ-Ⅱb adenocarcinoma of the uterine cervix[J].Bri J Cancer,2009,100(9):1400-1405.

[37] 沈铿,郎景和.妇科肿瘤临床决策[M].北京:人民卫生出版社,2007.

[38] Nam JH,Kim SH,Kim JH,et al.Nonradical treatment is as effective as radical surgery in the management of cervical cancer stage IA1[J].Int J Gynecol Cancer,2002,12(5):480-484.

[39] Germann N,Haie-Meder C,Morice P,et al.Management and clinical outcomes of pregnant patients with invasive cervical cancer[J].Annals of Oncology,2005,16(3):397-402.

[40] Benedet JL,Sergio Pecorelli,Hextan YS Ngan,et al.Staging classifications and clinical practice guidelines for gynaecological cancers[J].International Journal of Gynecology and Obstetrics,2000,70:207-312.

[41] Singletary SE,Allred C,Ashley P,et al.Revision of the American Joint committee on cancer staging system for breast cancer[J].J Clin Oncol,2002,20(17):3628-3636.

[42] McMasters KM.Molecular staging of melanoma:sensitivity,specificity,and the search for clinical significance[J].Annals of Surg Oncol,2003,10(4):336-337.

[43] Eschrich S,Yang I,Bloom G,et al.Molecular staging for survival prediction of colorectal cancer patients[J].J Clin Oncol,2005,23(15):3526-3535.

[44] Pratibha S,Jaime Prat,David G.Molecular staging of gynecological cancer:what is the future? [J].Best Practice & Research Clinical Obstetrics and Gynaecology,2015,29:776-789.

［45］ Miho I,Kouji B,Megumi Y,et al.Candidate biomarkers for cervical cancer treatment:potential for clinical practice(review)[J].Mol Clin Oncol,2014,2(5):647-655.

［46］ Maarten G,Cees Gerestein,Sandra Spronk,et al.Clinical examination versus magnetic resonance imaging in the pretreatment staging of cervical carcinoma:systematic review and meta-analysis[J].Eur Radiol,2013,23:2005-2018.

［47］ Choi HJ,Roh JW,Seo SS,et al.Comparison of the accuracy of magnetic resonance imaging and positron emission tomography/computed tomography in the presurgical detection of lymph node metastases in patients with uterine cervical carcinoma:a prospective study[J].Cancer,2006,106(4):914-922.

［48］ Selman TJ,Mann C,Zamora J,et al.Diagnostic accuracy of tests for lymph node status in primary cervical cancer:a systematic review and meta-analysis[J].CMAJ,2008,178(7):855-862.

［49］ Grueneisen J,Schaarschmidt BM,Heubner M,et al.Integrated PET/MRI for whole-body staging of patients with primary cervical cancer:preliminary results[J].Eur J Nucl Med Mol Imaging,2015,42(12):1814-1824.

［50］ Sarabhai T,Schaarschmidt BM,Wetter A.Comparison of 18F-FDG PET/MRI and MRI for pre-therapeutic tumor staging of patients with primary cancer of the uterine cervix[J].Eur J Nucl Med Mol Imaging,2018,45(1):67-76.

［51］ Antonia Carla Testa,Alessia Di Legge,Ilaria De Blasis,et al.Imaging techniques for the evaluation of cervical cancer[J].Best Practice & Research Clinical Obstetrics and Gynaecology,2014,28:741-768.

［52］ Fischerova D,Cibula D,Stenhova H,et al.Transrectal ultrasound and magnetic resonance imaging in staging of early cervical cancer[J].Int J Gynecol Cancer,2008,18:766-772.

［53］ Testa AC,Ludovisi M,Manfredi R,et al.Transvaginal ultrasonography and magnetic resonance imaging for assessment of presence,size and extent of invasive cervical cancer[J].Ultrasound Obstet Gynecol,2009,34:335-344.

［54］ Shuang Li,Xiong Li,Yuan Zhang,et al.Development and validation of a surgical-pathologic staging and scoring system for cervical cancer[J].Oncotarget,2016,7(15):21054-21063.

［55］ Vicki B,Meg Watson,Mona Saraiya,et al.Cervical cancer survival in the united states by race and stage(2001-2009):Findings From the CONCORD-2 Study[J].Cancer,2017,123:5119-5137.

［56］ Aoki D.Annual report of gynecologic oncology committee,Japan society of obstetrics and gynecology,2013[J].J Obstet Gynaecol Res,2014,40:338-348.

［57］ Hopkins MP,Morley GW.A comparison of adenocarcinoma and squamous cell carcinoma of the cervix[J].Obstet Gynecol,1991,77:912-917.

［58］ Gulisa Turashvili,Kay J.Cervical glandular neoplasia classification and staging[J].Surgical Pathology,2019,12:281-313.

［59］ Kojima A,Mikami Y,Sudo T,et al.Gastricmorphology and immunophenotype predict poor outcome in mucinous adenocarcinoma of the uterine cervix[J].Am J Surg Pathol,2007,31(5):664-672.

［60］ Karamurzin YS,Kiyokawa T,Parkash V,et al.GastriC-type endocervical adenocarcinoma:an aggressive tumor with unusual metastatic patterns and poor prognosis[J].Am J Surg Pathol,2015,39(11):1449-1457.

［61］ Mirkovic J,Sholl LM,Garcia E,et al.Targeted genomic profiling reveals recurrent KRAS mutations and gain of chromosome 1q in mesonephric carcinomas of the female genital tract[J].Mod Pathol,2015,28(11):1504-1514.

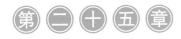

第二十五章
良性腺上皮肿瘤和瘤样病变

第一节　子宫颈息肉

　　子宫颈息肉（cervical polyp）是最常见的子宫颈新生物，最常见于 40～60 岁的经产妇。其表面光滑或分叶状，常常因为血管增生而呈红色。大多数息肉是单发的，大小从几个毫米至 2～3 cm 不等。一些少见的病例中息肉体积巨大，突出于阴道口。

　　镜下，子宫颈息肉随着占优势的组织成分不同而呈各种形态，最常见的是子宫颈黏膜息肉。由黏液上皮构成，衬覆隐窝，伴或不伴囊性变（图 25-1），息肉的主要成分偶尔为纤维组织，为子宫颈间质结缔组织过度生长；如血管占主要成分，为血管性息肉。峡部的息肉常常为子宫颈管型和子宫内膜型上皮成分混合，称为混合性息肉。息肉表面上皮或腺体上皮常见鳞状化生，可有炎症或糜烂，上皮和间质均可有反应性或修复性改变。

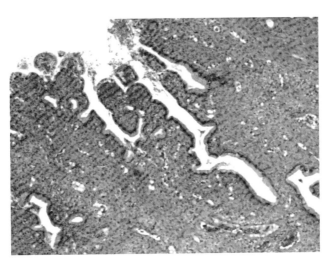

图 25-1　息肉被覆黏液性柱状上皮（4×10）

　　宫颈息肉为良性病变，息肉发生的高级别鳞状上皮内病变（squamous intraepithelial lesion，SIL）、原位癌或浸润性癌（腺癌或鳞状细胞癌）非常罕见，伴有腺癌改变的子宫颈管息肉必须与子宫颈管息肉样腺癌和邻近腺癌累及子宫颈管息肉相鉴别。

第二节　纳氏囊肿

纳氏囊肿（nabothian cyst）是子宫颈囊肿最常见的类型，临床大多无症状，可能与慢性宫颈炎和黏液分泌有关。纳氏囊肿通常局限于子宫颈浅表层，但是也可以扩展至子宫颈壁全层。在深部宫颈壁的纳氏囊肿，宫颈可能增大，临床会怀疑恶性。

纳氏囊肿常发生于子宫颈移行区，源于宫颈腺颈部阻塞，导致黏液潴留，囊性扩张。大体上，这些病变呈黄白色囊肿，常为多发。直径可达 1.5 cm。镜下囊肿囊腔可为单个或多个，被覆较扁平的、分泌黏液的单层子宫颈管上皮（图 25-2），有些病例被覆上皮可发生鳞状上皮化生。被覆的上皮几乎总是黏液卡红染色阳性，而在创伤性包含囊肿和中肾管囊肿呈阴性，这点可作为鉴别，纳氏囊肿通常局限于宫颈浅表层，但也可扩展至子宫颈壁全层。

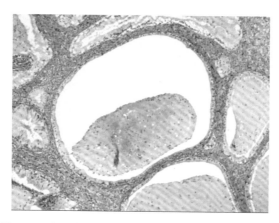

图 25-2　囊腔被覆单层分泌黏液的宫颈管上皮（4×10）

第三节　苗勒上皮乳头状瘤

儿童期发生的罕见的良性乳头状肿瘤，源于阴道上部和宫颈，被认为是苗勒管来源。通常介于 2～5 岁之间（范围 1～9 岁）。

临床表现为阴道出血或排液。通常表现为单个或多灶质脆的、息肉样宫颈病变，最大径通常小于 2 cm。病变由纤细分支的纤维乳头组成，被覆单层良性立方或柱状上皮。上皮可显示鳞化或靴钉样细胞而类似于透明细胞癌，但其核形态温和，无异型性或核分裂。随访为良性，局灶复发有报道，可能是继发于不完全切除。

第四节　隧道样腺丛

隧道样腺丛（tunnel clusters）通常为偶然发现，约累及 10% 的成年女性，通常为多产妇。隧道样腺丛通常无症状，偶可导致黏液样排液。隧道样腺丛由卵圆形或圆形、紧密排列的大小不一的宫颈型小管呈圆形、分叶状聚集。大约 40% 的囊性亚型显示肉眼可见的分叶状肿块性病变，囊性亚型主要为扩张腺体，被覆单层的扁平立方或柱状细胞。通常缺乏异型性和核分裂。非囊性亚型主要为小腺体。隧道样腺丛为良性病变，无复发或恶性转化的风险。

第五节　宫颈管微腺体增生

宫颈管微腺体增生（microglandular hyperplasia）是一种子宫颈管腺体的良性增生性病变，在育龄期最常见，微腺体增生常常无症状，常与使用激素或口服避孕药或妊娠相关，可能起源于储备细胞增生。常在子宫颈活检、锥形活检或子宫切除术标本中偶然发现。

镜下可以为单个病灶或呈多灶分布，可以累及子宫颈管裂隙的表面和（或）深部。最常见的结构是紧密排列的大小不等的腺体或腺管单位（图 25-3）。腺体形状和大小不一，从小而圆到大而不规则扩张的囊状结构，腺体间的间质常常有急性和慢性炎细胞浸润。腺体由柱状或立方细胞组成，伴有黏液空泡，通常位于核下，可能导致细胞呈印戒样。核小而规则，核分裂很少见。亚型包括实性、网状和小梁状。部分区域细胞核深染并出现多形性微腺体旺炽性增生，不规则排列的腺体可以产生假浸润形态，可能被误认为是腺癌，尤其是透明细胞腺癌。微腺体增生出现实性区域，特别当实性区域占主要成分或出现印戒样细胞时，难以和腺癌鉴别。

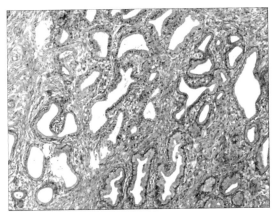

图 25-3　不规则扩张的囊状结构（4×10）

第六节　小叶状宫颈腺体增生

小叶状宫颈腺体增生（lobular endocervical glandular hyperplasia，LEGH）是一种少见的形式，可以发生于育龄期或绝经后女性。与水样或黏液样阴道排液有关，可为偶尔的镜下发现。在某些病例，放射检查可能会发现肿块性病变。通过免疫组织化学染色HIK1083抗体阳性证实这种增生有独特的胃的表型（幽门腺体化生）。

镜下小叶状增生由小至中等大小的宫颈腺体组成，部分伴有囊性变，通常围绕在一个较大中央腺体的周围，局限于宫颈间质的内侧一半。腺体被覆良性的柱状、黏液样上皮并伴有轻微非典型性，细胞缺乏重度异型性，核分裂象不超过 2 个/10HPF。腺体单元呈有序的小叶结构，缺乏不规则的深部间质浸润和间质纤维组织增生，CEA 阴性，这些特点可以与恶性腺瘤鉴别。小叶状增生偶伴有原位和浸润性腺癌，特别是子宫颈管恶性腺瘤和子宫内膜、输卵管和卵巢的良性、交界性、浸润性子宫颈管黏液性病变。

第七节　弥漫性层状子宫颈管腺体增生

弥漫性层状子宫颈管腺体增生（diffuse layer endocervical glandular hyperplasia，DLEGH）为良性病变，通常发现在绝经前女性，是另一种少见的增生。由小至中等大小的子宫颈管腺体紧密排列，局限于子宫颈壁上 1/3。与小叶状增生不同，该病变呈层状，缺乏分叶状结构，与下方的间质分界清楚，在基底部呈一条直线。细胞可有轻微的反应性非典型性。有时与肿瘤难以鉴别，依赖于其境界清楚的边界，缺乏恶性细胞学特征，缺乏浸润间质的促结缔组织增生反应，以及其所处的浅表位置可以与恶性腺瘤鉴别。少见不符合小叶状宫颈腺体增生或弥漫性层状子宫颈管腺体增生描述的子宫颈管腺体增生，这类病例可使用描述性词汇"子宫颈管腺体增生-非特殊类型"。

第八节　中肾管残余和增生

流行病学调查显示，10％～20％的成人宫颈和高达 40％的新生儿和儿童宫颈可发现中肾管残余。中肾管增生最常见于育龄期和绝经期后，几乎总是在子宫切除或锥形活检标本中被偶尔发现。中肾管残余最常见于子宫颈侧面，病变常常位于子宫颈侧壁，由小的、分叶状、界限清楚的小管聚集排列成小簇状，小管内衬无纤毛、低柱状或立方状的上皮细胞，细胞不含糖原或黏液，这是中肾管上皮的特点，可以和子宫颈管上皮鉴别。小管腔常常充满粉红色、均质的、PAS 阳性的分泌物。中肾管残余可以增生，形成子宫颈透壁的旺炽性小管腺体增生，根据腺体结构的构成，一些学者将中肾管增生分成不同的组织学类型，最常见的类型称为小叶型，倾向于发生在较年轻的妇女，病变不广泛。弥漫型多发生在更深的子宫颈间质，弥漫型较少见。

中肾管残余和增生（mesonephric remnants and mesonephric hyperplasia）为良性病变，中肾管残余常常混合有增生性小管。它可能被误认为是子宫颈管的微偏腺癌，中肾管增生缺少复杂的腺体结构、核分裂象、细胞内黏液和腺体周围间质水肿，这些特点可以和腺癌鉴别。与大多数子宫颈腺癌相反，中肾管增生的 CEA 阴性，而且 Ki-67 指数低。

第九节　Arias-Stella 反应

Arias-Stella 反应为良性病变，无恶性潜能。多见于妊娠患者，偶见于使用激素的未妊娠患者和妊娠滋养细胞疾病的患者。Arias-Stella 反应由增大的腺细胞组成，胞质空泡状、透明或呈嗜酸性，核深染、通常污浊，伴有靴钉样特征，腺体内上皮可成簇状或乳头状，核分裂罕见。该病变可累及衬覆的单个或小群宫颈腺体，但罕见融合。亦可发生于宫颈息肉内。主要鉴别诊断为透明细胞癌或宫颈原位腺癌，尤其是活检小标本中需要注意。

第十节　子宫颈内膜异位

良性子宫颈管型腺体，通常累及宫颈壁外半部分。子宫内膜异位症（endocervicosis）由异位的子宫内膜腺体和间质构成。子宫内膜异位症可以发生在宫颈外侧部或子宫颈管，宫颈子宫内膜异位症为一个或多个蓝色或红色小结节，直径数毫米，偶尔病变可以更大或呈囊状，可以导致异常的阴道出血。

宫颈子宫内膜异位有两种类型：表浅型和深在型。前者更常见，与盆腔子宫内膜异位无关。后者与盆腔子宫内膜异位有关，发生于宫颈外侧部。子宫内膜腺体为圆形至卵圆形，可为囊性。它们被覆假复层上皮，类似于正常或轻微增殖的子宫内膜，可见一些核分裂。间质成分通常围绕腺体周围，但可能极少。常伴有间质出血或含铁血黄素色素。子宫内膜腺体 p16 可以阳性，但在某种程度上表达方式基本上总是为斑片状，若伴有显著或广泛的输卵管化生，局灶腺体可以存在更加弥漫的表达方式，后一现象在活检小标本中与宫颈原位腺癌可能难以鉴别。BC12 通常弥漫阳性，但在原位腺癌中为局灶或斑片状染色。深在型有相似的形态和染色模式。仅有宫内膜间质而无腺体的亚型，称为间质性子宫内膜异位。

子宫内膜异位为良性病变，异位病灶可以恶变，但非常罕见。

第十一节　术后梭形细胞结节

术后梭形细胞结节（postoperative spindle-cell nodule，PSCN）该种病变发生于下生殖道手术后 2.5～12 周（平均 6 周），镜检类似肉瘤。其好发于女性阴道、宫颈和子宫内膜。巨检为软的息肉状肿块，直径最大者可达 4 cm，镜下为交错的胖梭形细胞束，有细网状小血管，常有溃疡伴表浅急性炎细胞浸润，病变深部有慢性炎细胞浸润，常有小灶出血和轻-中度水肿。核分裂可多达 25 个/10HPF。瘤细胞核较胖，空泡状有 1～2 个清楚的核仁，但异型性不大。该病变可对周围组织有适度浸润。电镜下瘤细胞有纤维母细胞特征，免疫组化 desmin 可阳性，且部分病例细胞角蛋白亦可阳性。PSCN，镜下除细网状小血管外，与平滑肌肉瘤难以区别，区别要点为近期手术病史。

第十二节 异位前列腺组织

异位前列腺组织（ectopic prostatic tissue）特征为宫颈上皮被典型的良性的前列腺腺体取代，含有基底细胞，并显示不同程度的鳞状分化。

● 闵晓红　毛永荣

参考文献

［1］ Clement PB,Young RH.Deep nabothian cysts of the uterine cervix.A possible source of confusion with minimaldeviation adenocarcinoma(adenoma malignunt)［J］.Int J Gynecol Pathol,1989,8:340-348.

［2］ Young RH,Harris NL,Scully RE.Proliferations and tumors of intermediatetrophoblast of the placental site［J］.Semin Diagn Pathol,1988,5:223-237.

［3］ Novomy DB,Maygarden SJ,Johnson DE,et al.Tubal metaplasia:a frequent potential pitfall in the cytologic diagnosis of endocervical glandular dysplasia on cervicalsmears［J］.Acta Cytol,1992,36(1):1-10.

［4］ Jone MA,Young RH,Scully RE.Diffuse laminar endocervical glandular hyperplasia:a benign lesion often confused with adenoma malignum［J］.Am J Surg Pathol,1991,15:1123-1129.

［5］ Clement PB.Postoperative spindle-cell nodule of the endometrium［J］.Arch Pathol Lab Med,1988,112:566-568.

［6］ Kay S,Schneider V.Reactive spindle cell nodule of endocervix simulating uterine sarcoma［J］.Int J Gynecol Pathol,1985,4:255-257.

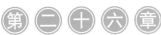

第二十六章

腺癌的病理诊断

第一节 概　　述

宫颈腺癌（endocervical adenocarcinoma，EA）约占所有宫颈原发癌的 25％。约 90％ 的宫颈腺癌是高危型人乳头瘤病毒（human papillomavirus，HPV）感染所致，其中最常见的是普通型宫颈腺癌。非 HPV 相关的宫颈腺癌亚型有其独特的临床病理学特征、预后特征，且近些年病例数有增加趋势。目前世界卫生组织宫颈肿瘤分类中，是根据形态学特征（主要是细胞学特征）来对宫颈肿瘤进行分类的。该分类方案的主要局限性在于并未体现不同亚型的病理机制、相关定义欠明确、可重复性欠佳，因此对临床治疗方案的指导性尚有欠缺。尽管高危型 HPV 感染在宫颈腺癌中的病因作用已广为人知，但具有独特临床病理特征和预后的非 HPV 相关宫颈腺癌认识正在逐渐深入，因此需从临床相关性及可重复性方面入手，改进宫颈腺癌的分类。国际宫颈腺癌分类标准（international endocervical adenocarcinoma criteria and classification，IECC）则是整合了形态学、病因/发病机制、生物学行为的宫颈腺癌分类（表 26-1）。IECC 是通过研究世界范围内 7 家机构、409 例宫颈腺癌病例，希望可以仅凭形态学中有无 HPV 相关特征来区分出 HPV 相关宫颈腺癌、非 HPV 相关宫颈腺癌，其中的 HPV 相关特征即低倍镜下可见显著的顶端核分裂、凋亡小体。HPV 相关宫颈腺癌又可根据细胞学特征进一步分类，而非 HPV 相关宫颈腺癌则根据有无局灶 HPV 相关特征进一步分类。IECC 的宫颈腺癌分类可通过免疫组化 P16、P53、vimentin、PR 及 HPV-RNA 原位杂交结果进一步证实：普通型宫颈腺癌中 HPV 和 P16 的阳性率分别为 95％、90％；非 HPV 相关宫颈腺癌中这二者的阳性率仅为 3％、37％。同时，两组腺癌之间有显著的临床预后差异，相比 HPV 相关宫颈腺癌来说，非 HPV 相关腺癌肿瘤体积更大、患者年龄更大（$P < 0.001$）。

表 26-1　宫颈腺癌形态学特征、HPV 状态、免疫表型简述

IECC 分类	形态学特征	HPV 阳性率（％）	免疫组化 p16 弥漫阳性比例（％）	其他免疫组化指标
HPV 相关的宫颈腺癌	低倍镜下可见位于顶端的核分裂及凋亡小体	88	82	结果不一，详见各亚型所述

IECC 分类	形态学特征	HPV 阳性率 (%)	免疫组化 p16 弥漫阳性比例 (%)	其他免疫组化指标
1. 普通型	胞质内有黏液的细胞比例为 0%～50%，伴或不伴良性鳞状分化	87	83	CEA 阳性；vimentin、ER、PR 阴性
2. 绒毛腺管型	普通型的形态，伴外生型纤细长乳头状结构	100	50	CEA 阳性
3. 黏液型-NOS	普通型的形态，且胞质内有黏液的细胞数量＞50%	100	100	CEA、CK7 阳性；CDX2、CK20 结果不一；ER、PR 阴性
4. 黏液型-肠型	普通型的形态，且具有杯状形态的细胞数量≥50%	100	75	CEA、CK7 阳性；CDX2、CK20 结果不一；ER、PR 阴性
5. 黏液印戒样	普通型的形态，且具有印戒样形态的细胞比例≥50%	—	—	CEA、CK7 阳性；CDX2、CK20 结果不一；ER、PR 阴性
6. ISMILE	复层柱状上皮呈浸润性巢状、周围呈栅栏状，且胞质内有数量不等的黏液	100	50	—
非 HPV 相关的宫颈腺癌	低倍镜下不易查见位于顶端的核分裂及凋亡小体	3	38	结果不一，详见各亚型所述
1. 胃型	肿瘤细胞具有大量的透明样、泡沫样或淡嗜酸性胞质，细胞之间分界清晰，核浆比低，细胞核不规则位于基底处，伴或不伴肠型分化，包括微小偏离型腺癌	4	33	HIK1083 阳性；CK7、CK20、CEA 结果不一；p53 突变型；ER、PR 阴性
2. 中肾管癌	导管状、管状、乳头状、条索样或其他生长方式，腔内伴嗜酸性胶样物，类似中肾管残余	—	100	CK（CK-pan、EMA、CAM 5.2）、calretinin、vimentin、CD10（顶端）阳性；PAX8、TTF-1、HNF-1β、AR、inhibin 结果不一；ER、PR、CK20、CEA 阴性

IECC 分类	形态学特征	HPV 阳性率（%）	免疫组化 p16 弥漫阳性比例（%）	其他免疫组化指标
3. 透明细胞癌	实性、乳头状和/或管状囊性结构，细胞呈多边形，具有高度异型但均一的细胞核	0	29	HNF-1β、napsin-A 阳性；CD10、CEA、ER、PR 阴性；p53 野生型
4. 子宫内膜样癌	明确的子宫内膜样特征：至少局灶有子宫内膜样腺体（腺体衬覆细胞为柱状、细胞核呈假复层），伴或不伴鳞状分化和/或子宫内膜异位	0	67	CEA、EMA、CK7 阳性；ER、PR、vimentin 阴性
5. 浆液性癌	乳头状和/或微乳头状结构，细胞呈复层或假复层，弥漫分布高度异型性细胞核，细胞之间相对黏附性差	0	50	CEA、CA125、WT1 结果不一；ER、PR 阴性；p53 为突变型
6. 腺癌-NOS	无法按照上述标准进行分类的宫颈腺癌	83	33	结果不一

第二节　宫颈原位腺癌

宫颈原位腺癌（adenocarcinoma in situ，AIS）平均发病年龄为 35～40 岁，比浸润性癌提前 10～15 年，常与宫颈高级别鳞状上皮内病变有关，约 93% 与高致癌风险的 HPV16型及 HPV18 型有关。同义词：高级别宫颈腺上皮内病变（high-grade cervical glandular intraepithelial neoplasia，HG-CGIN）。

临床无特异性，阴道镜下偶尔多灶性，累及宫颈的多个象限。细胞学筛查时发现异常，显示为非典型宫颈腺细胞，可与 HSIL 并存。

AIS 有几种亚型，包括普通型、肠型、子宫内膜样型和复层产生黏液的上皮内病变（SMILE）。镜下形态：肿瘤局限于宫颈管腺上皮，肿瘤细胞与正常腺上皮细胞之间常常突然转化，肿瘤保持正常腺体结构，腺体周围无促纤维结缔组织增生或间质反应，肿瘤腺体可出现腔内乳头状内折。常常同时伴有 HSIL 病变。细胞特点：腺上皮细胞呈不同程度的复层化，极向消失，排列拥挤，细胞核拉长呈雪茄状或不规则，染色质深染呈粗颗粒状，细胞核可见核仁，核分裂象多少不等（明显或少），细胞胞质明显减少，仅见少量黏液。大多数病例腺体基底部可见凋亡小体（图 26-1）。提示浸润的征象：腺体周围出现促纤维结缔组织增生或间质反应，腺体出现旺盛的出芽、广泛的筛孔状结构，局灶性腺体融合或背靠背，腺体位置超过正常腺体深度。

免疫组化：病变上皮呈 P16 和 ProEx™C（异常 S 期诱导蛋白）弥漫强阳性，Ki-67 增殖指数增高（＞45％，通常为 45％～70％），ER 通常阴性，PR 阴性更有特异性。IMP3 和 PAX8 阳性，而 PAX2 阴性。

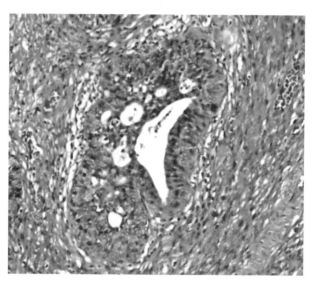

图 26-1　宫颈原位腺癌（4×10）
肿瘤细胞排列密集，核复层，胞质内黏液明显减少

预后：大多数情况下，AIS 可以通过环形切除和细胞学密切随访而治愈。若无生育需求，首选子宫切除。保守治疗术后必须通过阴道镜、细胞学和 HPV 检测进行密切随访。

第三节　普通型宫颈腺癌

宫颈普通型腺癌是指黏液相对稀少的宫颈腺癌，低倍镜下可见显著的顶端核分裂、凋亡小体，且胞质内有黏液的肿瘤细胞比例不足 50％。普通型腺癌中也可见良性鳞状化生。

普通型宫颈腺癌占所有宫颈腺癌的 85％～90％，一般发生于 50～60 岁患者。大部分病例（80％）表现为阴道出血及肿物，约 50％为外生性生长，宫颈处溃疡或弥漫浸润的情况（桶型宫颈）少见。有些患者可能并无症状但宫颈细胞学表现为异常。

组织学：中高分化者表现为筛状、乳头状、实性、微腺性或囊性，细胞圆形至卵圆形，黏液稀少；低分化者则表现为簇状、条索状或单细胞浸润，伴促纤维结缔组织增生或炎症性改变。可以有黏液湖。肿瘤细胞呈假复层，细胞核增大、拉长、深染，核仁显著，胞质顶端嗜双色性或嗜酸性、黏液稀少，易见凋亡小体，管腔面易见类似"漂浮"的核分裂（图 26-2）。腺体排列杂乱无章，超出正常宫颈腺体分布的范围，向深部侵犯深度超过 8 mm，或出现在深部的大血管及神经旁，对诊断很有价值。

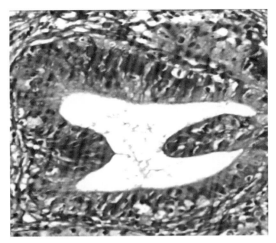

图 26-2　普通型宫颈腺癌（10×10）
腺体显示假复层结构，核分裂象位于胞质顶部，
见显著大核仁和凋亡小体

免疫组化：P16 和 CEA 弥漫阳性，Vimentin、ER、PR 一般阴性；高危型 HPV 信使 RNA 原位杂交检测要比免疫组化 P16 更为敏感和特异，因此在 HPV 阳性腺癌相关检测中要优于 P16。CK7 一般阳性，CK20 阴性，伴肠型分化时可表达 CK20、CDX2。至少 75% 的病例为 PAX8 阳性。

预后：该肿瘤 5 年总生存率根据疾病分期不同而不同。Ⅰa 期 93%～100%，Ⅰb 期 83%，Ⅱ 期 50%～59%，Ⅲ 期 13%～31%，Ⅳ 期 6%。

第四节　黏液腺癌

一、胃型

胃型腺癌是第二常见的宫颈腺癌类型，在非 HPV 相关宫颈腺癌中属最常见类型，是一种显示胃型分化的黏液腺癌，HPV 相关宫颈腺癌的形态学特征极少或缺失。

胃型腺癌约占所有病例的 10%。日本宫颈腺癌人群中，胃型腺癌高达 25%。患者发病年龄平均 42 岁。大部分为散发病例，但也可与 STK11 种系突变有关（Peutz-Jeghers 综合征）。P53 突变率接近 50%。

临床特征：可以表现为阴道流血、排出黏液样或水样液体，或有腹部不适，宫颈呈桶型、质硬的肿物，切面黄色、出血、质脆，或黏液样；无症状的患者也可出现宫颈细胞学异常或卵巢转移。

组织学：肿瘤细胞有大量透明、泡沫样或弱嗜酸性的胞质，细胞分界清晰。细胞核一般位于基底，可以呈小圆形、卵圆形，至显著增大、不规则、染色质空泡状、核仁显著等。细胞顶端一般具有大量黏液。也可出现肠型分化（图 26-3）。尽管该肿瘤由于细胞内有幽门腺型黏液而称之为胃型腺癌，但其形态学类似胰胆管的腺癌，且免疫组化也有相似表现。如果胃型腺癌出现低分化表现，则肿瘤细胞可以呈单细胞或簇状生长，核浆比高，且失去胞质丰富的表现。胃型腺癌高分化谱系的一端即所谓微小偏离型腺癌（minimal deviation adenocarcinoma，MDA），低分化谱系的一端即恶性腺瘤；有时同一肿瘤内可以同时出现。纯粹的微小偏离型腺癌可能会诊断不足，因为其形态学为有欺骗性的温和表现。不过，由于至少局灶有典型恶性肿瘤细胞，因此充分取材应该可以作出确诊。并不建议对胃型腺癌进行分级，因为即使"高分化"表现的肿瘤也会有侵袭性行为。因此，最好将胃型腺癌统一视为高级别。

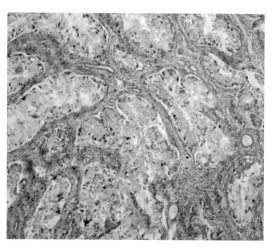

图 26-3　胃型黏液腺癌（10×10）
腺体衬附的黏液上皮细胞，胞浆丰富透明，细胞
边界清楚，胞核圆形，缺乏异型性

组织化学及免疫组化：胃型腺癌中的中性胃型/幽门腺型黏液在 PAS/AB 染色中呈紫红色至粉色，而正常颈管腺体及普通型宫颈腺癌中的酸性黏液则呈深蓝色。PAS/AB 染色可以很简单地检测胃型黏液，尤其是 HIK1083 抗体尚未广泛应用，且低分化胃型腺癌中可能会有阴性表现，更是凸显了 PAS/AB 染色的优势。P16 一般为阴性或局灶阳性。高达 52% 的病例可见 P53 表达异常，而 ER、PR 一般阴性。CK7 一般阳性，而高达 50% 的病例可以表达肠型分化标记 CK20、CDX2，但多为局灶性表达。PAX8 一般为阳性（68%～80%），可用于和胰胆管来源肿瘤的鉴别。

预后：较普通型腺癌预后差，侵袭性更强。胃型腺癌是一种侵袭性肿瘤，化疗耐药，且容易出现腹膜及腹部的播散。大部分患者为进展期，但即使Ⅰ期患者，其预后也要持谨慎态度，Ⅰ期 5 年生存率为 62%，总的 5 年生存率仅有 32%。

二、肠型

显示肠型分化区域的黏液腺癌，约占宫颈腺癌的 8%，患者平均发病年龄为 47 岁（范围 26～69 岁），HPV-DNA 检出率为 83%～100%。需要与肠癌转移鉴别。

组织学：腺癌中局灶出现杯状细胞、嗜银细胞和潘氏细胞，可伴有腺腔内坏死，其余为典型的黏液型上皮。在宫颈管黏膜上皮中出现杯状细胞，要考虑肿瘤性病变（图 26-4）。

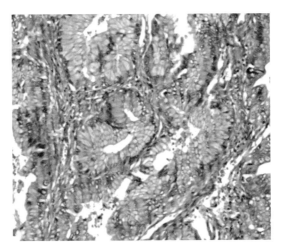

图 26-4　肠型黏液腺癌（10×10）

腺体被覆黏液型柱状上皮，核位于基底，浸润性
生长，周边见纤维间质反应

免疫组化：免疫表型除与普通腺癌相似外，还可标记 CDX2 和/或 CK20，CK7 阳性，P16 可阳可阴。

三、印戒细胞型

肿瘤内显示局灶或弥漫的印戒细胞分化。单纯的印戒细胞型非常罕见，更多见的是与宫颈管肠型、胃型或神经内分泌分化癌相混淆。组织学为胞浆内充满酸性黏液的肿瘤细胞成团或单个浸润，细胞浆内黏液挤压细胞核，使其偏位呈印戒细胞样改变（图 26-5）。免疫组化：CK7、CEA 阳性，P16 可阳可阴。有报道此型与 HPV18 型有关。

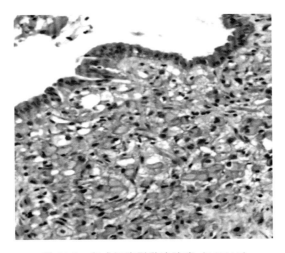

图 26-5　印戒细胞型黏液腺癌（10×10）

肿瘤细胞胞浆内充满黏液，黏液挤压细胞核，使
其偏位呈印戒细胞样改变

第五节　绒毛管状腺癌

绒毛管状腺癌是指呈独特外生性、绒毛-腺管状生长的腺癌，是分化好的宫颈管型、子宫内膜样型或肠型宫颈腺癌的变异型，占宫颈腺癌的 3%～6%，患者平均发病年龄为 33～41 岁，预后较好。

组织学：肿瘤外生部分显示绒毛分叶状、乳头状生长，乳头细长，被覆细胞为宫颈管、子宫内膜样或肠型细胞，细胞轻至中度异型性（图 26-6）。细胞核圆形或卵圆形，染色质粗、胞浆黏液少或无，核假复层至复层，散在核分裂象，可见凋亡小体。绒毛间质为数量较少的梭形细胞，也可有急、慢性炎症细胞。一般无间质浸润或浸润较表浅。需要注意的是，小活检标本中不要做出绒毛状腺癌的诊断，因为无法评估是否有其他高级别成分，而根据相关定义，绒毛管状腺癌属于低级别肿瘤。

免疫组化：绒毛管状腺癌显示与普通宫颈腺癌相似的免疫组化表型，但显示野生型 P53 表达。HPV16、HPV18 或 HPV45 型为主要的致病基因型。

预后：肿瘤伴表浅浸润性病例罕见淋巴结转移，预后好。无淋巴管、血管浸润时，适合保守治疗，行宫颈锥形切除术并密切随访。

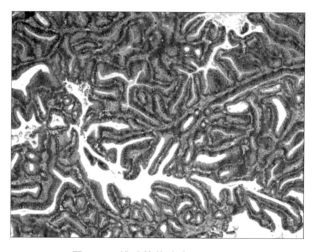

图 26-6　绒毛管状腺癌（10×10）
肿瘤细胞排列呈绒毛乳头状生长，核复层，被覆细胞异型性小

第六节　子宫内膜样腺癌

宫颈子宫内膜样腺癌罕见，组织学是子宫内膜样癌形态特征。发病率不到宫颈腺癌的 5%，诊断中常将此型误诊为普通型腺癌。此型癌被认为是宫颈管腺体内子宫内膜化生或子宫内膜异位症发展而来，发病年龄为 43～50 岁，HPV-DNA 在宫颈鳞柱交界处的检出率为 100%，而病变在宫颈上段及下段通常为 HPV 阴性。

大体观：类似普通型宫颈腺癌。

组织学：肿瘤组织形态类似于子宫体发生的子宫内膜样腺癌。肿瘤通常由小、圆的，轮廓清楚的管腔紧密排列。也可呈乳头状或筛状结构，部分呈实性区域，肿瘤细胞为假复层至复层排列，细胞核垂直于基底膜呈栅栏状排列，极少有胞质内黏液，罕见亚型可能分化极好，称为微偏型子宫内膜样腺癌（图26-7）。肿瘤由分化好的管状或囊状扩张的内膜型腺体组成，细胞非典型性小，核分裂少见，但往宫颈壁浸润，间质反应较少或无。免疫组化鉴别见表26-2。

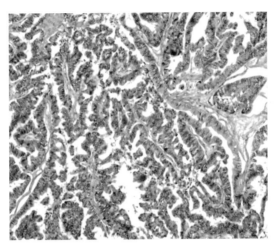

图 26-7　子宫内膜样腺癌（10×10）

肿瘤细胞排列呈不规则腺管状，核复层、深染，

细胞核垂直于基底膜

表 26-2　宫颈普通型腺癌与子宫内膜样癌免疫组化鉴别

组织学特征	普通型子宫颈腺癌	宫颈子宫内膜样腺癌
核	中等至显著不典型，色彩晦暗拉长，核轮廓清晰，染色质粗糙	轻度异型性，圆形至椭圆形核，苍白的泡状染色质和核仁
核分裂	丰富	分散或罕见
细胞凋亡	常见	少见
细胞内黏蛋白	丰富，苍白，清晰的细胞质	缺乏，大部分嗜酸性细胞质
原位病变	原位腺癌	复杂的不典型增生
肿瘤细胞的免疫染色		
雌激素受体	阴性，很少阳性	阳性
孕酮受体	阴性	阳性
波形蛋白	阴性	阳性
P16	弥漫强阳	阳性
癌胚抗原	阳性	阴性

续表

组织学特征	普通型子宫颈腺癌	宫颈子宫内膜样腺癌
间质细胞的免疫染色		
CD10	阴性	阳性
CD34	阳性	阴性
分子检测		
HPV-DNA	阳性	阴性

第七节 透明细胞腺癌

透明细胞腺癌由透明细胞或靴钉样细胞组成，形成实性、管状囊性和/或乳头状结构的腺癌，占宫颈腺癌的 2%～7%，发病年龄有 2 个高峰：第一高峰为 17～37 岁（平均 26 岁），第二高峰为 44～88 岁（平均 71 岁）。透明细胞癌的发病与子宫乙烯雌酚（DES）暴露或散发有关，且与高危型 HPV 有关。临床上源于 DES 暴露背景的肿瘤通常发生于宫颈管内或阴道上 1/3，患者可同时伴有阴道腺病和生殖道畸形，易早期发现，预后较好。散发病例则多见于宫颈管，与普通型宫颈腺癌表现相似。最常见症状为阴道流血和/或排液，伴息肉状或溃疡型质脆肿物，最大径可达 4 cm，肿瘤呈内生性时可更大，或表现为细胞学检查结果异常。

组织学：可观察到 4 种结构，即管状、囊性、乳头状和实性型，乳头状的纤维血管轴心常出现特征性的透明胞浆，而管状及腺样结构中常见突出的鞋钉样细胞，腔内可见黏液样物质，肿瘤中常几种结构混合存在。细胞学：细胞呈立方或扁平状、鞋钉样，胞浆透明，糖原丰富，胞核中-重度异型性，包括胞核大小、形态和核深染等（图 26-8）。

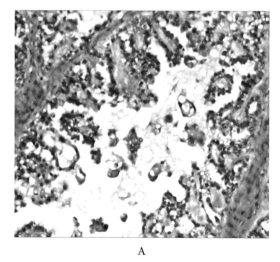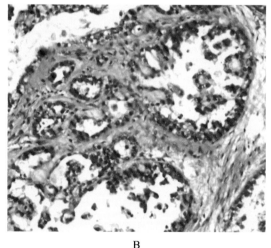

A   B

图 26-8 透明细胞腺癌（10×10）

A. 肿瘤排列呈不规则腺管状、乳头状，胞浆透明或嗜酸，核深染；B. 肿瘤排列呈腺管状，胞核中度异型性，脱落至管腔

　　免疫组化：透明细胞癌一般表达 CK7、PAX8、HNF-1β、NapsinA。P16 及 P53 也可有阳性表达（异常表达）或阴性，CD10、ER、PR 一般阴性。CEA 阴性，这一点可用于透明细胞癌和胃型腺癌的鉴别。

　　预后：该肿瘤为 HPV 阴性肿瘤。与 DES 相关的透明细胞癌预后较好。一组老年患者免疫组化显示 EGFR（75％病例）和 HER-2（25％病例）表达增高；50％病例 PTEN 表达缺失；58％病例 PAKT 阳性，50％病例 p-mTOR 阳性。分期较低的透明细胞癌预后极好，而进展期者则在 2～3 年出现复发，一般会有盆腔淋巴结的受累。

第八节　浆液性腺癌

　　宫颈浆液性腺癌罕见，与子宫内膜或附件的浆液性腺癌有相同的组织学表现。年轻患者通常与 HPV 有关，代表"浆液样"普通型腺癌。而老年患者伴有 P53 突变，类似于子宫和附件对应的肿瘤。有报道少数病例中，罕见肿瘤有 HPV 阳性，患者年龄为双峰分布，40 岁以前为第一峰，65 岁以后为第二峰，临床上常以异常阴道出血，排出水样液，以及异常宫颈细胞学明确诊断。

　　大体观：类似于其他宫颈腺癌。可呈现溃疡性肿块，也可有外生性乳头状，也有宫颈见不到明确肿物的。组织学：肿瘤显示复杂、乳头状结构或不规则的狭缝状腺腔的腺体结构，乳头较为纤细、轴心不明显。被覆细胞呈柱状或立方形，胞浆嗜酸性，相对较少，胞核大小和形状明显异型性，包括畸形核、双核等，多数细胞核有明显核仁，核分裂活跃，见病理性核分裂。被覆细胞可形成簇状突向表面，也可形成腺腔或实性，部分细胞核突出上皮表面形成特征性"钉突"外观，核黏附性差，易脱落入腺腔内（图 26-9）。有时在间质及腺腔内可以见到砂砾体，也可能见到淋巴管侵犯。在一系列的报道中，几乎有一半的浆液性癌混有其他组织学类型，最常见的为低级别绒毛腺管状癌，散在子宫内膜样腺癌和透明细胞腺癌。

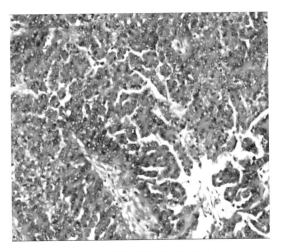

图 26-9　宫颈浆液性腺癌（4×10）
肿瘤显示复杂、乳头状结构，核异型性可见

免疫组化：多数病例 P53 阳性，P16 一般阴性，可表达 CEA，有些也可检测出 HPV，ER、PR 阴性。

预后：宫颈浆液性癌预后差，大约 40% 的患者 5 年内死亡。预后因素包括年龄大、分期高、肿瘤大于 2 cm、浸润超过 1 cm、淋巴结转移和血浆 CA125 升高。

第九节　中肾管腺癌

中肾管腺癌罕见，一种源于中肾残余的腺癌。与高危型 HPV 无关。发病年龄广泛，平均年龄约 52 岁。

大体检查：肿瘤通常起源于宫颈侧壁或后壁，可能深部浸润，体积大或外生性。有时病变可累及整个宫颈管，更常见累及宫颈下段，少数病例肉眼见不到肿块，仅活检时偶尔发现。组织学：肿瘤的形态多样，包括管状、绒毛状、网状、实性索状和肉瘤样，这些形态可在同一肿瘤中以不同比例出现，最常见的是管状腺样结构，小管和腺体排列紧密。管腔内见深嗜酸性分泌物，类似良性中肾管增生。如图 26-10 所示。小管被覆的细胞呈立方状、柱状或扁平状，具有一定异型性，常可见核分裂象；导管模式包括大管状或扩张的腺腔，内衬高柱状深染大细胞核，偶有腔内乳头，类似子宫内膜样癌；网状模式的特点是分枝、曲折样腺腔类似卵巢网；乳头模式类似透明细胞癌或浆液性癌的乳头状生长，但细胞核缺乏异型性；实性索状模式中肿瘤呈长条索状或小梁状。少数情况肿瘤可见异源性肉瘤成分，如子宫内膜间质肉瘤、横纹肌肉瘤及骨肉瘤等，确定肿瘤源于中肾管者，需要在肿瘤周围找到残留或残存的中肾管，有时可见到良性病变向恶性病变过度的区域。

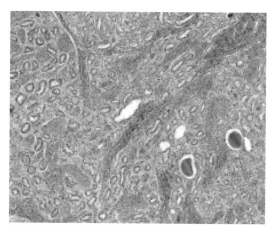

图 26-10　中肾管腺癌（4×10）

呈管状生长，弥漫性浸润，局灶管腔内有嗜酸性
分泌物，无促纤维结缔组织反应

免疫组化：腺腔内嗜酸性物质呈 PAS 阳性。中肾管癌表达 CK、calretinin、vimentin、CD10（顶端阳性），不表达 ER、PR、CK20、CEA。PAX8 及 HNF-1β 一般也是阳性。GATA3 是中肾管残余和增生的强有力标记物，因此宫颈中肾管癌中也为阳性表达。有报

道称女性上生殖道中肾管样癌 TTF-1 阳性，但宫颈肿瘤中较少阳性。P16 为阴性或局灶阳性。约 30％的病例表达 AR 及 inhibin。

预后：目前认为该肿瘤发生于中肾管残余，为 HPV 阴性肿瘤。该肿瘤极具侵袭性，即使分期较低的时候也是如此。某些形态学特征可能意味着预后更差，如出现实性、梭形成分。远期复发及转移也有报道。

第十节　浸润性复层产黏液的腺癌

浸润性复层产黏液的腺癌（invasive stratified mucin-producing carcinoma，ISMILE）是指具有 HPV 阳性宫颈腺癌特征、复层柱状上皮呈浸润性巢状、周边有栅栏状排列，且胞质内有数量不等黏液的腺癌。如图 26-11 所示。目前世界卫生组织分类中并未将其视为一种单独的亚型。国际宫颈腺癌分类标准研究中，ISMILE 约占所有病例的 3％；报道患者确诊时年龄平均 44 岁。

临床上常表现为阴道流血、宫颈肿物、腹水。该肿瘤大体特征尚不完全明确，但可能与普通型腺癌近似。目前认为原位腺癌亚型之一复层产黏液型上皮内病变（stratified mucin-producing intraepithelial lesion，SMILE）源自宫颈移行带的多能储备细胞，组织学表现为胞质内有黏液的不成熟化生性上皮细胞、整个上皮全层均呈复层排列。一般细胞核有中等程度异型、深染、核分裂显著，可见凋亡小体。浸润性病变即 ISMILE，则属于形态学特征类似 SMILE 的独特浸润性癌。与经典型腺癌不同，ISMILE 并不形成明显的管腔或形态完好的腺体。瘤细胞胞质内有黏液或微小腔隙，细胞巢全层呈复层排列。细胞巢周边的细胞核常呈栅栏状，且常伴显著的急性炎症细胞浸润，如中性粒细胞、嗜酸性粒细胞。肿瘤可以完全表现为上述形态，也可伴有其他形态，如普通型腺癌、鳞癌、腺鳞癌、胶样癌、印戒细胞样癌，可能会掩盖 ISMILE 的形态学表现。该肿瘤可以较表浅，也可深部浸润，浸润深度 1～19 mm 不等。

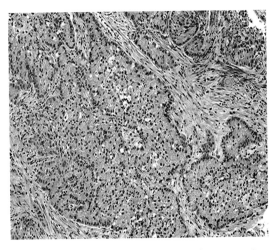

图 26-11　浸润性复层产黏液的腺癌（10×10）

全层为复层排列富含黏液的肿瘤细胞

免疫组化：P16 弥漫强阳性，少部分病例均表达 vimentin、ER、PR。与普通型宫颈腺癌不同，ISMILE 中 PAX8 的阳性率较低，部分可表达鳞状上皮标记 P63、P40、GATA3。普通型宫颈腺癌中，免疫组化 P53 染色异常的比例仅为 3.6％，但 ISMILE 中 P53 突变型表达的比例为 28.6％。

预后：一项小型研究中，随访时间平均为 11 个月的 8 例 ISMILE 病例中有 3 例发现了转移癌。

⊙ 闵晓红　毛永荣

参考文献

［1］ An HJ，Kim KR，Kim IS，et al.Prevalence of human papillomavirus DNA in various histological subtypes of cervical adenocarcinoma：a population-based study［J］.Mod Pathol，2005，18（4）：528-534.

［2］ Turashvili G，Park KJ.Cervical glandular neoplasia：classification and staging［J］.Surgical pathology clinics，2019，12（2）：281-313.

［3］ Stolnicu S，Barsan I，Hoang L，et al.International endocervical adenocarcinoma criteria and classification （IECC）：a new pathogenetic classification forinvasive adenocarcinomas of the endocervix［J］.Am J Surg Pathol，2018，42（2）：214-226.

［4］ Pirog EC，Kleter B，Olgac S，et al.Prevalence of human papillomavirus DNA in different histological subtypes of cervical adenocarcinoma［J］.Am J Pathol，2000，157（4）：1055-1062.

［5］ Quint KD，de Koning MN，Geraets DT，et al.Comprehen-sive analysis of human papillomavirus and chlamydia trachomatis in in-situ andinvasive cervical adenocarcinoma［J］.Gynecol Oncol，2009，114（3）：390-394.

［6］ Zaino RJ.Symposium part I：adenocarcinoma in situ，glandular dysplasia，and early invasive adenocarcinoma of the uterine cervix［J］.Int J Gynecol Pathol，2002，21（4）：314-326.

［7］ Karamurzin YS，Kiyoaka T，Parkash V，et al.Gastri C-type endocervicaladenocarcinoma.an aggressive tumor with unusual metastatic patternsand poor prognosis［J］.Am J Surg Pathol，2015，39：1449-1457.

［8］ Howitt BE，Herfs M，Brister K，et al.Intestinal-type endocervicaladenocarcinoma in situ：an immuno-phenotypically distinct subset of AIS affecting older women［J］.Am J Surg Pathol，2013，37（5）：625-633.

［9］ Talia KL，Cretney A，McCluggage WG.A case of HPV-negative intestinal-type endocervical adenocarcinoma in situ with coexisting multifocal intestinaland gastric metaplasia［J］.Am J Surg Pathol，2014，38（2）：289-291.

［10］ Suarez-Penaranda JM，Abdulkader I，Baron-Duarte FJ，et al.Signet-ring cellcarcinoma presenting in the uterine cervix：report of a primaryand 2 metastaticcases［J］.Int J Gynecol Pathol，2007，26（3）：254-258.

［11］ Sal V，Kahramanoglu I，Turan H，et al.Primary signet ring cell carinoma of the cervix：a case report and review of the literature［J］.Int J Surg Case Rep，2016，6（21）：1-5.

［12］ Wang SS，Sherman ME，Silverberg SG，et al.Pathological characteristics of cervical adenocarcinoma in a multi-center US-based study［J］.Gynecol Oncol，2006，103（2）：541-546.

［13］ Young RH，Scully RE.Villoglandular papillary adenocarcinoma of theuterine cervix：a clinicopathologic analysis of 13 cases［J］.Cancer，1989，63（9）：1773-1779.

[14] Jones MW,Onisko A,Dabbs DJ,et al.Immunohistochemistry and HPV in situ hybridization in pathologic distinction between endocervical and endometrial adenocarcinoma:a comparative tissuemicroarray study of 76 tumors[J].Int J Gynecol Cancer,2013,23(2):380-384.

[15] Ansari-Lari MA,Staebler A,Zaino RJ,et al.Distinction of endocervical and endometrial adenocarcinomas: immunohistochemical p16 expression correlated with human papillomavirus(HPV)DNA detection[J].Am J Surg Pathol,2004,28(2):160-167.

[16] Ahrens WA,Barrón-Rodriguez LP,McKee M,et al.Clear cell adenocarcinoma of the cervix in a child without in utero exposure todiethylstilbestrol:a case report and review of the literature[J].Pediatr Dev Pathol,2005,8(6):690-695.

[17] Liebrich C,Brummer O,Von Wasielewski R,et al.Primary cervical cancertruly negative for high-risk human papillomavirus is a rare butdistinct entity thatcan affect virgins and young adolescents[J].Eur J Gynaecol Oncol,2009,30(1):45-48.

[18] Ueno S,Sudo T,Oka N,et al.Absence of human papillomavirus infectionand activation of PI3K-AKT pathway in cervical clear cell carcinoma[J].Int J Gynecol Cancer,2013,23(6):1084-1091.

[19] Zhou C,Gilks CB,Hayes M,et al.Papillary serous carcinoma of theuterine cervix:a clinicopathologic study of 17 cases[J].Am J Surg Pathol,1998,22(1):113-120.

[20] Nofech-Mozes S,Rasty G,Ismiil N,et al.Immunohis-tochemical characterization of endocervical papillary serious carcinoma[J].Int J Gynecol Cancer,2006,16(suppl 1):286-292.

[21] Silver SA,Devouassoux-Shisheboran M,Mezzetti TP,et al.Mesonephric adenocarcinomas of the uterine cervix:a study of 11 cases with immunohistochemical findings[J].Am J Surg Pathol,2001,25(3):379-387.

[22] Howitt BE,Emori MM,Drapkin R,et al.GATA3 is a sensitive and specificmarker of benign and malignant mesonephric lesions in the lower female genitaltract[J].Am J Surg Pathol,2015,39(10):1411-1419.

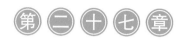

宫颈浸润性腺癌的生物学特性及诊治困境

目前，随着宫颈癌筛查手段的改进，宫颈癌防治取得了显著的成绩，宫颈鳞癌的发生率大幅下降，然而宫颈腺癌的相对发生率和绝对发生率却显著提升。文献报道宫颈腺癌在宫颈癌中所占比例由 20 世纪 50 年代的 5% 上升到 21 世纪的 10%～25%，并且年轻患者的数量明显增加。超过 90% 的宫颈腺癌与高危型 HPV 感染相关，且以 16、18 和 45 型最多见，好发于 42～44 岁的育龄女性。由于生育政策的变化，越来越多的早期宫颈腺癌患者希望保留生育功能，因此宫颈腺癌的诊断及临床处理也受到越来越多的关注。

第一节　宫颈腺癌面临的诊治困境

由于宫颈腺癌发病部位的隐蔽性，三阶梯检查对宫颈腺癌的筛查效果并不明显。尤其是早期浸润性宫颈腺癌，临床医生及患者均面临着诸多诊治困境，详述如下。

早期浸润性宫颈腺癌与原位腺癌鉴别诊断困难。宫颈早期浸润性腺癌是指浸润性腺癌最早期的形式，淋巴结转移的危险性极低。早期浸润性腺癌难以观察到明确肿物，其表现类似于原位腺癌（adenocarcinoma in situ，AIS）。显微镜下，早期浸润性腺癌的细胞学改变也与 AIS 相近，与之不同的是组织结构的变化：腺体更加密集、形状更不规则，乳头及筛状结构更为多见，病灶可以出现融合。腺体常常扩散到正常腺体不应该出现的部位。腺体周围的间质出现水肿、炎症细胞浸润和促结缔组织增生的表现，可见淋巴管血管间隙浸润（lymphovascular space invasion，LVSI）。

2014 年第 4 版 WHO 女性生殖系统肿瘤分类中并没有将早期浸润性腺癌单独分类列出，但在腺癌的组织病理特征中提到腺癌的早期浸润特征，具体如何判断是否为早期浸润性腺癌，大部分病理医生依据 FIGO 分期来确定。但是在实际病理诊断中，早期浸润性腺癌的深度测量较为困难，病理医生之间或不同单位之间的重复性和一致性较低。早期浸润性腺癌约占早期浸润性宫颈癌的 10%，但其中约 20% 的病例无法准确与 AIS 相鉴别，存在漏诊和误诊。因为腺癌的病变性质经常是多灶性，且部分是跳跃性生长，处理上也较鳞状上皮病变更为积极，漏诊浸润性腺癌有可能导致对病变严重程度的低估，导致治疗延误，而过诊断则会造成患者接受不必要的根治性手术，丧失生育功能。

第二节　病理组织学分型和分化程度的预后意义有限

2014 年第 4 版 WHO 女性生殖系统肿瘤分类将宫颈浸润性腺癌分为宫颈内膜腺癌（普通型）、黏液性癌、绒毛腺管状癌、子宫内膜样癌、透明细胞癌、浆液性癌、中肾管癌和腺癌混合神经内分泌癌八类，其中以宫颈内膜腺癌最为常见，占全部宫颈腺癌的 90%。除发病率较低的微偏腺癌和绒毛腺管状癌两个组织学类型具有明确的预后提示意义之外，绝大部分宫颈腺癌，尤其是宫颈内膜腺癌的生物学行为异质性较大，因此组织学分型对于患者预后的提示意义极为有限。此外，因绝大多数宫颈腺癌均为高-中分化，且分化程度与患者预后的对应性并不明确，因此肿瘤病理学家常常依赖的组织学分型和分化程度，对于宫颈腺癌患者的临床预后判断价值十分有限。

第三节　缺乏精准的临床分期依据和分流指标

宫颈腺癌的临床治疗方案主要依据术前的 FIGO 分期和 NCCN 治疗指南而确定。与鳞癌相比，由于缺乏界限清楚的基底膜，宫颈腺癌的浸润深度测量较为困难，病理医生常常通过测量肿瘤厚度而代替浸润深度，但其与 FIGO 分期中的浸润深度是否存在良好的对应关系，目前尚无确凿证据。此外，由于腺癌常呈跳跃性的生长方式，而在阴道镜下很少见到明确的外生性肿瘤，肿瘤主体常常隐藏于宫颈管深部，因此肿瘤大小的测量方式也尚无统一标准。作为 NCCN 指南中的高危因素之一，LVSI 并未被 FIGO 分期纳入评判标准之中，这也给临床病理报告的准确书写和解读带来负面影响。NCCN 宫颈癌诊治指南对于宫颈腺癌患者是否保留子宫、卵巢及淋巴结清扫术式的选择给出非常严格的限定条件，包括术后辅助治疗的选择也存在一定争议。但是，不容忽视的是，旨在治疗的盆扫淋巴结清扫对于早期浸润性宫颈腺癌患者的获益很小，因为Ⅰ期腺癌的淋巴结转移率仅为 0～16%，也就是说超过 80% 的清扫淋巴结均无癌转移，但术后引发的淋巴水肿等并发症致使患者的生活质量急剧下降。

基于上述困境，为确保患者的生命安全，大多数早期宫颈腺癌的患者都难以逃脱根治术＋盆腔淋巴结清扫＋术后放化疗的积极治疗方案，但由于宫颈腺癌发病群体多为年轻女性，常抱有强烈的生育需求和对良好生活质量的渴望，如何借助更加精确的病理指标对早期宫颈腺癌患者进行精准分流，指导临床治疗方案的恰当选择，有助于进一步保障患者生命安全，提高生活质量，减轻家庭医疗负担。

现代肿瘤学认为，肿瘤细胞与肿瘤间质是一个不可分割的整体，间质对肿瘤细胞具有重塑性和相互作用。在肿瘤形成的初期，肿瘤细胞获得永生性，并且具有极高的增殖能力，细胞出现克隆性增生，在组织局部形成明显的肿块，并出现较多的核分裂象。此时的肿瘤细胞在原有的腺腔内持续生长，腺腔轮廓较规整，其内可出现乳头及筛状结构，超出原位腺癌的范畴。由于聚集成团的肿瘤细胞总体积不断增大，导致肿瘤细胞巢团对周围间质组织产生推挤力，位于肿瘤细胞巢团外围的肿瘤细胞在内部生长力的推动下被动地向间质移动，但细胞间连接也保持完好，相邻的肿瘤细胞巢团也能相对保持原有小叶结构（图 27-1A）。此时，周围的间质几乎无法对肿瘤细胞进行物理性局限，也难以阻挡肿瘤巢团的延伸和扩展，间质内的胶原纤维未遭破坏，仅仅通过重塑和调整，排列成环状包膜局限肿瘤团的外展趋势（图 27-1B）。在这个阶段，因为肿瘤细胞巢团主要以膨胀性生长为特征，缺乏主动迁移和侵袭转移的能力，一般不入侵血管或淋巴管。根据一项多中心研究，Silva 等学者提出，这种膨胀性生长且没有间质破坏的宫颈早期浸润性腺癌可以称之为"Silva A"型，几乎不发生淋巴结转移和复发，对于有生育要求的年轻女性可以考虑保守治疗，如在锥切切缘阴性前提下保留子宫，尽快完成生育并密切随访。另一方面，由于 Silva A 型宫颈腺癌的处理方式可以等同于现有的原位腺癌治疗方案，那么对于病理诊断存在分歧的病例，原位腺癌与 Silva A 型的鉴别诊断就显得不那么重要了。

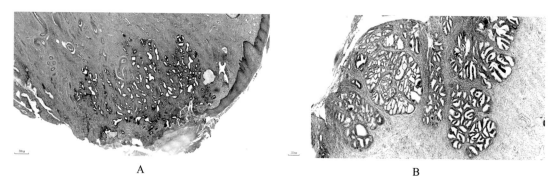

A   B

图 27-1　Silva A 型的病理组织学特征

A. 肿瘤细胞在原有的腺腔内持续生长，腺腔轮廓较规整，相邻的肿瘤细胞巢团也能相对保持原有小叶结构；
B. 肿瘤细胞巢团主要以膨胀性生长为特征，缺乏主动迁移和侵袭转移的能力，与间质之间形成推挤型边缘

随着肿瘤的进展，肿瘤细胞巢团内的某些细胞开始具备了单细胞迁移的能力。这些肿瘤细胞具有高黏附和强水解的特性，主动地伸出伪足，黏附于周围基质，产生牵引力，同时释放大量的蛋白水解酶，将细胞间连接及细胞与基质间的连接蛋白水解，使细胞获得自由游走的空间，通过肌动蛋白和肌球蛋白收缩，使细胞脱离肿瘤巢团，进入周围的间质。肿瘤细胞在这种运动过程中常常变为梭形，类似上皮-间质转换的一种形态特征。另一些肿瘤细胞可能具有较强的收缩和变形能力，仍然保持类似椭圆形的细胞形态，不破坏肿瘤基质，而是通过细胞骨架的重组，在原有的组织间隙内呈阿米巴样运动。这些发生单细胞迁移的肿瘤细胞可以多个首尾相连，排列成链状或蜂群样，在肿瘤巢团周围的间质中游走。在病理切片中，这个阶段的宫颈腺癌常表现为单个或小团肿瘤细胞从圆形的腺体中分离出来（图 27-2A），肿瘤基底部局灶可见单个、多个或成线性排列的肿瘤细胞。这些离开肿瘤巢团的细胞进入间质后可能会面临两种组织结构：①坚韧的宫颈纤维肌性间质，大量的胶原纤维和平滑肌相互穿插，形成脚手架样的三维结构，阻碍肿瘤细胞的迁移，但肿瘤细胞可以在蛋白水解酶的辅助下，开凿出各种孔洞，并采取主动迁移的方式完成浸润过程，在病理切片中表现为轮廓完整的腺体周围出现灶状破坏性间质（图 27-2B），局灶出现纤维组织增生或炎症。②另一种组织结构是浆膜腔和脉管腔，由于间皮细胞或内皮细胞为

肿瘤细胞搭建了平坦的二维结构，肿瘤细胞可结合主动迁移和被动滑动两种运动方式，进行高效、无障碍的迅速播散，因此，此时可以在淋巴管或血管间隙见到瘤栓（图 27-2C），即发生了所谓的 LVSI。具有上述浸润性形态特点的宫颈腺癌被称为"Silva B"型，其淋巴结转移率和复发风险均高于 Silva A 型，可通过术中前哨淋巴结活检，进一步明确有无淋巴结转移，酌情进行淋巴结清扫及术后放化疗。

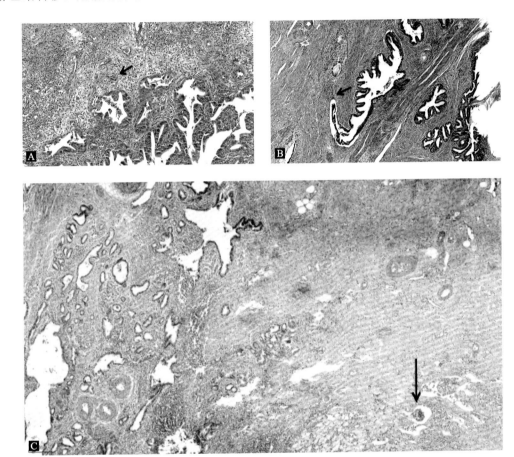

图 27-2　Silva B 型的病理组织学特征

A. 单个或小团肿瘤细胞从圆形的腺体中分离出来；B. 轮廓完整的腺体周围出现灶状破坏性间质；C. 淋巴管瘤栓

　　如肿瘤继续演进，则由单细胞迁移阶段进入多细胞集体迁移阶段。含有大量肿瘤细胞的巢团开始向宫颈深部的间质进犯。巢团前缘的导引细胞发生单细胞迁移，在巢团前端产生牵引力，通过释放蛋白水解酶开辟出微小通道。随后肿瘤浸润巢团的主体通过细胞间黏附确保多细胞协同运动和同步集体迁移，外围细胞释放大量蛋白水解酶，水解细胞外基质并将其重塑，最终开辟出宽大的通道供整个肿瘤巢团移动和浸润。有时在肿瘤巢团移动的同时，巢团内部出现假性腺腔，使肿瘤浸润巢团出现类似腺体的形态而极具迷惑性，病理医生常常将其误认为高分化腺癌。但这种假性腺体具有异常的形态特点，如腺体成角或者管腔细小（图 27-3A），其间穿插以开放性腺体等（图 27-3B），还可以形成超过一定范围

（5 mm）的乳头、实性生长区域或黏液湖。在这些大范围浸润的肿瘤巢团内部及周围，还可以发生硬化性间质的重塑（图 27-3C），大量肿瘤相关纤维母细胞分泌胶原纤维，并令其进行重塑和收缩，肿瘤细胞通过蛋白水解作用，在其细胞周围的胶原束之间开辟大小不一的缝隙，为单个或巢团肿瘤细胞的迁移提供了专属"高速公路"，反而有利于肿瘤巢团的进一步浸润。此外，肿瘤细胞分泌趋化因子、细胞因子和生长因子，从外周血内源源不断地招募来大量炎症细胞，通过免疫调节对其进行驯化，为自己的浸润和转移服务，如促进肿瘤细胞自身的增殖和运动能力、破坏周围基质、产生肿瘤性血管等等。此时肿瘤间质已被肿瘤细胞改建成利于自身生长的温床，为肿瘤增殖、浸润和转移提供特有的微环境。因此，在肿瘤巢团的周围，常常可以见到弥漫的破坏性间质，以弥漫浸润性腺体伴有广泛的促纤维结缔组织增生反应为特征。这种进展阶段的宫颈腺癌被命名为"Silva C"型，其淋巴结转移率和复发率均高于 20%，并可伴有局部和广泛的播散，预后较差，应按照现有临床指南积极治疗。

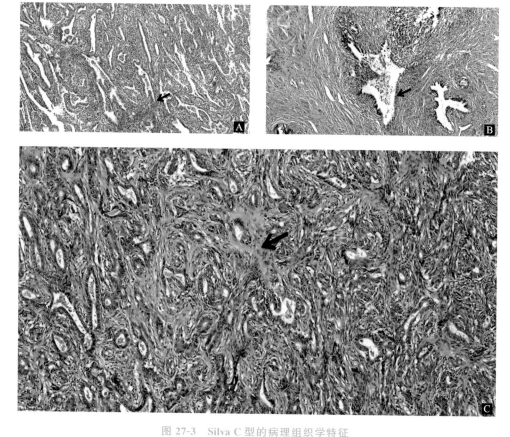

图 27-3　Silva C 型的病理组织学特征

A. 假性腺体具有异常的形态特点，如腺体成角；B. 开放性腺体；C. 肿瘤巢团内部及周围的硬化性间质

作为一种基于病理形态学的宫颈腺癌风险分层体系，Silva 分型将为年轻的早期浸润性腺癌患者提供保留生育功能、避免盆腔淋巴结清扫及其并发症的可能性，虽然还有待多

中心的进一步验证，但为宫颈腺癌的进一步精准分流和个性化治疗提供了很好的思路和前景。

◆ 刘　岩　刘从容

参考文献

［1］郑文新,沈丹华,郭东辉.妇产科病理学［M］.北京:科学出版社,2013.

［2］Zaino RJ.Symposium part I:adenocarcinoma in situ,glandular dysplasia,and early invasive adenocarcinoma of the uterine cervix［J］.Int J Gynecol Pathol,2002,21:314-326.

［3］Bean SM,Kurtycz DFI,Colgan TJ.Microinvasive and early invasive carcinoma of the uterine cervix［J］.J Low Genit Tract Dis,2011,15:146-157.

［4］Ostor G.Early invasive adenocarcinoma of the uterine cervix［J］.Int J Gynecol Pathol,2000,19:29-38.

［5］Reynolds EA,Tierney K,Keeney GL,et al.Analysis of outcomes of microinvasive adenocarcinoma of the uterine cervix by treatment type［J］.Obstet Gynecol,2010,116:1150-1157.

［6］Andikyan V,Khoury-Collado F,Denesopolis J,et al.Cervical conization and sentinel lymph node mapping in the treatment of stage I cervical cancer:is less enough? ［J］.Int J Gynecol Cancer,2014,24:113-117.

［7］Friedl P,Alexander S.Cancer invasion and the microenvironment:plasticity and reciprocity［J］.Cell,2011,147(5):992-1009.

［8］Hanahan D,Weinberg RA.Hallmarks of cancer:the next generation［J］.Cell,2011,144(5):646-674.

［9］Roma AA.Patterns of invasion of cervical adenocarcinoma as predicators of outcome［J］.Adv Anat Pathol,2015,22(6):345-354.

［10］Roma AA,Mistretta TA,Diaz De Vivar A,et al.New pattern-based personalized risk stratification system for endocervical adenocarcinoma with important clinical implications and surgical outcome［J］.Gynecol Oncol,2016,141(1):36-42.

［11］Rutgers JK,Roma AA,Park KJ,et al.Pattern classification of endocervical adenocarcinoma:reproducibility and review of criteria［J］.Mod Pathol,2016,29(9):1083-1094.

［12］Parra-Herran C,Taljaard M,Djordjevic B,et al.Pattern-based classification of invasive endocervical adenocarcinoma,depth of invasion measurement and distinction from adenocarcinoma in situ:interobserver variation among gynecologic pathologists［J］.Mod Pathol,2016,29(8):879-892.

［13］Roma AA,Diaz De Vivar A,Park KJ,et al.Invasive endocervical adenocarcinoma:a new pattern-based classification system with important clinical significance［J］.Am J Surg Pathol,2015,39(5):667-672.

［14］Diaz De Vivar A,Roma AA,Park KJ,et al.Invasive endocervical adenocarcinoma:proposal for a new pattern-based classification system with significant clinical implications:a multi-institutional study［J］.Int J Gynecol Pathol,2013,32(6):592-601.

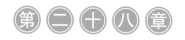

锥切手术的方法和应用

宫颈锥切手术是一个古老的手术方式。顾名思义，该手术即是将宫颈组织做圆锥体切除，对切除组织进行全面的病理检查，以确定宫颈病变的性质和程度。

2012 年 ASCCP 指南建议：对于细胞学提示 AGC-倾向肿瘤及 AIS、反复腺细胞异常/宫颈高级别鳞状上皮内病变、有明显阴道排液或桶状宫颈的患者，即使阴道镜活检及 ECC 未发现浸润癌证据，也应建议行诊断性锥切术。对于已经活检诊断的 AIS，由于 AIS 经常延伸到宫颈管，且病变具有跳跃性，ASCCP 的推荐意见如下：AIS 患者，只有诊断性切除手术才能最终确诊。从 ASCCP 的指南中不难看出，宫颈锥切手术是宫颈原位腺癌或腺癌诊断的一个重要方式。

由于宫颈腺癌具有病变跳跃性的特点，病变经常延伸至宫颈管，部分病变为多中心，宫颈原位腺癌的标准手术治疗为子宫切除，而随着宫颈腺癌的年轻化趋势及很多女性延迟生育计划，宫颈原位腺癌的平均发病年龄为 37 岁，越来越多的年轻及未生育的患者要求治疗的同时保留生育功能，因此，宫颈锥切亦成为有生育要求的宫颈原位腺癌患者的治疗手段。宫颈原位腺癌和高级别宫颈鳞状上皮内瘤变有何不同？目前采用锥切有哪些方式，如何进行取舍，他们的安全性又如何？

宫颈锥切手术按照采用的器械的不同，分为冷刀锥切（cold knife conization，CKC）、宫颈环形电切（loop electrosurgical excisional procedure，LEEP）、激光锥切等。对于宫颈腺上皮病变及宫颈原位腺癌，在阴道镜下常常很难获得病理诊断时，锥切手术成了进一步获取病理标本的手段。而激光锥切切割组织破坏程度大，不利于术后组织病理检查，并且进行窄而深的锥切很困难，因此，不适合用于宫颈原位腺癌的诊断和治疗。

CKC 是用外科手术刀从宫颈上切除一块锥形组织。leep 手术，是用环形或者三角形电圈采用电切来完成手术，以往的研究认为，CKC 才是宫颈原位腺癌保证治疗的金标准。有一种观点认为，leep 有更大的不完全切除的可能性，因为与 CKC 相比，切除组织的深度和标本的整体尺寸更小。也有人认为 leep 活检的组织边缘可能存在明显的热物性效应，可能干扰活检边缘的病理评估。但自 2006 年开始，对于 AIS 的保守治疗，其措辞开始发生变化，对于 AIS 的治疗，可以允许采用任何方式进行诊断性切除，但必须注意保持标本的完整和边缘的可解释性，避免标本的碎片化，包括高帽系列宫颈内切除。这可能需要使用比切除可见鳞状病变更大的环。那么，不管使用 CKC 还是 leep，在对 AIS 患者进行锥切手术时，做一个什么样的切除才合适？

第一，手术切除多大。第二，切除后病灶的残留和复发情况如何。第三，切除后对于宫颈功能的影响。

手术切除多大范围？宫颈原位腺癌常为多灶性病变，锥切的顶点可能遗漏了最高部位的病灶，或者遗留了较深的裂缝内的残余灶。原位腺癌的局部解剖发现病灶深度平均约5 mm，沿颈管的线形长度为 0.5～25.0 mm，平均 12 mm。如从外口测量，从数毫米至30 mm，有多个灶的约占 15％。因此，如拟选择宫颈锥形切除术作为治疗手段，其手术范围必须行圆柱状切除术，以切除所有的移行带，包括深部的宫颈腺体（离宫颈管 5 mm）以及与宫颈管平行至少 25 mm 长处，做 90°垂直切除形成平的圆柱形底，这样手术的结果是绝大部分的病例（约 95％）可以获得全部切除病灶的效果。澳大利亚的指南对于宫颈原位腺癌锥切手术归纳为，手术应按Ⅲ型转化区类型切除，设计成窄长锥形并延伸至宫颈内口，切除深度应达 15～25 mm。但对于年轻、转化区Ⅰ型或Ⅱ型的 AIS，英国指南推荐锥切的切除深度可在鳞柱交界上至少 1 cm，目的是尽可能完整地切除病灶，又要尽可能地保留宫颈以减少妊娠并发症。最新 2019 年意大利的宫颈原位腺癌处理的指南，对于宫颈原位腺癌的锥切手术是这样描述的：如果阴道镜检查充分，应采用圆柱状切除（Ⅲ型锥切），包括切除整个转化区及鳞柱交界以上至少 10～15 mm 的宫颈管组织。如果阴道镜检查不充分，应采用Ⅲ型锥切，包括切除整个转化区，切除深度为 20～25 mm。此处阴道镜检查充分指宫颈和阴道可完全暴露，鳞柱交界完全可见。

在实际工作中，我们会在锥切术前常规采用超声测量患者宫颈管长度，并在术前对患者进行阴道镜检查，了解宫颈外口病变情况及转化区情况，根据患者的转化区、宫颈管长度决定锥切的锥底和锥高的范围，进行圆柱形切除。

leep 手术用于宫颈原位腺癌的治疗，能否替代 CKC，一直备受争议，主要是因为传统的观点认为 leep 手术可能切除宫颈管长度有限以及因为热效应导致组织标本的切缘碳化从而影响病理判断，且对于既往的研究均为单一回顾性研究。随着循证医学的发展，最新的Meta 分析认为，两种不同的手术方式，尽管 leep 手术切缘阳性率高于 CKC，但病变的残留风险和复发率较 CKC 无差异。Jiang 等对截至 2015 年 12 月的关于 AIS 采用 leep 和CKC 的 18 项回顾性研究进行了荟萃分析，共纳入 607 例 leep 和 952 例 CKC，结果显示，leep 标本的切缘阳性率明显高于 CKC（分别为 44.0％、28.8％，RR＝1.55，95％ CI：1.34～1.80，$P<0.01$）；但 leep 和 CKC 术后的病变残留率（分别为 9.1％、11.0％，RR＝1.02，95％ CI：0.60～1.72，$P=0.95$）与复发率（分别为 7.0％、5.6％，RR＝1.13，95％ CI：0.46～2.79，$P=0.79$）比较均无明显差异。分析切缘与病变残留的风险，leep 切缘阳性而未发现残留病灶者，可能与术中电切环的热效应已将残留病灶清除有关；切缘阴性者仍可能存在未被发现的深部病灶，则可能与子宫颈腺癌跳跃性发生、发展的特征有关。因此，leep 手术具有操作简便，出血少等优势，在经过训练熟练操作能完整切除组织的前提下较 CKC 更具优势。

关注病变残留以及切缘，其最终目的是关注治疗后的复发问题。宫颈锥切手术作为一个保守性的手术，其能保留生育功能，但其安全性是首要考虑。Salanin 等对 1952—2007年的 33 项研究进行了荟萃分析，共纳入 1 278 例 AIS 锥切患者，平均随访 39.2 个月（12.0～64.8 个月），结果显示，切缘阳性者病变残留风险明显高于切缘阴性者（分别为52.8％、20.3％，OR＝4.01，95％ CI：2.62～6.33，$P<0.01$）；切缘阳性和阴性患者的

复发率比较也有明显差异（分别为 19.4％、2.6％，OR＝2.48，95％ CI：1.05～6.22，$P<0.01$）；切缘阳性患者最终浸润性癌的检出率为 5.2％，高于切缘阴性者的 0.7％。另 1 项对 1966—2013 年关于 AIS 锥切的 41 项研究的荟萃分析显示，切缘阳性、阴性患者的病变残留率分别为 49.3％、16.5％，复发率分别为 17.0％、3.0％，浸润性癌的残留率分别为 5.9％、0.6％，进展为浸润性癌的比例分别为 3.7％、1％。切缘阳性患者的复发率较阴性高。Munro 等对锥切术后边缘阴性的 360 例患者进行 3.9 年的随访，有 7 例（1.9％）女性罹患 CINⅡ～Ⅲ（其中 6 例 CIN 在初次锥切标本中已发现），10 例（2.8％）罹患 AIS，1 例（0.3％）进展为腺癌，阴性患者的保守手术后，依然存在复发的概率。对于保守性治疗后的患者，阳性患者如何继续处理，阴性患者如何随访，才能够保证患者的安全？指南对于 AIS 锥切切缘阳性患者优先选择再次锥切，也可选择 6 个月后行联合筛查＋阴道镜检查＋子宫颈管搔刮术（endocervical curettage，ECC）。在我们中心，对于切缘阳性患者，在术后 2 个月再次进行细胞学联合 HPV 的检测，并进行阴道镜评估及超声对宫颈管长度评估，根据宫颈管长度再次进行锥切手术。对切缘阴性者，采取如下频率的随访模式：术后第 1 年，每 3 个月 1 次细胞学联合 HPV 检测的随访，若结果均无异常，第 2 年每半年进行 1 次，第 3 年每年 1 次，随访终生。

选择保守性手术，主要是由于患者尚有妊娠要求。锥切手术后，对于妊娠结局的影响如何？不同的研究结果存在差异。锥切术后的总体妊娠率为 28％～47％。Bull-Phelps 等报道 101 名 AIS 患者行 leep/CKC 后，在平均 51 个月的随访期间，35 名患者共妊娠 49 次，足月分娩 35 次，早产 2 次，8 次自发性流产，3 次人工流产及 1 次异位妊娠。该研究认为锥切类型对妊娠结局影响无显著差异。Liu 等研究发现，胎膜早破（分别为 16％、8％，$P=0.03$）、早产（分别为 11％、5％，$P=0.04$）和低出生体重儿（分别为 10％、6％，$P=0.04$）的发生率，CKC 组均明显高于 leep 组。因此，认为在充分评估的前提下，leep 可能更有利于今后妊娠。

总之，锥切手术对于 AIS 的治疗，是一个保守性的手术，与 CIN 的锥切治疗相比，存在一定风险，因此，在临床决策中要对患者充分知情，综合患者的病变范围，宫颈管长度等多方面。因此，慎重选择，在治疗后需要严格监测，严密随访。

⊙ 蔡鸿宁

参考文献

［1］ Massad LS，Einstein MH，Huh WK，et al.2012 updated consensus guidelines for the management of abnormal cervical cancer screening tests and cancer precursors［J］.J Low Genit Tract Dis，2013，17（5 Suppl 1）：S1-S27.

［2］ Salani R，Puri I，Bristow RE.Adenocarcinoma in situ of the uterine cervix：a meta analysis of 1 278 patients evaluating the predictive value of conization margin status［J］.Am J Obstet Gynecol，2009，200（2）：181-182.

［3］ Baalbergen A，Helmerhorst TJ.Adenocarcinoma in situ of the uterine cervixa systematic review［J］.Int J Gynecol Cancer，2014，24（9）：1543-1548.

［4］ Munro A，Codde J，Spilsbury K，et al.Risk of persistent or recurrent neoplasia in conservatively treated women with cervical adenocarcinoma in situ with negative histological margins[J]. Acta Obstet Gynecol Scand Acta Obstetriciaet Gynecologica Scandinavica,2017,96(4):432-437.

[5] Bentley J.Colposcopic management of abnormal cervical cytology and histology[J].J Obstet Gynaecol Can,2012,34(12):1188-1202.

[6] Widrich T,Kennedy AW,Myers TM,et al.Adenocarcinoma in situ of the uterine cervix:management and outcome[J].Gynecol Oncol,1996,61(3):304-308.

[7] Bull-Phelps SL,Garner EI,Walsh CS,et al.Fertility-sparing surgery in 101 women with adenocarcinoma in situ of the cervix[J].Gynecol Oncol,2007,107(2):316-319.

[8] Baalbergen A,Molijn AC,Quint WG,et al.Conservative treatment seems the best choice in adenocarcinoma in situ of the cervix uteri[J].J Low Genit Tract Dis,2015,19(3):239-243.

[9] Liu Y,Qiu HF,Tang Y,et al.Pregnancy outcome after the treatment of loop electrosurgical excision procedure or cold-knife conization for cervical intraepithelial neoplasia[J].Gynecol Obstet Invest,2014,77(4):240-244.

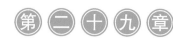

锥切术后妊娠围产期管理

第一节　概　　述

宫颈锥切术是常见妇科手术，手术方法为由外向内呈圆锥形的形状切下一部分宫颈组织。切除组织进行病理检查，确诊宫颈的病变，同时也起到治疗作用。由于宫颈锥切术切除了部分宫颈组织，因此会对宫颈结构造成一定程度的影响。育龄妇女宫颈锥切后再妊娠者是否面临着生育力下降，流产、早产、宫颈功能不良等风险增加，是育龄人群和围产医务工作者需要关注的问题。本章节着重总结宫颈锥切术后对生育能力及妊娠结局的影响，建议根据情况给予合理的干预措施，加强围产期管理，提高孕妇和新生儿生存质量。

第二节　宫颈锥切术的分类

（1）按目的分为诊断性和治疗性锥切。

（2）按方法分为冷刀锥切术（cold knife conization，CKC）、环形电切术（loop electrosurgical excision procedure，LEEP）、激光锥切术（laser conization，LC）。

（3）按范围分为大锥切、小锥切。大锥切：锥切高度>2 cm 或体积>4 cm^3。小锥切：锥切高度<2 cm 或体积<4 cm^3。

第三节　宫颈锥切对生育和妊娠结局的影响

一、宫颈锥切术对生育能力的影响

目前因宫颈内上皮瘤变（cervical intraepithelial neoplasia，CIN）患者呈现年轻化趋势，在育龄人群进行宫颈锥切术并不少见。宫颈锥切术是否影响其生育能力已成为人们关注的热点。子宫颈主要由胶原丰富的结缔组织构成，含少量平滑肌纤维、血管和弹力纤维组织。这些成分组成对妊娠宫颈起到括约保护作用。

从理论上讲，宫颈锥切术后宫颈括约肌功能降低，宫颈有可能呈现病理性扩张和松弛状态，表现为宫颈功能不全，临床上表现为早产及晚期流产。宫颈锥切术也可能损害宫颈腺体，而导致宫颈狭窄、粘连，精子进入宫腔的难度增加，阻碍正常受精过程，从而导致不孕。

宫颈锥切过深可造成宫颈管狭窄、宫颈粘连，影响精子的通过。研究发现激光治疗后宫颈狭窄的发生率（10.2％）高于宫颈环形电刀切除（4.3％）。切除深度和宫颈锥切次数也是宫颈狭窄的相关因素。当锥切高度大于或等于 20 mm 时，更容易发生宫颈狭窄，对于 2 次或者 2 次以上的宫颈锥切术史，发生宫颈狭窄的风险增加。

宫颈锥切后感染也是可能影响生育的一个因素。宫颈锥切术后，切除了宫颈内口分泌黏液的腺体，使宫颈黏液分泌减少，破坏了局部免疫屏障，容易导致上行性感染，产生盆腔炎，引起输卵管不孕；在已经进行过 CIN 治疗的女性中，微生物侵入羊水风险增加，是发生早产及母婴严重感染的危险因素。另外，人乳头瘤病毒（human papillomavirus，HPV）感染也会增加其他性传播疾病的风险，而相应增加输卵管损伤，影响患者的生育能力。

总之，宫颈锥切术本身对生育的影响目前缺少大样本研究，尚无确定结论。妇产科医生需要根据病史和临床检查手段综合评估对宫颈锥切术后的患者的生育能力。

二、宫颈锥切术对妊娠结局的影响

宫颈锥切与早产、胎膜早破、低出生体重儿发生率增高相关。对于有轻度宫颈异常的年轻女性，应谨慎治疗。

1. 宫颈锥切术对流产、早产的影响

宫颈锥切术与自然流产、早产风险增加有一定关系。宫颈锥切术一方面破坏了宫颈腺体，减少了黏液的分泌，微生物菌群的防御机制也受损，感染风险增加并导致胎膜早破，增加了流产及早产风险。另一方面，CIN 患者可能存在自体免疫异常，易合并生殖道感染，患者本身具有较高的早产风险。

异常的阴道菌群可增加流产、早产风险，乳酸菌可影响人乳头瘤病毒的多样性及感染程度。厌氧菌等参与人乳头状瘤病毒感染的获取和持续过程。例如，拟杆菌和 B 组链球菌可释放磷脂酶 A2 或蛋白水解酶，可导致宫颈内定植微生物的防御机制受损，引起上行性感染。磷脂酶 A2 可启动花生四烯酸级联反应，使前列腺素 E 和前列腺素 F 局部浓度升高，前列腺素可促进宫颈成熟和子宫收缩，最终导致早产及流产。

过度的宫颈组织切除可导致宫颈结构受损、术后瘢痕的胶原组成发生变化，影响宫颈功能，增加早产风险。有研究发现宫颈锥切术可明显增加早产及流产风险，主要与锥切组织的深度和体积相关。当宫颈锥切深度＞10 mm 可明显增加早产率，患者早产及自然流产率随锥切深度的增加而升高。当锥切深度＞20 mm 时，早产及自然流产率几乎是未行宫颈锥切术患者的 4.9 倍。但也有研究指出，在排除其他产科危险因素的前提下，切除宫颈组织的长度为（12.6±5.4）mm、体积为（2.35±2.27）mm^3 时，不会增加早产的风险。以上研究表明，在合理的切除深度和体积范围内，宫颈锥切术对早产及自然流产的影响并不明显，但超出一定范围时，切除深度和体积与早产及自然流产率呈量效关系。故针对不同年龄和生育要求的患者，应选择适当的宫颈锥切手术方式。

2. 宫颈锥切术对胎膜早破的影响

生殖道感染是胎膜早破的主要原因。正常宫颈细胞可分泌富含细胞因子和抗菌肽的黏

液，其中包含大量免疫球蛋白和巨噬细胞，宫颈黏液性状的改变及宫颈损伤或切除导致黏液分泌不足可增加感染风险，发生绒毛膜羊膜炎，宫颈组织释放蛋白水解酶，导致胎膜早破。另外，CIN患者阴道感染风险增加，增加了胎膜早破风险。宫颈锥切术增加胎膜早破风险，与锥切深度有关。其机制可能为术后瘢痕的胶原组成变化导致宫颈功能发生变化。

3. 宫颈锥切术对分娩方式的影响

近年来有研究表明 leep 和冷刀锥切术后剖宫产率均增加。锥切深度越大，剖宫产率越高。这可能与患者心理因素、宫颈管术后狭窄、术后宫颈瘢痕形成等有关。临床上医生、患者及其家属担心锥切术后宫颈瘢痕组织形成、宫颈管狭窄、宫颈弹性减退等原因而选择了剖宫产手术是锥切术后患者的剖宫产率升高的原因之一。但是有研究表明宫颈锥切术并不影响分娩方式，宫颈锥切术后不应成为剖宫产的指征。分娩方式的选择需要根据妇产科医生的判断，选择合适的分娩方式。

4. 妊娠间隔时间

锥切术后宫颈组织的再生修复是一个过程，随时间延长炎症会逐渐消退，宫颈长度及功能也相对有所恢复。宫颈组织的再生一般是在锥切术后 3～12 个月，避免在这段时间内受孕可以降低早产的风险。有研究发现术后到妊娠之间的间隔＜6 个月会增加早产风险。适当的妊娠间隔对改善妊娠结局有指导意义。

5. 宫颈锥切术对围产期胎儿死亡率的影响

宫颈锥切术可增加早产风险，胎儿低出生体重的发生率和围产儿死亡率升高。虽然围产期胎儿死亡率很低，但其在锥切术后患者和未行锥切术患者之间的数据差异较大，研究表明宫颈锥切术后围产儿死亡的风险几乎增加了 3 倍，这主要是由于在妊娠 28 周之前出生的早产婴儿死亡。一般而言，切除的宫颈组织越多，对宫颈功能的影响越大，围产期胎儿死亡率也越高。究其原因，宫颈锥切术后影响宫颈功能，引起早产、胎膜早破、感染、出生体重低、各器官发育不完善，均显著增加围产期死亡率。另外，CIN 患者锥切术后可能产生焦虑等心理障碍，孕期精神状态改变引起早产，增加了围产期胎儿死亡率。

6. 宫颈锥切术对辅助生殖技术需求及宫外孕的影响

有研究表明宫颈锥切术后异位妊娠发生率及辅助生殖技术需求率均升高。由于宫颈锥切术后患者较普通人群有更多的感染机会，感染概率较大，感染后可能导致输卵管损伤，引起输卵管粘连，降低了女性自然受孕的机会，增加了异位妊娠的风险，所以也增加了辅助生殖技术需求及宫外孕的概率。

第四节　宫颈锥切术后患者宫颈功能不全的管理

宫颈功能不全是指因宫颈先天发育异常或后天损伤所造成的宫颈机能异常而无法维持妊娠，最终导致流产。典型表现为妊娠中晚期无痛性、进行性宫颈管扩张，伴或不伴胎膜早破、羊膜囊外凸出宫颈口，最终导致中期妊娠流产及早产。宫颈锥切术后宫颈组织受损，尤其是有大月份流产、早产病史，以及反复多次宫颈锥切、宫颈广泛切除者，宫颈功能不全风险增加。

一、宫颈功能不全的诊断

目前尚无统一诊断标准，主要综合病史、典型临床表现及超声检查结果，做出临床诊断。①病史：多次中期妊娠流产或早产史往往提示宫颈功能不全。②典型临床表现：妊娠中晚期无明显宫缩、进行性的宫颈缩短和颈管扩张，伴或不伴胎膜早破，基于宫颈缩短和宫颈管扩张这两种主要临床表现的诊断模型对筛选高危人群有一定价值，但其对宫颈功能不全的准确诊断仍有待进一步评估。③超声诊断：超声测量宫颈长度是评估妊娠期宫颈功能的可靠方法，妊娠 24 周前宫颈长度<25 mm 时，提示有发生宫颈功能不全的风险。

二、宫颈锥切术后宫颈长度的监测

因短宫颈与早产发生相关，宫颈长度≤25 mm 与>25 mm 相比，分娩时间有显著差异；宫颈长度<25 mm（10th）者 18% 在 35 周前分娩，宫颈长度<13 mm（1th）者 50% 在 35 周前分娩。宫颈缩短或漏斗形成常见于 18~22 周。故针对有宫颈锥切病史、疑有宫颈功能不全的孕妇，可于 14~16 周开始，间隔 2 周连续监测宫颈的变化情况，警戒值为 25 mm。其中有早产史或晚期流产史的患者，需要进行预防性的宫颈环扎，而无病史患者根据宫颈管测量结果，综合考虑是否进行预防性宫颈环扎术。

三、宫颈锥切术后是否需要行预防性宫颈环扎术

宫颈锥切术后是否需要行预防性宫颈环扎是患者担心的问题。有研究报道称与没有进行预防性环扎的女性相比，在宫颈锥切术后接受预防性环扎术的女性的早产率更高（10.56 vs 4.27，$P<0.01$），且妊娠中期流产率也高于没有环扎术的女性（6.21 vs 2.41，$P<0.01$）。在一项 logistic 回归模型中，发现环扎是早期早产的独立危险因素。研究不足之处均是样本量较少。通过以上研究提示宫颈锥切术后需要根据患者情况选择合理预防措施，不要盲目行预防性宫颈环扎术。

四、宫颈环扎指征

宫颈锥切后孕妇需加强围产管理，既不可盲目预防性环扎，也需动态监测，掌握环扎指征。①以病史为指征的宫颈环扎术，又称预防性宫颈环扎术。典型的病史为有 3 次及以上的妊娠中期自然流产史或早产史，一般建议于妊娠 12~14 周手术。②以体格检查为指征的宫颈环扎术。是指在妊娠中期排除临产及胎盘早剥的前提下，体格检查发现宫口已开张、甚至羊膜囊已脱出宫颈外口，排除感染、宫缩及其他禁忌证后进行的环扎术，又称紧急宫颈环扎术。③以超声为指征的宫颈环扎术。既往有晚期流产或早产史患者，本次妊娠为单胎，妊娠 24 周前超声检查宫颈长度≤25 mm，可行以超声为指征的应急性宫颈环扎术，又称应急性宫颈环扎术。如无早产史，宫颈长度>10 mm，可预防性使用孕激素，并动态观察宫颈长度。无早产史，宫颈长度<10 mm，可行预防性宫颈环扎术；单纯内口漏斗，宫颈长度>25 mm；如为双胎，宫颈长度>10 mm 可期待并观察。

五、治疗

目前使用的阴式宫颈环扎术包括改良的 McDonald 和 Shirodkar 术式。若妊娠前宫颈已经全部或部分切除，或曾经做过规范的预防性环扎术仍失败者，可考虑妊娠前或妊娠早期在腹腔镜下施宫颈环扎术。

宫颈环扎术后，妊娠达到 37 周或以后应拆除环扎的缝线，无须麻醉或仅使用短效麻醉药。急诊拆除缝线的指征包括宫缩抑制剂无效的早产临产、高度怀疑败血症等严重感染。针对无明显宫缩的未足月胎膜早破，建议于破膜后 48h 内拆除环扎缝线。经腹环扎需行剖宫产终止妊娠。

第五节　HPV 感染对妊娠的影响

人乳头瘤病毒（HPV）是一种属于乳多空病毒科的乳头瘤空泡病毒 A 属，是球形 DNA 病毒，能引起人体皮肤黏膜的鳞状上皮增殖。表现为寻常疣、生殖器疣（尖锐湿疣）等症状。随着性病中尖锐湿疣的发病率上升和宫颈癌的增多，人乳头瘤病毒（HPV）感染越来越受到人们的关注。并且随着孕前保健知识的普及，妊娠期 HPV 感染状况及其对母婴健康的影响已受到孕产妇和妇产科医生的关注。

一、HPV 妊娠期感染率

各地区孕妇及新生儿 HPV 感染率存在很大差异。研究显示在妊娠期 HPV 的感染率升高。但也有研究报道妊娠与 HPV 患病率之间无显著关系。HPV 的垂直传播方式主要为经生殖细胞传播、产前宫内感染。HPV-DNA 可在精子、子宫内膜及卵巢等生殖细胞中被检测到，HPV 传播在受精及卵母细胞形成时即可发生，感染 HPV 的精子能够将病毒基因组带入卵母细胞并活跃表达。HPV-DNA 还可在羊水、胎膜、脐带血和胎盘滋养层细胞中检测到，提示病毒可能穿过胎盘屏障。在分娩期，HPV 的传播主要是胎儿通过产道获得垂直感染，经阴道分娩的新生儿 HPV 感染率可能高于剖宫产娩出的新生儿。

二、HPV 感染对胎儿的影响

妊娠期 HPV 感染与其他病毒感染相似，可能引起遗传不稳定性致染色体变异，并使得囊胚形成的时间延长从而影响胚胎发育过程，造成胎儿发育畸形；也可使绒毛膜细胞与子宫内膜细胞之间的黏附着床能力减低，引起胎盘功能紊乱和损伤，进而发生胎儿生长受限、胎儿窘迫及新生儿高胆红素血症等，导致流产、死胎及死产等。

HPV 感染对胎儿及新生儿的影响主要发生在低危型 HPV，尤其是 HPV 6、HPV11 型，高危型 HPV 感染是否引起新生儿畸形目前尚未见报道。现有数据显示，在母亲有尖锐湿疣病史的儿童和青少年中，其发生喉乳头状瘤、结膜乳头状瘤和生殖器疣的概率增加，说明 HPV 可通过垂直母婴传播，新生儿可能发生呼吸道乳头瘤病感染。

三、HPV 感染者分娩方式

有研究报道经阴道分娩的新生儿 HPV 感染率可能比剖宫产高。HPV 存在有生殖细胞传播及产前宫内感染等非围生期传播途径，故剖宫产也并非能够完全规避新生儿感染 HPV 的风险，经阴道分娩并非一定会使新生儿感染 HPV 而发生呼吸道乳头瘤病。即使未受到 HPV 垂直感染，产后 HPV 也还存在水平传播的可能。所以，HPV 感染并非剖宫产指征，剖宫产手术也无法有效预防母婴之间的传播。巨大的生殖道疣阻碍阴道分娩或可能引起严重出血、生殖道损伤时，剖宫产手术可作为首选。HPV 感染也不是终止妊娠的指征，HPV 感染对胎儿和新生儿的影响和防治需进一步临床研究和随访。

◎ 赵　茵　刘　雨

参考文献

［1］　Himes K P,Simhan H N.Time from cervical conization to pregnancy and preterm birth［J］.Obstetrics and Gynecology,2007,109：314-319.

［2］　谢幸,孔北华,段涛.妇产科学［M］.9 版.北京：人民卫生出版社,2018.

［3］　Ferenczy A.HPV-associated lesions in pregnancy and their clinical implications［J］.Clinical Obstetrics and Gynecology,1989,32(1)：191-199.

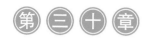

AIS 与早期腺癌的筛查困境及处理

有关腺上皮内瘤样病变，过去很长时间都称为宫颈腺上皮内肿瘤形成（cervical glandular intraepithelial neoplasia，CGIN），也曾经有过低度 CGIN 和高度 CGIN 的命名，或将其分为轻的腺上皮异型、重的原位腺癌（adenocarcima in situ，AIS）及应用很长时间的分类法——腺上皮非典型增生和原位腺癌。实际上，原位腺癌的概念是由 Friedell 和 Mckay 于 1953 年首次提出，这是基于他们见到的两例宫颈腺癌也含有非浸润性的癌前病变。然而，在接下来的几十年，虽然对宫颈鳞癌的发生的理解有了明显的进展，但是，对 AIS 的认识仍然不清楚。直到 20 世纪 80 年代，AIS 才被广泛接受，尤为突出的是 1988 年 Jaworski 等详细描述了 72 例 AIS。目前，认可 AIS 是腺癌的癌前病变，如同 HSIL 是鳞癌的癌前病变一样。另一个问题，在 AIS 与腺癌之间有没有过渡性阶段？即微浸润癌（或叫早期浸润性腺癌）。我们来看看两个不同的行业组织的共识，先看看 FIGO 的分期指南对 I 期肿瘤的界定。前文已有介绍。

在这个分期系统中，将早期没有肉眼所见病变的癌症分为两个亚期，即 I a₁ 期和 I a₂ 期。分期适用于所有组织学类型的宫颈癌。这种分期的意义已经表明，在 AIS 与腺癌之间有明显的过渡性病变——微浸润性腺癌，虽然到目前为止，我们不能套用微浸润性鳞癌的治疗方法来处理微浸润性腺癌。

理论上 FIGO 分期都认可微浸润性腺癌的存在，但是，在实际临床工作中，病理医生很难去区分和识别，因此，也就出现了目前临床上常见的情况——分期指南与实际工作脱节，我们在湖北省范围内从未能见到一份微小浸润性腺癌的病理报告书。所幸的是，WHO 分类系统（2014 版）给了一个颇受妇科肿瘤医生接受的分类指南，将腺上皮病变分为两类：原位腺癌和浸润性腺癌。也就是说，新版分类中删除了"微小浸润性腺癌"这个亚群，主要考虑是重复性差，很难达成共识。以下让我们一起更深入地认识腺癌的真正面目。

第一节　腺癌的特点

在世界范围内，宫颈癌仍然是威胁妇女健康的生殖道常见恶性肿瘤，据 2018 年 IARC 发布的全球宫颈癌发病率及死亡情况，新发病例近 57 万人，死亡病例 31 万人（图 30-1）。中国 2018 年新发病例近 11 万人，死亡病例 5 万人。

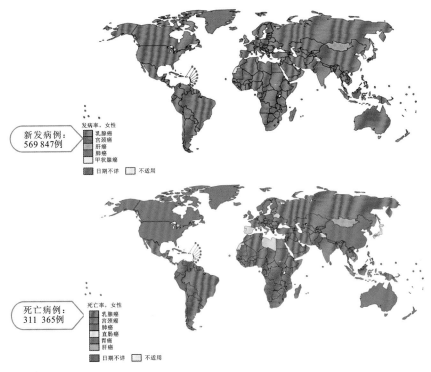

图 30-1　全球宫颈癌发病率及死亡情况

中国宫颈癌发病呈现如下特征。

（1）宫颈癌发病率、死亡率持续上升（图 30-2、图 30-3）（2015）。

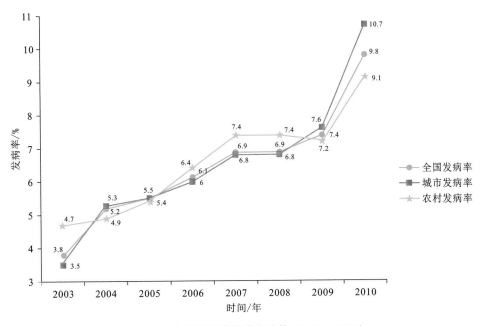

图 30-2　中国宫颈癌发病率趋势（2003—2010）

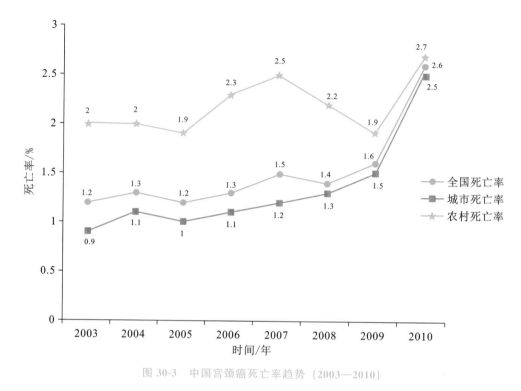

图 30-3　中国宫颈癌死亡率趋势（2003—2010）

（2）宫颈癌发病率呈现明显的地域分布特点：与地理位置、经济水平和筛查普及范围有关（图 30-4～图 30-6）（2015）。

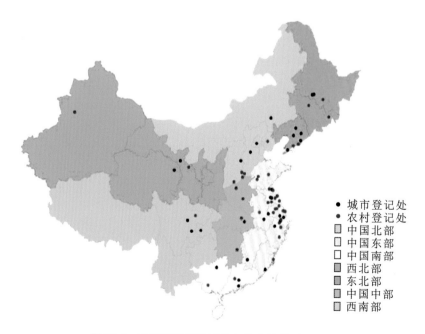

- 城市登记处
- 农村登记处
- 中国北部
- 中国东部
- 中国南部
- 西北部
- 东北部
- 中国中部
- 西南部

图 30-4　中国宫颈癌地域分布特点趋势（2015）

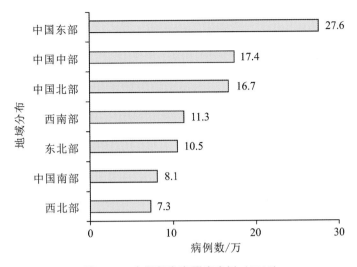

图 30-5　中国新发宫颈癌病例（2015）

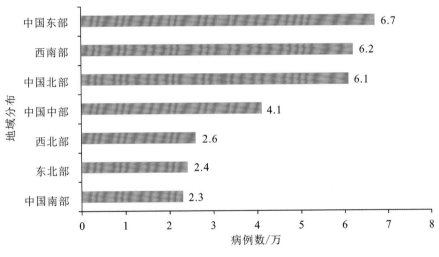

图 30-6　中国宫颈癌死亡病例（2015）

　　（3）宫颈癌发病率呈现年轻化趋势，35 岁以下的年轻宫颈癌患者比率超过 15%，且持续增高（2010）。另一项统计则显示，44 岁以下宫颈癌新发病例高达 2.97 万人，约占全部新发病例的 30%（2016）。

　　（4）宫颈鳞癌的发病率下降了 61.1%（从 10.2/10 万至 3.97/10 万），而宫颈腺癌的发病率上升了 32.2%（从 1.09/10 万至 1.44/10 万）。另一项来自住院病例的回顾性统计资料也显示了相同的研究结论，对 19 个省市 48 个地区宫颈癌数据 31 599 例的病例分析，鳞癌占比由 2004 年的 84.8% 下降到 2016 年的 73.9%，腺癌占比由 2004 年的 5.6% 上升到 2016 年的 10.5%（2018）。

宫颈腺癌的防治压力明显增加。那么，宫颈腺癌有什么特点？为什么在筛查工作越来越普及的今天，宫颈腺癌发病率不降反升？让我们一起走进宫颈腺癌的真实世界。

宫颈腺癌有什么特征？笔者将其总结为以下 4 点。

1. 发病率上升

20 世纪 70 年代，教科书上介绍的宫颈腺癌只占所有宫颈癌病例总数的 5%。20 世纪 80 年代，还是 5%。20 世纪 90 年代及以后，宫颈腺癌比例逐步上升，占 10%～20%。

2000 年报道，宫颈鳞癌占 75%～80%，腺癌占 20%～25%。2007 年报道，宫颈腺癌占 25%，鳞癌占 70%。目前，多数病理医生认可其比例在 25% 左右。

发生这种变化的因素是什么？图 30-7 给了我们答案。

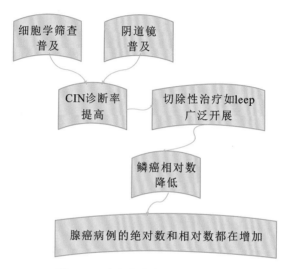

图 30-7　腺癌发病率上升原因分析

作者认为，由于细胞学和阴道镜普及，CIN 诊断率提高，切除性治疗如 leep 广泛开展，鳞癌相对数降低，腺癌病例的绝对数和相对数都在增加。并且，随着筛查面的扩大，这种比例还将发生变化。

2. 发病呈年轻化趋势

宫颈腺癌发病年龄呈年轻化趋势，且在 35 岁以下的宫颈癌病例中，腺癌比例明显增高（2007）。

3. 早期误诊率高

与鳞状上皮病变相比，腺上皮病变有其特殊性，且目前普遍推行的三阶梯诊断法并没有降低腺癌的发病率。总结如下：①症状没有特异性。②细胞学阳性检出率低。③部分腺癌与 HPV 关系不明确或无关。④阴道镜缺乏特异性改变。⑤病理容易误诊。

4. 5 年生存率远低于鳞癌

关于鳞癌与腺癌的预后有无差别，一直存在争议。从不同版本的指南来看，并没有将两者区分开，但并不表明这两种疾病具有相同的生物学特性，否则，为什么腺癌发病率并没有像鳞癌那样，随着筛查面的扩大不降反升？

我一直坚持认为鳞癌和腺癌是具有不同生物学行为的两种疾病，这种感觉与临床实践和文献阅读不无关系。除了上面提到的 4 个特点以外，以下几点也能窥见其特点。

第一，脑转移。腺癌出现脑转移而鳞癌几乎不出现。我们诊治的宫颈癌患者无数，但从没有发现鳞癌脑转移，而腺癌并脑转移的病例至少有两例。

20 世纪 90 年代，笔者管理的一名腺癌 Ⅱb 期的患者，在放疗结束准备出院的前一天，突发脑转移很快死亡。2003 年前后，一名宫颈腺癌 Ⅰb_1 期的病例，在手术治疗后的两年发现脑转移，治疗无效很快死亡。

我们是否可以认为，这只是一个低概率事件，而与生物学行为无关？

第二，相同期别的腺癌患者比鳞癌患者重。这与腺癌生长方式不同有关。我们在前一个章节提到过的一个长达 5 个月的误诊病例。该患者因为阴道溢液来就诊，大家把目光都集中在子宫内膜上，认为诊刮一下，病理没事就行了。实际上，局部肿瘤呈内生性增长，表面看上去光滑的宫颈，已经是结节型的、内生型的宫颈癌，这是腺癌的特点。患者往往因为没有症状而忽略了就诊，等到肿瘤破溃出血或并发感染出现阴道溢液，甚至更晚的输尿管梗阻才就诊，此时，已经失去了宝贵的手术治疗机会。因此，即使是同期别的腺癌，也比鳞癌来得重，预后也与鳞癌不一样。

第三，病理容易出现误判。先给大家讲一个病例。

20 世纪 90 年代初，一位临床诊断 Ⅲa 期的宫颈癌患者，住院 3 周，3 次病检都报告"良性"，无法实施治疗。正好笔者有机会参加第二届国际暨全国妇科肿瘤学术大会，会上老师讲到的"宫颈微偏腺癌"的病理诊断，笔者立刻联想到了这个患者（要知道，当时的病理诊断分类系统中是没有涉及此种类型的，原文阅读和传递非常有限），会后，笔者找到了病理科的一名教授，将会议资料呈给老师，请他指导。几个来回，这位老师在第 3 天给我们发了纠正后的病理报告：宫颈癌（倾向于微偏腺癌）。笔者如释重负，虽然患者诊断延误了，预后也大打折扣，但我们的病理老师有了新的认识和可以沟通的态度，这何尝不是我们患者的福音？我们临床医生的福音？从此，保持向病理老师学习的态度，成了我工作的一部分，也使我受益终身。

时隔近 30 年，我们的病理发生了翻天覆地的变化。对腺癌的认识也有了长足的进步。过去很难诊断的"宫颈微偏腺癌"已经不是问题。但对于腺癌的病理诊断仍然存在困境，包括 AIS 的识别与诊断，早期浸润性腺癌的识别与诊断，等等。我们注意到，很多三甲医院一年也难得报一个 AIS 病例。我想，是真的没有？还是病理医生未识别？这个应该是个很清晰的问题。所以，我以为认可病理医生存在误判，对我们临床工作是有帮助的。

第四，对治疗的反应存在差别。我们知道，宫颈腺癌属于放射治疗不敏感的癌症，同样，腺癌对化疗的总体化疗反应率也存在差别。从这两个方面看来，将腺癌与鳞癌采用相同的治疗方法，理论上就有可能影响其预后。

第二节　AIS 及早期腺癌的筛查

我们知道，AIS 及腺癌的筛查采用的方法是与鳞癌一样的，都采用三阶梯诊断法，其内容在前面的章节已有介绍。

一、细胞学筛查

首先，我们来看看细胞学在腺上皮病变筛查中的作用。2018 年 ASCCP 会上赵澄泉教授向我们呈现了一组大数据，匹兹堡大学医学中心对 589 830 例细胞学资料回顾性分析，AGC 的检出率仅为 0.63%。而我国广州金域医学中心回顾性研究显示 AGC 的报告率仅为 0.05%，相差了 12.6 倍。

其次，具体看一下细胞学筛查在两种不同病变筛查中的敏感性。Anderson、Nielsen 在 2002 年报道，细胞学检测腺上皮病变的敏感性为 23%～72%，而鳞状上皮病变可能高达 80%。湖北省 2018 年两癌筛查总结报告：用人工智能 TCT 技术用于宫颈癌筛查，37 万妇女中无 1 例腺性病变。

为什么会出现这种情况？我们分别来看看临床医生和病理医生的意见。

临床医生认为相关因素可能包括：①腺上皮病变的发病率低。②颈管内的取材不够。③细胞学专家及筛查人员对其相关特点不熟悉。④腺上皮及鳞状上皮异常常同时存在，在一个多数为鳞状上皮异常的细胞学涂片中，腺上皮异常可能被忽略（Luesley，1987）。AGC 报告的可重复性很差。

病理医生认为：①由于腺性病变常常位于宫颈管内，部位比较深，阴道镜检查也不易观察到病变。②一些腺性病变的细胞及组织学诊断难度较高，特别是非 HPV 感染相关性腺性病变。③细胞学医师对于腺性细胞的识别，组织病理医生对于腺性病变的诊断都有待提高。

二、HPV 筛查

我们知道，HPV 筛查可以是单独筛查，也可以是与细胞学联合筛查。在腺上皮病变的筛查中，细胞学的作用非常有限，我们是不是可以用 HPV 筛查来代替？我们先看看下面的资料。

关于 HPV 与宫颈腺癌的关系，一份来自中国多中心临床研究的数据表明（2016），宫颈腺癌的 HPV 感染率平均为 72%，普通型腺癌最高，达 82%（表 30-1）。

表 30-1 宫颈腺癌的 HPV 感染率

腺癌类型	病例总数	HPV 阳性病例数	占比（%）
普通型	426	350	82
透明细胞癌	30	15	50
浆液性癌	16	9	50
微偏腺癌	43	22	51
子宫内膜样癌	24	8	33
腺癌，非特指	55	22	40
总数	596	426	72

2017 年，国际宫颈腺癌标准与分类（international endocervical adenocarcinoma criteria and classification，IECC）根据是否存在与 HPV 感染相关的特征将宫颈腺癌进行分类：容易识别的顶端有丝分裂图和凋亡小体。根据以细胞质特征为中心的明确定义，对 HPV 相关腺癌进一步细分，而 HPV 非相关腺癌则根据已发表的标准进行细分。IECC 建议，鉴于其基于病因的框架和明确的定义，如果正在进行的验证、基因组和临床结果研究支持它，将取代目前世卫组织的分类。

我们知道，普通型腺癌占腺癌的 90％，90％（取其最高值）的普通型腺癌可以检测出 HR-HPV。两个 90％相乘，即 81％的阳性检出率。如此看来，用 HPV 作为初筛，理论上有 80％左右的敏感性，而另外约 20％的病例因为检测结果阴性而被漏诊。

那么，出路在哪里？细胞学＋HPV 的联合双筛是目前最为推荐的，无论是腺上皮病变，还是鳞状上皮病变。如果只能选择一种的话，首选 HPV 检测。

有关阴道镜检及活检的问题，相关章节有详细的描述，此处不再赘述。

三、AIS 及早期腺癌的诊断

在三阶梯诊断中，只要初筛结果异常，就可进入阴道镜检查程序。很多医生都以为好不容易初筛发现了问题，做了阴道镜检查，就万事大吉了，其实不然，后面的检查更富有挑战性。就说阴道镜检查吧，我们重点检查的靶区在哪里？判读标准又是什么？我们如何诊断？这些问题目前在理论上都没有搞清楚，临床上如何理得清？笔者对阴道镜检查具有浓厚的兴趣，希望有一天看到的异常图像与病理诊断的符合率达到一种完美结合的境界。但是，非常遗憾，到目前为止，50 多例的 AIS 没有 1 例镜检拟诊为腺上皮病变。这是阴道镜检查的真实世界。

我们再来看看病理诊断，都说病理诊断是金标准，可是在 AIS 的诊断上，"金标准"真得慎用。首先，由于临床医生的取材没有标准，有盲目取材之嫌疑，不一定是一个合格的标本；其次，病理医生对 AIS 的识别和诊断也有一个学习的过程。笔者一直以为，腺上皮病变的漏诊和误诊，临床医生和病理医生都有责任，这是不是有些错怪了病理医生？我们来看看沈丹华教授的观点：①一些腺性病变的细胞及组织学诊断难度较高。② 细胞学医生对于腺性细胞的识别，组织病理医生对于腺性病变的诊断都有待提高。

笔者常常和病理科同仁探讨，AIS 的诊断率太低的原因，大部分责任在病理科医生，病理诊断敏感性不高，科主任要加强引导，一是重视专病分化，二是不断学习和提升自我。学习永远在路上！

四、3＋2 诊断模式

提高 AIS 和早期腺癌的诊断率，需要病理医生和临床医生一起努力。这里开出了两组处方，希望能有些帮助。病理专家的处方如图 30-8 所示，临床医生的处方即为"3＋2"诊断模式，前文已有讲述。

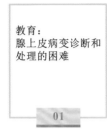
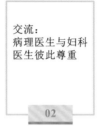
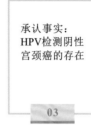
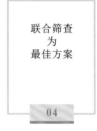

教育：
腺上皮病变诊断和
处理的困难

01

交流：
病理医生与妇科
医生彼此尊重

02

承认事实：
HPV检测阴性
宫颈癌的存在

03

联合筛查
为
最佳方案

04

图 30-8　病理专家的处方

　　从临床医生的角度，我们更加强调 3＋2 诊断模式在其诊断中的作用，强调在诊断过程中，重视病史和妇科检查在诊断中的作用，并将其融入常规的筛查工作中去，不被检查结果所左右，不唯检查结果。

　　　　　　　　　　　　　　　　　　　　　　　　　　　　　　　　　⊙ 吴绪峰

参考文献

[1]　Stanley J,Robboy Malcolm.女性生殖道病理学[M].回允中,译.北京:北京大学医学出版社,2005.

[2]　Pecorelli S,Zigliani L,Odicino F.Revised FIGO staging for carcinoma of the cervix[J].Int J Gynaecol Obstet,2009,105(2):107-108.

[3]　Bray F,Ferlay J,Soerjomataram I,et al.Global cancer statistics 2018:globocan estimates of incidence and mortality worldwide for 36 cancers in 185 countries[J].CA Cancer J Clin,2018,68(6):394-424.

[4]　Di J,Rutherford S,Chu C.Review of the Cervical cancer burden and population-based cervical cancer screening in China[J].Asian Pac J Cancer Prev,2015,16(17):7401-7407.

[5]　Chen W Q,Zheng R S,Baade P D,et al.Cancer statistics in China,2015[J].CA:a cancer journal for clinicians,2016,66(2):115-132.

[6]　Cai H B,Liu M,Huang Y,et al.Trends in cervical cancer in young women in Hubei,China[J].International Journal of Gynecologic Cancer,2010,20(7):1240-1243.

[7]　刘萍.中国大陆 13 年宫颈癌临床流行病学大数据评价[J].中国实用妇科与产科杂志,2018,34(1):41-45.

[8]　Smith H O,Tiffany M F,Qualls C R,et al.The rising incidence of adenocarcinoma relative to squamous cell carcinoma of the uterine cervix in the United States—a 24-year population-based study[J].Gynecologic Oncology,2000,78(2):97-105.

[9]　Berman T A,Schiller J T. Human papillomavirus in cervical cancer and oropharyngeal cancer:one cause,two diseases[J].Cancer,2017,123(12):2219-2229.

[10]　Schorge J O,Knowles L M,Lea J S.Adenocarcinoma of the cervix[J].Current treatment options in oncology,2004,5(2):119-127.

[11]　曹泽毅.中华妇产科学[M].2 版.北京:人民卫生出版社,2004.

[12]　Stolnicu S,Barsan I,Hoang L,et al.International endocervical adenocarcinoma criteria and classification (IECC):a new pathogenetic classification for invasive adenocarcinomas of the endocervix[J].Am J Surg Pathol,2018,42(2):214-226.

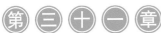

HPV 阴性宫颈癌

第一节　概　　述

人乳头瘤病毒（human papillomavirus，HPV），特别是高危型 HPV 病毒持续感染，被认为是宫颈癌的主要致病原因。几乎全部宫颈鳞癌及癌前病变中可以发现 HPV 病毒。尽管近些年来 HPV 检测方法的灵敏度已经得到了极大的提高，但几乎所有类型的宫颈癌中都存在一小部分 HPV 阴性患者。

HPV 有超过 100 种基因型，有数十种可以感染肛门和生殖器上皮，其中 15～20 种（包括 HPV16、HPV18、HPV26、HPV31、HPV33、HPV39、HPV45、HPV51、HPV52、HPV56、HPV58、HPV59、HPV66、HPV68、HPV73、HPV82 型）可能引起肛门及生殖器癌变，但是不同亚型的致癌作用差别很大。还有其他致病因素参与致癌过程，特别是感染者免疫状态的变化。其他因素可通过影响免疫功能等发挥作用。

HPV 阴性宫颈癌尚无明确定义，多指经 HPV 检测手段检测后未发现 HPV 感染而病理诊断为宫颈癌。其存在目前得到很多人认同，已有相关报道与 HPV 感染无关的宫颈腺癌病例。据估计，在全球范围内，HPV 阴性宫颈癌的百分比在 5.5%～11% 之间波动。最近一项使用 NGS 来检测原发性宫颈癌的研究发现，约有 5% 的宫颈癌是 HPV 阴性的。回顾 1990—2010 年发表的 HPV 亚型的流行学数据（243 项研究和 30 848 名浸润性宫颈癌的患者）发现 HPV 阴性肿瘤逐渐减少，在这项荟萃分析中，1990—1999 年、2000—2005 年和 2006—2010 年的 HPV 阳性率分别为 85.9%、87.9% 和 92.9%，HPV 阴性宫颈癌的减少可能与 HPV 检测方法的改进相关。除此之外，对所有样本进行组织学检查后排除了非宫颈原位肿瘤，也使得 HPV 阴性宫颈癌数量有所下降。

然而，在对 HPV 检测的研究中，HPV 阴性浸润性宫颈癌的真实发生率可能仍被我们高估。

第二节　HPV 阴性原因

一、非 HPV 相关性宫颈癌

此类宫颈癌的发生与 HPV 感染无关，被认为是"真正的"HPV 阴性宫颈癌。在宫颈鳞状细胞癌中，HPV 阴性宫颈癌非常罕见，而在宫颈腺癌中，HPV 阳性率约为 86%。原发型宫颈腺癌中 HPV 阳性率依不同的病理类型而有所不同。

二、HPV 检测的假阴性

1. HPV 病毒潜伏期

HPV 感染的自然史中存在病毒潜伏期。一项长达 10 年的随访研究显示，使用敏感 HPV-DNA 检测法进行 HPV 检测，发现除引起癌前病变外，其他 HPV 感染在 2 年内都会消失。而潜伏感染中癌变的发生率很低，且潜伏期 HPV 滴度较低，HPV 检测容易产生假阴性结果，但是潜伏期仍有 0.5% 左右的可能在未来 3～5 年进展为 CINⅢ 及以上病变。

2. HPV E6/E7 表达丧失

随着对 HPV 感染机制的深入研究，发现部分肿瘤在发展过程中，不再表达 HPV E6/E7（即 HPV 失活），这些无 HPV E6/E7 表达活性组织依然有致癌的可能，如果针对 E6/E7 片段进行 HPV 检测，有可能导致假阴性结果。此类无 HPV E6/E7 表达活性的宫颈癌其 DNA 甲基化程度总体下降，WNT/β-catenin 和 Sonic Hedgehog 等信号转导增加。

HPV 活动和失活肿瘤之间的体细胞突变情况存在显著差异。HPV 失活的肿瘤有显著的体细胞突变（特别是 TP53、ARID、WNT 和 PI3K 途径），而 HPV 活动的肿瘤有较少的体细胞突变。HPV 失活肿瘤中的这些突变位点为靶向治疗增加了选择，未来仍需要进一步研究来探索其治疗方案。靶向 WNT、PI3K 或 TP53 突变的治疗策略对 HPV 失活的肿瘤可能有效，并可提高此类宫颈癌患者的生存率。

3. 非高危型 HPV 感染相关宫颈癌

目前仅有一篇文章报道宫颈癌与低危型 HPV6 感染相关，而 HPV6 是宫颈癌的致病原因还是由意外感染获得仍不可知。Petry 等人估计有 1%～2% 的原发性宫颈癌与非高危型 HPV 感染相关。当前的 HPV 检测手段多数仅用于高危型 HPV 的检测，难以检出非高危型 HPV 感染，导致了部分 HPV 假阴性宫颈癌的产生。

4. 非原发性宫颈癌

临床上存在子宫内膜癌（直接浸润）和其他部位 HPV 阴性的原发肿瘤转移到宫颈的情况。一项对 HPV 阴性宫颈腺癌的研究显示，超过 50% 的病例无法根据组织学特征确定肿瘤的原发部位（宫颈或子宫）。因此，在进行 HPV 检测时，对肿瘤及基质细胞进行免疫染色是必要的。进行双重染色细胞学筛查较宫颈细胞学检查灵敏度提高 10% 以上，较 HPV 筛查的特异度提高 20% 左右，更有助于明确肿瘤组织来源，减少 HPV 假阴性的发生。ER（－）、PR（－）、波形蛋白（－）、弥散的 p16（＋）、CEA（＋）、CD 10（－）、CD 34（＋）和 HPV（＋）的组合提示宫颈腺癌；而 ER（＋）、PR（＋）、波形蛋白（＋）、散在的 p16（＋）、CEA（－）、CD 10（＋）、CD 34（－）和 HPV（－）的组合提示子宫腺癌。年龄也是一个值得关注的指标。通常认为"三联征"（高龄、HPV 阴性和非鳞癌）是子宫体癌的标志，而不是宫颈癌的特征。

虽然子宫颈等外生殖器部位的转移非常罕见，但仍有 3.7% 的转移性女性生殖系统肿瘤累及宫颈。

5. HPV 检测方法的灵敏度

现在常用的宫颈癌诊断三阶梯主要为 HPV 检测或细胞学进行初筛，阴道镜助诊和组织学确诊。宫颈癌初筛方法可以分为细胞学检测和 HPV 检测两大类。已经有很多报道显示，HPV 检测灵敏度和可重复性优于细胞学检测。细胞学筛查的敏感性介于 $50\%\sim70\%$，这意味着可能漏诊 $30\%\sim50\%$ 的病变，而在随机对照试验中对高危 HPV 进行 DNA 检测时，敏感性超过 90%，这意味着仅有不到 10% 的 HPV 感染漏诊率。在初次筛查中，与单独进行细胞学检查相比，HPV-DNA 检测发现更多的高级别病变，对入组患者进行随访，在 HPV-DNA 阴性组中未发现宫颈癌，仅在细胞学检查阴性组中发现了宫颈癌。与细胞学检查组相比，HPV-DNA 阴性组的宫颈癌发生率显著降低。在世界范围内，澳大利亚、英国和荷兰等几个国家已经开始使用 HPV 基因检测进行宫颈癌筛查，许多国家也正在考虑这种方案。

在 HPV 检测中又可以分为核酸信号放大和非核酸信号放大两种（图 31-1）。核酸信号放大包括转录介导扩增（transcription-mediated amplification，TMA）、ISO 和 PCR；非核酸信号放大包括杂交捕获及酶切信号放大两种。目前美国食品药品管理局（food and drug administration，FDA）批准了 5 种用于原发性宫颈癌筛查的 HPV 检测技术，即第 2 代杂交捕获法（hybrid capture 2，HC2）、Cervista HPV HR、Cervista HPV16/18、Cobas HPV 检测、APTIMA HPV 检测。现在常用的为杂交捕获中的 HC2 法、TMA 法和高敏 PCR 法。

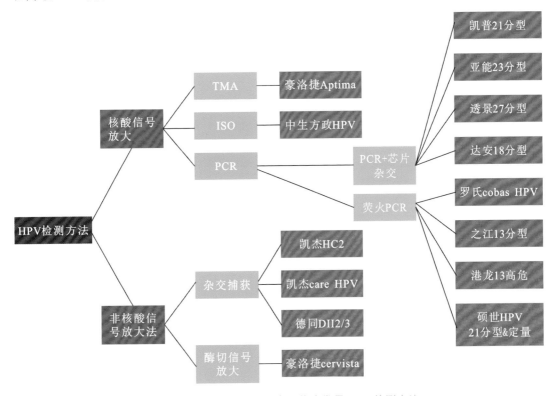

图 31-1　HPV 检测方法分类及临床常用 HPV 检测方法

HC2 法利用基因杂交、化学发光、信号放大的原理，对 13 种高危型 HPV（HPV16、HPV18、HPV31、HPV33、HPV35、HPV39、HPV45、HPV51、HPV52、HPV56、HPV58、HPV59、HPV68）基因组所有基因片段，即 E1、E2、E4、E5、E6、E7、L1、L2、LCR 九个基因片段进行不分型、半定量的检测。杂交捕获的优势为标本处理简单、操作简便、重复性好、敏感度高（87%～96%），但其缺点为不能区分具体 HPV 亚型，特异性相对较低（20%～85%），病毒载量低时易出现假阴性结果，由于方法学中检测过程无内对照，也增加了假阴性的风险。

TMA 法基于转录介导的扩增和探针杂交定性检测 14 种高危 HPV 亚型的 E6/E7 mRNA，可区分 HPV16、18、45 亚型。其有内对照，敏感性与 HC2 类似，但特异性更好。

PCR 法通过 PCR 方法扩增 HPV 病毒基因组内高度保守的 L1 区，然后进一步使用限制性片段多态性检测（restricted fragment length polymorphisms，RFLP）、线性探针检测或者直接测序等手段进一步区分亚型，或者直接采用亚型特异性引物进行 PCR 反应。核酸信号放大法具有高灵敏度、高特异性的优点，但是可能由于不同亚型之间引物竞争或 L1 片段缺失等影响目的高危型片段的扩增，若为使用甲醛溶液固定的标本增加 DNA 降解，可出现假阴性结果。

荧光 PCR 法不但能检测出具体的 HPV 类型，而且可以对病毒载量进行检测。如 Cobas4800 HPV 检测以 L1 区为靶区，以 β 球蛋白基因为内对照，可以检测 14 种 HR-HPV，并对 16 和 18 亚型进行特异性基因分型。其优点是敏感快速可靠且特异性好，其与 HC2 检测有较高一致性（91.4%～98.0%）。

除检测方法本身之外，假阴性结果还与采样误差相关。例如，细胞活性较差（坏死和/或炎症部位的肿瘤组织通常易导致假阴性结果），混入血液或润滑剂，炎症部位，固定过程或细胞溶解可能导致假阴性结果。因此，应对当前已发表研究中 HPV 检测的准确性适当存疑。部分已发表的研究是对过往储存的宫颈癌标本进行 HPV 检测，我们不能确定此类标本是否能真实反映患者 HPV 感染情况。一项回顾性研究表明，来自老年患者的肿瘤样本和保存时间长的肿瘤样本的 HPV 阳性率较低。储存超过 30 年的样品的 HPV 阳性率明显降低，且储存时间在腺癌中对 HPV 阳性率的影响比鳞癌高。其他需要考虑的重要因素还包括从切除到固定之间的时间和固定液类型，在一项回顾性研究中，在不同的固定方案中，使用无缓冲液的福尔马林固定是 HPV 检测呈现阴性结果的重要因素。有研究通过对留存组织，新鲜冰冻组织或液基活检样品进行 HPV 检测，结果表明，对于不同病理类型的腺癌，新鲜冰冻组织中的 HPV 阳性率比石蜡包埋组织中 HPV 阳性率高 14.3%（差异无统计学意义）。而对于鳞癌，石蜡包埋组织中的 HPV 阳性率比新鲜冷冻组织中高 1.6%（差异无统计学意义）。

综上，HPV 假阴性产生的最重要原因是 HPV 检测方法间存在差异。而现实中部分临床医生还没有意识到 HPV 检测方法之间所存在的巨大差异。如参照 E6/E7 检测法，L1 检测法对 HPV16 型和 HPV18 型的阳性率分别为 91.7% 和 72.1%，这意味着 L1 HPV 检测方法漏掉了 8.3％的 HPV16 型和 27.9％的 HPV18 型感染。另外在使用 HPV 疫苗进行宫颈癌高效预防时，检测少见 HPV 亚型也很重要。

6. 预防假阴性方法

改善筛查方式，使用标准化且高质量的 HPV 检测方法是降低 HPV 假阴性率的关键。组织的收集、储存和 HPV 检测方式不同，都可能产生假阴性结果。为了减少假阴性结果，有必要标准化组织收集和 HPV 检测的操作程序（standardize an operating procedure，SOP）。对 HPV 检测方法进行验证，并选择具有较高灵敏度的方法。由于存在低病毒载量的持续性 HPV 感染，故而应同时关注检测方法的最小病毒载量限制。进行 HPV 检测的实验室应经过相关机构的授权认可，并符合国际标准。

对 HPV 阴性宫颈癌，临床医生应考虑两个方面。首先，要明确是继发性恶性肿瘤，还是直接生长或转移。有研究称几乎 68％的 HPV 阴性宫颈肿瘤被误诊为原发性宫颈癌。其次，要明确是否应使用其他 HPV 检测方法对样品重新进行检测，以期减少 HPV 阴性宫颈癌的误诊。

随着我们进入 HPV 疫苗接种预防宫颈癌的时代，仍需要改善 HPV 筛查方法。即使 HPV 阴性癌症可能被漏报，HPV 筛查的敏感性仍优于细胞学。HPV 非相关性宫颈癌的存在不应该影响 HPV 筛查的推广。

第三节　HPV 阴性宫颈癌临床特征

一、组织学类型

从全球来看，有 13.0％的鳞状细胞癌和 28.2％的宫颈腺癌呈现 HPV 阴性。现有 HPV 检测手段可能会遗漏一部分 HPV 阴性宫颈癌，这部分肿瘤病理类型多为腺癌或腺鳞癌。

不同病理类型对检测结果也存在影响。鳞癌和腺鳞癌之间的 HPV 感染率存在差异。腺鳞癌中某些 HPV 亚型阳性率较低，同时腺鳞癌中的 HPV-DNA 载量较鳞癌要低得多，这也为腺鳞癌中 HPV 的检测带来了一定的挑战。腺上皮不易发生持续的 HPV 感染且感染的腺上皮游离型 HPV-DNA 积累较少或只有少量 HPV-DNA 拷贝整合入细胞基因组中。相对而言，鳞癌中 HPV 感染的细胞通常有较高的 HPV-DNA 拷贝数或者含有更多整合的病毒。这可能是鳞状细胞癌中 HPV 阳性率明显高于腺癌的原因之一。

腺鳞癌中常见 HPV 阳性的病理类型为肠道型、绒毛管状、印戒细胞样和子宫内膜样腺癌，它们起源于宫颈鳞柱交界区，占所有腺癌的 90％以上。HPV 阴性率较高的病理类型是浆液型、透明细胞型、胃型和中肾型腺癌。这些病理类型的发生可能与 HPV 感染不相关。黏液型腺癌被认为是胃型腺癌的高分化亚型。胃型作为 2014 年新认定的病理组织类型，其发病率仍然是未知的（表 31-1）。

表 31-1　腺鳞癌病理类型与 HPV 感染率

腺鳞癌病理类型	腺鳞癌中百分比（%）	HPV 阳性率（%）
一般型	75	80～100
肠型	8	83～100
绒毛管状腺癌	3～6	100
印戒细胞型	罕见	100
子宫内膜样	罕见	100
鳞柱交界区来源		100
上段宫颈/下段子宫体来源		0
浆液性	非常罕见	30
透明细胞型	2～7	28
胃型	未知	0
中肾型	罕见	0

这些 HPV 非相关性病理类型的发病机制与其基因组特征性突变有一定联系。在透明细胞型腺癌发生中，PI3K-AKT 途径可能参与其中，已在 50% 的病例中观察到 p-AKT 和 p-mTOR 免疫染色阳性。在患有此种亚型腺癌的老年患者中，有 50% 的患者 PTEN 表达丢失，75% 的患者 EGFR 表达增加，50% 的患者 HER2 表达增加。胃型与体细胞和生殖细胞（Peutz-Jeghers 综合征）STK11 突变和 TP53 突变相关。在中肾型腺癌中，有 81% 的患者具有 KRAS 或 NRAS 突变，62% 的患者具有 ARID1A 或 ARID1B 或 SMARCA4 突变，而 PIK3CA 或 PTEN 无突变。中肾型腺癌的特征性突变不同于宫颈腺癌的常见突变位点，有 7% 的病例存在 KRAS/NRAS 突变，因此，中肾型腺癌的治疗可考虑 RAS/MAPK 途径抑制剂。

二、年龄

一项全球 760 例宫颈腺癌的研究表明，初次诊断腺癌的年龄越大，HPV-DNA 的阳性率越低，在鳞状细胞癌中也有类似趋势，但原因尚不明确，可能由于老年患者的肿瘤生长时间更长，而 HPV 的表达在肿瘤进展过程中逐渐丢失，或者这些肿瘤的发生与 HPV 不相关，老年患者的肿瘤可能按非 HPV 依赖性致病途径发展，类似于外阴癌的发生发展。

三、分期分型

HPV 阴性宫颈癌患者中病情处于 FIGO 分期晚期和淋巴结转移阳性者多见，且预后不佳（表 31-2）。

表 31-2　HPV 阴性 VS 阳性的晚期及淋巴结转移比例

宫颈癌总例数/HPV 阴性病例	检测方法	FIGO 分期晚期比例（HPV 阴性 vs. 阳性）	淋巴结转移比例（HPV 阴性 vs. 阳性）
214/21	PCR	91％ vs. 57％，$P<0.01$	67％ vs. 36％，$P<0.01$
136/8	HC2，PCR L1&E7	87.5％ vs. 52.3％，$P=0.053$	37.5％ vs. 17.2％，$P=0.150$

四、HPV 阴性宫颈癌治疗现状及措施

目前尚无 HPV 阴性宫颈癌特异性治疗方案，其治疗方案参照 HPV 阳性宫颈癌。已有报道称多西环素、组蛋白去乙酰化酶（HDAC）、抑制剂丙戊酸（VPA）可通过诱导凋亡抑制宫颈癌细胞增殖，但其在 HPV 阳性或 HPV 阴性宫颈癌中治疗效果无明显差异。由于"真正的"HPV 阴性宫颈癌多与特殊病理类型相关，研究此种病理类型的宫颈癌致癌机制将有助于治疗方案的选择。目前关注较多的为 TP53、ARID、WNT 和 PI3K 途径，其在宫颈腺鳞癌中突变频率较高。

五、HPV 阴性宫颈癌临床意义及预后

早在 1990 年已有研究通过 PCR 法对 106 例早期浸润性宫颈癌进行检测。在 HPV 阳性患者中，总体复发风险与个体 HPV 感染亚型没有差异，而 HPV 阴性患者总体复发风险较 HPV 阳性患者高 2.6 倍（$P<0.05$），远处转移风险高 4.5 倍（$P<0.01$），HPV 阴性患者的 24 个月无复发生存率显著低于 HPV 阳性患者（40％ vs. 77％）。

2017 年对 17 篇共 2 838 例宫颈癌数据的荟萃分析显示，HPV 阳性与宫颈癌患者的良好预后相关，总生存率（overall survival，OS）：危险比（hazard risk，HR）＝0.610，95％ CI：0.457～0.814，$P=0.001$；无病生存率（disease free survival，DFS）：HR＝0.362，95％ CI：0.252～0.519，$P<0.001$（表 31-3）。

表 31-3　HPV 阴性 VS 阳性的生存率

宫颈癌总例数/HPV 阴性病例	检测方法	DFS（HPV 阴性 vs. 阳性）	OS（HPV 阴性 vs. 阳性）
多中心小样本 214/21	PCR	59.8 个月（95％ CI：32.0～87.6 个月）vs. 132.2 个月（95％ CI：118.6～145.8 个月），$P<0.01$	77.0 个月（95％ CI：47.2～106.8 个月）vs. 153.8 个月（95％ CI：142.0～165.6 个月），$P=0.01$
136/8	HC2、PCR L1&E7	51.9 个月（95％ CI：12.2～91.7 个月）vs. 109.9 个月（95％ CI：98.2～121.5 个月），$P=0.010$	67.7 个月（95％ CI：20.0～106.9 个月）vs. 108.9 个月（95％ CI：97.7～120.0 个月），$P=0.225$

续表

宫颈癌总例数/ HPV 阴性病例	检测方法	DFS（HPV 阴性 vs. 阳性）	OS（HPV 阴性 vs. 阳性）
122/43	PCR （HPV16/18）	——	5 年生存率：HR＝1.250（95% CI：0.562～2.784），P＝0.584 8 年生存率：HR＝1.530（95% CI：0.697～3.362），P＝0.289

而 2001 年对 204 例宫颈癌患者长达 10 年的随访发现，HPV 阴性患者的 5 年生存率为 82%，HPV 阳性患者为 58%，P＝0.003，结果反而提示 HPV 感染率显著降低患者生存率。故而 HPV 阴性对宫颈癌预后的影响还需更多和更长期研究来明确。

总而言之，HPV 阴性宫颈癌存在"真阴性"和"假阴性"两种情况。对于真阴性宫颈癌，可能具有非 HPV 相关的发病机制，HPV 疫苗及 HPV 检测对此类宫颈癌的预防几乎没有效果，其诊断主要依赖细胞学筛查及组织病理学明确其具体病理类型，未来需要对其信号传导途径进行进一步研究，以及对部分生物标志物进行检测，为进一步治疗提供依据。针对假阴性，早期进行 HPV 检测有利于早期发现宫颈癌患病高危人群，我们需要联合多种检测手段，根据每种 HPV 检测方法的特征及灵敏度和特异度选择合适的方法，依据 SOP 进行采样和检测，以减少假阴性的机会。同时关注罕见组织学类型的宫颈癌，必要时可联合细胞学多重染色进行进一步诊断。但由于 HPV 阴性宫颈癌病例数量较少，相关研究也较少，以及多数研究样本为福尔马林固定和石蜡包埋的样本，其会影响 HPV-DNA 质量，造成 HPV "假阴性"，因此，我们需要进行大型的多中心大样本量研究来进一步明确 HPV 与宫颈癌之间的关系。

⊙ 赵迎超

参考文献

［1］ Molijn A，Jenkins D，Chen W，et al. The complex relationship between human papillomavirus and cervical adenocarcinoma［J］. Int J Cancer，2016，138(2)：409-416.

［2］ Hopenhayn C，Christian A，Christian W J，et al. Prevalence of human papillomavirus types in invasive cervical cancers from 7 US cancer registries before vaccine introduction［J］. J Low Genit Tract Dis，2014，18(2)：182-189.

［3］ Casey S，Harley I，Jamison J，et al. A rare case of HPV-negative cervical squamous cell carcinoma［J］. Int J Gynecol Pathol，2015，34(2)：208-212.

［4］ Rodríguez-Carunchio L，Soveral I，Steenbergen R D M，et al. HPV-negative carcinoma of the uterine cervix：a distinct type of cervical cancer with poor prognosis［J］. Bjog，2015，122(1)：119-127.

［5］ Pirog E C. Diagnosis of HPV-negative，gastri C-type adenocarcinoma of the endocervix［J］. Methods Mol Biol，2015，1249：213-219.

［6］ Blatt A J，Kennedy R，Luff R D，et al. Comparison of cervical cancer screening results among 256 648 women in multiple clinical practices［J］. Cancer Cytopathol，2015，123(5)：282-288.

[7]　Li N，Franceschi S，Howell-Jones R，et al.Human papillomavirus type distribution in 30 848 invasive cervical cancers worldwide：variation by geographical region，histological type and year of publication [J].Int J Cancer，2011，128(4)：927-935.

[8]　Insinga R P，Liaw K-L，Johnson L G，et al.A systematic review of the prevalence and attribution of human papillomavirus types among cervical，vaginal，and vulvar precancers and cancers in the United States[J].Cancer Epidemiol Biomarkers Prev，2008，17(7)：1611-1622.

[9]　Guan P，Howell-Jones R，LI N，et al.Human papillomavirus types in 115 789 HPV-positive women：a meta-analysis from cervical infection to cancer[J].Int J Cancer，2012，131(10)：2349-2359.

[10]　Clifford G M，Smith J S，Plummer M，et al.Human papillomavirus types in invasive cervical cancer worldwide：a meta-analysis[J].Br J Cancer，2003，88(1)：63-73.

[11]　Rossi P G，Ronco G，Dillner J，et al.Why follow-back studies should be interpreted cautiously：the case of an HPV-negative cervical lesion[J].Cancer Cytopathol，2016，124(1)：66-67.

[12]　Pirog E C.Cervical adenocarcinoma：diagnosis of human papillomavirus-positive and human papillomavirus-negative tumors[J].Arch Pathol Lab Med，2017，141(12)：1653-1667.

[13]　Holl K，Nowakowski A M，Powell N，et al.Human papillomavirus prevalence and type-distribution in cervical glandular neoplasias：results from a european multinational epidemiological study[J].Int J Cancer，2015，137(12)：2858-2868.

[14]　Katki H A，Kinney W K，Fetterman B，et al.Cervical cancer risk for women undergoing concurrent testing for human papillomavirus and cervical cytology：a population-based study in routine clinical practice[J].Lancet Oncol，2011，12(7)：663-672.

[15]　Banister C E，Liu C，Pirisi L，et al.Identification and characterization of HPV-independent cervical cancers[J].Oncotarget，2017，8(8)：13375-13386.

[16]　Tjalma W A A.Diagnostic performance of dual-staining cytology for cervical cancer screening：a systematic literature review[J].Eur J Obstet Gynecol Reprod Biol，2017，210：275-280.

[17]　Tjalma W A A，Kim E，Vandeweyer K.The impact on women's health and the cervical cancer screening budget of primary HPV screening with dual-stain cytology triage in Belgium[J].Eur J Obstet Gynecol Reprod Biol，2017，212：171-181.

[18]　Karpathiou G，Chauleur C，Hathroubi S，et al.Secondary tumors of the gynecologic tract：a clinicopathologic analysis[J].Int J Gynecol Pathol，2019，38(4)：363-370.

[19]　Mazur M T，Hsueh S，Gersell D J.Metastases to the female genital tract.analysis of 325 cases[J].Cancer，1984，53(9)：1978-1984.

[20]　Tjalma W A A.The ideal cervical cancer screening recommendation for Belgium，an industrialized country in europe[J].Eur J Gynaecol Oncol，2014，35(3)：211-218.

[21]　Tjalma W A A，Depuydt C E.Cervical cancer screening：which HPV test should be used—L1 or E6/ E7[J].Eur J Obstet Gynecol Reprod Biol，2013，170(1)：45-46.

[22]　Weaver B，Shew M，Qadadri B，et al.Low-level persistence of human papillomavirus 16 DNA in a cohort of closely followed adolescent women[J].J Med Virol，2011，83(8)：1362-1369.

[23]　Tao X，Zheng B，Yin F，et al.Polymerase chain reaction human rapillomavirus(HPV) detection and HPV genotyping in invasive cervical cancers with prior negative HC2 test results[J].Am J Clin Pathol，2017，147(5)：477-483.

[24]　Kojima A，Mikami Y，Sudo T，et al.Gastric morphology and immunophenotype predict poor outcome

in mucinous adenocarcinoma of the uterine cervix[J].Am J Surg Pathol,2007,31(5):664-672.

[25] Sal V,Kahramanoglu I,Turan H,et al.Primary signet ring cell carcinoma of the cervix:a case report and review of the literature[J].Int J Surg Case Rep,2016,21:1-5.

[26] Ueno S,Sudo T,Oka N,et al.Absence of human papillomavirus infection and activation of PI3K-AKT pathway in cervical clear cell carcinoma[J].Int J Gynecol Cancer,2013,23(6):1084-1091.

[27] Nicolas I,Marimon L,Barnadas E,et al.HPV-negative tumors of the uterine cervix[J].Mod Pathol,2019,32(8):1189-1196.

[28] Van Der Marel J,Van Baars R,Quint W G V,et al.The impact of human papillomavirus genotype on colposcopic appearance:a cross-sectional analysis[J].BJOG,2014,121(9):1117-1126.

[29] Zhao Y,Wang X,Li L,et al.Doxycycline inhibits proliferation and induces apoptosis of both human papillomavirus positive and negative cervical cancer cell lines[J].Can J Physiol Pharmacol,2016,94(5):526-533.

[30] Feng S,Yang Y,Lv J,et al.Valproic acid exhibits different cell growth arrest effect in three HPV-positive/negative cervical cancer cells and possibly via inducing Notch1 cleavage and E6 downregulation[J].Int J Oncol,2016,49(1):422-430.

[31] Riou G,Favre M,Jeannel D,et al.Association between poor prognosis in early-stage invasive cervical carcinomas and non-detection of HPV-DNA[J].Lancet,1990,335(8699):1171-1174.

[32] Li P,Tan Y,Zhu L-X,et al.Prognostic value of HPV-DNA status in cervical cancer before treatment:a systematic review and meta-analysis[J].Oncotarget,2017,8(39):66352-66359.

[33] Feng D,Xu H,Li X,et al.An association analysis between mitochondrial DNA content,G10398A polymorphism,HPV infection,and the prognosis of cervical cancer in the Chinese han population[J].Tumour Biol,2016,37(4):5599-5607.

[34] Pilch H,Günzel S,Schäffer U,et al.The presence of HPV-DNA in cervical cancer:correlation with clinico-pathologic parameters and prognostic significance:10 years experience at the department of obstetrics and gynecology of the mainz university[J].Int J Gynecol Cancer,2001,11(1):39-48.

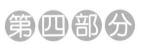

第四部分

治　疗

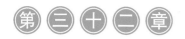

手术及原则

宫颈腺癌作为宫颈癌的一个病理类型，其预后备受争议。宫颈癌的治疗包括手术治疗、放疗、化疗及综合治疗。按照 FIGO 及 NCCN 的诊治指南，Ⅰb～Ⅱa 期宫颈癌可采取手术治疗或放疗，Ⅱb 期以上的宫颈癌应采取放疗。在 FIGO 及 NCCN 的指南中，均未将腺癌作为特殊类型的宫颈癌单独提出是否需要更为侵袭性的治疗。因此，对于宫颈腺癌的总体治疗原则，手术治疗原则与鳞癌相似，主要适用于早期（Ⅰa～Ⅱa 期）患者。

由于宫颈腺癌具有病变跳跃性的特点，病变经常延伸至宫颈管，部分病变为多中心，所以宫颈原位腺癌的标准手术治疗为子宫切除术。但是，随着宫颈腺癌的年轻化趋势及很多女性延迟生育计划，宫颈原位腺癌的平均发病年龄为 37 岁，越来越多的年轻及未生育的患者要求治疗的同时保留生育功能，对这些患者采取诊断性切除术后的密切随访，已经得到认可。此外，对于Ⅰa₁ 的早期腺癌，能否采用与同期别的鳞癌相同的治疗方式，也被引起关注。实际上，NCCN 指南并没有就目前的临床证据将鳞癌与腺癌的治疗方式区别开来。

根据 2020 年 NCCN 指南，手术方式根据期别及生育要求不同而有所不同。

保留生育功能的宫颈癌手术，普通腺癌并非绝对禁忌。目前尚无数据支持小细胞神经内分泌肿瘤、胃型腺癌（即微偏腺癌或恶性腺癌）等病理类型的患者保留生育功能。

若患者有保留生育功能的要求，推荐用于Ⅰa₁ 期无淋巴脉管间隙浸润，该期淋巴结转移率＜1％，不需要切除淋巴结。建议先锥切。如锥切切缘阴性，术后可随访观察。如切缘阳性，建议再次锥切或行子宫颈切除术。Ⅰa₁ 期伴淋巴脉管间隙浸润和Ⅰa₂ 期可选择：①锥切＋盆腔淋巴结切除，可考虑行前哨淋巴结显影。锥切切缘阴性者术后随访观察。切缘阳性者，再次锥切或行子宫颈切除术。②直接行根治性子宫颈切除术＋盆腔淋巴结切除，可考虑行前哨淋巴结显影。Ⅰb₁ 和肿瘤直径 2 cm 的Ⅰb₂ 期适合根治性子宫颈切除术＋盆腔淋巴结切除±主动脉旁淋巴结切除，可考虑行前哨淋巴结显影。保留生育功能原则上推荐选择肿瘤直径≤2 cm 者，可选择经阴道或经腹行根治性子宫颈切除术。肿瘤直径 2～4 cm 者，推荐行经腹根治性子宫颈切除术。

若患者不保留生育功能，Ⅰa₁ 期无淋巴脉管间隙浸润先锥切诊断。锥切切缘阴性并有手术禁忌证者，可观察随访。无手术禁忌证行筋膜外子宫切除术。切缘阳性者最好再次锥切以评估浸润深度排除Ⅰa₂、Ⅰb₁ 期。不再次锥切直接手术者，切缘为 HSIL 行筋膜外全子宫切除，切缘为癌者行改良根治性子宫切除术＋盆腔淋巴结切除术（淋巴切除证据等级 2B），可考虑行前哨淋巴结显影。Ⅰb₁、Ⅰb₂ 和Ⅱa₁ 期可选择根治性子宫切除术＋盆腔淋巴结切除（证据等级 1）±主动脉旁淋巴结切除，可考虑行前哨淋巴结显影。Ⅰb₃ 和 Ⅱa₂ 期可选择根治性子宫切除术＋盆腔淋巴结切除±主动脉旁淋巴结切除。此外，部分 Ⅰb₃、Ⅱa₂ 期和Ⅱb～Ⅳa 期可手术分期。手术分期是指切除腹膜后淋巴结，根据术后病理确定下一步治疗方案。

一、切除性治疗

指的是宫颈锥切手术，包括 CKC 和 leep 锥切术，不建议行激光锥切。注意，即使活检病理诊断为 AIS，也必须经过诊断性切除这一个程序，再根据切除术后的病理，决定下一步治疗方案，密切随访或进一步手术。记得一句话，AIS 标准的治疗是全子宫切除术，知情选择锥切术，不选择消融手术。

二、标准的全宫切除术

标准全子宫切除可以选择经腹、经阴道或者经腹腔镜，适合于宫颈原位腺癌无生育要求患者。其手术范围是紧贴宫旁切除主骶韧带，紧贴宫颈切开阴道穹隆部。

三、筋膜外全宫切除

筋膜外全子宫与标准全宫相比，其沿子宫将子宫颈旁组织切除，在输尿管内侧近宫颈分离侧面，但不包括宫颈间质，在宫颈附着处切断宫颈骶韧带，阴道壁切除 1 cm 左右。其手术要领为暴露输尿管但不将输尿管从输尿管床中游离，不破坏输尿管的血供。其主要适合于宫颈癌Ⅰa₁ 期。

四、次广泛全宫切除术

次广泛子宫切除，又称 Wertherim 手术，其切除范围包括整个子宫及 1/2 子宫主韧带、骶韧带，阴道切除 2 cm。该术式的操作要点在于，对于输尿管的解剖是在输尿管内侧及在附着处的前方游离输尿管，输尿管仍附着于主韧带，这样保留输尿管的血供。其主要适合于Ⅰa₂ 期宫颈癌。

五、广泛全宫切除术

标准的、典型的广泛子宫切除，切除子宫和全部靠盆壁切除主韧带、骶韧带及宫颈旁-阴道旁组织，阴道切除上 1/3。子宫动脉在髂内动脉根部结扎。打开输尿管隧道后分离膀胱宫颈韧带并切断，再切除阴道旁组织，适合Ⅰb₁～Ⅱa 期的患者。

六、宫颈癌的腹腔镜手术

联合盆腔淋巴结清扫术的根治性子宫切除术仍然是对早期宫颈癌患者的标准建议，手术路径则可以是开腹手术、腹腔镜手术和阴式手术。近 10 年来，由于腹腔镜技术的普及，腹腔镜下的根治性子宫切除术"遍地开花"，公众视线下，传统开腹手术的声音被淹没。

10 年来，对这种手术方式的评价出现了两种声音，一种继续支持腹腔镜手术，认为是优势无可代替。另一种则持观望和保守的态度。比如，美国国家综合癌症网络（national comprehensive cancer network）和欧洲妇科肿瘤学会（european society of gynaecological oncology）的现行指南表明，剖宫手术（开放手术）或腹腔镜手术（使用常规或机器人技术进行的微创手术）是早期（Ⅰa_2～Ⅱa）宫颈癌患者根治性子宫切除术的可接受方法。这些建议导致微创方法被广泛应用于根治性子宫切除术，尽管缺乏有足够统计学功效，对生存结局进行评估的前瞻性、随机试验。对早期宫颈癌患者的回顾性研究表明，与开腹根治性子宫切除术相比，腹腔镜根治性子宫切除术与较少的术中出血量、较短的住院时间和较低的术后并发症风险相关。并且，与开放手术相比，微创手术并未与较低的 5 年无病生存率或总生存率相关。回顾性研究表明，两种手术方法的复发率和生存率无显著差异。但是，前述回顾性研究报道受到一篇来自世界顶级期刊的重要研究成果的挑战。2018 年，由 Ramirez 发表在新英格兰医学杂志上的成果，在业界抓起了轩然大波。该项研究开始于 2008 年，历时 10 年，在全球 33 个研究中心，招募了 631 例患者，患者的分期在Ⅰa_1～Ⅰb_1期，随机分组经腹手术组和腹腔镜手术组，对患者的无病生存率及复发率进行比较，最终结果发现微创手术的复发率较高，无病生存率较低。此外，在接受微创手术的患者中，总生存率也较低。这如同给"遍地开花"的腹腔镜手术浇了一盆冷水。之后，似乎有点降温。当然，最终的结果会是怎样，我们期待中国的多中心研究的对照研究结果问世。

目前，在宫颈癌手术方式选择中，应充分告知手术方式的利弊，以便患者及家属选择。

七、根治性宫颈切除术

根治性宫颈切除是 1994 年由法国学者 Dargent 等首次提出，随着后来的发展分为腹腔镜阴式广泛宫颈切除术、腹式广泛宫颈切除术、腹腔镜广泛宫颈切除术。腹腔镜阴式是在腹腔镜下先行盆腔淋巴结切除，然后经阴道性宫颈广泛切除和阴道上段切除；经腹以上手术均经由腹部完成；经腹腔镜即全部手术操作在腹腔镜下完成。广泛宫颈切除过程包括广泛切除子宫颈及子宫颈旁组织及上 1/3 阴道，切除 80% 宫颈，保留 20% 宫颈管和子宫体，缝合保留的宫颈与阴道。对于该式，最新的 NCCN 指南对于手术适应证的选择为Ⅰa_2、Ⅰb_1及Ⅰb_2肿瘤直径等于 2 cm 的患者。对于宫颈腺癌患者，选择该术式，术前需行诊断性刮宫排除子宫内膜癌可能。

该手术需要两次术中冰冻切除来决定是否能够实施该手术。首先需要进行盆腔淋巴结的切除并进行冰冻切除，明确是否存在盆腔淋巴结的转移，如果淋巴结冰冻切片结果为阳性，则该手术方式终止，需行根治性子宫切除，如果冰冻切片结果是阴性，继续完成广泛宫颈切除，广泛切除宫颈后，再将宫颈标本立刻送冰冻切片，明确宫颈上缘和病灶边缘之间的距离，至少应在病灶外 5 mm 以上，如果手术切缘距宫颈肿瘤边缘小于 5 mm，需要放弃保留生育功能。

八、保留盆腔神经丛的广泛子宫切除术

20 世纪 60 年代日本专家提出保留神经的宫颈癌广泛根治术，之后此手术得以不断改善。在手术治疗肿瘤的前提下，保留患者的部分神经功能，从而减少术后并发症。一般是早期宫颈癌患者，包括 $Ib_1\sim Ib_2$ 期和选择性 IIa 期。一般建议肿瘤<2 cm，2～4 cm 外生型的肿瘤。由于宫旁组织周围的解剖结构很复杂，保留盆腔植物神经的宫颈癌广泛根治术是在切除骶韧带的时候保留骶韧带外侧的下腹腔神经（主要是交感神经），在切除主韧带的时候保留盆腔内脏神经（主要是副交感神经）。交感神经与副交感神经在子宫旁汇合形成下腹腔神经丛，一部分神经支配子宫、阴道，一部分支配膀胱。手术过程中主要保留下腹腔神经丛及支配膀胱的分支，需要完整地解剖周围的组织，分离骶韧带周围的组织切除下腹腔神经是比较容易的，难点在于盆腔内脏神经分离的时候要把子宫动静脉，特别是子宫深静脉及膀胱的静脉系统分离出来并切断。然后，靠近内侧，充分暴露神经丛，在下腹腔神经与盆腔内脏神经交叉的地方，切断子宫阴道支，把神经推到外侧，切除骶韧带、主韧带。特别注意的是，在切除膀胱宫颈韧带时，其下方有盆腔内脏神经的膀胱支，要注意保留。

九、卵巢保留及移位术

宫颈腺癌年轻化，对于一部分患者有生育要求，而另一部分患者即使无生育要求，在治疗后，患者的生活质量也成为关注的问题。因此，宫颈腺癌的患者是否适合保留卵巢，有学者建议，符合以下标准的宫颈腺癌患者可以考虑保留卵巢。术前患者的临床体征：①年龄≤45 岁。②患者希望保留卵巢功能。③无家族性卵巢癌倾向。术前肿瘤临床特征：①FGIO分期≤Ib 期。②肿瘤直径≤4 cm。③无宫旁转移。④无宫体浸润。⑤无深间质浸润。⑥影像学检查未发现淋巴结转移。⑦无淋巴脉管间隙浸润。术中所见：①无子宫外转移证据。②无淋巴结转移证据。③卵巢外观正常。

卵巢移位较为常用的是 Hodel 法，即分离卵巢血管蒂，将卵巢直接从结肠前方跨过后固定于结肠旁沟，卵巢血管蒂固定于侧后腹膜。移位的卵巢需用肽夹进行标记。该手术术后存在异位卵巢囊肿、卵巢下移，以及因为移位后卵巢血供的改变而使卵巢功能降低等并发症。

⬤ 蔡鸿宁 曹晓丽

参考文献

[1] Massad LS，Einstein MH，Huh WK，et al.2012 updated consensus guidelines for the management of abnormal cervical cancer screening tests and cancer precursors[J].J Low Genit Tract Dis,2013,17(5 Suppl 1):S1-S27.

[2] Salani R,Puri I,Bristow RE.Adenocarcinoma in situ of the uterine cervix:a meta analysis of 1 278 patients evaluating the predictive value of conization margin status[J].Am J Obstet Gynecol,2009,200(182):1-5.

[3]　Conrad LB, Ramirez PT, Burke W, et al. Role of minimally invasive surgery in gynecologic oncology: an updated survey of members of the society of gynecologic oncology[J]. Int J Gynecol Cancer, 2015, 25: 1121-1127.

[4]　Zhao Y, Hang B, Xiong GW, et al. Laparoscopic radical hysterectomy in early stage cervical cancer: a systematic review and meta-analysis[J]. J Laparoendosc Adv Surg Tech A, 2017, 27: 1132-1144.

[5]　Diver E, Hinchcliff E, Gockley A, et al. Minimally invasive radical hysterectomy for cervical cancer is associated with reduced morbidity and similar survival outcomes compared with laparotomy[J]. J Minim Invasive Gynecol, 2017, 24: 402-406.

[6]　Park DA, Yun JE, Kim SW, et al. Surgical and clinical safety and effectiveness of robot-assisted laparoscopic hysterectomy compared to conventional laparoscopy and laparotomy for cervical cancer: a systematic review and meta-analysis[J]. Eur J Surg Oncol, 2017, 43: 994-1002.

[7]　Wang YZ, Deng L, Xu HC, et al. Laparoscopy versus laparotomy for the management of early stage cervical cancer[J]. BMC Cancer, 2015, 15: 928-929.

[8]　Cao T, Feng Y, Huang Q, et al. Prognostic and safety roles in laparoscopic versus abdominal radical hysterectomy in cervical cancer: a meta-analysis[J]. J Laparoendosc Adv Surg Tech A, 2015, 25: 990-998.

[9]　Frumovitz M, Dos Reis R, Sun CC, et al. Comparison of total laparoscopic and abdominal radical hysterectomy for patients with early-stage cervical cancer[J]. Obstet Gynecol, 2007, 110: 96-102.

[10]　Lee EJ, Kang H, Kim DH. A comparative study of laparoscopic radical hysterectomy with radical abdominal hysterectomy for early-stage cervical cancer: a long-term follow-up study[J]. Eur J Obstet Gynecol Reprod Biol, 2011, 156: 83-86.

[11]　Malzoni M, Tinelli R, Cosentino F, et al. Total laparoscopic radical hysterectomy versus abdominal radical hysterectomy with lymphadenectomy in patients with early cervical cancer: our experience[J]. Ann Surg Oncol, 2009, 16: 1316-1323.

[12]　Nam J-H, Park J-Y, Kim D-Y, et al. Laparoscopic versus open radical hysterectomy in early-stage cervical cancer: long-term survival outcomes in a matched cohort study[J]. Ann Oncol, 2012, 23: 903-911.

[13]　Shazly SAM, Murad MH, Dowdy SC, et al. Robotic radical hysterectomy in early stage cervical cancer: a systematic review and meta-analysis[J]. Gynecol Oncol, 2015, 138: 457-471.

[14]　Sert BM, Boggess JF, Ahmad S, et al. Robot-assisted versus open radical hysterectomy: a multi-institutional experience for early-stage cervical cancer[J]. Eur J Surg Oncol, 2016, 42: 513-522.

[15]　Shah CA, Beck T, Liao JB, et al. Surgical and oncologic outcomes after robotic radical hysterectomy as compared to open radical hysterectomy in the treatment of early cervical cancer[J]. J Gynecol Oncol, 2017, 28(6): 82-85.

[16]　Soliman PT, Frumovitz M, Sun CC, et al. Radical hysterectomy: a comparison of surgical approaches after adoption of robotic surgery in gynecologic oncology[J]. Gynecol Oncol, 2011, 123: 333-336.

[17]　Ramirez PT, Frumovitz M, Pareja R, et al. Minimally invasive versus abdominal radical hysterectomy for cervical cancer[J]. N Engl J Med, 2018, 379: 1895-1904.

[18]　Touhami O, Plante M. Should ovaries be removed or not in(early-stage)adenocarcinoma of the uterine cervix: a review[J]. Gynecol Oncol, 2015, 136(2): 384-388.

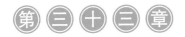

化疗及作用

第一节 新辅助化疗

在宫颈癌手术或放疗前给予的系统化疗，称为新辅助化疗（neoadjuvant chemotherapy，NACT），基于铂类的 NACT 联合根治性子宫切除术在 I b$_2$～II b 期宫颈癌中取得了良好的效果。当前的宫颈癌指南建议对鳞状细胞癌和腺癌采用相同的治疗策略，然而部分文献比较了在不同组织学类型中 NACT 的治疗效果是否不同。

一些作者发现与鳞状细胞癌相比，非鳞状细胞癌表现出对 NACT 更低的应答率。然而，其他作者并未证实这些观察结果。因此，组织学类型是否是独立的预后因素仍是一个有争议的问题。此外，必须考虑到腺癌是一种非常异质的疾病，具有广泛的组织病理学范围。现将专门评估基于顺铂的 NACT 联合根治性子宫切除术对子宫局部晚期腺癌疗效的研究报道综述如下。

宫颈腺癌对 NACT 的临床总体缓解率为 67.0%～81.7%。在 Benedetti 等人的研究中（1996 年），对化疗的临床反应是 OS 的唯一独立预后因素（$P=0.006$）。在另一项意大利研究中，对手术标本进行组织学检查发现，在 18 例行根治性子宫切除术的患者中，分别有 4 例（22.3%）和 14 例存在持续的镜下和肉眼病灶。Iwasaka 等指出，对 NACT 的应答者比未应答者存活的时间更长，尽管差异没有统计学意义。在 NACT 后行根治性子宫切除术的 12 例 I～II 期患者中，有 3 例（25%）检测到中度或明显的病理变化。

Tabata 等（2004 年）研究报道，在 14 名患者中分别有 6 名和 2 名在手术标本上未发现任何残余病灶和镜下残余 <5 mm 的病灶，最佳病理反应率为 57%。意大利的一项回顾性研究报告了在接受不同 NACT 方案治疗的 82 例患者中，最佳病理反应（无残余病灶或残余病灶 <3 mm）、尚有宫内残留病灶的病理反应、尚有宫颈外残留及无病理反应的患者数分别为 10 例（12.2%）、36 例（43.9%）和 36 例（43.9%）。最近的一项荟萃分析未能发现鳞状细胞癌和非鳞状细胞癌的化疗反应率有显著差异，但它证明鳞癌患者（尤其是 FIGO 分期 >II b 期的那些鳞癌患者）的 DFS 和 OS 更好。然而，我们必须考虑到，腺癌具有广泛的组织病理学谱系，目前还没有关于每种亚型对化疗敏感性的临床数据报道。对少数患者进行的一项回顾性研究提示，胃型黏液腺癌比普通型宫颈腺癌对 NACT 更容易耐药。Ditto 等报道了首例 II b 期中肾腺癌，经 3 周期顺铂＋阿霉素＋紫杉醇化疗，然后行根治性子宫切除术，术后病检显示阴道间质浸润和 LVSI 阳性，而所有切除的淋巴结（57 枚）均为阴性。接受辅助骨盆外束放射治疗的患者，在随访 6 个月后无病生存。

第二节　中高危的定义

宫颈癌是女性生殖道最常见的恶性肿瘤，也是最常见的女性肿瘤死亡原因之一，极大地威胁着女性健康。随着我国宫颈癌筛查的逐渐普及，近年来多项研究结果显示，宫颈癌患者有年轻化及早期新发病例比例上升的趋势。宫颈癌常规的治疗方法是手术、放疗或者两者结合应用，早期宫颈癌（Ⅰa～Ⅱa期）患者可行手术治疗或者放射治疗，两者治疗效果相当。根治性放疗后的近、远期消化系统、泌尿生殖系统副反应影响患者生活质量，且放射治疗技术及设备在我国分布不均衡。基于上述原因，目前在我国对于多数无严重内科合并症的早期宫颈癌患者，以手术为主的综合治疗仍是主要治疗模式。

对于早期宫颈癌患者，术后的辅助治疗依据术后病理是否存在高、中危因素而定。"高危因素"是指盆腔淋巴结阳性、切缘阳性和宫旁浸润，具备任何一个高危因素均推荐术后补充盆腔放疗＋顺铂同期化疗（1级证据）±阴道近距离放疗。阴道切缘阳性者，阴道近距离放疗可以提高疗效。

"中危因素"包括淋巴脉管间隙浸润（lymph-vascular space invasion，LVSI）、宫颈间质浸润深度（deep stromal invasion，DSI）、原发肿瘤大小（tumor size，TS）。中危因素的术后放疗指征，不同指南中推荐的标准存在差异。

NCCN指南中的推荐同Sedlis标准。FIGO指南推荐的中危因素包括宫颈外1/3间质受侵、肿瘤直径≥4 cm和LVSI，存在任何一个中危因素建议术后补充放疗；而ESMO指南的中危因素定义为肿瘤≥4 cm、LVSI和宫颈间质中外1/3受累，至少满足≥2个中危因素建议术后补充放疗。2016年开始，NCCN指南更新了对宫颈癌术后中危因素的注释，即中危因素的术后辅助放疗指征不应仅局限于Sedlis标准，其他因素如肿瘤病理类型、肿瘤紧邻手术切缘等也可能影响预后。在GOG92试验延长随访时间后的结果显示，辅助放疗对于腺癌和腺鳞癌无进展生存率的改善较鳞癌显著，即具有中危因素的腺癌或腺鳞癌患者术后行辅助放疗有更多获益。NCCN指南中对于病理类型含腺癌成分的患者术后接受辅助放疗的指征推荐采用"四因素模型"，即宫颈外1/3间质浸润、LVSI、肿瘤直径＞3 cm及病理类型为腺癌或腺鳞癌，存在上述任何两个因素，术后辅助放疗均有益。

除上述指南中推荐的标准以外，在临床工作中还存在很多不确定的情况，如新辅助化疗后术后辅助治疗的标准及方式、化疗能否代替同步放化疗等现仍存在争议。本文将对上述问题进行讨论。

第三节　NACT＋手术后的辅助治疗

对于FIGO分期Ⅰb$_2$和Ⅱa$_2$期宫颈癌患者，NCCN指南将盆腔外照射＋顺铂为基础的同步化疗＋近距离放疗作为首选推荐方案（1类证据）。但该疗法可引起不可逆性并发症，严重影响患者尤其是年轻患者的生理健康及生活质量。根治性放化疗之后病情出现未控状态或复发现象，使得临床处理更为困难。另外，受限于放疗仪器普及率低、技术人员缺乏及治疗费用昂贵等因素，根治性手术切除目前仍是我国早期宫颈癌的主要治疗方案。单纯根治性手术可在一定程度上保护卵巢功能，降低因放疗带来的多种并发症，但因Ⅰb$_2$和Ⅱa$_2$期肿瘤病灶体积较大，所处盆腔位置较低，术者操作空间较为局限，且视野清晰度欠佳，极易引起医源性脏器损伤，不利于远期预后的改善。既往研究认为，新辅助化疗可使局部肿瘤缩小、宫旁组织松动、盆腔充血症状改善，有利于手术操作，其理论上可降低手术难度，减少手术时间、术中出血量和术后并发症。近年来，新辅助化疗联合根治性手术方案逐渐成为亚洲国家对早期巨块型宫颈癌常用的治疗方案。

目前关于宫颈癌术后存在高、中危因素进行辅助治疗的临床指南推荐是基于术前未行新辅助化疗患者的研究结果，适用于初始治疗为手术的患者，指南的推荐对于新辅助化疗后联合手术的患者是否适用有待进一步研究。

既往研究普遍证明，新辅助化疗能降低宫颈癌术后病理危险因素。李雪等的研究表明，新辅助化疗组淋巴脉管间隙受侵的发生率明显低于直接手术组，分别为31%（14/45）和57%（26/46），差异有统计学意义（$P=0.015$）；术后病理高危因素的发生率也明显低于直接手术组，分别为73%（33/45）和91%（42/46），差异有统计学意义（$P=0.024$）。新辅助化疗组患者的3年无病生存率和生存率分别为80.0%和84.4%，与直接手术组患者比较，差异无统计学意义（$P>0.05$）。既往研究普遍证明，新辅助化疗可以降低术后辅助治疗的比例，但这些新辅助化疗后患者的术后复发率仍高达30%。如何采用适当的术后辅助治疗方式以降低其术后复发风险是当前临床治疗的难点。

新辅助化疗使得无术后病理危险因素患者的比例大大升高，对这部分患者术后采用何种辅助治疗的方式尚存争议。GOG263研究是针对宫颈癌患者术后辅助治疗设计的前瞻性对照研究，但结果尚未发布。

对于Ⅰb$_2$和Ⅱa$_2$期宫颈癌患者，首先已存在肿瘤直径大这一术后病理中危因素，另外，存在其他术后病理中高危因素的发生率高，而新辅助化疗的应用可减少部分危险因素。对于接受新辅助化疗联合子宫广泛性切除术的Ⅰb$_2$和Ⅱa$_2$期宫颈癌患者，术后巩固治疗是影响其复发和死亡的重要因素。李萍萍等研究发现，新辅助化疗的疗效可作为预测其预后的重要因素。新辅助化疗疗效评价分为完全缓解（CR）、部分缓解（PR）和稳定（SD），该研究中无疾病进展病例。该研究发现SD可增加Ⅰb$_2$和Ⅱa$_2$期宫颈癌患者的复发及死亡风险，因此，术后需要积极地进行辅助治疗。也有研究认为，新辅助化疗后达CR的患者，无须接受术后辅助治疗。而对于宫颈残存肿瘤较小者，可从化疗中获益，且随着生存时间的延长，化疗的疗效可逐渐显现。

综合上述既往研究，我们认为对于宫颈癌根治术前接受过新辅助化疗的患者在选择术后辅助治疗方式时，应将新辅助化疗前肿瘤直径、新辅助化疗疗效和术后病理危险因素情况均考虑在内。对于新辅助化疗不敏感及有多个术后病理中危因素的患者，应适当放宽术后辅助治疗的指征。今后尚需更多前瞻性对照研究以进一步得出明确结论。

第四节　根治术后辅助化疗

宫颈癌患者在接受根治性手术后，是否需要辅助治疗，一般根据术后中高危因素来定。具有高危和中危因素往往需要辅助放疗，但是放疗会导致一系列并发症，影响患者生活质量。因此，宫颈癌术后单纯采用化疗的治疗效果成为近年的临床研究热点。统计数据显示，近年来我国宫颈癌患者发病年龄趋于年轻化，平均发病年龄 44.7 岁，早期宫颈癌确诊率较前明显提高，83.9% 的宫颈癌患者接受了手术治疗，而且宫颈癌患者术后接受化疗比例（20.9%）明显增加，与放疗（26.0%）和同期放化疗（21.9%）接近。根据相关文献的统计，美国宫颈癌患者术后行同期放化疗者比例（41.8%）较为稳定，但是单纯接受放疗的患者比例（23.6%）下降，而接受化疗比例（24.8%）增加。日本妇瘤中心宫颈癌患者术后单纯接受化疗者与接受同期放化疗/放疗者比例相当。上述研究报道表明，国内外宫颈癌患者术后有危险因素者接受化疗的比例在逐渐增加。

淋巴结转移作为影响宫颈癌预后的独立危险因素，化疗对其是否有效一直是妇科肿瘤医生关注的热点。2017 年美国妇科肿瘤学会年会（SGO）上，韩国 Lee 等报道，通过对 101 例Ⅰb～Ⅱa 期接受根治性子宫切除术和盆腔淋巴结清扫±主动脉旁淋巴结切除术的宫颈癌患者进行回顾性分析，目的是研究具有危险因素的Ⅰb～Ⅱa 期宫颈癌术后单纯辅助化疗的疗效。最终结果显示，在所有的研究对象中，3 年的无病生存率（disease free survival rate，DFS）及总生存率（overall survival rate，OS）分别为 90.7% 和 94.7%，其中符合 Sedlis 标准的患者中，DFS 及 OS 分别为 94.6% 和 96.2%，而淋巴结转移的患者中则为 79.4% 和 90.6%。该研究得出结论：单纯术后辅助化疗对于手术证实有高危因素的Ⅰb～Ⅱa 期宫颈癌患者是有效的。因此，2017 韩国宫颈癌治疗指南指出：化疗可以作为接受广泛性子宫切除术＋盆腔淋巴结清扫术，术后病检提示高危因素（切缘阳性、淋巴转移或宫旁侵犯）的宫颈癌患者可选择的辅助治疗方案。2018 年，日本妇科肿瘤协作组（japanese gynecologic oncology group，JGOG）也公布了一项多中心Ⅱ期临床研究（JGOG1067）的研究结果，该研究主要针对术后病理证实淋巴结转移的Ⅰb～Ⅱa 期的宫颈癌患者（2014 年 FIGO 分期），术后单纯辅助化疗（方案：伊立替康＋奈达铂）的治疗效果。结果表明，术后单用化疗的患者，其 2 年及 5 年的无复发生存率（recurrence free survival rate，RFS）分别为 87.1% 和 77.2%，5 年 OS 达到了 86.5%，而且其后期复发率与之前文献报道的同期放化疗的后期复发率相当，明显低于单纯放疗。该研究另外一个重要的意义在于对于局部复发的患者，复发后仍能选择放疗作为治疗手段。值得关注的是，2018 年在美国新奥尔良召开的第 49 届美国妇科肿瘤学会年会上公布了我国一项多中心、前瞻性、随机对照宫颈癌辅助化学治疗临床疗效研究（NCT01755897）的研究结果，该研究的主要目是对比早期宫颈癌患者术后病理提示有危险因素，单用化学治疗与同期放化疗的效果。该研究的阶段性结果显示单纯辅助化疗治疗效果不劣于同期放化疗，并且单纯化疗的副反应要小且患者的生活质量优于同期放化疗，目前该临床试验远期治疗效果仍在随访中。以上临床研究数据表明，对于年轻的宫颈癌患者，相对于同期放化疗或者放疗，术后辅助化疗可能是较好的辅助治疗方式。

❥ 颜　彬　马全富

参考文献

[1] Chen H,Liang C,Zhang L,et al.Clinical efficacy of modified preoperative neoadjuvant chemotherapy in the treatment of locally advanced(stage Ⅰb$_2$ to Ⅱb)cervical cancer:randomized study[J].Gynecol Oncol,2008,110:308-315.

[2] Namkoong SE,Park JS,Kim JW,et al.Comparative study of the patients with locally advanced stages Ⅰ and Ⅱ cervical cancer treated by radical surgery with and without preoperative adjuvant chemotherapy[J].Gynecol Oncol,1995,59:136-142.

[3] Hwang YY,Moon H,Cho SH,et al.Ten year survival of patients with locally advanced,stage Ⅰb～Ⅱb cervical cancer after neoadjuvant chemotherapy and radical hysterectomy[J].Gynecol Oncol,2001,82:88-93.

[4] Cai HB,Chen HZ,Yin HH.Randomized study of preoperative chemotherapy versus primary surgery for stage Ⅰb cervical cancer[J].J Obstet Gynaecol Res,2006,32:315-323.

[5] Kim HS,Kim JY,Park NH,et al.Matched-case comparison for the efficacy of neoadjuvant chemotherapy before surgery in FIGO stage Ⅰb$_1$～Ⅱa cervical cancer[J].Gynecol Oncol,2010,119:217-224.

[6] Xiong Y,Liang LZ,Cao LP,et al.Clinical effects of irinotecan hydrochloride in combination with cisplatin as neoadjuvant chemotherapy in locally advanced cervical cancer[J].Gynecol Oncol,2011,123:99-104.

[7] Hu T,Li S,Chen Y,et al.Matched-case comparison of neoadjuvant chemotherapy in patients with FIGO stage Ⅰb$_1$～Ⅱb cervical cancer to establish selection criteria[J].Eur J Cancer,2012,48:2353-2360.

[8] Grigsby PW,Perez CA,Kuske RR,et al.Adenocarcinoma of the uterine cervix:lack of evidence for a poor prognosis[J].Radiother Oncol,1988,12:289-296.

[9] Gien LT,Beauchemin MC,Thomas G.Adenocarcinoma:a unique cervical cancer[J].Gynecol Oncol,2010,116:140-146.

[10] Benedetti-PaniciP,Greggi S,Scambia G,et al.Locally advanced cervical adenocarcinoma:is there a place for chemo-surgical treatment[J].Gynecol Oncol,1996,61:44-49.

[11] Zanetta G,Lissoni A,Gabriele A,et al.Intense neoadjuvant chemotherapy with cisplatin and epirubicin for advanced or bulky cervical and vaginal adenocarcinoma[J].Gynecol Oncol,1997,64:431-435.

[12] IwasakaT,Fukuda K,HaraK,et al.Neoadjuvant chemotherapy with mitomycin C,etoposide,and cisplatin for adenocarcinoma of the cervix[J].Gynecol Oncol,1998,70:236-240.

[13] Tabata T,Nishiura K,Yanoh K,et al.A pilot study of neoadjuvant chemotherapy with mitomycin C,etoposide,cisplatin,and epirubicin for adenocarcinoma of the cervix[J].Int J Clin Oncol,2004,9:59-63.

[14] Gadducci A,Landoni F,Cosio S,et al.Neoadjuvant platinum-based chemotherapy followed by radical hysterectomy in patients with Stage Ⅰb$_2$～Ⅱb adenocarcinoma of the uterine cervix.an Italian multi-center retrospective study[J].Anticancer Res,2018,38:3627-3634.

[15] He L,Wu L,Su G,et al.The efficacy of neoadjuvant chemotherapy in different histological types of cervical cancer[J].Gynecol Oncol,2014,134:419-425.

[16] Fitzmaurice C,Akinyemiju TF,Hasan F,et al. Global, regional, and national cancer incidence, mortality,years of life lost,years lived with disability,and disability-adjustedlife-years for 29 cancer

groups,1990 to 2016[J].JAMA Oncol,2018,4(11):1553-1568.

[17] 乔友林.中国宫颈癌防治任重而道远[J].中华肿瘤杂志,2018,40(10):721-723.

[18] 程静新,姚立丽,李贺月,等.5 766 例宫颈癌临床特征分析[J].实用妇产科杂志,2014,30(10):768-772.

[19] 王莉,刘志荣,戴丹,等.2010—2015 年安徽省灵璧县农村地区宫颈癌发病与死亡趋势分析[J].中国妇幼保健,2018,33(24):5925-5928.

[20] MacLean A.Cancer of the female lower genital tract[J].Br J Cancer,2002,86(12):1972-1974.

[21] Rotman M,Sedlis A,Piedmonte MR,et al.A phase Ⅲ randomized trial of postoperative pelvic irradiation in stage Ⅰb cervical carcinoma with poor prognostic features:follow-up of a gynecologic oncology group study[J].Int J Radiat Oncol Biol Phys,2006,65(1):169-176.

[22] 鞠丽丽,张荣,季莹,等.同步放化疗治疗局部晚期宫颈癌的效果及安全性[J].江苏医药,2016,42(20):2254-2256.

[23] He L,Wu L,Su G,et al.The efficacy of neoadjuvant chemotherapy in different histological types of cervical cancer[J].Gynecol Oncol,2014,134(2):419-425.

[24] Cho YH,Kim DY,Kim JH,et al.Comparative study of neoadjuvant chemotherapy before radical hysterectomy and radical surgery alone in stage Ⅰb$_2$～Ⅱa bulky cervical cancer[J].Gynecol Oncol,2009,20(1):22-27.

[25] 李雪,孔为民,韩超,等.Ⅰb$_2$ 和Ⅱa$_2$ 期子宫颈癌患者以手术为主的不同治疗方案的前瞻性随机对照研究[J].中华妇产科杂志,2016,51(7):524-529.

[26] 李萍萍,李斌,王亚婷,等.新辅助化疗对Ⅰb$_2$ 和Ⅱa$_2$ 期术后无病理高危因素的子宫颈癌患者预后的影响[J].中华妇产科杂志,2018,53(4):248-256.

[27] Landoni F,Sartori E,Maggino T,et al.Is there a role for post-operative treatment in patients with stage Ⅰb$_2$～Ⅱb cervical cancer treated with neoadjuvant chemotherapy and radical surgery? an Italian multicenter retrospective study[J].Gynecol Oncol,2014,132(3):611-617.

[28] Wang H,Zhu L,Lu W,et al.Clinicopathological risk factors for recurrence after neoadjuvant chemotherapy and radical hysterectomy in cervical cancer[J].World J Surg Oncol,2013,11:301-303.

[29] Li S,Hu T,Lv W,et al.Changes in prevalence and clinical characteristics of cervical cancer in the people's republic of china:a study of 10 012 cases from a nationwide working group[J].Oncologist,2013,18(10):1101-1107.

[30] Trifiletti DM,Swisher-McClure S,Showalter TN,et al.Utilization of postoperative chemoradiotherapy among women in the United States with high-risk cervical cancer[J].Am J Clin Oncol,2018,41(5):452-457.

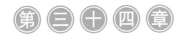

放疗及作用

放射治疗是利用放射线如放射性同位素产生的 α、β、γ 射线和各类 X 射线治疗机或加速器产生的 X 射线、电子线、质子束及其他粒子束等治疗肿瘤的方法。放射治疗是宫颈癌治疗的重要方式之一，适用于各个分期的宫颈癌。放射治疗方式包括体外照射和近距离放疗。放射治疗总体原则是最大程度地杀灭癌细胞，最大可能地保护正常组织、重要器官，以提高治疗效果，延长患者生存期，降低并发症，提高患者治疗耐受性。宫颈癌中，鳞癌患者比例约占 80%，腺癌比例约占 20%。大部分宫颈癌治疗相关的临床研究均以鳞癌为主要研究对象，对腺癌的关注度有限。然而宫颈腺癌的生物学行为不同于鳞癌，且腺癌本身存在异质性，对治疗反应也不尽相同。

第一节　宫颈腺癌的放射敏感性

有关宫颈腺癌的多项基础研究都显示，宫颈腺癌的放射敏感性较鳞癌差。1995 年 Eifel 等人对 1960—1989 年 1 538 例 FIGO 分期 Ⅰb 期宫颈鳞癌和 229 例宫颈腺癌患者进行生存分析。所有患者均接受盆腔放射治疗，鳞癌和腺癌患者 5 年生存率分别为 81% 和 72%（$P < 0.01$），表明在接受放疗的早期宫颈癌患者中，腺癌患者的预后比鳞癌患者的预后差，提示宫颈腺癌的放疗敏感性比鳞癌差。1996 年 Oka 等人评估 14 名宫颈腺癌患者及 62 名宫颈鳞状细胞癌患者放疗前后 196 例活检组织中 MIB-1 的免疫组织化学表达水平。MIB-1 单克隆抗体是循环细胞标志，在 9 Gy 和 27 Gy 的放疗前后，腺癌平均 MIB-1 指数分别为 28%、21% 和 26%，鳞状细胞癌平均 MIB-1 指数分别为 38%、53% 和 26%。因此，腺癌在放疗期间具有较低的循环细胞群体，而鳞状细胞癌具有较高的循环细胞群体，并且在放疗的 9 Gy 时表现出短暂的 MIB-1 增加，这些发现可能提示这两种组织学类型的不同放射敏感性。

近期有部分研究显示某些特殊的标志物可能是影响宫颈腺癌放射敏感性的关键因子。2019 年 Lin 等人的研究表明，髓系细胞白血病-1（MCL-1）和 C-MYC 免疫组化表达水平是宫颈腺癌患者同步放化疗的预后因素。入组条件为分期 Ⅰb₂ 期、Ⅱ期和Ⅲ期的 42 例宫颈腺癌患者。生存分析显示，MCL-1 过表达和盆腔淋巴结转移是肿瘤特异生存的两个不良预后因素。高评分的 C-MYC 原癌基因，bHLH 转录因子与较低的盆腔无复发生存率有关。2019 年研究发现，znf582 的异常高甲基化可能是宫颈腺癌检测和预后监测的潜在生物标志物。过表达 znf582 蛋白可增加宫颈腺癌放化疗的耐药性。znf582 基因在宫颈腺癌组中的甲基化水平高于非癌症组，znf582甲基化阴性的患者预后较差，并且znf582甲基化水平在在同步放化疗患者中较非同步放化疗患者相比有所降低。甲基化阴性状态与高znf582蛋白表达相关，znf582蛋白过表达可诱导Hela细胞的放疗和化疗耐受性。

第二节　宫颈腺癌的根治性放疗

一、根治性放疗治疗原则

初治中晚期及部分早期宫颈癌患者的标准治疗方案为同步放化疗，放疗剂量约为45 Gy（40～50 Gy），1.8～2 Gy/次，转移淋巴结剂量55～65 Gy。肿瘤靶区GTV包括宫颈原发肿瘤及其侵犯区域、盆腔转移淋巴结、腹主动脉旁转移淋巴结、腹股沟转移淋巴结。临床靶区CTV范围包括子宫颈、子宫体、宫旁、部分阴道及盆腔淋巴引流区。部分患者需要包括腹主动脉淋巴结引流区和/或腹股沟淋巴结引流区。同步放化疗是指在盆腔放疗的同时进行化疗，推荐以含顺铂方案进行化疗。奠定宫颈癌同步放化疗为根治性治疗的临床研究中，入组病例均是以鳞癌为主，腺癌和腺鳞癌所占比例仅10%左右。

根治性放疗除了盆腔外放疗外，还包括阴道近距离放疗，这是根治性放疗中的重要组成部分。近距离照射包括腔内照射和组织间照射：将密封的放射源直接放入人体的天然管腔内（如子宫腔、阴道等）为腔内照射，放射源直接放入肿瘤组织间进行照射为组织间照射。照射时选择A点作为剂量参考点。A点剂量40～45 Gy，每次5～6 Gy。A点的总剂量以期别而异，$I a_2$期达75～80 Gy，$I b_1$和$II a_1$期达80～85 Gy，$I b_2$、$II a_2$、$II b$和$IV a$期≥85 Gy。在三维后装时代虽对A点参考剂量限制有所放松，但仍是我们临床实践参考的重要依据。另外，放疗完成的期限是获得最佳疗效的必备因素，放疗时间超过9周比少于7周的患者有更高的局部控制失败率，现指南推荐8周内完成所有的盆腔外照射和近距离放疗。

二、早期宫颈腺癌的治疗选择（手术 VS 根治性放疗）

1997年Landoni等人发表的一项前瞻性随机对照试验的亚组分析表明，早期宫颈腺癌手术治疗＋术后辅助放疗优于根治性放疗。该研究入组343例$I b$～$II a$期宫颈癌患者，随机分为手术治疗组（$n=172$）和根治性放疗组（$n=171$），盆腔放疗的中位剂量47 Gy，范围40～53 Gy，A点中位剂量76 Gy，范围70～90 Gy，后续337例患者进行了意向处理分析（intention-to-reat analysis）。其中，对术后患者中存在高危因素的患者（肿块大于pT2a、宫颈安全间质小于3 mm、肿瘤切缘或淋巴结阳性）进行了术后辅助放疗（$n=108$例，占手术组患者的63%）。总体人群中手术治疗组和根治性放疗组的5年生存率均为83%，无病生存率均为74%，无显著性差异。其中，对46例腺癌患者（46/337例，14%）的亚组分析显示，手术治疗组与根治性放疗组相比，其5年总体生存率（70%对比59%，$P=0.05$）和5年无病生存率（66%对比47%，$P=0.02$）均具有显著性优势。在不良反应方面，总体人群中手术治疗组2～3级并发症的发生率（28%）明显高于根治性放疗组（12%），考虑原因为手术治疗组中大部分患者（63%）术后因为有高危因素接受了放疗，故而暴露于两种治疗相关，多因素生存分析显示病理类型为腺癌是预后不良因素。

2010年Baalbergen等人发表的一篇荟萃分析对比了早期宫颈腺癌手术治疗和放射治疗的疗效，该综述纳入了12项研究，包括一项随机对照试验和11项具有可变方法质量的回顾性队列研究。临床研究的时间跨度为9～32年。由于回顾性队列研究的方法质量参差不齐，治疗策略不同，且有回顾性研究的局限性，因此难以比较这些回顾性研究的结果。该综述建议在仔细分期的前提下对早期宫颈腺癌患者进行手术治疗。由于此类研究年代久远，放疗剂量不足，且未对比同步放化疗，故建议根治性放化疗仍然是不适合手术的患者的次要最佳选择。

一项小样本研究也发现早期宫颈黏液腺癌患者的手术治疗疗效优于放疗。2016年Okame等人对宫颈 I b_2～II b期黏液腺癌患者进行分析，发现19例根治术患者3年局部控制率和5年总生存率均优于13例根治性放疗组（分别为79.0%和46.2%，$P=0.03$，70.7%对比38.5%，$P=0.09$）。

2017年Zhou等人通过SEER数据库（1988～2013年）对2 773例 I b～II a期宫颈腺癌患者进行生存分析，比较原发手术（$n=1\,816$）、手术＋放疗（$n=795$）和放射治疗（$n=162$）的疗效，发现初始手术治疗患者的特定原因生存（cause-specific survival，CSS）和总生存较好，尤其是肿瘤小于4 cm时。当肿瘤大于4 cm时，手术治疗组患者的生存率显著提高，而手术＋放疗组患者与放疗组患者的生存无明显差异。但是，此文中手术治疗组 I b_1 期患者比例高达90.9%，而手术＋放疗组为66.7%，放疗组为25.3%。分期不均衡可能对生存分析产生偏倚。

2019年我国台湾地区进行了一项大样本的队列研究。从台湾癌症登记数据库中提取了1 621例宫颈腺癌患者的数据，根据治疗分为手术组和同步放化疗组。生存分析显示：I b～II a期二者生存相仿；II b～IV期患者行根治性同步放化疗组比手术组有更高的死亡风险。

三、局部晚期宫颈腺癌的治疗选择

1. 同步放化疗后联合手术 VS 根治性同步放化疗

2016年Yang等人回顾性分析了北京协和医院2004—2014年局部晚期宫颈腺癌患者同步放化疗＋手术对比同步放化疗的生存数据，同步放化疗＋手术组无论是在总生存时间，还是无进展生存时间上都显著优于单纯同步放化疗。该研究入组55例宫颈腺癌（国际妇产科联合会FIGO分期 I b_2、II a_2、II b、III）患者，其中34例在同步放化疗后进行手术治疗，21例行标准同步放化疗。放疗方式为盆腔外照射40～58 Gy＋内照射30～48 Gy。手术方式为筋膜外全子宫切除术＋双附件切除术。生存分析显示，PFS和OS在同步放化疗＋手术组都优于同步放化疗组。中位PFS：48个月对比10个月；3年PFS：50.3%对比31.7%，$P=0.010$；中位OS：58个月对比36个月，$P=0.042$。基线中有

60％以上的患者在同步放化疗之前接受了新辅助化疗，生存分析显示，新辅助化疗并没有明显的生存获益。同步放化疗＋手术组显示，同步放化疗后组织学完全缓解率为 53％（18/34），5.8％（2/34）切缘阳性（阴道或宫旁）。该数据来源于北京协和医院，是回顾性研究，且总例数只有 55 例，所以，还期待进一步扩大样本量行临床研究。

2014 年 Favero 等人的一个小样本回顾性研究也表明同步放化疗＋手术可能对腺癌有益。总共入组 33 例Ⅰb₂～Ⅱb 期宫颈癌患者（排除盆腔淋巴结转移患者），其中鳞癌 19 例，腺癌 14 例，手术病理提示同步放化疗后 50％腺癌患者未达病理缓解，10％鳞癌患者未达病理缓解，$P＝0.048$。提示单纯同步放化疗对宫颈腺癌患者缓解率有限，联合手术治疗可能是一种治疗途径。

总体而言，现有的临床数据都是小样本的回顾性研究，依然期待更大规模的研究证实新辅助放化疗联合手术与根治性同步放化疗的生存获益差异。

2. 同步放化疗联合辅助化疗 VS 同步放化疗

2012 年 Tang 等人发表了一组大型的随机对照临床研究结果，该研究比较了同步放化疗联合以顺铂为基础的辅助化疗与同步放化疗在晚期宫颈腺癌中的疗效。增加了辅助化疗后，不仅提高了局部控制率，在控制远处转移上也有优势。该研究入组了 FIGO 分期Ⅱb～Ⅳa 期宫颈腺癌患者 880 例，随机分成同步放化疗＋辅助化疗组（$n＝440$）和同步放化疗组（$n＝440$），盆腔放射治疗的剂量为 48～50 Gy，每次 2 Gy，内照射 A 点剂量为 42～48 Gy。同步放化疗＋辅助化疗组在放化疗前接受一周期紫杉醇联合顺铂方案化疗，在放化疗后续行两周期紫杉醇联合顺铂方案化疗；同步放化疗组使用的化疗方案是顺铂 40 mg/（m²·w）给药。中位随访时间 60 个月（9～120 个月），共 340 例患者复发。同步放化疗＋辅助化疗组中 104 例发生远处转移，同步放化疗组中 63 例发生远处转移（$P＜0.005$）。同步放化疗＋辅助化疗组中 110 例局部复发，同步放化疗组中 63 例局部复发（$P＜0.005$）。同步放化疗＋辅助化疗组与同步放化疗组的局部区域控制率分别为 74.7％和 62.9％（$P＜0.05$）。

第三节　术后辅助放疗

术后辅助放疗治疗原则：早期宫颈癌患者手术后如存有手术切缘病理阳性、宫旁受侵、盆腔淋巴结转移等高危因素，术后需辅助放疗。术中或术后如发现肿瘤大、深部间质受侵和/或脉管间隙受侵等危险因素，则术后需辅助放疗和/或同步放化疗。

术后放疗靶区勾画原则：CTV 包括阴道残端、阴道上段 3 cm、阴道旁、盆腔淋巴引流区（髂内、髂外、闭孔、部分骶前、髂总）。有高危因素的需要考虑行腹主动脉旁淋巴引流照射。GTV 应包括残留肿瘤，残留或影像学阳性淋巴结。盆腔放疗剂量为标准分割 45～50 Gy。可见的 GTV 病灶可考虑局部放疗加量 10～15 Gy。

RTOG 规定了宫颈癌术后放疗靶区勾画共识。①髂总分叉上的上部 CTV：包括髂总血管外扩 7 mm 范围，中线包括椎体前 1.5 cm 软组织，并包括邻近可疑淋巴结、淋巴囊肿、手术标记。CTV 不包括椎体、小肠、腰大肌。②髂总分叉至阴道断端的中部 CTV：包括髂内外血管外扩 7 mm 范围，骶前区域包括梨状肌出现层面（S2 下缘），并包括邻近可疑淋巴结、淋巴囊肿、手术标记。CTV 不包括骨、小肠、肌肉。③阴道残端（阴道标记）的下部 CTV：向上包括阴道标记上 0.5～2 cm（根据小肠定）；下端包括阴道残端下 3 cm 或闭孔下缘上 1 cm；两侧包括阴道、宫颈旁软组织（外放 0.5 cm，可扩大到血管周和肠周脂肪），连接两侧淋巴结；在体中线可包括部分膀胱、直肠，形成前后径 1.5 cm 的区域。

第四节　腺癌预后因素

一、宫颈腺癌是预后不良因素

宫颈癌患者的病理类型对生存的预后性判读多年来有不同的研究结果。宫颈腺癌与鳞癌的生存预后在早年的研究中报道生存相仿。但是在越来越多大规模研究表明，腺癌患者的生存率下降。既往前瞻性随机对照研究的多因素生存分析显示病理类型为腺癌是预后不良因素。2014 年 Noh 等人发表的韩国回顾性研究（KROG 13-10），早期宫颈癌患者接受手术治疗和术后放射治疗，病理类型为腺癌是不良预后因素。该研究纳入 1 323 例 FIGO 分期Ⅰb～Ⅱa 期宫颈癌患者，所有患者均接受手术治疗和术后放射治疗，总体人群 5 年总生存率（overall survival，OS）为 85.7%，5 年局部无复发生存率（locoregional recurrence-free survival，LRRFS）为 91.6%，5 年无复发生存率（relapse-free survival，RFS）为 80.9%。盆腔放疗中位剂量为 50.4 Gy，接受近距离放疗 219 例（16.6%），中位剂量为 24 Gy，同期化疗 492 例（37.2%）。其中鳞癌患者 1 073 例，腺癌患者 185 例，腺鳞癌患者 65 例。随访期复发率：腺癌 33%，腺鳞癌 18.5%，鳞癌 15.3%；5 年总生存率：腺癌 75.8%，腺鳞癌 83.2%，鳞癌 87.6%；5 年无复发生存率：腺癌 66.5%，腺鳞癌 79.6%，鳞癌 83.7%；5 年区域无复发生存率：腺癌 79.1%，腺鳞癌 91.3%，鳞癌 94.0%。腺癌患者生存率明显低于鳞癌（$P=0.0011$，$P<0.0001$，$P<0.0011$，分别为 OS、LRRFS 和 RFS）。多因素生存分析显示腺癌是唯一的生存不良预后因素。

二、早期宫颈腺癌与术后中危因素

1999 年 Sedlis 等人发表了随机试验（GOG92）的研究结果，入组 277 例Ⅰb 期宫颈癌患者，按表 34-1 所示的中危标准（淋巴结阳性或手术边缘受累的患者除外），将手术后患者随机分为盆腔放疗组（$n=137$）和观察组（$n=140$）。盆腔放疗组的 2 年无复发生存率为 88%，而观察组为 79%。寿命表分析显示，盆腔放疗组较观察组降低 47% 的复发风险，$P=0.008$。该研究整体人群以鳞癌患者为主，鳞癌患者 218 例占 78.7%，腺癌患者 27 例占 9.7%，腺鳞癌 32 例占 11.6%，第一次发表数据未对病理类型进行分层分析。

表 34-1　宫颈癌合并中危因素者术后盆腔放疗指征（Sedlis 标准）

淋巴脉管间隙浸润	间质浸润	肿瘤大小（取决于临床触诊）
+	深 1/3	任何大小
+	中 1/3	最大径≥2 cm
+	浅 1/3	最大径≥5 cm
−	中或深 1/3	最大径≥4 cm

2006 年 Rotman 等人发表了 GOG92 研究 12 年的长期随访结果，盆腔放疗组显著延长了无进展生存时间（HR＝0.58；90％ CI：0.40～0.85；P＝0.009）；总体生存率方面，术后盆腔放疗较观察组有的改善明显趋势（HR＝0.70；90％ CI：0.46～1.05；P＝0.074）。此研究对组织学类型进行了亚组生存分析。腺癌或腺鳞癌组织学亚组分析发现，观察组复发率高于辅助放疗组［24.0％（11/25）对比 8.8％（3/34）］。这个复发差异在鳞癌亚组更明显（观察组 28％对比辅助放疗组 20％）。腺癌或腺鳞癌组织学相对于鳞癌患者，辅助放疗组复发的风险显著性下降 77％（HR＝0.23；90％ CI：0.07～0.74；P＝0.019）。辅助放射治疗对腺癌患者在降低复发风险方面疗效显著，这可能表明腺癌组织学在骨盆中容易残存局部的微转移，而这些微转移可以被放射治疗根除。该研究提示腺癌患者可能能够从术后辅助放疗中获益。

腺癌亚型能否参照鳞癌的中危因素给予术后辅助放疗呢？2014 年 Ryu 等人发表的韩国大规模回顾性研究中，对 2 158 例Ⅰb～Ⅱa 期宫颈癌患者接受手术治疗的中危因素进行预测分析。将不同的危险因素组合成 9 种模型进行分析，并建立四因素模型：肿瘤直径＞3 cm；淋巴血管间隙受累（lymphovascular space involvement，LVSI）；1/3 间质浸润；腺癌。研究发现存在以上 4 种任何两种因素，能够预测术后肿瘤复发风险高，放疗能在该中危因素人群中生存明显获益。由于该模型将腺癌的病理类型作为风险因素进行评估，故而临床在腺癌的术后辅助放疗的选择中，多参照该"四因素模型"。该研究中的盆腔放射剂量为 40 Gy/23 F～50.4 Gy/28 F，化疗为以顺铂为基础的同步化疗方案。多因素分析显示腺癌与其他类型宫颈癌相比，进展风险增加了 74.3％，P＝0.004，腺癌为无疾病生存时间的不良预后因素。在这项研究中，在超过 60 个月的中位随访期内，总的复发率为 8.2％，低于以往研究中的报告，显示更普遍地将辅助治疗应用于风险相对较高的人群可能降低了复发率，辅助化疗组复发率最高（19.5％），提示单纯辅助化疗可能不是一种有效的辅助治疗方式。

三、早期宫颈腺癌与术后高危因素

宫颈癌根治术后高危因素包括手术切缘不净、宫旁受侵和淋巴结转移，具有任何高危因素之一的患者术后行辅助放化疗能显著提高总生存时间。Peters 等人 GOG109/

SWOG8797/RTOG91－12 报告了子宫根治术后 I a$_2$、I b、II a 期宫颈癌高危患者的放化疗与单纯放射治疗疗效比较。同步放化疗的治疗方案是盆腔放射治疗同步两个周期顺铂加 5-FU 化疗。入组 243 例患者，其中 50 例组织学为腺癌。单放疗组中，非鳞癌（腺癌＋腺鳞癌）的预后比鳞癌差，而在放化疗组中这种差异消失了。对所有接受化疗的患者分析发现，更多的化疗过程与改善无进展和总生存率有关（$P=0.03$）。由此，我们推测全身化疗在 AC 的治疗中起着更大的作用，可能是因为它们可能比 SCC 具有更多的微转移，因此可以从额外的化疗过程的系统效应中获得更多的好处。亚洲研究表明，在根治性子宫切除术后有病理高危因素的患者，腺癌的预后比鳞癌更差。

Mabuchi 等人在日本的一项回顾性研究表明，520 例 FIGO 期 I a$_2$～II b 宫颈癌患者接受根治性子宫切除术伴或不伴辅助放疗，在高危组中，腺癌相较于鳞癌均有更高的复发率和 5 年疾病相关死亡率。入组患者中鳞癌 377 例，腺癌 143 例。中位随访时间鳞癌组 61 个月（6～164 个月），腺癌组 62 个月（11～183 个月）。在高危组中，鳞癌组 40 例（29.4％）复发显著高于腺癌组 23 例（63.9％），$P<0.001$。高危患者鳞癌组的 5 年疾病相关生存率显著高于腺癌组（80.4％对比 49.5％，$P<0.001$）。腺癌是早期宫颈癌患者生存不良的独立预后指标。

Huang 等人在中国台湾回顾性分析 318 例 I b～II b 期宫颈癌患者，宫颈癌根治术后行辅助放疗或放化疗。SCC 和 AC/ASC 患者 5 年无复发生存率分别为 83.4％和 66.5％（$P=0.000$）。中危组中 AC/ASC 患者较 SCC 患者相比，局部复发率较高〔AC/ASC 与 SCC 的 5 年局部无复发生存率（LRFS）分别 88.4％和 96.7％（$P=0.047$）〕，而高危组 AC/ASC 患者较 SCC 患者相比，远处转移率较高（44％对比 27％）。腺癌患者中，同步放化疗对比单纯放疗的 5 年 OS（88％对比 70％，$P=0.07$）和 5 年 LRFS（95％对比 82％，$P=0.166$）有获益趋势，但未达显著性差异，可能是由于数据量较少的原因（同步放化疗 80 例，放疗 36 例）。

四、总结

局部晚期宫颈腺癌治疗上没有最优选择，整体遵循鳞癌的治疗原则；早期宫颈腺癌较鳞癌而言，手术治疗可能有优势，但暂无针对早期宫颈腺癌的手术对比同步放化疗的前瞻随机对照研究。早期宫颈腺癌的术后辅助放疗参考四因素原则（中危因素）：肿瘤最大径＞3 cm、淋巴脉管间隙浸润、外 1/3 间质浸润、腺癌。存在任何两个因素，补充术后放疗有益；早期宫颈腺癌术后包含高危因素需要补充同步放化疗，其高危因素的内容包括手术切缘阳性、宫旁受侵和盆腔淋巴结转移。有关腺癌的研究期待更多的前瞻性随机对照研究数据。

➲ 赵迎超

参考文献

[1] Eifel P J, Burke T W, Morris M, et al. Adenocarcinoma as an independent risk factor for disease recur-

rence in patients with stage Ⅰb cervical carcinoma[J].Gynecol Oncol,1995,59(1):38-44.

[2] Oka K,Nakano T,Hoshi T.Analysis of response to radiation therapy of patients with cervical adeno-carcinoma compared with squamous cell carcinoma.MIB-1 and PC10 labeling indices[J].Cancer,1996,77(11):2280-2285.

[3] Lin Y C,Chen R Y,Liang J A,et al.Immunohistochemical biomarkers of survival in patients with ade-nocarcinoma of the uterine cervix receiving chemoradiotherapy[J].Anticancer Res,2019,39(6):3231-3240.

[4] Keys H M,Bundy B N,Stehman F B,et al.Cisplatin,radiation,and adjuvant hysterectomy compared with radiation and adjuvant hysterectomy for bulky stage Ⅰb cervical carcinoma[J].N Engl J Med,1999,340(15):1154-1161.

[5] Morris M,Eifel P J,Lu J,et al.Pelvic radiation with concurrent chemotherapy compared with pelvic and para-aortic radiation for high-risk cervical cancer[J].N Engl J Med,1999,340(15):1137-1143.

[6] Landoni F,Maneo A,Colombo A,et al.Randomised study of radical surgery versus radiotherapy for stage Ⅰb~Ⅱa cervical cancer[J].Lancet,1997,350(9077):535-540.

[7] Okame S,Kojima A,Teramoto N,et al.Type C2 radical hysterectomy may improve outcomes of locally advanced mucinous adenocarcinoma of the uterine cervix[J].Int J Clin Oncol,2016,21(4):723-729.

[8] Zhou J,Wu S G,Sun J Y,et al.The effect of local treatment modalities in patients with early-stage ade-nocarcinoma of the uterine cervix:a population-based analysis[J].Int J Surg,2017,41:16-22.

[9] Wu S Y,Huang E Y,Lin H.Optimal treatments for cervical adenocarcinoma[J].Am J Cancer Res,2019,9(6):1224-1234.

[10] Favero G,Pierobon J,Genta M L,et al.Laparoscopic extrafascial hysterectomy(completion surgery) after primary chemoradiation in patients with locally advanced cervical cancer:technical aspects and operative outcomes[J].Int J Gynecol Cancer,2014,24(3):608-614.

[11] Tang J,Tang Y,Yang J,et al.Chemoradiation and adjuvant chemotherapy in advanced cervical adeno-carcinoma[J].Gynecol Oncol,2012,125(2):297-302.

[12] Lee K B,LEE J M,Park C Y,et al.What is the difference between squamous cell carcinoma and ade-nocarcinoma of the cervix? a matched case-control study[J].Int J Gynecol Cancer,2006,16(4):1569-1573.

[13] Kasamatsu T,Onda T,Sawada M,et al.Radical hysterectomy for FIGO stage Ⅰ~Ⅱb adenocarcinoma of the uterine cervix[J].Br J Cancer,2009,100(9):1400-1405.

[14] Park J Y,Kim D Y,Kim J H,et al.Outcomes after radical hysterectomy in patients with early-stage adenocarcinoma of uterine cervix[J].Br J Cancer,2010,102(12):1692-1698.

[15] Mabuchi S,Okazawa M,Matsuo K,et al.Impact of histological subtype on survival of patients with surgically-treated stage Ⅰa$_2$~Ⅱb cervical cancer:adenocarcinoma versus squamous cell carcinoma[J].Gynecol Oncol,2012,127(1):114-120.

[16] Noh J M,Park W,Kim Y S,et al.Comparison of clinical outcomes of adenocarcinoma and adenosqua-mous carcinoma in uterine cervical cancer patients receiving surgical resection followed by radiothera-py:a multicenter retrospective study(KROG 13-10)[J].Gynecol Oncol,2014,132(3):618-623.

[17] Sedlis A,Bundy B N,Rotman M Z,et al.A randomized trial of pelvic radiation therapy versus no fur-

ther therapy in selected patients with stage Ⅰb carcinoma of the cervix after radical hysterectomy and pelvic lymphadenectomy：a gynecologic oncology group study［J］. Gynecol Oncol，1999，73（2）：177-183.

［18］ Rotman M，Sedlis A，Piedmonte M R，et al.A phase Ⅲ randomized trial of postoperative pelvic irradiation in stage Ⅰb cervical carcinoma with poor prognostic features：follow-up of a gynecologic oncology group study［J］.Int J Radiat Oncol Biol Phys,2006,65(1):169-176.

［19］ Ryu S Y，Kim M H，Nam B H，et al.Intermediate-risk grouping of cervical cancer patients treated with radical hysterectomy：a korean gynecologic oncology group study［J］.Br J Cancer,2014,110(2):278-285.

［20］ Perers W A，Liu P Y，Barrety R J，et al.Concurrent chemotherapy and pelvic radiation therapy compared with pelvic radiation therapy alone as adjuvant therapy after radical surgery in high-risk early-stage cancer of the cervix［J］.J Clin Oncol,2000,18(8):1606-1613.

［21］ Banister C E，Liu C，Pirisi L，et al.Identification and characterization of HPV-independent cervical cancers［J］.Oncotarget,2017,8(8):13375-13386.

［22］ Huang Y T，Wang C C，Tsai C S，et al.Clinical behaviors and outcomes for adenocarcinoma or adenosquamous carcinoma of cervix treated by radical hysterectomy and adjuvant radiotherapy or chemoradiotherapy［J］.Int J Radiat Oncol Biol Phys,2012,84(2):420-427.

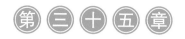

靶向治疗及作用

靶向治疗，是指在肿瘤细胞分子水平上，针对已经明确的致癌位点作为靶点进行治疗的方法。药物进入人体内会特异地选择致癌位点发生作用，使肿瘤细胞特异性死亡。宫颈腺癌的治疗预后较差，在手术和放化疗的基础上，靶向治疗的加入可进一步提高系统对疾病的控制水平。

第一节　靶向肿瘤血管生成药物

2014年3月5日，英国癌症药物基金会批准了贝伐珠单抗用于晚期宫颈癌患者。2014年8月14日，美国食品药品监督管理局（FDA）批准贝伐珠单抗联合化疗治疗转移性/复发/持续性宫颈癌。国家综合癌症网络在2014年9月的《宫颈癌NCCN指南》中将顺铂-紫杉醇-贝伐珠单抗和拓扑替康-紫杉醇-贝伐珠单抗列为1类证据级别。

一、血管内皮生长因子（VEGF）抗体-贝伐珠单抗

GOG240研究是一项随机、开放的Ⅲ期临床试验，从2009年4月到2012年1月共452名患者被随机分配入组。化疗组为非铂化学双联疗法（$n=225$），联合组为化疗联合贝伐单抗抗血管生成治疗（$n=227$）。2013年指出试验已经达到了其主要终点之一，联合贝伐单抗治疗组的OS在统计学显著改善。

2014年公布的最终OS分析显示，生存曲线保持分离，表明在意向性治疗分析中，贝伐珠单抗组的总生存优势一直持续：16.8个月对比13.3个月，$HR=0.77$（95% CI：$0.62\sim0.95$，$P=0.007$）。化疗加贝伐珠单抗和单纯化疗组之间的进展后生存率无显著差异（8.4个月对比7.1个月，$HR=0.83$，95% CI：$0.66\sim1.05$，$P=0.06$），表明停用抗VEGF治疗无负性反弹作用。

入组人群中，化疗组有腺癌44例（20%），化疗联合贝伐珠单抗组有腺癌42例（19%）。Tewari等人在对GOG240预后因素的分析中，贝伐单抗的益处在腺癌组中未被检测到。然而，由于这些组织学只在研究人群中占少数，因此GOG240在腺癌或腺鳞癌亚组中没有足够的能力来得出任何关于其有效性或不足的明确结论。Seamon等收集GOG 240、GOG204和GOG179的患者资料，纳入条件为组织学明确的晚期（Ⅳb期）、复发性或持续性鳞癌、腺癌和腺鳞癌，GOG0179（仅双药化疗组）、0204（所有组）和0240（非贝伐单抗组），并进行了二元交换分析，评估结果提示，鳞癌组和腺癌/腺鳞癌组在仅用化疗双

药治疗后的生存率并无显著差异，但仅凭借这些数据无法判断贝伐单抗是否在鳞癌和腺癌/腺鳞癌中疗效是否相似。

理论上比较，主要由 HPV16 驱动的宫颈鳞癌和主要由 HPV18 诱导的宫颈腺癌/腺鳞癌中的分子畸变都有利于产生血管生成的肿瘤微环境。靶向 VEGF 依赖的宫颈癌血管生成途径的生物学原理是人类乳头瘤病毒 E6 和 E7 癌基因影响下游血管生成途径。E6 介导 p53 降解，随后血栓素-1 增加，导致 VEGF 增加，从而促进血管生成。人乳头瘤病毒 E7 使 pRb 失活，导致 p21-Rb 通路失调，触发 VEGF 的产生。此外，E7 取代 HDAC1（组蛋白去乙酰化酶）、HDAC4 和 HDAC7，启动一个级联反应增加缺氧诱导因子-1α。宫颈鳞癌和腺癌/腺鳞癌对 VEGF 抑制剂有类似反应的理论依据是：两种肿瘤组织学都是由病毒 E6/E7 驱动的，并诱导 VEGF 依赖的肿瘤血管生成。

在不同器官中的相似组织病理学的肿瘤可能对类似的治疗有相同反应。事实上，贝伐单抗在包括结直肠癌、肺癌、乳腺癌和卵巢癌在内的其他腺癌组织中的明显活性为考虑贝伐珠单抗对宫颈腺癌的疗效提供了支持。希望针对贝伐珠单抗的有效预测生物标志物的出现将决定宫颈鳞癌和腺鳞癌是否应该用不同的药物治疗。

在日本进行了一个小样本单臂Ⅱ期试验以了解此方案在亚洲患者中的疗效（GOG 240 主要为白种人）。按照 GOG 240 剂量/时间表，用顺铂-紫杉醇-贝伐单抗治疗的 7 名日本患者中，RR 达 86%（95% CI 为 42%～100%）。入组人群中鳞癌 3 例，腺癌 2 例，腺鳞癌 1 例，小细胞癌 1 例，例数少无法分层分析，但也显示了腺癌成分的宫颈癌接受双药化疗联合贝伐珠单抗治疗的有效性和安全性。

二、小分子抗血管生成药物——阿帕替尼

阿帕替尼是一种口服小分子抗血管生成药物，对多种实体肿瘤有效。2020 年 Xiao 等人回顾性分析国内 48 例复发或转移性宫颈癌患者接受了阿帕替尼治疗的疗效。中位随访时间为 14.5 个月（5.5～20.5 个月）。在 48 例患者中，15% 的患者疗效评价为部分缓解，52% 的患者疗效评价为疾病稳定。总体应答率和疾病控制率分别为 15% 和 67%。48 例患者口服阿帕替尼的中位时间为 8.2 个月。中位 PFS 为 4.6 个月（95% CI=3.31～5.26），OS 为 13.9 个月（95% CI=8.37～17.96）。该研究中宫颈鳞状细胞癌 38 例，腺癌 8 例，腺鳞癌 2 例。这表明阿帕替尼可能是转移性宫颈腺癌患者的治疗选择。

三、血管内皮生长因子受体酪氨酸激酶抑制剂——西地尼布

西地尼布是一种拮抗 VEGFR1、VEGFR2、VEGFR3 的多靶点酪氨酸激酶抑制剂。2015 年 Symonds 等发表了 CiRCCa 研究结果，该研究是英国的一项随机安慰剂对照的Ⅱ期随机试验，将患者随机分为卡铂＋紫杉醇＋西地尼布组、卡铂＋紫杉醇＋安慰剂组。入组 69 名患者，西地尼布研究组中的 PFS 显著性延长（8.1 个月对比 6.7 个月，HR 0.58，80% CI：0.4～0.85，单侧 $P=0.032$），两组之间的总生存时间并没有明显差异。西地尼布组中副反应更加显著，3 级以上腹泻，2～3 级高血压和发热性中性粒细胞减少症明显增加。西地尼布组腺癌及混合型 11 例（33%），安慰剂组腺癌及混合型 8 例（23%），生存

分析显示病理学类型与无进展生存时间、总生存时间无关。此研究为宫颈腺癌中西地尼布抗血管生成治疗的有效性提供了进一步的证据。

四、血管内皮生长因子受体酪氨酸激酶抑制剂——帕唑帕尼

帕唑帕尼同样是多靶点受体酪氨酸激酶抑制剂。2010 年 Monk 等人在一项帕唑帕尼与拉帕替尼片的随机 Ⅱ 期试验中研究发现帕唑帕尼疗效更优。入组患者为 Ⅳ b 期宫颈癌 230 例，以 $1:1:1$ 的比例随机分配为帕唑帕尼组（$n=74$），拉帕替尼组（$n=78$），或拉帕替尼和帕唑帕尼联合治疗组（$n=76$）。研究结果显示帕唑帕尼组较拉帕替尼组改进 PFS 更明显（HR$=0.66$，90% CI：$0.48\sim0.91$，$P<0.013$）。反应率（RR）为 9% 对比 5%，更支持帕唑帕尼。帕唑帕尼组的中位 OS 比拉帕替尼组延长 11.6 周（中位 OS 为 50.7 周对比 39.1 周，HR$=0.67$，90% CI：$0.46\sim0.99$，$P=0.045$）。研究指出后续抗肿瘤治疗可能对 OS 有影响，总生存结果需要谨慎解释。但是两者的联合用药与单药治疗组相比，并没有观察到明显的临床获益，而且还伴随不良反应发生率的升高，因此联合治疗方案被终止。该研究中腺癌和腺鳞癌在三组中分别为 15 例（20%）、15 例（19%）、20 例（26%），研究未对腺癌成分的生存影响进行分层分析，但是对晚期宫颈腺癌的患者而言，帕唑帕尼仍是一种治疗选择。

第二节 免疫检查点抑制剂

美国国立综合癌症网络（national comprehensive cancer network，NCCN）发布的 2019 年宫颈癌临床实践指南（第 1 版）推荐，派姆单抗可用于程序性死亡蛋白 1 配体（PD-L1）阳性或错配修复缺陷（deficient mismatch repair，dMMR）/高度微卫星不稳定性（microsatellite instability-high，MSI-H）的复发或转移性宫颈癌的二线治疗（2A）。2018 年 6 月 12 日，美国食品药物监督管理局（FDA）批准程序性死亡蛋白-1（programmed cell death-1，PD-1）抑制剂派姆单抗用于晚期及复发宫颈癌的治疗。

一、免疫检查点抑制剂抗肿瘤治疗原理

机体内癌细胞因其多样的抗原性激活含天然 T 细胞受体（TCR）的抗原呈递细胞（APC）引发的抗原识别而受到免疫学监测。这种免疫反应是通过抗原-肽主要组织相容性复合物引发的，并由免疫检查点进行调节，这些免疫检查点可以在共刺激信号和抑制信号之间保持平衡。肿瘤细胞可通过免疫检查点逃避免疫细胞对肿瘤细胞的杀伤作用，T 细胞上的 CD28 与 APC 上的 B7-1 和 B7-2 之间的抗原依赖性共刺激信号导致 T 细胞完全活化。肿瘤免疫逃逸机制包括：①T 细胞表面的 CTLA-4 与树突状细胞表面 B7-1 或 B7-2 结合。②T 细胞表面的 PD-1 与肿瘤细胞或树突状细胞表面的 PD-L1 或 PD-L2 结合。当肿瘤细胞或树突状细胞通过上述两种途径与 T 细胞结合，可以使 T 细胞失活，失去杀伤肿瘤细胞的能力。

研究发现宫颈癌组织 PD-L1 高表达，PD-L1 阳性的免疫细胞在转移性肿瘤中被发现

比配对的原发肿瘤中更多（鳞状细胞癌 $P=0.001$，腺癌 $P=0.041$）。提示 PD-L1 在宫颈癌免疫逃逸中的关键作用，并为 PD-1/PD-L1 通路的治疗靶向提供了理论依据。

二、细胞程序性死亡-1/程序性死亡-配体 1 途径

细胞程序性死亡-1/程序性死亡-配体 1（PD-1/PD-L1）途径在外周组织中被用来抑制炎症过程中的免疫反应，以限制对健康组织的损害。该途径也可以被检查点抑制剂当做靶点，包括对 PD-1 或 PD-L1 具有特异性的分子。已经报道了几项针对高危 HPV 阳性肿瘤的试验。局部细胞免疫力受损会导致持续感染，病毒整合，以及病毒癌基因蛋白 E6 和 E7 会同时表达。它们分别对细胞肿瘤抑制基因产物 p53 和 pRb（视网膜母细胞瘤蛋白）产生效应，从而创造一种利于微浸润性癌及宫颈上皮癌前病变-3（CIN-3）的肿瘤微环境。在病毒慢性感染期间，PD-1/PD-L1 通路减弱 T 细胞反应并提高 T 细胞耐受性。Yang 等已经证明 PD-1 和 PD-L1 分别在宫颈 T 细胞和树突状细胞（DC）上的表达，与高危 HPV 阳性相关，并且随 CIN 等级升高同时增加。PD-L1 或 PD-L2 配体与 T 细胞上的 PD-L 受体结合会降低增殖并诱导凋亡。

KeyNote-028 是派姆单抗（10 mg/kg，每两周一次，持续 24 个月）的Ⅰb 期研究，研究对象为 20 个队列的 PD-L1 阳性晚期实体瘤。宫颈癌队列由 24 名患者组成（10 名接受过贝伐珠单抗治疗），中位随访时间为 11.0 个月（范围为 1.3～32.2 个月）。总反应率为 17%（95% CI：5%～37%），4 例（17%）疗效评价为部分缓解，3 例（13%）评价为疾病稳定。4 例 PR 患者的中位反应为 5.4 个月（4.1～7.5 个月）。此研究中腺癌仅 1 例（4%），23 例（96%）患者均为鳞癌。故该研究对宫颈腺癌的代表性不强。

CheckMate-358（NCT02488759）是评估纳武单抗在复发或转移性 HPV 相关恶性肿瘤的Ⅰ/Ⅱ期试验。在 24 名接受治疗的患者中，宫颈癌 19 例，外阴癌或阴道癌 5 例，中位随访时间为 31 周。结果显示，19 例宫颈癌的客观缓解率为 26.3%（1 个 CR 和 4 个 PR），缓解率与 PD-L1 表达无关。阴道癌或外阴癌无一例缓解。具体病理类型情况未见分析。

美国 FDA 批准派姆单抗治疗宫颈癌是基于 KeyNote-158（NCT02628067）临床试验的结果。该项目是一项多中心、非随机、开放标签的试验，共纳入 98 例患有复发或转移性宫颈癌的患者，其中 77 例（79%）患者肿瘤表达 PD-L1 且接受过至少 1 个疗程化疗。中位随访时间为 11.7 个月，77 例患者的 ORR 为 14.3%（95% CI：7.4～24.1 个月），包括 2.6% 的完全反应率和 11.7% 的部分反应率。在肿瘤 PD-L1 表达阴性的患者中，没有观察到药物反应。

三、细胞毒性 T 淋巴细胞相关抗原-4（CTLA-4）途径

为防止免疫系统过度刺激，细胞毒性 T 淋巴细胞相关抗原-4（CTLA-4）进化为调节 T 细胞活化的幅度，当需要抑制 T 细胞反应时，CTLA-4 从细胞内囊泡转移至细胞表面。CTLA-4 是第一种在临床上应用的免疫检查点抑制剂靶点，作用药物为伊匹单抗。伊匹单抗是一种完全人源化的单克隆 IgG1K 抗体，一项Ⅰ～Ⅱ期试验首先评估了在 6 例晚期宫

颈癌患者使用的安全性。进行到Ⅱ期后，37 位患者入组接受 10 mg/kg 的剂量，其中 1 例部分缓解，10 例病情稳定，23 例病情进展。中位无进展生存期为 2.5 个月（95% CI：2.1～3.2 个月），中位总体生存期为 8.5 个月（95% CI：3.6～未达，1 例患者存活）。入组患者中，腺癌 13 例（31%），鳞癌 29 例（69%），腺癌占少数，该研究未做病理类型相关性分析。

四、疗效预测标志物

目前，肿瘤免疫治疗的标志物众多，主要有 PD-L1 表达、MSI-H、dMMR、肿瘤突变负荷（tumor mutational burden，TMB）、TIL、特定基因突变（如 POLE、SKT11 突变）、血浆中肿瘤突变负荷（blood-based TMB，bTMB）及循环肿瘤 DNA（circulating tumor DNA，ctDNA）。KeyNote158 纳入的宫颈癌患者中 79% PD-L1 阳性（≥1% 为阳性）。Heeren 等以 PD-L1 表达>5% 为阳性，发现 53% 宫颈鳞癌 PD-L1 的表达为阳性。单独使用免疫检查点抑制剂时，大部分肿瘤中的有效率在 10%～30%。为提高免疫检查点抑制剂的疗效，对宫颈腺癌是否有特定疗效预测标志仍有待更多临床研究。

五、抗血管生成和免疫抑制剂联合治疗

研究表明，肿瘤既需要限制过度炎症，也需要促进组织恢复，在促血管生成和免疫抑制同时作用下以维持肿瘤生长，促进免疫耐受。临床预期同时抑制这两种途径将获得更好和更持久的临床效益。现已启动Ⅲ期随机、开放、多中心的 BEATcc 临床试验，入组人群为复发性或持续性宫颈癌患者，1∶1 随机化分为对照组化疗（铂＋紫杉醇）联合贝伐单抗，实验组为对照组方案基础上再联合阿特殊单抗给药。预计共有 404 名患者将被招募到这项研究中，试验估计于 2022 年结束（NCT03556839）。

第三节　EGFR 抑制剂

EGFR 是酪氨酸激酶受体，与 EGF 结合可形成同二聚体或异二聚体激活酪氨酸激酶，激活酪氨酸激酶磷酸化细胞内基质从而促进细胞生长、DNA 合成和细胞增殖、分化。早期回顾性研究发现，在 54% 的肿瘤患者中观察到 EGFR 的中度/强表达，EGFR 升高可导致宫颈癌侵袭性加强和对放化疗的耐受。

一、EGFR 抗体——西妥昔单抗

西妥昔单抗（cetuximab）是 EGFR 的抗体，可以竞争性阻断 EGF 和其他配体与 EGFR 的结合，阻断细胞内增殖信号的转导，从而抑制癌细胞的增殖，诱导癌细胞的凋亡。2011 年 Farley 等在西妥昔单抗联合顺铂治疗晚期宫颈癌的回顾性Ⅱ期临床试验中发现，EGFR 表达阳性的患者在治疗中获得更长的疾病无进展期的趋势，但是与传统铂类药物治疗相比，西妥昔单抗联合方案并没有使患者获得显著性的临床获益。该研究入组 69 例患者，鳞癌占 59.4%，非鳞癌 40.6%。该研究提示西妥昔单抗联合顺铂方案可能对宫

颈腺癌患者获益有限。

二、EGFR 酪氨激酶抑制剂——吉非替尼

吉非替尼（gefitinib）是一种口服表皮生长因子受体酪氨酸激酶（EGFR-TK）抑制剂，竞争 EGFR-TK 催化区域上 Mg-ATP 结合位点，阻断其信号传递和抑制有丝分裂原活化蛋白激酶的活化，促进细胞凋亡和抑制肿瘤血管生成。2008 年 Goncalves 等人发表的一项法国多中心Ⅱ期临床研究表明，在接受吉非替尼单药治疗的 30 例复发或晚期宫颈癌患者中，6 例患者（20%）的疾病稳定中位时间为 111.5 d，中位进展时间为 37 d，中位总生存时间为 107 d，疾病的控制程度与 EGFR 的表达无明显的相关性。其中腺癌 5 例（16.7%），鳞癌 25 例（83.3%），未对病理类型进行生存分析。该研究表明，在对标准治疗耐药的复发性疾病中，吉非替尼只有极小的单药活性。

三、宫颈腺癌与 HER2 状态

2017 年 Ueda 等人回顾性分析了日本 53 例宫颈腺癌＋原位癌的 RTKs（EGFR、HER2 和 C-Met）表达情况，在 41 例（77.4%）患者中，细胞膜上表现出较强的 RTK（EGFR、HER2 或 C-Met）表达，腺癌患者中的 46%（20/43）为双 RTK 或三 RTK 阳性（$P=0.034$）。EGFR 和 HER2（EGFR＋/HER2＋/C-Met＋ 和 EGFR＋/HER2＋/C-Met－）阳性率与淋巴结转移（双侧 $P=0.013$）和 UICC 分期（双侧 $P=0.007$）显著相关。HER2 的阳性率与肿瘤大小显著相关（$P=0.029$）。无复发生存期在 EGFR 和 HER2 双阳性患者中明显缩短。

2018 年 Nakamura 等人回顾性分析日本 322 例宫颈癌中黏液腺癌的临床表现，共 13 例患者诊断为黏液腺癌。其与 CA19-9 升高（$P=0.034\ 6$）和淋巴结转移（$P=0.027\ 4$）显著性相关。免疫组化检测 6 例 HER2 表达状态可疑扩增，HER2 扩增 1 例。

以上结果表明 EGFR 和 HER2 是宫颈腺癌潜在的治疗靶点，它们的共同表达是宫颈腺癌的预后因素。EGFR 靶向剂或 HER2 靶向剂可能对宫颈腺癌有疗效。特别是 HER2 可能是子宫颈胃型黏液癌的一个潜在靶点。这种单克隆抗体在 HER2 阳性胃癌中被发现是有效的，目前还没有关于在宫颈腺癌中使用曲妥珠单抗的相关数据。

第四节　雷帕霉素靶蛋白（mTOR）抑制剂

在宫颈癌组织中已观察到 mTOR 通路的多种畸变，包括磷脂酰肌醇 3-激酶（PI3K）和磷酸化 mTOR 的过表达，以及下游调节因子 p70s6 激酶（P70s6k）和真核启动因子 4e 结合蛋白（4ebpl）的过表达。体外观察表明，抑制 mTOR 活性阻碍宫颈癌细胞生长，进一步支持 mTOR 抑制剂在宫颈癌中的潜在作用。

替西罗莫司（temsirolimus）是一种 mTOR 抑制剂，通过与细胞内蛋白（FKBP-12）结合形成复合物从而抑制 mTOR 活性，控制细胞增殖。2013 年 Tinker 等的多中心、Ⅱ期研究中，使用替西罗司治疗 38 例宫颈癌患者，该研究中腺癌 10 例，腺鳞癌 5 例，鳞癌 22

例，含腺癌成分占40%。根据RECIST标准，接受反应性评估的33例患者的疗效评价分别为CR 0%、PR 3.0%（$n=1$）、SD 57.6%（$n=19$）和PD 39.4%（$n=13$）。其中疾病稳定的中位时间为6.5个月（范围2.4～12.0个月）。全部患者中没有大于3级的不良反应发生。6个月的无进展生存率为28%（95% CI：14%～43%）。中位无进展生存期为3.52个月（95% CI：1.81%～4.70%）。该研究中非鳞状组织学比例较高，虽然未发现组织学亚型与替西罗莫司的反应性之间的相关性。然而，在这项试验中唯一观察到的PR是在宫颈腺癌的病例中，在13.9个月内没有疾病进展的证据。由于基于人群的筛查方案的有效性，宫颈浸润腺癌的发病率一直在增加，且宫颈腺癌有更大的全身传播倾向，可能从放疗中获益较少，这表明化疗反应性较高，晚期宫颈癌的预后比鳞状宫颈癌差。mTOR抑制剂可能是未来研究的一个领域。

第五节 总 结

近年来我们对肿瘤细胞分子事件认识的提高，导致了靶向于表皮生长因子（EGF）和血管内皮生长因子（VEGF）信号通路的药物的使用，它们在肿瘤的生长和血管生成中起着至关重要的作用。含腺癌成分的宫颈癌接受双药化疗联合贝伐珠单抗治疗可能获益。阿帕替尼、西地尼布、帕唑帕尼也是转移性宫颈腺癌患者的治疗选择之一。

免疫检查点抑制剂派姆单抗（pembrolizumab）等用于晚期及复发宫颈癌的治疗，但多项临床试验中对于宫颈腺癌的分层分析不足，可参考PD-L1的表达水平进行治疗决策。

EGFR抑制剂对宫颈腺癌活性有限，HER2是宫颈腺癌潜在的治疗靶点，仍有待进一步临床研究进行验证。

以替西罗莫司为代表的mTOR抑制剂可能是宫颈腺癌治疗的方向之一。

参考文献

[1] Tewari K S, Sill M W, Penson R T, et al. Bevacizumab for advanced cervical cancer: final overall survival and adverse event analysis of a randomised, controlled, open-label, phase 3 trial (gynecologic oncology group 240)[J]. The Lancet, 2017, 390(10103): 1654-1663.

[2] Tewari K S, Sill M W, Long H J, et al. Improved survival with bevacizumab in advanced cervical cancer [J]. N Engl J Med, 2014, 370(8): 734-743.

[3] Hurwitz H, Fehrenbacher L, Novktny W, et al. Bevacizumab plus irinotecan, fluorouracil, and leucovorin for metastatic colorectal cancer[J]. N Engl J Med, 2004, 350(23): 2335-2342.

[4] Sandler A, GrayR, Perry M C, et al. Paclitaxel-carboplatin alone or with bevacizumab for non-small-cell lung cancer[J]. N Engl J Med, 2006, 355(24): 2542-2550.

[5] Miller K, Wang M, Gralow J, et al. Paclitaxel plus bevacizumab versus paclitaxel alone for metastatic breast cancer[J]. N Engl J Med, 2007, 357(26): 2666-2676.

[6] Burger R A, Brady M F, Bookman M A, et al. Incorporation of bevacizumab in the primary treatment of ovarian cancer[J]. N Engl J Med, 2011, 365(26): 2473-2483.

[7] Symonds R P, Gourley C, Davidson S, et al. Cediranib combined with carboplatin and paclitaxel in pa-

tients with metastatic or recurrent cervical cancer(CIRCCa):a randomised,double-blind,placebo-controlled phase 2 trial[J].Lancet Oncol,2015,16(15):1515-1524.

[8] Monk B J,Mas Lopez L,Zarba J J,et al.Phase Ⅱ,open-label study of pazopanib or lapatinibmonotherapy compared with pazopanib plus lapatinib combination therapy in patients with advanced and recurrent cervical cancer[J].J ClinOncol,2010,28(22):3562-3569.

[9] Schumacher T N,Schreiber R D.Neoantigens in cancer immunotherapy[J].Science,2015,348(6230):69-74.

[10] Enwere E K,Kornaga E N,DeanM,et al.Expression of PD-L1 and presence of CD8-positive T cells in pre-treatment specimens of locally advanced cervical cancer[J].Mod Pathol,2017,30(4):577-586.

[11] Heeren A M,PuntS,Bleeker M C,et al.Prognostic effect of different PD-L1 expression patterns in squamous cell carcinoma and adenocarcinoma of the cervix[J].Mod Pathol,2016,29(7):753-763.

[12] Crosble E J,Einstein M H,Franceschi S,et al.Human papillomavirus and cervical cancer[J].The Lancet,2013,382(9895):889-899.

[13] Yang W,Song Y,Lu Y L,et al.Increased expression of programmed death(PD)-1 and its ligand PD-L1 correlates with impaired cell-mediated immunity in high-risk human papillomavirus-related cervical intraepithelial neoplasia[J].Immunology,2013,139(4):513-522.

[14] Kersemaekers A M,Fleuren G J,Kenter G G,et al.Oncogene alterations in carcinomas of the uterine cervix:overexpression of the epidermal growth factor receptor is associated with poor prognosis[J].Clinical Cancer Research:an official journal of the American association for cancer research,1999,5(3):577-586.

[15] De La Pochefordiere A,Kamal M,Floquet A,et al.PIK3CA pathway mutations predictive of poor response following standard radiochemotherapy+/-cetuximab in cervical cancer patients[J].Clin Cancer Res,2015,21(11):2530-2537.

[16] Goncalves A,Fabbro M,Lhomme C,et al.A phase Ⅱ trial to evaluate gefitinib as second or third-line treatment in patients with recurring locoregionally advanced or metastatic cervical cancer[J].Gynecol Oncol,2008,108(1):42-46.

[17] Nakamura A,Yamaguchi K,Minamiguchi S,et al.Mucinous adenocarcinoma,gastric type of the uterine cervix:clinical features and HER2 amplification[J].Med Mol Morphol,2019,52(1):52-59.

[18] Feng W,Duan X,Liu J,et al.Morphoproteomic evidence of constitutively activated and overexpressed mTOR pathway in cervical squamous carcinoma and high grade squamous intraepithelial lesions[J].Int J Clin Exp Pathol,2009,2(3):249-260.

[19] Hay N,Sonenberg N.Upstream and downstream of mTOR[J].Genes Dev,2004,18(16):1926-1945.

[20] Zhang Y,Zhang H Y,Zhang P N,et al.Elevated phosphatidylinositol 3-kinase activation and its clinicopathological significance in cervical cancer[J].Eur J Obstet Gynecol Reprod Biol,2008,139(2):237-244.

[21] Ward K K,Shan N R,Saenz C C,et al.Changing demographics of cervical cancer in the United States(1973—2008)[J].Gynecologic Oncology,2012,126(3):330-333.

[22] Gien L T,Beauchemin M C,Thomas G.Adenocarcinoma:a unique cervical cancer[J].Gynecologic Oncology,2010,116(1):140-146.

第五部分

各　论

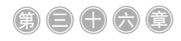

普通型宫颈腺癌的诊断与治疗

随着薄层液基宫颈细胞学筛查在世界范围内普及，宫颈鳞癌的发病率和死亡率在下降，而宫颈腺癌（endocervical adenocarcinomas，EAs）及其癌前病变的发病率逐渐增高。宫颈腺癌是宫颈癌亚型中除宫颈鳞状细胞癌之外最常见的一种，约占宫颈癌的 10%～25%，其中，约 85% 的宫颈腺癌是高危型人乳头瘤病毒（high-risk human papillomavirus，HR-HPV）感染所致；非 HPV 相关的宫颈腺癌亚型有其独特的临床病理学特征及预后特征。宫颈腺癌在宫颈癌中所占的比例增加，且有年轻化的趋势。按照 2014 年 WHO 女性生殖器官肿瘤分类，宫颈腺癌分为普通型宫颈腺癌、黏液性癌（非特殊型、胃型、肠型、印戒细胞型）、绒毛腺管状癌、子宫内膜样癌、透明细胞癌、浆液性癌、中肾管癌、腺癌混合神经内分泌癌。该分类是基于形态学特征（主要是细胞形态特征）进行宫颈腺癌分类的，它的主要局限性在于并未体现不同亚型的病理机制、相关定义欠明确、可重复性欠佳，因此，被认为对临床治疗方案的指导性尚有欠缺。

国际宫颈腺癌分类标准（international endocervical adenocarcinoma criteria and classification，IECC）整合了形态学、病因/发病机制、生物学行为，将宫颈腺癌分为两类。①HPV相关的宫颈腺癌：普通型腺癌、绒毛腺管型癌、HPV 相关的黏液癌、浸润性复层产黏液的癌（invasive stratified mucin-producing carcinoma，ISMC）。②非 HPV 相关的宫颈腺癌：胃型腺癌、中肾管癌、透明细胞癌、浆液性癌、子宫内膜样腺癌。

最近，有研究对 IECC 分类方案进行了验证性研究，结果认为该方案在分类一致性、可重复性、与 HPV 相关性判断方面均优于 2014 年 WHO 分类方案。基于此，本文以 IECC 分类方案为依据对普通型宫颈腺癌（usual type endocervical adenocarcinomas，UEA）进行阐述。

第一节　病因与流行病学

一、病因学

宫颈腺癌的发病率呈上升趋势并且发病患者群趋于年轻化，是病因较为复杂的恶性肿瘤。临床容易忽略病史中诸如初次性交年龄、性伴侣数、生育因素、外源性激素及肥胖等致病因素，导致宫颈腺癌发病风险增加。虽然对宫颈腺癌的研究越来越多，但其病因尚未明确，主要包括以下 4 个方面：①长期持续的高危型人乳头瘤病毒感染。②表观遗传变异、细胞突变和细胞凋亡等分子生物学因素。③慢性炎症反应导致的肿瘤微环境改变。④性行为、激素水平和生育因素等个体异质性。

1. 病毒因素

研究发现，随着 HR-HPV 携带人群数量的增加，世界上很多国家的年轻人群患有宫颈腺癌的比例也在日益增多。目前已经发现 30 种 HPV 可以感染下生殖道，其中，引起癌症等恶性病变的 HPV 被定义为高危型 HPV，国际上学者通常认为 HPV16 型和 HPV18 型是最重要的 2 种高危 HPV。相比其他 HPV 型别，宫颈腺癌中 HPV18 型感染最常见，并且 HPV18 型在人体染色体内更容易整合。普通型宫颈腺癌常与高危 HPV 相关（HPV18 型＞HPV16 型＞其他亚型），IECC 指出，普通型宫颈腺癌 HR-HPV 阳性率为 88%。

Pirog 指出，在宫颈鳞癌中，HPV 阳性率几乎可达 100%，但是在宫颈腺癌中，HPV 阳性率仅为 62%～100%，具有地理区域差异，并且 HPV 阴性宫颈腺癌主要是某些特殊亚型。Chen 等研究收集了中国 7 个具有代表性区域性癌症中心确诊的 1 051 例宫颈腺癌患者感染组织标本，结果显示，符合条件的组织标本中 HR-HPV 阳性率为 74.5%，其中神经内分泌癌 HR-HPV 阳性率为 100.0%，普通型宫颈腺癌为 82.2%，未明确类型宫颈腺癌为 40.0%，子宫内膜样腺癌为 33.3%。此外，Chen 等通过对比分析宫颈鳞癌和腺癌的 HPV 类型，发现虽然 HPV16 型是宫颈癌中最常见的 HPV 类型，但是在宫颈腺癌中，HPV18 型所占比例更大，HPV18 型在神经内分泌癌中占比 58.3%，在普通型腺癌中占 40.9%，在腺鳞癌中占比 40.2%。

Mabuchi 等研究发现 HPV18 型可以作为评估宫颈腺癌预后的预测因子，HPV18 阳性的宫颈腺癌具有更强的生物侵袭性，且预后相对较差。长期持续的 HR-HPV 感染是导致宫颈腺癌的重要机制，从最初感染 HPV 至发展成为浸润型宫颈腺癌需要 10 年甚至更长时间。

2. 分子生物学因素

表观遗传变异具有促进原癌基因或抑制抑癌基因表达的能力，肿瘤抑制基因的表观遗传失调可作为人类疾病和恶性肿瘤诊断和评估预后的标志，例如 SFRP 基因家族 SFRP5 在宫颈腺癌组织中呈高甲基化，而宫颈鳞癌的大部分基因都没有甲基化。Kang 等研究了 92 例宫颈癌（62 例宫颈鳞癌和 30 例宫颈腺癌），宫颈腺癌中组织金属蛋白酶抑制因子 3（tissue inhibitors of metalloproteinase 3，TIMP3，53.3%）、死亡相关蛋白激酶（death-related protein kinases，DAPK，46.7%）、钙黏蛋-1（cadherin-1，CDH1，43.3%）、螺旋酶样转录因子（helicase-like transcription factor，HLTF，43.3%）和细胞分裂后期促进复合物（anaphase promoting complexes，APC，40.0%）均存在较高频率的甲基化，Ras 相关区域家族 1A（ras association domain family 1A，RASSF1A，33.3%）和凝血酶敏感蛋白 1（thrombin sensitive protein 1，THBS1，23.3%）均存在中等频率甲基化。与宫颈鳞癌相比，HLTF、TIMP3、RASSF1A 和 APC 在宫颈腺癌中表现出更高频率的甲基化。

在宫颈腺癌中基因突变的靶点很多，故基因致癌突变率较高。Tornesello 等研究表明 TP53 基因 DNA 结合域在宫颈腺癌的发生中发挥重要作用，20％的宫颈癌患者检测到 TP53 基因突变，宫颈腺癌的突变频率高于宫颈鳞癌，宫颈黏液腺癌的频率最高，达 54％。另外，HPV16 阴性的宫颈腺癌患者 TP53 突变率高于 HPV16 阳性患者。PIK3CA 基因突变与宫颈腺癌的发生密切相关。Wright 等利用基因分型平台对 80 例宫颈癌样本进行分析，发现 KRAS 基因突变只发生在宫颈腺癌中，17.5％宫颈腺癌中可以检测出突变基因，而且 KRAS 基因突变的宫颈腺癌患者预后较差，RASSF1A 沉默可导致宫颈腺癌的发生。

3. 炎症

一直以来慢性炎症都被认为是癌症的重要发病原因。Sutherland 等研究表明，精液中含有多种促炎性细胞因子，包括细胞因子、血管生成因子、前列腺素、蛋白酶、蛋白激酶和转运体，这些因子被认为是肿瘤生长的调节因子。研究人员利用宫颈腺癌细胞系作为研究载体，发现精液可以与宫颈上皮细胞相互作用，激活免疫系统，促进免疫细胞（如树突状细胞、中性粒细胞等）流入，促进免疫耐受，加快肿瘤微环境的形成。在性活跃的女性中，如果缺乏屏障避孕的保护措施，精液直接与宫颈细胞接触，反复作用于宫颈上皮转化区细胞，可导致宫颈炎症，从而促进宫颈腺癌的发生。精液还可以促进基质金属蛋白酶的释放，促进癌症的恶性生物学行为，如浸润、转移，促进炎症介质释放，调节肿瘤微环境。Zheng 等发现炎症与宫颈癌细胞增殖、浸润、转移和预后密切相关。

4. 个人因素

外部环境对宫颈腺癌的发生起着重要作用，但个体情况不同，外部环境的耐受性也不同，这些个体异质性主要体现在性行为、激素水平和生育因素的差异。

国际宫颈癌流行病学研究协会（ICESCC）从 12 项流行病学研究中汇集并综合了 1 374 例浸润性宫颈腺癌女性和 26 445 例正常女性的数据，发现浸润性宫颈腺癌的发生风险随性伴侣数的增加、初次性交年龄提前而增加。

激素的影响来自内源性激素（肥胖）和外源性激素（口服避孕药）。Smith 等研究发现，目前正在使用口服避孕药的女性患宫颈腺癌的风险较从未使用过口服避孕药的女性高 3 倍；使用口服避孕药超过 6 年，宫颈腺癌的患病风险增加约 2 倍，且与使用时间呈正相关；就年龄而言，17 岁之前使用避孕药患病风险最高，是非使用者的 2 倍。近年来，肥胖者宫颈腺癌发病率呈上升趋势。Lacey 等进行了精细的筛查和统计学分层，尽可能屏蔽混杂因素（任何癌症史、活产数、年龄、性伴侣数、更年期和吸烟），发现肥胖妇女〔体质量指数（BMI）＞30 kg/m^2〕患宫颈腺癌的风险是正常女性的 2 倍，且 BMI、腰臀比（WHR）与宫颈腺癌发病风险呈正相关。

生育因素主要包括初次生育年龄和总生育次数，与初次性生活年龄早、分娩宫颈创伤等有关。生育次数的增加，特别是经过多次阴道分娩的妇女及发育尚未成熟的女性宫颈在性交时容易导致多次创伤，在修复过程中新生成的上皮细胞抵抗力弱，对致癌因素 HPV 感染较敏感，宫颈发生异型增生，最终引起癌变。Green 等对 180 例宫颈腺癌患者和 923

例无宫颈腺癌女性的研究发现，宫颈腺癌患病风险与初次生育年龄密切相关，初次生育年龄在15～19岁的女性患宫颈腺癌的风险是初次生育年龄在25岁以上女性的2倍；生育女性（≥3次的活产或足月妊娠）比未生育女性患宫颈腺癌风险高。

二、流行病学

Howlett等研究显示，近40年来，宫颈腺癌检出率占宫颈肿瘤的比例从5%升至10%～22%，并呈现年轻化趋势。普通型宫颈腺癌占所有宫颈腺癌的85%～90%，一般发生在50～60岁的患者。宫颈腺癌不同组织类别在中国不同地区的分布存在显著差异，普通型宫颈腺癌在中国中部地区占77.6%，在东部地区占47.3%。

第二节　细胞病理特征

IECC将普通型宫颈腺癌定义为有HPV相关宫颈腺癌的特征，比如低倍镜下可见显著的顶端核分裂、凋亡小体，且胞质内有黏液的肿瘤细胞比例不足50%。普通型宫颈腺癌一般会伴有原位腺癌成分。

普通型腺癌（2014版WHO）被定义为最常见的宫颈腺癌，黏液较少。其细胞病理学特征如下。

（1）肿瘤腺体黏液较少或缺乏黏液，特殊的染色可能显示稀疏的胞浆内黏蛋白。

（2）腺体呈浸润性生长方式，结构复杂多样。①高分化：腺管状、乳头状或绒毛状生长（图36-1），实性肿瘤成分不超过10%。②中分化：小筛状、融合性生长，实性肿瘤成分11%～50%。③低分化：实性片状生长，细胞异型性明显，有时貌似低分化鳞癌，但无鳞状分化的证据（细胞间桥或角质化），黏蛋白染色显示胞浆内黏液，应归为低分化腺癌（图36-3），实性肿瘤成分超过50%。

（3）也可能出现少见及罕见组织形态：①通型腺癌微囊变体，类似扩张的良性腺体、隧道簇丛或微腺体增生（图36-4）。与良性病变的区别在于局部核的非典型性、间质反应、明显的有丝分裂和凋亡，以及筛状腺癌病灶。②出现类似于乳腺小叶癌的区域，具有印第安列兵模式、靶标状生长模式（图36-5）。③间质内偶见大片黏液池。④也可出现单个细胞。

（4）肿瘤性上皮显示特征性假复层结构，核增大、拉长和深染，核仁明显。

（5）胞质呈嗜双色性或嗜酸性。

（6）核分裂象通常位于胞质顶部（图36-2）。

（7）凋亡小体常见，位于细胞的底部（图36-2）。

（8）通常伴有AIS或者CIN病变。

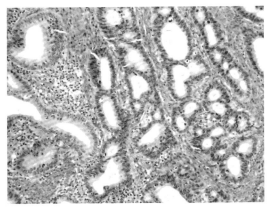

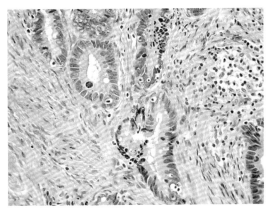

图 36-1　高分化普通型宫颈腺癌，腺体分化良好，
肿瘤细胞呈假复层

图 36-2　普通型宫颈腺癌
核增大、深染，胞质顶部见核分裂象，凋亡小体
位于细胞的底部

（9）免疫组化特征：肿瘤通常呈 CK7、CEA、P16 和 ProExTMC 弥漫强阳性（图 36-6），ki-67 高增殖指数、ER、PR 和 Vimentin 通常阴性或局灶性阳性。CEA、P16、PR 和 Vimentin 这一组标志物，以及 HPV 检测，有助于区分普通宫颈管型腺癌和子宫内膜高分化子宫内膜样腺癌累及宫颈。高危型 HPV 信使 RNA 原位杂交检测要比免疫组化 P16 更为敏感和特异，因此在 HPV 阳性腺癌相关检测中要优于 P16。CK7 一般阳性，CK20 阴性，伴肠型分化时可表达 CK20、CDX2，至少 75％的病例为 PAX8 阳性。

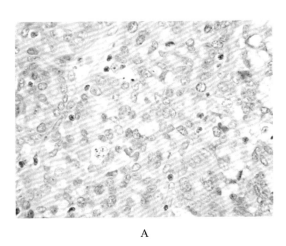

A

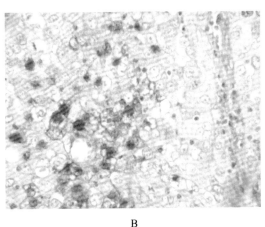

B

图 36-3　普通型宫颈腺癌

A. 低分化型；B. 黏蛋白染色

几项关于普通型宫颈腺癌的研究发现，PI3K/Akt/mTOR 信号通路调节细胞周期成员的普遍突变，包括 PIK3CA（11％～25％）、KRAS（18％）和 PTEN（4％）基因。这些突变使得宫颈腺癌有希望使用靶向治疗。

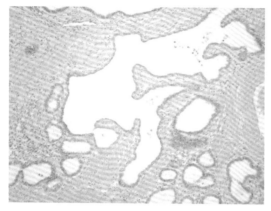

图 36-4 普通型腺癌

局部呈微囊结构

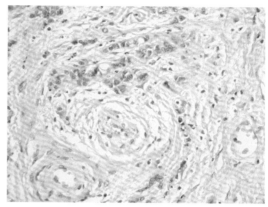

图 36-5 普通型腺癌

局部类似乳腺小叶癌，肿瘤细胞呈印第安列兵模式

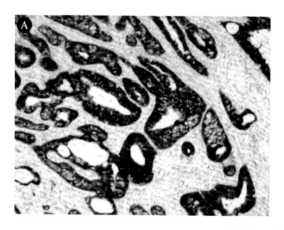

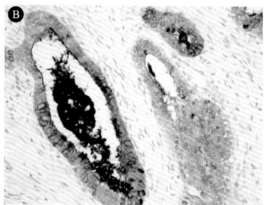

图 36-6 普通型腺癌

A. P16 弥漫强阳性；B. CEA 胞质阳性

第三节 临床特点

临床上，大部分病例（80％）表现为阴道出血及肿物，约 50％为外生性生长，宫颈处溃疡或弥漫浸润的情况（桶型宫颈）少见。有些患者可能并无症状但宫颈细胞学表现异常。

由于宫颈腺癌多为颈管内生型，且常延伸至子宫下段和深入肌层，不易取材，因此，早期诊断宫颈腺癌比较困难。许多宫颈腺癌和原位腺癌的分化较好，其细胞学或活检材料与正常颈管上皮或腺上皮相似，不易确诊为恶性或不典型，有赖于锥切或子宫切除确诊，故其临床诊治效果及预后均差于鳞癌。

普通型宫颈腺癌的诊断同样遵循"细胞学-阴道镜-组织病理学"三阶梯诊断法。早期宫颈腺癌及癌前病变缺乏特异性临床表现，病灶小且隐匿于颈管，如初始处理即阴道镜活检及颈管搔刮未发现浸润癌证据的 AGCN 及 AIS 者，推荐锥切。若反复细胞学检查腺细胞异常或 HSIL，以及有明显阴道排液、桶状宫颈，如阴道镜活检及宫颈管搔刮未发现浸润癌证据，诊断性锥切不失为一个补充。

宫颈腺癌的诊断除病史、临床表现外，必要的辅助检查可以提高早期诊断率，组织病理学仍是诊断金标准。

宫颈癌治疗前分期很重要，应全面检查及评估患者的病情及身体状态，避免遗漏转移病灶，以下检查应作为常规检查：①妇科检查。两名高年资医生一起检查，是临床分期的主要依据。②切除性活检和 ECC。在 AIS 或早期浸润不能明确时，需要行宫颈锥切及宫颈管搔刮术。③分期为Ⅱb 期以上或有相关的临床症状或必要时，需行肾图、膀胱镜、肠镜检查。④血鳞状上皮细胞癌抗原（对于宫颈鳞癌）、CA125（对于宫颈腺癌）检查。⑤上下腹、盆腔超声和胸片、心电图、盆腔及上下腹（含腹主动脉旁）MRI 或 CT，建议Ⅰb期以上有条件者行 PET-CT 检查。⑥宫颈 HPV 定性或定量检测。⑦肿瘤相关基因检测可选择。

第四节　处理与预后

目前宫颈腺癌的分期方案主要是国际妇产科联盟（international federation of gynecology and obstetrics，FIGO）方案，其他分期作为参考。建议在分期诊断时注明 2018 版等，以免带来判断上的麻烦。普通型宫颈腺癌同样采用宫颈癌 FIGO 分期。

目前所采用的宫颈腺癌分期方案并未特别指出如何测定浸润性成分，而宫颈管腺体并无明确的基底膜，所以确定病变起始点的时候可能很困难。由于常伴宫颈原位腺癌，且肿瘤常有外生性生长，更是影响了对浸润性深度的精确、可重复测量。

一、分期及治疗原则

目前没有针对普通型宫颈腺癌的专用临床指南，无论是美国 NCCN 指南还是中国宫颈癌诊断与治疗指南，均适用于宫颈鳞癌、腺癌、腺鳞癌。普通型宫颈腺癌治疗主要有手术治疗和放疗，化疗广泛应用于与手术、放疗配合的综合治疗和晚期复发性宫颈癌的治疗。原则上早期宫颈腺癌以手术治疗为主，中晚期宫颈腺癌以放疗为主，化疗为辅。

1. Ⅰa 期宫颈腺癌的治疗

早期宫颈腺癌的治疗仍存在争议。Ⅰa 期宫颈腺癌治疗根据患者是否有生育要求选择治疗方法。Meglic 等对 123 例Ⅰa₁ 期宫颈腺癌患者的回顾性研究发现，只要精确评估肿瘤浸润深度（≤3 mm）并考虑到手术切缘，对微小浸润性腺癌进行保守治疗（宫颈锥切或单纯性子宫切除术）是安全的，且复发率、淋巴结阳性率及死亡率非常低。美国 SEER 统计 200 例Ⅰa₁ 期宫颈腺癌，286 例Ⅰa₂ 期宫颈腺癌，272 例接受单纯子宫切除，210 例接受根治性子宫切除，最后结论是：Ⅰa 期宫颈腺癌预后好，单纯子宫切除治疗疗效好。

Bean 等回顾性分析了 1 567 例Ⅰa₁ 或Ⅰa₂ 期宫颈腺癌患者，发现Ⅰa₁ 期患者 5 年生存率为 97.3%（95% CI：95.8%～98.2%），Ⅰa₂ 期患者 5 年生存率为 98.3%（95% CI：96.5%～99.2%）。对于Ⅰa₁ 期宫颈腺癌患者，局部切除、单纯子宫切除和根治性子宫切除后的存活率分别为 96.6%、98.4% 和 96.5%，Ⅰa₂ 期宫颈腺癌患者的存活率分别为 100%、96.9% 和 99.4%。Sopracordevole 等研究认为，对于保留生育功能的Ⅰa₁ 期宫颈腺癌患者，只要切缘阴性而无脉管间隙受侵，行宫颈锥切是安全的。对于Ⅰa₁ 期宫颈腺癌合并高危因素（如脉管间隙受侵）的患者需行宫颈锥切加盆腔淋巴清扫术。Helpman 等对行根治性宫颈切除术的 74 例早期宫颈腺癌患者和 66 例早期宫颈鳞癌患者的治疗效果进行了比较，并对同期行根治性子宫切除术的 187 例早期宫颈腺癌患者进行了分析，研究发现，早期宫颈腺癌患者行根治性宫颈切除术和根治性子宫切除术的无瘤生存时间差异无统计学意义。

总之，对于要求保留生育功能的Ⅰa₁ 期年轻宫颈腺癌患者可考虑行宫颈锥切术，但要保证切缘阴性，术后需严密随访；而对于Ⅰa₂ 期年轻宫颈腺癌患者仔细选择之后可行根治性宫颈切除术以满足生育要求。

2. Ⅰb₁ 期及Ⅱa₁ 期宫颈癌的治疗

这两个期别的治疗原则与宫颈鳞癌相同，即根治性手术或全量放疗，治疗争议不大。但由于腺癌年轻患者多，不少学者认为，腺癌的根治性放疗效果不及鳞癌，放疗后复发的概率增加，因此更倾向选择手术治疗，术后辅助性放、化疗。

有生育要求者可行广泛性宫颈切除术，肿瘤直径小于 2 cm 者可经阴道联合腹腔镜进行。肿瘤直径 2～4 cm 者，采用经腹或腹腔镜手术。术中先行盆腔淋巴结切除，送冰冻检查，如有转移，改行广泛性子宫切除术（Ⅲ型）＋盆腔淋巴结切除术；如无转移，再行广泛性宫颈切除术＋盆腔淋巴结切除±腹主动脉旁淋巴结取样（当髂总淋巴结阳性或疑有腹主动脉旁淋巴结转移者）。

无生育要求者行广泛性子宫切除术（Ⅲ型子宫切除术）＋盆腔淋巴结切除术±主动脉旁淋巴结取样（当髂总淋巴结阳性或疑有腹主动脉旁淋巴结转移者）。

有手术禁忌者采用根治性放疗，对于阴道明显侵犯者，加用阴道塞或阴道膜，给予黏膜下 0.5 cm 处 20～30 Gy。

3. Ⅰb₂ 期及Ⅱa₂ 期宫颈腺癌的治疗

目前各大指南对于这两个期别的宫颈腺癌推荐治疗方案与宫颈鳞癌未做出区分，即可直接行根治性手术或根治性放疗。部分研究认为宫颈腺癌放疗敏感性与鳞癌相近，但更多的研究发现宫颈腺癌对放疗敏感性不如鳞癌，故治疗上应尽量争取手术切除。

Yang 等回顾性分析了协和医院 2004—2014 年间的 55 例局部晚期宫颈腺癌，34 例患者标准的同期放化疗后补充行筋膜外子宫切除术，21 例患者仅行同期放化疗。结果发现，手术组 47% 的患者术后病理检查提示仍有癌组织残留，手术组患者的中位无进展生存期（PFS）及总生存期（OS）均较未接受手术的患者延长（分别为 48 个月 vs 10 个月，P＝

0.01；58 个月 vs 36 个月，$P=0.042$）。故对于局部晚期宫颈腺癌，直接手术或同期放化疗后辅助手术的预后可能优于同期放化疗。

关于新辅助化疗在宫颈腺癌中的应用，仍存在一定争议。普遍认为，宫颈腺癌对放疗不够敏感。近几年研究发现，对于局部晚期宫颈腺癌患者行术前新辅助化疗比同步放化疗似乎能取得独特的优势。郭苏阳等的研究中，44 例 IIb_2～II b 期子宫颈腺癌患者被随机分为两组，对照组 20 例采用单纯手术治疗；研究组 24 例采用紫杉醇联合顺铂或奈达铂化疗 1～2 个疗程后行广泛性全子宫双附件切除＋盆腔淋巴结清扫术，结果显示，新辅助化疗能够使肿瘤体积较前缩小或消失，临床有效率高达 70.8%。

4. II b～IV a 期宫颈腺癌的治疗

目前对于 II b～IV a 期宫颈腺癌的治疗仍以同步放化疗为主，但总体疗效较差。部分学者将 II b 期宫颈腺癌纳入局部晚期肿瘤中一起研究，予以新辅助化疗后手术，获得较好的疗效。Tang 等在一项包括 880 例 II b～IV a 期宫颈腺癌患者的随机对照试验中，对于试验组采用紫杉醇联合顺铂作为新辅助化疗，在根治性同步放化疗前给予 1 个疗程治疗，在放疗结束后以同样的方案再巩固化疗 2 个疗程，而对照组仅采用同步放化疗，结果显示，与仅实行同步放化疗患者相比，接受辅助化疗的患者获得更长的无病生存期、累计生存期及长期局部肿瘤控制，差异有统计学意义。

采用铂类为基础同步放化疗，可选择周化疗。常规放疗剂量：肿瘤直径≥4 cm，A 点剂量应达到 85 Gy，III b 期患者 B 点剂量应达到 45～50 Gy。对于盆壁受侵明显的患者，必要时可高适形缩野局部盆腔加量 5～10 Gy。对于阴道侵犯明显的患者，必要时可加用阴道塞进行后装腔内放疗阴道补量，治疗剂量一般给予黏膜下 0.5 cm 处 20～30 Gy，需根据病情个体化调整。

5. IV b 期宫颈腺癌的治疗

盆腔局部放疗同时，应加强铂类为基础的联合化疗，并针对转移灶进行个体化治疗，加强对症治疗、营养治疗、止痛治疗，控制病情进展，改善生存质量。

二、分型与预后

一直以来，人们习惯性地套用宫颈鳞癌的分期及预后的模式应用于宫颈腺癌，结果是，相同期别的宫颈癌，预后相差较远，难以有效指导临床工作。我们知道，鳞癌与腺癌生物学行为各异，病因也存在差异，且各个亚型之间表现不同，需要寻找一种可以从腺癌的生物学行为出发来评估其预后、指导临床工作的新的分型方法。

为防止过度治疗，以及不必要的手术所带来的并发症，Silva 等提出了根据间质浸润方式进行风险分层的方案。该方案仅适用于 HPV 相关的普通型宫颈腺癌，且必须对整个肿瘤进行镜下检查才能做出准确分组。Silva A 为高分化至中分化的结构，间质并无破坏性浸润，无脉管浸润；Silva B 的普通型宫颈腺癌在 Silva A 型腺体背景中，局灶有破坏性浸润，且可能伴有脉管浸润；Silva C 的肿瘤为弥漫性破坏性浸润，并有显著的促纤维结缔组织增生反应。普通型宫颈腺癌 Silva 分型见表 36-1、见图 36-7。

表 36-1 普通型宫颈腺癌 Silva 分型

分型	组织学标准
Silva A	腺体境界清楚，轮廓呈圆形，常成团分布（结构上为高-中分化）
	腺体内可有复杂生长方式（筛状、乳头状）
	无破坏性间质浸润
	无单细胞或游离细胞
	无脉管侵犯
	无实性生长
Silva B	Silva A 型腺体背景中出现局灶间质破坏浸润，促纤维结缔组织增生性或炎性，间质中有单个或小簇状肿瘤细胞
	肿瘤基底处的局灶浸润可以是单细胞、多个细胞、线状
	可以有脉管侵犯
	无实性生长
Silva C	弥漫性、破坏性间质浸润，腺体成角或微管状，散在开放腺体，伴显著的促纤维结缔组织增生反应
	腺体、乳头状结构或黏液湖呈融合性生长的范围至少有一个 4 倍物镜视野（5 mm）
	有实性、低分化成分（结构上为高级别）；不必考虑细胞核的级别
	可以有脉管侵犯

新的分型方案已显示出与淋巴结转移风险、临床预后方面的相关性较好。有研究称，Silva A 型无淋巴结转移，临床分期均为 I 期，无复发；而 Silva C 型多表现为 II 期或更高分期，淋巴结转移率 22.5%，复发率 19.7%；Silva B 型也表现为 I 期病变，淋巴结转移率较低。其他研究也有类似结论。鉴于 Silva A 型的肿瘤预后极好，因此，该方案也不必区分 Silva A 型肿瘤与宫颈原位腺癌，而这一鉴别本就极有难度、可重复性差。进一步的研究表明，在 Silva C 型肿瘤中，阳性淋巴结状态是一个明显的预后不良因素，根据淋巴脉管浸润和淋巴结状态对这些肿瘤进行分层可以指导治疗。为了进一步调整 Silva C 型肿瘤的形态学结果，微乳头状生长模式与淋巴结转移相关，而无淋巴结转移的肿瘤呈线性破坏性生长；复发与弥漫性破坏性生长相关（44%），但在带状淋巴细胞浸润的肿瘤中未见复发。该方案适用于所有切除标本，因为对于锥切、环切等标本也可预测后续子宫切除标本中的浸润性方式，尤其对于 Silva B、Silva C 型肿瘤更是如此。不过，对于活检标本来说不太实用，尤其是 Silva A 型肿瘤。有研究称所有非 HPV 相关宫颈腺癌均为 Silva C 型。

Silva 分型的意义在于评估预后、指导治疗。据报道，Silva A 型几乎不发生淋巴结转移和复发，对于有生育要求的年轻女性可以考虑保守治疗，如在锥切切缘阴性前提下保留子宫，尽快完成生育并密切随访。另一方面，由于 Silva A 型宫颈腺癌的处理方式可以等同于现有的原位腺癌治疗方案，那么对于病理诊断存在分歧的病例，原位腺癌与 Silva A 型的鉴别诊断就显得不那么重要了。而 Silva B 型，LVSI 阳性，其淋巴结转移率和复发风险均高于 Silva A 型，可通过术中前哨淋巴结活检，进一步明确有无淋巴结转移，酌情进行淋巴结清扫及术后放疗。而 Silva C 型，其淋巴结转移率和复发率均高于 20%，并可伴有局部和广泛的播散，预后较差，应按照现有临床指南积极治疗。

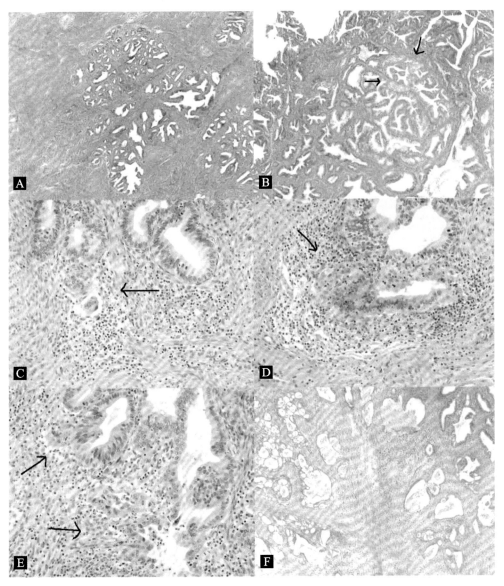

图 36-7　Silva 分型

A. 对应于 A 型肿瘤的深浸润高分化宫颈腺癌，H&E 40X；B. 低倍镜下检查外生和浸润性宫颈腺癌也与 A 型肿瘤相对应。建议进行更高倍的检查，以排除可疑 B 型肿瘤，如箭头所示，H&E 40X；C－E. B 型肿瘤，宫颈浸润性腺癌的高倍检查，由 A 型腺体形成的病灶间质中轮廓不规则的腺体组成（箭头中心），间质中有单个或小簇状肿瘤细胞，H&E 200X；F. C 型肿瘤，由弥漫性破坏性侵犯、不规则和不完整腺体组成，部分腺体在弥漫性增生间质中有筛状结构，H&E 40X

总的来说，普通型宫颈腺癌的 5 年总生存率根据疾病分期不同而不同：Ⅰa 期 93％～100％，Ⅰb 期 83％，Ⅱ 期 50％～59％，Ⅲ 期 13％～31％，Ⅳ 期 6％。

○ 向 群 高 霞

参考文献

［1］ Baalbergen A,Helmerhorst T J.Adenocarcinoma in situ of the uterine cervix—a systematic review［J］. Int J Gynecol Cancer,2014,24(9):1543-1548.

［2］ Eduardo M G,Campaner A B,Silva M A.Apoptosis phenomena in squamous cell carcinomas and ade- nocarcinomas of the uterine cervix［J］.Pathol Oncol Res,2015,21(4):887-892.

［3］ Kasamatsu T,Onda T,Sawada M,et al.Radical hysterectomy for FIGO stage Ⅰ～Ⅱb adenocarcinoma of the uterine cervix［J］.Br J Cancer,2009,100(9):1400-1405.

［4］ Turashvili G,Park K J.Cervical glandular neoplasia:classification and staging［J］.Surg Pathol Clin, 2019,12(2):281-313.

［5］ Stolnicu S,Barsan I,Hoang L,et al.International endocervical adenocarcinoma criteria and classification (IECC):a new pathogenetic classification for invasive adenocarcinomas of the endocervix［J］.Am J Surg Pathol,2018,42(2):214-226.

［6］ Hodgson A,Park K J,Djordjevic B,et al.International endocervical adenocarcinoma criteria and classifi- cation:validation and interobserver reproducibility［J］.The American journal of surgical pathology, 2019,43(1):75-83.

［7］ 黄艮平,栗宝华.宫颈腺癌的病因学研究进展［J］.国际妇产科学杂志,2019,46(1):104-108.

［8］ Chaturvedi A K,Kleinerman R A,Hildesheim A,et al.Second cancers after squamous cell carcinoma and adenocarcinoma of the cervix［J］.J Clin Oncol,2009,27(6):967-973.

［9］ 王喜梅,罗光霞,张雪梅,等.宫颈腺癌 HPV16/18 感染与 ki67、p53 蛋白表达的关系［J］.实用癌症杂 志,2009,24(1):22-25.

［10］ An H J,Kim K R,Kim I S,et al.Prevalence of human papillomavirus DNA in various histological subtypes of cervical adenocarcinoma:a population-based study［J］.Mod Pathol,2005,18(4):528-534.

［11］ Pirog E C.Cervical Adenocarcinoma:diagnosis of human papillomavirus-positive and human papillo- mavirus-negative tumors［J］.Arch Pathol Lab Med,2017,141(12):1653-1667.

［12］ Chen W,Molijn A,Enqi W,et al.The variable clinicopathological categories and role of human papillo- mavirus in cervical adenocarcinoma:a hospital based nation-wide multi-center retrospective study across China［J］.Int J Cancer,2016,139(12):2687-2697.

［13］ Mabuchi Y,Yahata T,Kobayashi A,et al.Clinicopathologic factors of cervical adenocarcinoma stages Ⅰb to Ⅱb［J］.Int J Gynecol Cancer,2015,25(9):1677-1682.

［14］ Lin Y W,Chung M T,Lai H C,et al.Methylation analysis of SFRP genes family in cervical adenocar- cinoma［J］.J Cancer Res Clin Oncol,2009,135(12):1665-1674.

［15］ Kang S,Kim J W,Kang G H,et al.Comparison of DNA hypermethylation patterns in different types of uterine cancer:cervical squamous cell carcinoma,cervical adenocarcinoma and endometrial adeno- carcinoma［J］.Int J Cancer,2006,118(9):2168-2171.

[16] Tornesello M L,Buonaguro L,Buonaguro F M.Mutations of the TP53 gene in adenocarcinoma and squamous cell carcinoma of the cervix:a systematic review[J].Gynecol Oncol,2013,128(3):442-448.

[17] Wright A A,Howitt B E,Myers A P,et al.Oncogenic mutations in cervical cancer:genomic differences between adenocarcinomas and squamous cell carcinomas of the cervix[J].Cancer,2013,119(21):3776-3783.

[18] Andrejeva G,Rathmell J C.Similarities and distinctions of cancer and immune metabolism in inflammation and tumors[J].Cell Metab,2017,26(1):49-70.

[19] Zheng R R,Huang M,Jin C,et al.Cervical cancer systemic inflammation score:a novel predictor of prognosis[J].Oncotarget,2016,7(12):15230-15242.

[20] Howlett R I,Marrett L D,Innes M K,et al.Decreasing incidence of cervical adenocarcinoma in Ontario:is this related to improved endocervical pap test sampling[J].Int J Cancer,2007,120(2):362-367.

[21] Young R H,Clement P B.Endocervical adenocarcinoma and its variants:their morphology and differential diagnosis[J].Histopathology,2002,41(3):185-207.

[22] Tambouret R,Bell D A,Young R H.Microcystic endocervical adenocarcinomas:a report of eight cases[J].The American journal of surgical pathology,2000,24(3):369-374.

[23] Young R H,Scully R E.Uterine carcinomas simulating microglandular hyperplasia.A report of six cases[J].The American journal of surgical pathology,1992,16(11):1092-1097.

[24] Zielinski G D,Snijders P J F,Rozendaal L,et al.The presence of high-risk HPV combined with specific p53 and p16INK4a expression patterns points to high-risk HPV as the main causative agent for adenocarcinoma in situ and adenocarcinoma of the cervix[J].The Journal of pathology,2003,201(4):535-543.

[25] Ojesina A I,Lichtenstein L,Freeman S S,et al.Landscape of genomic alterations in cervical carcinomas[J].Nature,2014,506(7488):371-375.

[26] Lou H,Villagran G,Boland J F,et al.Genome analysis of latin American cervical cancer:frequent activation of the PIK3CA pathway[J].Clin Cancer Res,2015,21(23):5360-5370.

[27] 周琦,吴小华,刘继红,等.宫颈癌诊断与治疗指南[J].4版.中国实用妇科与产科杂志.2018,34(6):613-622.

[28] Meglic L,Pogacnik R K,Rakar S,et al.Clinical outcome of patients with microinvasive adenocarcinoma of the uterine cervix[J].European journal of gynaecological oncology,2013,34(4):296-299.

[29] Smith H O,Qualls C R,Romero A A,et al.Is there a difference in survival for IA1 and IA2 adenocarcinoma of the uterine cervix[J].Gynecol Oncol,2002,85(2):229-241.

[30] Sopracordevole F,Canzonieri V,Giorda G,et al.Conservative treatment of microinvasive adenocarcinoma of uterine cervix:long-term follow-up[J].Journal of lower genital tract disease,2012,16(4):381-386.

[31] Helpman L,Grisaru D,Covens A.Early adenocarcinoma of the cervix:is radical vaginal trachelectomy safe[J].Gynecologic oncology,2011,123(1):95-98.

[32] 郭苏阳,杨波,李群.术前新辅助化疗在Ⅰb$_2$～Ⅱb期子宫颈腺癌中的应用效果观察[J].蚌埠医学院学报,2014,39(7):875-878.

[33] Tang J,Tang Y,Yang J,et al.Chemoradiation and adjuvant chemotherapy in advanced cervical adenocarcinoma[J].Gynecologic oncology,2012,125(2):297-302.

[34] Diaz De Vivar A,Roma A A,Park K J,et al.Invasive endocervical adenocarcinoma:proposal for a new pattern-based classification system with significant clinical implications:a multi-institutional study[J]. Int J Gynecol Pathol,2013,32(6):592-601.

[35] Roma A A,Mistretta T A,Diaz De Vivar A,et al.New pattern-based personalized risk stratification system for endocervical adenocarcinoma with important clinical implications and surgical outcome[J]. Gynecol Oncol,2016,141(1):36-42.

[36] Roma A A,Diaz De Vivar A,Park K J,et al.Invasive endocervical adenocarcinoma:a new pattern-based classification system with important clinical significance[J].The American journal of surgical pathology,2015,39(5):667-672.

[37] Roma A A,Park K J,Xie H,et al.Role of lymphovascular invasion in pattern c invasive endocervical adenocarcinoma[J].Am J Surg Pathol,2017,41(9):1205-1211.

[38] Parra-Herran C,Taljaard M,Djordjevic B,et al.Pattern-based classification of invasive endocervical adenocarcinoma,depth of invasion measurement and distinction from adenocarcinoma in situ:interobserver variation among gynecologic pathologists[J].Mod Pathol,2016,29(8):879-892.

[39] Douglas G,Howitt B E,Schoolmeester J K,et al.Architectural overlap between benign endocervix and pattern-A endocervical adenocarcinoma:are all pattern-A tumors invasive[J].Pathol Res,Pract,2017, 213(7):799-803.

[40] Paquette C,Jeffus S K,Quick C M,et al.Interobserver variability in the application of a proposed histologic subclassification of endocervical adenocarcinoma[J].Am J Surg Pathol,2015,39(1):93-100.

[41] Spaans V M,Scheunhage D A,Barzaghi B,et al.Independent validation of the prognostic significance of invasion patterns in endocervical adenocarcinoma:pattern A predicts excellent survival[J].Gynecologic Oncology,2018,151(2):196-201.

[42] Hodgson A,Amemiya Y,Seth A,et al.Genomic abnormalities in invasive endocervical adenocarcinoma correlate with pattern of invasion:biologic and clinical implications[J].Mod Pathol,2017,30(11): 1633-1641.

[43] Alvarado-Cabrero I,Roma A A,Park K J,et al.Factors predicting pelvic lymph node metastasis,relapse,and disease outcome in pattern C endocervical adenocarcinomas[J].Int J Gynecol Pathol,2017, 36(5):476-485.

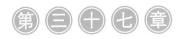

黏液性腺癌的诊断与治疗

第一节 病因与流行病学

2014 年 WHO 发表了第 4 版《女性生殖器官肿瘤分类》，将不能归入任何特殊类型的黏液性腺癌命名为黏液性癌，非特殊型（mucinous carcinoma，NOS），相当于旧版黏液性腺癌亚型之首的宫颈型（cervical type）。自世界卫生组织更新其分类以来，从临床角度对其研究的文献较少。

一、病因

1. HPV 感染

2017 年国际宫颈腺癌分类标准（IECC），根据与病因学相关的形态学特征（即 HPV 感染），将宫颈腺癌分为 HPV 相关腺癌（HPVA）和非 HPV 相关腺癌（NHPVA），黏液性癌具有 HPVA 和 NHPVA 的混合特征，而黏液性癌 NOS 属于 HPVA，且该标准中收集的所有黏液性癌 NOS 患者均为 HPV 阳性。Balci 等曾报道，黏液性癌 NOS、印戒细胞型、肠型宫颈腺癌通常都与 HPV 密切相关。方三高等在解读 2014 年女性生殖器官肿瘤分类（宫颈）中指出，宫颈腺癌各类型中，除了黏液性癌胃型与中肾管型腺癌与 HPV 无关，其余均为或绝大部分由 HPV 感染所致。曾四元等在其研究中，宫颈管型黏液性癌 HPV 感染率为 66%。刘潇阳在其研究中发现，宫颈管型腺癌 HPV 感染率为 75.9%，其中 HPV16 型占 39.0%，HPV18 型占 40.1%。研究对部分单一型别 HPV 感染的颈管型腺癌进行显微切割（LCM）并进行 HPV 检测，结果提示 HPV18 型感染阳性率高于 HPV16 型，但两者结果无统计学差异。同时在显微切割的病灶中未检测到 HPV33、HPV51、HPV52、HPV54、HPV56、HPV59 等型别，提示这些 HPV 型别可能与颈管型腺癌的发生发展关系不密切。HPV 阳性病例的平均发病年龄低于 HPV 阴性病例的平均发病年龄，提示 HPV 能够加速宫颈管型腺癌的疾病进程。

2. 其他

性传播疾病感染、初潮年龄提前、早年开始性生活、多个性伴侣、性伴侣性行为紊乱、吸烟、口服避孕药等危险因素的增加会引起宫颈腺癌发病率升高。

二、流行病学

对于宫颈黏液性癌的发病率，在不同的文献中存在较大的差异。Young 等认为宫颈管型腺癌是宫颈腺癌最常见的亚型，大约占宫颈腺癌的80%。刘潇阳在其研究中纳入的宫颈管型腺癌共378例，占宫颈腺癌的66.2%。曾四元等的研究中，177例宫颈腺癌患者中，宫颈管型黏液性癌70例，约占39.5%。2017年国际宫颈腺癌分类标准（IECC）中，宫颈黏液性癌NOS较少见，约占纳入病例的3%。

与其他类型宫颈腺癌相比，宫颈黏液性癌NOS的发病年龄低。刘潇阳的研究中，颈管型腺癌患者的平均发病年龄为（49.67±9.993）岁，且HPV阳性病例的平均发病年龄低于HPV阴性病例的平均发病年龄。Stolnicu等关于IECC分类中，11例宫颈黏液性癌NOS患者年龄32~50岁，年龄中位数41岁。

第二节　细胞病理特征

一、病理学特点

宫颈黏液性癌NOS为一种不能被归类为任何特殊类型的黏液腺癌，是显示黏液分化但缺乏特定组织学亚型如胃型、肠型或印戒细胞型的一种浸润性腺癌。曾四元等研究发现主要肉眼观察特点：70例颈管型腺癌中宫颈肥大增粗呈桶状者39例，菜花样增生者25例。

宫颈管型腺癌的肿瘤细胞类似宫颈管上皮细胞，多为高分化或中分化，腺体结构复杂，可见明显黏液分化，可有乳头或筛状结构。多数情况下，肿瘤细胞为复层，核位于基底部，有明显的非典型性，瘤细胞大小不等，染色质粗糙团块状，核仁明显，核分裂象多见（图37-1）；胞质中有丰富的浅染颗粒，黏液染色阳性。

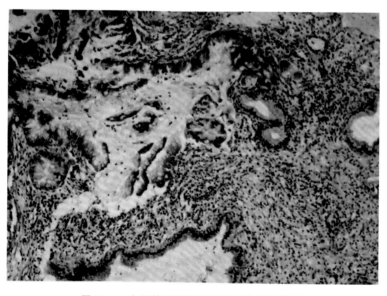

图37-1　宫颈管型腺癌的肿瘤细胞病理特征

二、鉴别诊断

与正常宫颈腺体鉴别。曾四元等研究发现颈管型黏液性癌 P16、CEA 均呈弥漫性强阳性表达；ER 大部分呈阴性，小部分呈局灶性阳性表达；PR、Vimentin 呈阴性表达；Ki-67 抗原大部分呈阳性表达。

第三节　临床特点

宫颈黏液腺癌来源于宫颈内膜柱状黏液细胞，是宫颈腺癌的常见病理亚型，其临床症状可表现为持续性大量黏液或水样分泌物，也可表现为阴道不规则出血，由于临床表现缺乏特异性，且多在颈管内生长，临床诊断有一定难度。在曾四元等的研究中，阴道不规则出血占 56%，阴道排液、分泌物异常占 40%。

宫颈细胞学筛查对腺体异常的阳性率不如宫颈鳞癌，Liu 等的研究发现，细胞学筛查的广泛开展虽然大幅降低了宫颈鳞癌的发病率，但对腺癌意义不大。韩肖燕等也报道，宫颈腺癌细胞学检查的检出率仅为 36.8%。曾四元等的研究中，36 例患者行宫颈细胞学涂片检查，阳性率仅为 28%（10/36）；10 例经反复细胞学检查及宫颈多点活检均未见明显异常的患者，最后经宫颈组织大块切除活检及宫颈管搔刮术或宫腔镜检查、诊断性锥切才确诊。刘鹏飞等的研究中，22 例患者行宫颈细胞学涂片检查，阳性率为 45%（10/22），稍高于以上研究，但仍较低。因此在临床上对于有阴道多量排液，不规则出血等相关表现，而 HPV、细胞学检查无阳性发现的患者，应警惕腺癌存在的可能性，必要时行 MRI 及超声等影像学检查，进行深部活检取材病理检查或行锥切术以进一步明确或排除。

第四节　处理及预后

总体上，宫颈腺癌的预后要差于同期别的宫颈鳞状细胞癌。目前针对宫颈黏液性腺癌，大部分还是 2014 年世界卫生组织新分类之前的研究，对于其处理及预后，在此也是参照总的宫颈黏液性腺癌，具体的宫颈黏液性癌 NOS 的治疗方案及预后还有待进一步探讨。

早期（Ⅰb₁~Ⅱa 期）宫颈黏液腺癌标准的治疗方式为广泛性子宫切除加单侧或双侧附件切除加盆腔淋巴结切除术，对具有高危因素的患者应给予术后辅助治疗。而刘鹏飞等认为，对于Ⅰa₂~Ⅱa 期的早期宫颈黏液腺癌标准的治疗方式为广泛性子宫切除术和（或）双侧附件切除及盆腔和（或）腹主动脉淋巴结清扫术，同时对具有高危因素的患者给予术后辅助治疗。Chen 等通过对 258 例Ⅰb₁~Ⅱa 期宫颈腺癌患者的研究显示，对于早期宫颈腺癌患者，单纯手术的疗效优于单纯放疗，对术后具有 1 个或以上高危因素如淋巴结转移、切缘阳性及镜下宫旁受累者，即使术后辅以放疗或同步放化疗，也并不能改善其复发率，这可能与宫颈腺癌对放疗的敏感性较差有关。而 Rotman 等认为，术后放疗可以降低Ⅰb 期宫颈腺癌及腺鳞癌患者的复发率，美国妇科肿瘤协作组（GOG）第 123 号研究的结果显示，对Ⅰa₂～Ⅱa期宫颈腺癌有淋巴结转移、切缘阳性及镜下宫旁受累等高危因素的患者给予辅助放化疗可改善预后，而对于其他非高危因素患者给予术后辅助治疗并无益处。Peters等发现治疗方式中包含化疗的患者其4年无进展生存率可提高至80％。曾四元等的研究结果显示，综合治疗的疗效更佳，建议对于术后存在高危因素的患者给予积极的综合治疗。

对Ⅱb期及更晚期的宫颈腺癌应以根治性放疗为主，辅以化疗、同步放化疗的疗效优于单纯放疗，但Ⅱ期宫颈腺癌患者的5年生存率仍徘徊在50％左右。目前有研究显示，相对于单纯的同步放化疗，在同步放化疗前辅以1个疗程的紫杉醇＋顺铂（TP）方案的化疗、放疗结束后，再巩固2个疗程TP方案化疗的治疗方案，可明显延长患者的无瘤生存率、累计生存率及局部肿瘤控制率。Ⅲ期以上的宫颈腺癌则以放疗为主，有助于缩小局部病灶、减轻症状、减少复发和转移。文献报道，Ⅲ期宫颈腺癌综合治疗的5年生存率可以达到30％以上。

既往研究发现，影响宫颈腺癌患者预后的主要因素是肿瘤大小、临床分期、肌层浸润及淋巴结转移。曾四元等发现，单因素分析显示患者年龄、临床分期、肿瘤大小及治疗方式与宫颈黏液腺癌预后有关，多因素分析显示，仅治疗方式是其独立的预后影响因素。因而，如何提高宫颈黏液性癌的早期诊断率及给予积极的综合治疗是改善预后的重要措施。

⊙ 董　浩

参考文献

[1] Stolnicu S,Barsan I,Hoang L,et al.International endocervical adenocarcinoma criteria and classification (IECC)：a new pathogenetic classification for invasive adenocarcinomas of the endocervix[J].Am J Surg Pathol,2018,42(2):214-226.

[2] Balci S,Saglam A,Usubutun A.Primary signet-ring cell carcinoma of thecervix：case report and review of the literature[J].Int J Gynecol Pathol,2010,29(2):181-184.

[3] 方三高,石群立,周晓军,等.解读2014年WHO女性生殖官肿瘤分类(宫颈)[J].重庆医学,2015,44(28):3889-3899.

[4] 曾四元,钟美玲,梁美蓉,等.子宫颈黏液腺癌88例临床病理分析[J].中华妇产科杂志,2013,48(8):602-606.

[5] 刘潇阳.探讨中国妇女宫颈腺癌人乳头瘤病毒感染及组织学特征[D].北京:北京协和医学院,2014.

[6] Miller JW,Hanson V,Johnson GD,et al.From cancer screening to treatment：service delivery and referral in the national breast and cervical cancer early detection program[J].Cancer,2014,16(25):49-56.

[7] Young RH,Clement PB.Endocervical adenocarcinoma and its variants：their morphology and differential diagnosis[J].Histopathology,2002,41(3):185-207.

[8] Townsend JS,Stormo AR,Roland KB,et al.Current cervical cancer screening knowledge,awareness,and practices among U.S.affiliated pacific island providers：opportunities and challenges[J].Oncologist,2014,19(4):383-393.

[9] Liu S,Semenciw R,Probert A,et al.Cervical cancer in Canada：changing patterns in incidence and mortality[J].Int J Gynecol Cancer,2001,11(1):24-31.

[10] 韩肖燕,郗明蓉,曹泽毅,等.134例原发性宫颈腺癌临床特点及预后分析[J].中国医药导刊,2008,

（1）:2-6.

[11]　刘鹏飞,李洁,吴鸣,等.宫颈黏液腺癌 48 例临床病理分析[J].生殖医学杂志,2016,25(3):226-231.

[12]　Park JY,Kim DY,Kim JH,et al.Outcomes after radicalhysterectomy in patients with early-stage ade-nocarcinoma of uterine cervix[J].Br J Cancer,2010,102(12):1692-1698.

[13]　Chen YL,Ho CM,Chen CA,et al.Impact of various treatment modalities on the outcome of stage Ⅰb₁～Ⅱa cervica ladenocarcinoma[J].Int J Gynaecol Obstet,2011,112(2):135-139.

[14]　Rotman M,Sedlis A,Piedmonte MR,et al.A phase Ⅲ randomized trial of postoperative pelvic irradia-tion in stage IB cervical carcinoma with poor prognostic features:follow-up of a gynecologiconcology group study[J].Int J Radiat Oncol Biol Phys,2006,65(1):169-176.

[15]　李华,章文华,张蓉,等.子宫颈腺癌 159 例预后影响因素分析[J].中华妇产科杂志,2005,(4):235-238.

[16]　Tang J,Tang Y,Yang J,et al.Chemoradiation and adjuvant chemotherapy inadvanced cervical adeno-carcinoma[J].Gynecol Oncol,2012,125(2):297-302.

[17]　刘文欣,陈颖,杨广明.144 例宫颈腺癌临床与预后相关因素分析[J].中国肿瘤临床,2011,38(11):664-667.

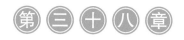

绒毛管状腺癌的诊断与治疗

第一节 病因与流行病学

一、病因

宫颈绒毛管状腺癌（villoglandular adenocarcinoma，VGA）临床上很少见，其病因尚不明确，其发病可能与高危型 HPV 感染、口服避孕药或吸烟有关，但尚存在争议。

1. VGA 与 HPV 感染

目前认为超过 99% 的宫颈鳞癌伴有 HPV 感染，但宫颈腺癌的 HPV 感染率文献报道不一，从 32%～90%，差异较大。2000 年，Yamazawa 等首次报道，高危型 HPV 感染可能与宫颈 VGA 有关，通过聚合酶链反应（polymerase chain reaction，PCR）可检测到 HPV18 型阳性。刘潇阳研究纳入 571 例宫颈腺癌，HPV 阳性率为 67.1%，其中 13 例 VGA 的 HPV 感染率为 84.6%。Jones 等对 12 例 VGA 石蜡标本进行高危型 HPV 检测，发现 12 例标本中高危型 HPV 均为阳性，其中 7 例为 HPV18 型阳性，5 例为 HPV16 型阳性。Jones 等还观察到 VGA 复发的 2 例患者中，HPV-DNA 也是阳性，认为 VGA 发病与 HPV 感染有关，VGA 复发与 HPV 持续感染的关系值得进一步研究。莫婷等研究中，8 例患者行高危 HPV 检测，6 例高危 HPV 阳性，阳性率为 75.0%，其中 2 例合并 HPV16 型和 HPV18 型阳性。表明高危型 HPV 与宫颈 VGA 的发生有关，相关检查在宫颈 VGA 筛查和诊断中有重要作用。

2. VGA 与 OC

Jones 报道的 24 例高分化 VGA 患者中有 15 例（62.5%）患者服用 OC，他认为 VGA 可能与使用 OC 有关。国内报道的 VGA 患者中大多未提及使用 OC 情况，这也可能与我国避孕方式中 OC 的使用率低有关。VGA 与使用 OC 的关系有待进一步研究。

3. 其他

人工流产次数多、性伴侣多、宫颈肿瘤家族史、早婚、吸烟、多产等可能增加一般宫颈癌发病的危险，但 VGA 相关文献报道中尚未研究这些因素与 VGA 的关系，这些因素是否与 VGA 相关还需进一步研究。

二、流行病学

VGA 是一种特殊类型的宫颈高分化腺癌，由 Young 和 Scully 于 1989 年首先报道，1994 年 WHO 将其列为宫颈癌病理组织学类型之一，归为宫颈腺癌的一种亚型，发病率占宫颈腺癌的 3.7%～4.8%，目前国内尚无精确的统计数据。国内于 2002 年由孙岚等首次报道。VGA 多发于年轻生育期女性，也可见于绝经后女性，与一般宫颈腺癌相比，有明显年轻化趋势。宫颈腺癌的好发年龄为 40～50 岁，而 VGA 好发年龄更年轻，但也有绝经后妇女发病。国内报道 68 例患者年龄 28～72 岁，平均年龄 38.3 岁。目前国内外报道 VGA 近 200 例，多数报道预后良好，5 年生存率高，但病理诊断较难，易漏诊、误诊。多数研究者倾向于采取相对保守性手术。

第二节　细胞病理特征

一、细胞特征

VGA 病理细胞学报告常为非典型腺细胞（宫颈管来源），有时易在细胞学诊断时漏诊。涂片中细胞量丰富，以腺细胞为主，低倍镜下见大量成团或成片的细胞（图 38-1），亦可见大量散在的腺细胞，鳞状上皮多少不等。细胞排列呈片状、簇状、条带状，细胞团呈 3D 结构，边界较清楚，也可见栅栏状或羽毛状结构，假复层排列常见。细胞排列拥挤，蜂窝状的规则形态消失。可见乳头状结构（图 38-2），多层大量紧密黏合在一起的子宫颈细胞团块，呈球形。乳头表面覆以扁平细胞或柱状细胞。细胞形态相对一致，细胞核呈圆形或拉长（约为正常的 1.5 倍），可轻度增大，染色较深，染色质细腻，核膜大部分规则，核仁不明显，部分病例见小核仁。核分裂象及凋亡少见。细胞的异型性常常不明显，无大核仁，缺乏肿瘤素质。乳头碎片、核拥挤和细微的核不典型可以提示 VGA 诊断。

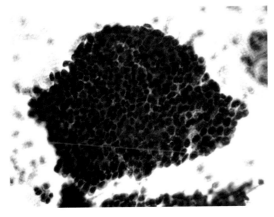

图 38-1　巴氏染色（10×60）

细胞学涂片：蜂窝状结构的丢失，核的拥挤和重叠，轻度核非典型性

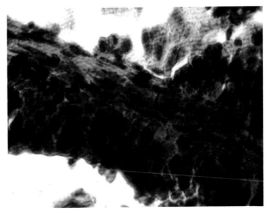

图 38-2　巴氏染色（10×80）

涂片中的乳头碎片，附着上皮细胞的基质核和细胞核的明显拥挤

二、病理学特点

VGA 大体标本表现为乳头状、绒毛状、息肉样，文献报道直径最大有 70 mm，肿瘤

表面光滑，界限清楚，切面实，但质地脆，易碎，通常肿瘤边缘只表现表面浅层浸润生长，肿瘤根部可有深部浸润。VGA 在光镜下呈现以下特点：①多分支乳头绒毛状结构，乳头多细长，也可短粗，不复杂，乳头轴心为纤维血管间质（图 38-3）。②乳头表面通常被覆假复层或复层柱状上皮，可为子宫内膜样型和肠型宫颈管型（图 38-4）。③细胞异型性多数为轻至中度（G1～G2），散在的核分裂象（图 38-5）。

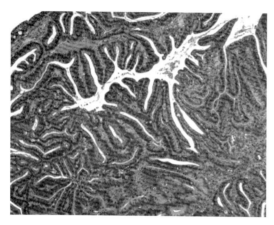

图 38-3　VGA 在光镜下特点（10×10）

肿瘤排列呈分枝乳头状生长，部分乳头可见纤维血管轴心

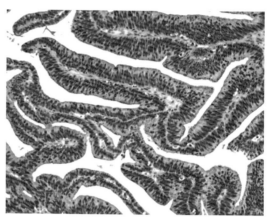

图 38-4　VGA 在光镜下特点（10×20）

乳头表面被覆假复层样子宫内膜样型柱状上皮，核异型性小

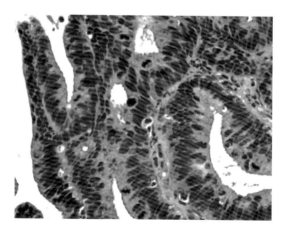

图 38-5　VGA 在光镜下特点（10×40）

肿瘤细胞异型性明显，核染色质深，可见核分裂象

三、病理诊断标准

VGA 表面被覆上皮的异型程度、核分裂数及伴随病变，尚无统一界定，具有纤维血管轴心、被覆假复层柱状上皮的分支乳头状结构和细胞异型性多数为轻至中度，这三点是 VGA 的病理诊断依据。目前认为，肿瘤组织全部或主要（＞90%）由具备这些特点的绒

毛管状成分组成，才可诊断为 VGA。因此，在筛选诊断过程中，需严格要求排除浆液性腺癌、透明细胞癌等其他具有乳头结构腺癌。但是，目前我国大多数 VGA 的诊断主要依靠阴道镜下活检病理明确。有研究建议，宫颈锥切或肿瘤全部切除后再诊断 VGA，防止合并恶性程度高的病理类型宫颈癌误诊 VGA。Macdonald 等推荐相对严格的标准，关键要把握以下 3 点：①诊断必须依赖肿瘤的完整切除而非活检，活检病理只能是建议性诊断。②病理检查细胞形态相对温和，核仅有轻至中度异型性，核分裂象通常散在。③肿瘤只有纤维血管轴心的绒毛管状、乳头状结构，肿瘤表面浸润成分仅限于肿瘤边缘，无深层浸润成分存在，浸润小于 5 mm，肿瘤根部可有深层浸润。

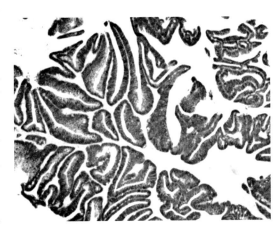

图 38-6 （10×20）P16 弥漫核浆阳性表达

免疫组化：绒毛管状腺癌显示与普通宫颈腺癌相似的免疫组化表型，P16 弥漫核浆阳性表达（图 38-6），P53 野生型表达（图 38-7），CEA 阳性（图 38-8）。

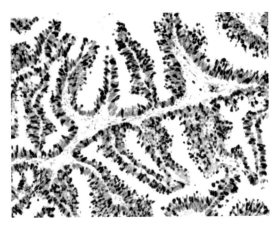

图 38-7 P53 野生型表达（10×20）

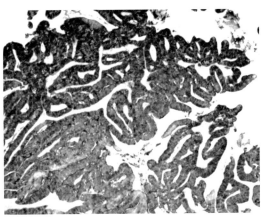

图 38-8 CEA 弥漫核浆阳性表达（10×20）

四、鉴别诊断

VGA 容易被误诊、漏诊，病理诊断的一致性比较低。有作者分析 12 例术前或术后诊断为 VGA 的病例，结果显示术后确诊的 9 例患者中仅 2 例与术前诊断相符，3 例术前被诊断为良性病变，4 例被诊断为其他类型的浸润性恶性肿瘤；3 例术前活检诊断为 VGA 的病例，术后证实为浸润性腺癌。因此，诊断必须依赖肿瘤的完整切除而非活检，病理医师也需仔细谨慎地鉴别。

1. VGA 与宫颈良性病变鉴别

①宫颈息肉：镜下宫颈息肉中央常为结缔组织伴充血水肿、腺体增生，炎细胞浸润，表面覆单层柱状上皮细胞，非 VGA 的假复层柱状上皮的分支乳头状结构，无纤维血管轴心的梭形细胞，无核异型性。②乳头状腺纤维瘤：其为良性肿瘤，较少发生在宫颈，由上皮和间叶两种成分构成，上皮一般为紧密排列的立方形或柱状腺上皮，上皮组织覆盖纤维间质可形成乳头、小囊状结构，皆无异型性，部分可见核分裂象，而 VGA 的细胞异型性多数为轻至中度。③苗勒上皮乳头状瘤：其为良性乳头状肿瘤，几乎只见于幼女宫颈和阴道，镜下可见分支的纤维血管轴心被覆矮柱状立方上皮，核染色质常退变，模糊。发病年龄和细胞无异型性与 VGA 不同。

2. VGA 与子宫的其他恶性肿瘤鉴别

①浆液性腺癌：与 VGA 相比，具有更复杂的乳头状结构，乳头分支多，不规则，乳头被覆的上皮细胞增生堆积，常可达 4 层以上，或在新生的细胞团内再形成新的腺腔，细胞呈立方形或低柱状，异型性显著，高的有丝分裂活动，核分裂象多见，偶见多核或畸形核。②透明细胞癌：乳头轴心常有玻璃样变，被覆为单层上皮细胞，呈鞋钉样突出于表面，胞质透明，核圆且富于核仁，瘤组织常含有囊状、巢片状等其他结构。③宫颈腺肉瘤：罕见，乳头状结构不如 VGA 明显，乳头上皮为良性，间质为恶性间叶成分，细胞异型性明显，核分裂象较多。

<h2 style="text-align:center">第三节　临床特点</h2>

VGA 临床表现以阴道分泌物增多或阴道排液最为常见，也有表现为阴道不规则流血和接触性出血等。液基细胞学检查与 HPV 检测是宫颈癌筛查手段，但 TCT 对腺上皮病变检出率较低。朱夏琴等报道中，11 例 VGA 行 TCT 检查的患者，6 例提示无异常或呈良性反应性改变。建议行 TCT＋HPV 双项筛查，TCT 异常或 HPV 阳性的病例建议进一步行阴道镜活检或（和）肿瘤切除术明确诊断。

VGA 的肿瘤以外生性生长为主，妇科检查宫颈大部分可见息肉样、绒毛样、乳头样赘生物，部分也可表现为菜花样增生、糜烂、溃疡样改变。Khunamompong 等报道 15 例患者中有 14 例Ⅰb 和 1 例Ⅱa 期，所有患者均是外生型的，呈息肉状。外生型肿瘤于妇科检查时易于发现，因此，规范的妇科检查十分重要。阴道镜检查有助于提高 VGA 的病理阳性率。病变区同其他宫颈癌一样也表现为 3‰醋酸白试验阳性，涂碘试验阴性。

<h2 style="text-align:center">第四节　处理及预后</h2>

一、处理

VGA 预后较好，因此，多数学者提出临床上可以进行相对一般宫颈癌治疗原则更保守的治疗，但还需多中心前瞻性研究进一步提供证据，并注意术前准确的诊断。VGA 一般发生在较年轻的育龄期妇女，所以成功地管理这些年轻女性尤其要求保留生育能力的患者尤为重要，结合年龄、是否需保留生育功能及肿瘤的临床分期而设计个体化治疗方案。

1. 宫颈锥切术

Ⅰa_2 及Ⅰb_1 期 VGA 要求保留生育功能者在充分知情和密切随访的条件下，可考虑行"大"的宫颈锥切术。由于 VGA 以外生型生长为主，生长较为表浅，很少有深部浸润，Ⅰa_2 及Ⅰb_1 期 VGA 罕有淋巴结转移，有学者建议要求保留生育功能的Ⅰa_2 及Ⅰb_1 期 VGA 患者可以选择宫颈锥切术。Falcón 等报道 1 例Ⅰb_1 期 VGA 行冷刀宫颈锥切手术，术后 5 年妊娠，剖宫产 1 个健康儿，共随访 8 年，健康存活。Novotny 等报道 1 例Ⅰb_1 期患者，肿瘤大小 2 cm，行宫颈锥切术，随访 16 个月无复发。Jones 报道的 24 例 VGA 的肿瘤都呈外生型（具体分期未报），局限于宫颈，其中 5 例行宫颈锥切术，随访时间 7～77 个月，所有患者均健康存活。王凤华等报道 1 例，宫颈赘生物 3.0 cm×2.0 cm×1.0 cm 大小，行宫颈赘生物摘除术后病理提示 VGA，因患者有生育要求行宫颈锥切术，切除宫颈锥底约 3 cm，锥高约 2 cm，术后随访 10 个月无复发。

Young 等建议 FIGO 分期Ⅰ期 VGA 如果满足了以下 3 个标准：①宫颈锥切的边缘清晰，并切缘阴性。②肿瘤入侵的深度不超过 3 mm。③没有证据表明淋巴卵巢等转移，可以宫颈锥切，严密随访。建议切缘阴性者术后密切随访观察，切缘阳性者可以再次宫颈锥切评估或观察随访，待分娩后给予全子宫切除。强烈要求保留生育功能的Ⅰa_2 和Ⅰb_1 期 VGA 患者，可先进行评估，若无卵巢、淋巴结转移证据及无深部浸润，考虑行宫颈锥切术保留生育功能，严密随访，分娩后再考虑进一步治疗。

2. 全子宫切除术

Ⅰa_2 期及Ⅰb_1 期 VGA 无生育要求者可考虑行全子宫切除术。在 VGA 的报道中，Ⅰa_2 期甚至Ⅰb_1 期 VGA 患者无深肌层浸润的行全子宫切除术，术后随访预后良好。戴珍珍等报道 3 例Ⅰb_1 期患者，肿瘤大小 1.5～2.0 cm，均行全子宫切除术，术后其中 1 例有宫颈黏膜下间质微小浸润，1 例无浸润，1 例浸润深度为宫颈管 1/3 浅肌层，均无血管与淋巴管浸润。术后辅以化疗，随访 1～7 年均无复发。邰海燕等报道 1 例Ⅰb_1 期患者行宫颈赘生物摘除术，术后病理提示 VGA，行全子宫切除术，术后随访 2 年无复发。Novotny 等报道 1 例Ⅰb_1 期患者，行全子宫切除术，术后浸润深度 5 mm，随访 9 个月无复发。

Ⅰa_2 期及Ⅰb_1 期 VGA 淋巴结、卵巢转移罕见，若肿瘤较小又无证据有淋巴结、卵巢转移，且无深肌层浸润者，能否只行全子宫切除术，需要更多的研究来支持。

3. 保留卵巢问题

较早期 VGA 患者是否可考虑保留卵巢。一般认为，宫颈腺癌相对鳞癌易发生卵巢转移，对于临床分期Ⅰb 期及以上宫颈腺癌，不建议保留卵巢。VGA 卵巢转移极罕见，预后好，而发病年龄更年轻，保留卵巢是关注热点。戴珍珍等报道 3 例Ⅰb_1 期患者，均只行全子宫切除术，术后化疗，随访 1～7 年均无复发。文献建议 VGA 年轻患者，评估无高危因素，即术前影像学或术中探查无深间质浸润、子宫体或宫旁受累及淋巴结转移等，可以行保留卵巢的手术。

4. 淋巴结切除范围

VGA 多选择缩小淋巴结切除范围。目前 VGA 行腹主动脉旁淋巴结切除报道较少，多数选择缩小淋巴结切除范围。一般有可疑腹主动脉旁淋巴结转移的才考虑行腹主动脉淋巴结切除。有报道 11 例 I b$_1$ 期 VGA 患者，其中 10 例均行广泛全子宫切除加盆腔淋巴结切除术，未切除腹主动脉旁淋巴结，随访 6～108 个月（平均 35 个月）均无病生存。Khunamompong 等报道 5 例 I b$_1$ 期 VGA 患者，其肿瘤大小 1.5～4.5 cm，均行广泛全子宫切除加盆腔淋巴结清扫术，无辅助治疗，随访 4～81 个月（平均 41.8 个月），都无病生存。

5. 联合治疗

中晚期 VGA 建议行放化疗加全子宫切除术。VGA 患者放化疗后也可考虑行全子宫切除术，尽可能地切除肿瘤原发病灶有利于预后。文献报道 28 例 VGA 患者回顾性研究中，II b 期患者共 5 例，3 例只放疗加同步化疗，其中 2 例分别随访 12 个月、43 个月后因疾病死亡，1 例随访 5 个月未复发，而另 2 例行放疗和同步化疗后加全子宫切除术，随访 35 个月、97 个月，无病生存。Lataifeh 等建议晚期 VGA 患者可行放化疗加全子宫切除术，认为尽可能切除 VGA 病灶有利于预后。

有高危因素的晚期 VGA 患者预后欠佳，应给予积极治疗。与其他宫颈癌一样，VGA 术后高危因素为宫颈壁深肌层浸润、累及宫体、血管浸润、淋巴结转移及切缘阳性。有任何一项高危因素均建议术后加放化疗辅助治疗。但未接受手术治疗而只行放化疗，效果不佳，也可能和只接受放化疗的患者为晚期的 VGA 有关系。Lataifeh 等报道 28 例 VGA 中，随访 5 例死亡，期别为 I b$_2$ 期 1 例、II b 期 2 例、III b 期 2 例，这 5 例均是只接受放疗加同步化疗。

6. 新辅助化疗

VGA 新辅助化疗的报道较少，但报道中 VGA 对新辅助化疗敏感。Nagai 等报道 1 例 VGA II a$_2$ 期患者行新辅助化疗，采用多西他赛（60 mg/m²）、顺铂（70 mg/m²），3 周后肿瘤最大径从 5.3 cm 缩小到 2.0 cm，化疗后行宫颈癌根治术，随访没有复发的迹象，认为多西他赛联合顺铂化疗对 VGA 有效。朱夏琴等报道 1 例 I b$_1$ 期 VGA 患者行 TC 方案新辅助化疗后，术后标本达到病理完全缓解，提示 VGA 对化疗敏感，临床可通过先行新辅助化疗再接受手术。但需进一步较大样本量研究来支持。

二、预后

多数文献报道 VGA 局部浸润有限，一般无血管、淋巴结、卵巢的浸润及远处转移，预后较其他病理类型的宫颈癌良好。Young 等报道的 13 例 VGA 患者，随访 2～14 年，其中 10 例随访超过 5 年，均未发生复发和转移。Jones 报道的 24 例（未分期）VGA 患者，所有的肿瘤都是外生型的，都局限于宫颈，随访时间为 7～77 个月，所有患者均健康存活。朱伦等回顾分析 11 例（未分期）VGA 患者，均行根治子宫切除术，术后肿瘤均表现为局部生长，无卵巢、淋巴结等转移，随访 8 例，随访时间 4～48 个月，均健康存活。文献研究认为 VGA 通常不会发生深层、脉管浸润及淋巴结转移，预后较好。朱夏琴等回顾 16 例 VGA 患者，FIGO 分期 I a$_1$（1 例）、I b$_1$（12 例）、I b$_2$（2 例）和 II a$_1$（1 例），其中 13 例行根治性子宫切除术加盆腔淋巴结切除术，无淋巴结转移，只有 1 例转移至卵巢表面，随访未复发，其余行部分卵巢活检均未转移。总体生存率和 5 年无病生存率分别为 100％和 94％（15/16）。VGA 预后良好，卵巢及淋巴结转移率较其他宫颈癌低。

Lataifeh 等回顾了两个中心 28 例 VGA 患者，FIGO 分期 I b_1（11 例）、I b_2（8 例）、I a（2 例）、II b（5 例）和III b（2 例），随访 5～168 个月，平均 35 个月，21 例健康存活，5 例死亡（疾病复发），2 例失访。这些患者总生存率和术后 5 年无瘤生存率为 82％和 75％，其中 1 例 I b_1 期患者有淋巴结转移，随访 54 个月时无病生存，提示有淋巴结转移的 VGA 预后也不一定差。而 2 例III b 期患者，1 例行淋巴结切除加化疗，另 1 例行同步放化疗，随访 10 个月和 11 个月时因疾病复发死亡，VGA 期别较晚的预后欠佳。

也有极少数报道 VGA 伴有深肌层浸润、淋巴结转移等症状。Kim 等报道 15 例 VGA，10 例行广泛子宫切除术加盆腔淋巴结切除术，术后 5 例肿瘤的浸润深度大于 1/2 肌层，2 例有淋巴结转移，3 例患者随访中复发。随访平均 64 个月。Dede 等报道了 1 例怀孕 8 周、28 岁的 VGA 患者，体检发现宫颈赘生物 2.5 cm，侵及阴道，患者终止妊娠后，行广泛子宫切除术，短时间内因盆腔复发又相继再行 3 次手术，随访共 5 年，因肿瘤复发的并发症死亡。

综上所述，因 VGA 以外生型生长为主，局部浸润有限，淋巴结转移少见，卵巢转移罕见，故大部分 VGA 预后好。报道中即使卵巢或淋巴结转移的 VGA 也预后较好，但临床期别晚的 VGA 预后欠佳。

三、妊娠合并 VGA

VGA 预后良好，对有生育要求的妊娠合并 VGA 患者，多采取孕期保守治疗，待胎儿成熟再行剖宫产及宫颈癌根治性手术，需根据具体临床分期、孕期等制定个体化治疗策略。

早至中孕期合并 VGA 可考虑行宫颈锥切术。文献报道妊娠 13 周诊断为 VGA I b_1 期，肿瘤直径 3.5 cm，局限生长，在妊娠 14 周行冷刀宫颈锥形切除术，孕期宫颈重复阴道镜和活组织检查，没有残余肿瘤的迹象，妊娠 37 周时行剖宫产、根治性子宫切除术和盆腔淋巴结切除术。术后标本组织学显示没有残留肿瘤，无盆腔淋巴结转移，随访 18 个月未见复发。另一报道 1 例孕 9 周患者因阴道流血给予"息肉"切除术，术后病理检查为 VGA，于 16 周行宫颈锥形切除术，锥切标本里没有确定癌细胞，患者于 38 周阴道分娩了 1 个健康的新生儿，未行进一步治疗，现随访无病存活 44 个月。

如果病灶较大，可同时选择扩大宫颈锥切加环扎。文献报道 1 例在孕 12 周发现 VGA，孕 17 周行宫颈锥切加环扎。于孕 22 周即宫颈锥切术后 1 个月起行 TC 方案化疗 4 个疗程，化疗结束后行剖宫产术加宫颈癌根治术，分娩女婴外观无异常，无血管、淋巴结等转移，术后母女随访 4 个月无特殊不适。妊娠本身不影响宫颈癌的预后，同时研究没发现铂类药物会增加新生儿出生并发症。一项回顾性荟萃分析，统计 48 例孕 17～33 周期间接受了铂类化疗药物治疗的宫颈癌患者，没有发现孕期铂类化疗对新生儿有影响。

文献报道中晚孕期合并 VGA 患者选择期待疗法。1995 年 Hurteau 等报道 1 例在妊娠

20周时诊断VGAⅠb期，经严密观察期待在孕32周，行剖宫产加宫颈癌根治术。术后病理未见转移，随访14个月无病生存。但也有报道妊娠合并VGA期待10余周，肿瘤增长迅速，充满阴道，但术后病理无深部浸润和淋巴结等转移，需严密随访。

VGA是一种少见且特殊类型的宫颈腺癌，其诊断需要做排除性的诊断，易误诊、漏诊。一般认为宫颈腺癌的预后较差，易发生早期转移，对放疗不敏感；而报道认为VGA发病年龄更年轻，以外生型生长为主，一般无血管淋巴结、卵巢的转移，是一种预后较好的宫颈腺癌。多数学者提出临床可以进行相对保守的治疗。因VGA发病率低，样本量较少，总体原则是参照相关指南，在充分知情的前提下，可考虑相对保守的个性化治疗方案。

◯ 董　浩　闵晓红

参考文献

[1] Jones MW,Kounelis S,Papadaki H,et al.Well-differentiated villoglandular adenocarcinoma of the uterine cervix:Oncogene/tumor suppressor gene alterations and human papillomavirus genotyping[J].Int J Gynecol Pathol,2000,19(2):110-117.

[2] Yamazawa K,Matsui H,Seki K,et al.Human papillomavirus-positive well-differentiated villoglandular adenocarcinoma of the uterine cervix:a case report and review of the literature[J].Gynecol Oncol,2000,77(3):473-477.

[3] 刘潇阳.探讨中国妇女宫颈腺癌人乳头瘤病毒感染及组织学特征[D].北京:北京协和医学院,2014.

[4] 莫婷,任黔川.宫颈绒毛管状腺癌的临床分析[J].现代医药卫生,2017,33(6):881-883.

[5] Jones M.Well-differentiated villoglandular adenocarcinoma of the uterine cervix:aclinicopathological study of 24 cases[J].Int J Gynecol Pathol,1993,12(1):1-7.

[6] 庄勖,顾晓梅,何爱,等.宫颈癌危险因素的流行病学调查[J].中国妇幼保健,2008,23(28):4053-4056.

[7] Young RH,Scully RE.Villoglandular papillary adenocarcinoma of the uterine cervix:a clinicopathologic analysis of 13 cases[J].Cancer,1989,63(9):1773-1779.

[8] 孙岚,吴捷,陆惠娟,等.子宫颈高分化绒毛腺管状腺癌一例[J].中华妇产科杂志,2002,37(2):126-128.

[9] 冯彩霞,郭红燕,孔东丽.宫颈绒毛管状腺癌的诊治[J].实用妇产科杂志,2016,32(7):495-499.

[10] Utsugi K,Shimizu Y.Clinicopathologic features of villoglandular Papillary adenocarcinoma of the uterine cervix[J].Gynecol Oncol,2004,92(1):64-70.

[11] Macdonald RD,Kirwan J.Villoglandular adenocarcinoma of the cervix:clarity is needed on the histological definition for this difficult diagnosis[J].Gynecologic Oncology,2006,100(1):192-199.

[12] Korach JI,Machtinger R.Villoglandular papillary adenocarcinoma of the uterine cervix:a diagnostic challenge[J].Acta Obstet Gynecol Scand,2009,88(3):355-358.

[13] 朱伦,施雅,郭庆,等.宫颈绒毛管状腺癌11例临床病理学特征及文献复习[J].临床与实验病理学杂志,2013,29(5):506-510.

[14] 朱夏琴,吴鸣,谭先杰,等.宫颈绒毛管状腺癌16例临床分析[J].中华医学杂志,2015,95(7):519-522.

[15] Khunamompong S,Maleemonkol S.Well-differentiated villoglandular adenocarcinoma of the uterine cervix:a report of 15 cases including two with lymph node metastasis[J].J Med Assoc Thai,2001,84(6):882-888.

[16] 王凤华,张培海,张建平,等.宫颈绒毛管状腺癌 1 例报道并文献复习[J].现代妇产科进展,2013,22 (7):608-610.

[17] 戴珍珍,钟国平,丛玲华,等.宫颈绒毛管状腺癌 3 例并文献复习[J].浙江医学,2010,32(12): 1836-1837.

[18] 邰海燕,尤志学.宫颈高分化绒毛管状腺癌 1 例及文献复习[J].现代妇产科进展,2009,18(2): 155-156.

[19] 闻强,邵株燕,方素华.宫颈腺癌 321 例卵巢转移情况的临床分析[J].现代妇产科进展,2015,7(7): 501-503.

[20] Khunamompong S,Siriaunkgul S,Suprasert P.Well-differentiated villoglandular adenocarcinoma of the uterine cervix:cytomorphologic observation of five cases[J].Diagn Cyto-pathol,2002,26(1): 10-14.

[21] Nagai N,Hirata E.Villoglandular papillary adenocarcinoma of the uterine cervix responding to neoad-juvant chemotherapy with docetaxel and cisplatin:a case report[J].Int J Gynecol Cancer,2005,15(6): 1187-1190.

[22] Zagouri F,Sergentanis TN,Chrysikos D,et al.Platinum derivatives during pregnancy in cervical canc-er:a systematic review and meta-analysis[J].Obstet Gynecol,2013,121(1):337-343.

[23] Hurteau JA,Rodriguez GC,Kay HH,et al.Villoglandular adenocarcinoma of the cervix:a case report [J].Obstetrics and Gynecology,1995,85(2):906-908.

[24] 莫秀兰,凌奕,陈华,等.妊娠合并宫颈绒毛管状腺癌 1 例报道并文献复习[J].中国优生与遗传杂志, 2007,15(7):60-61.

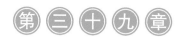

子宫内膜样腺癌的诊断与治疗

第一节　病因与流行病学

一、病因

与其他宫颈腺癌一样，宫颈子宫内膜样腺癌的病因尚不十分明确，可能与子宫内膜异位症恶变及其他导致宫颈癌的危险因素有关，但与 HPV 感染的关系存在争议。

1. HPV 感染

原发宫颈子宫内膜样腺癌相对少见，大部分宫颈子宫内膜样腺癌与高危型 HPV 感染有关，少部分源于宫颈的子宫内膜异位，与 HPV 感染无关。Tjalma 等系统回顾 1975—2015 年发表的文献，发现约有 13% 的宫颈子宫内膜样腺癌患者高危型 HPV 阳性。在张婧等的研究中，58 例宫颈腺癌的患者进行了 HPV 检查，其中子宫内膜样腺癌 14 例，3 例 HPV 阳性，占 21.43%。Chen 等研究收集了中国 7 个具有代表性区域性癌症中心确诊的 1 051 例宫颈腺癌患者标本，结果显示符合条件的组织标本中 HR-HPV 阳性率为 74.5%，其中子宫内膜样腺癌 HR-HPV 阳性率为 33.3%。

但在 2017 年国际宫颈腺癌分类标准（IECC）系统中，将宫颈腺癌分为两大类，一类是 HPV 相关型（HPVA），另一类是非 HPV 相关型（NHPVA），而子宫内膜样腺癌被归为 NHPVA，因为在该分类中仅发现 3 例子宫内膜样腺癌，且均为 NHPVA。刘潇阳的研究中发现约有 25.49%（13/51）的宫颈子宫内膜样腺癌患者有 HPV 感染，低于其他常见类型的腺癌。P16 阳性率 56.9%，宫颈子宫内膜样型腺癌的 P16 染色结果与 HPV 检测结果相互独立，提示在宫颈子宫内膜样型腺癌中 P16 染色阳性并非是 HPV 感染的有力证据，而且在宫颈子宫内膜样型腺癌中，HPV 阳性病例的发病年龄与 HPV 阴性病例的发病年龄无统计学差别。为了进一步了解宫颈子宫内膜样腺癌与 HPV 的相关性，该研究从 13 例 HPV 阳性的腺癌中选取 11 例进行激光捕获显微切割（LCM），结果显示病灶中均未见 HPV 感染，提示该肿瘤的发生发展与 HPV 感染可能关系不大。

因此，宫颈子宫内膜样腺癌与宫颈 HPV 感染的关系可能还需更多的研究去证实。

2. 子宫内膜异位症

子宫内膜异位症恶变最常见的病理类型为腺癌，发生于卵巢的子宫内膜异位症恶变主要病理类型为透明细胞癌和子宫内膜样腺癌，而发生于卵巢外的子宫内膜异位症恶变类型主要为子宫内膜样腺癌。

3. 其他

性传播疾病感染、初潮年龄提前、早年开始性生活、多个性伴侣、性伴侣性行为紊乱、吸烟、口服避孕药等危险因素的增加会引起宫颈腺癌发病率升高。

二、流行病学

宫颈子宫内膜样腺癌相对少见，在不同的报告中其患病率差异很大，可能是由于缺乏明确的诊断标准。连利娟认为宫颈子宫内膜样腺癌约占宫颈腺癌的 30%。张婧等收集的 99 例宫颈腺癌患者中，子宫内膜样腺癌 14 例，占宫颈腺癌的 14.14%。刘潇阳的研究中宫颈腺癌 571 例，宫颈内膜样型腺癌 51 例（8.93%）。饶金等的研究中收集了 28 例宫颈腺癌患者，其中 8 例为宫颈子宫内膜样腺癌，占宫颈腺癌的 28.57%。Stolnicu 等关于 IECC 分类中，共纳入 409 例宫颈腺癌患者，但宫颈子宫内膜样腺癌患者仅 3 例，占 0.73%。

与其他特殊类型宫颈腺癌相比，子宫内膜样型腺癌的发病年龄最高，为（55.69±10.53）岁。饶金等的研究中，宫颈子宫内膜样腺癌患者年龄为 18~56 岁，平均 40.42 岁。Stolnicu 等关于 IECC 分类中，3 例宫颈子宫内膜样腺癌患者年龄 49~67 岁，平均 61 岁。

第二节　细胞病理特征

一、细胞病理特征

这种罕见亚型的宫颈腺癌的细胞学表现，有人认为只是宫颈腺癌的一个变种，与子宫的子宫内膜样腺癌非常相似，特征是立方或柱状细胞，胞核偏位，偶见空泡状胞浆，核仁小，胞浆致密嗜蓝（图 39-1）。子宫颈原发肿瘤可能存在肿瘤素质，肿瘤素质是因为局灶组织遭毁损所致，由变性的肿瘤细胞和炎症细胞碎片及陈旧性出血共同组成。

二、组织病理特征

子宫颈原发性子宫内膜样腺癌的特征是简单到复杂的腺体，被覆子宫内膜样上皮细胞，细胞核复层化（图 39-2），少量胞浆内黏蛋白，鳞状细胞成分呈桑葚状或角化鳞状上皮（图 39-3）。当出现典型的子宫内膜病变时，应排除子宫体原发性肿瘤的扩散。一种非常罕见的微偏腺癌的子宫内膜样亚型，其特征是存在形态普通的子宫内膜样腺体，其中一些腺体可能呈囊状扩张，浸润间质，几乎没有间质反应（图 39-4）。有些腺体有纤毛。这应与子宫内膜异位症、输卵管内膜化生和子宫内膜腺癌累及子宫颈相区别。

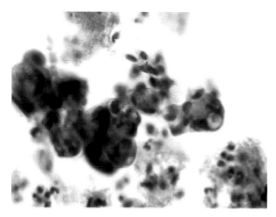

图 39-1　宫颈子宫内膜样腺癌细胞呈空泡状胞浆

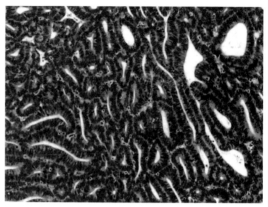

图 39-2　宫颈子宫内膜样腺癌细胞复层化

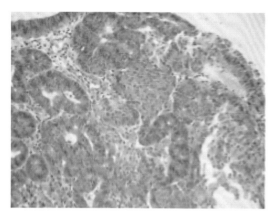

图 39-3　腺体桑葚样化生

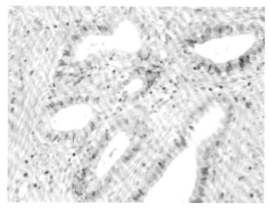

图 39-4　腺体间质浸润，无间质反应

三、免疫表型特征

　　病检工作中，常常需要鉴别内膜样腺癌的来源。因为临床医生提供的组织学标本有时会不准确，比如，来源于宫颈管的标本可因为宫腔操作而误认为是"内膜"来源的标本。这时候，我们需要关注三点：临床特征、常规染色下的诊断要点和免疫表型特征。

　　从临床特征来讲，来源于子宫内膜的内膜样腺癌属于 I 型内膜癌，常常具有明确的病因（"肥胖-高血压-糖尿病"三联征）和早期即有出血的症状，盆腔超声常常提示内膜增厚（和/或丰富的血供等）。而宫颈来源的肿瘤，最初的表现不一定是月经的改变和内膜的增厚，早期非典型的症状可能有同房出血或非感染性的白带增多。病理医生常常不太关注临床，有点遗憾。我们常说，病理医生如果懂临床，就如同如虎添翼了。妇瘤医生如果懂病理，就会更加出色了。妇产科界有位前辈，第四军医大学西京医院的妇科肿瘤专家田扬顺教授。田教授是妇产科主任医师、硕士生导师，除了在妇产科医、教、研诸方面取得了多项成绩外，还擅长妇科肿瘤病理，能对妇科各种肿瘤做出病理诊断，他主编了我国第一部《妇科肿瘤临床病理学》（2001 年），是一个既可以从事妇产科专业，又能从事妇科肿瘤病理诊断的双料专家，在这方面，田教授为我们开了先河，做出了榜样，值得我们好好学习。

常规染色下的诊断要点主要有以下两点：宫体的宫内膜样腺癌中泡沫细胞和鳞化更常见；瘤旁宫内膜不典型增生或宫颈腺体的上皮内瘤变等癌前病变的存在也有助于二者的鉴别。与宫颈宫内膜样型腺癌相比，宫体宫内膜样腺癌 P16 阳性率较低，呈斑片状，而 HPV 感染率较低。

从免疫表型特征来讲，绝大部分宫颈腺癌（约 90%）与 HPV 相关，P16 呈弥漫性中等至强阳性表达（图 39-5），其分子机制复杂，由高危型 HPV 转化蛋白（E6、E7）与细胞周期调节蛋白（P53、PRb）相互作用，形成无效的反馈环，导致 P16 过表达。HPV 相关的宫颈腺癌也常常不表达激素受体（ER 和 PR）（图 39-6）。普通型宫颈腺癌 Vimentin（－）、ER（－）、PR（－）、P16（弥漫强＋），子宫体原发性子宫内膜样腺癌通常 Vimentin（＋）、ER（＋）、PR（＋）、P16（斑驳＋）。

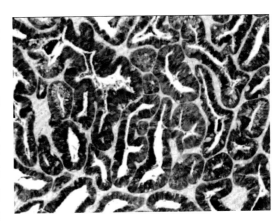

图 39-5　P16 弥漫强阳性

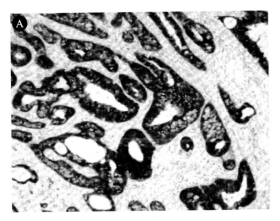
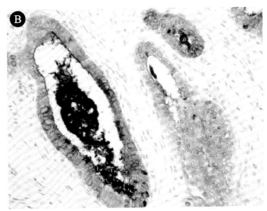

图 39-6　ER 阴性

由于子宫颈子宫内膜样腺癌的报道很少，这些肿瘤的免疫表型所知甚少，其免疫表型可能类似宫体的子宫内膜样腺癌。一项研究发现，与子宫体子宫内膜样腺癌相似，子宫颈原发性子宫内膜样腺癌通常是波形蛋白阳性。Sullivan 等发现 CDX2 核表达不仅见于肠型宫颈腺癌，还可以见于 30％以上的较常见亚型腺癌中（宫颈腺癌和子宫内膜样腺癌）。宫颈原发子宫内膜样腺癌很难与宫体原发性子宫内膜样腺癌累及宫颈管相鉴别，原发于宫体的肿瘤通常很大，累及宫颈时，常已浸润子宫肌层，导致子宫增大，而原发于宫颈的肿瘤通常导致宫颈增大。寻找早期病变，子宫内膜非典型增生有助于宫体原发肿瘤的诊断，而发现 AIS、SIL 或有典型宫颈内膜样腺癌的特征的病灶，有助于宫颈原发肿瘤的诊断。

目前国际公认的异位子宫内膜恶变诊断标准：癌组织与异位内膜组织并存于同一病变中；内异症和癌的组织学关系相类似；肿瘤起源于内异症，排除转移性肿瘤；有内异症向恶性过度的组织形态学证据。

第三节　临床特点

宫颈子宫内膜样腺癌大体检查与鳞癌无法区别，临床表现多为白带增多，呈黏液样，少数伴随黄色水样液，宫颈病变部位质地变硬，宫颈管扩大。

张婧等分析了 2006 年 1 月至 2016 年 5 月在北京大学第一医院收治的 99 例宫颈腺癌患者发现，79 例（79.80％）因症状就诊发现宫颈腺癌，排在前 4 位的临床症状分别为阴道不规则流血、性生活后阴道流血、阴道分泌物异常和阴道异常排液，分别占 37.37％（37 例）、34.34％（34 例）、8.08％（8 例）和 5.05％（5 例）。该研究中的 14 例子宫内膜样腺癌均因症状就诊，但具体就诊症状未详细描述。

子宫内膜异位症恶变的患者可能出现一些子宫内膜异位症的表现，如痛经等。李婷婷等的报道中患者 CA125 正常。因此，CA125 是否升高有待更多样本的进一步研究。

第四节　处理及预后

由于宫颈细胞学筛查对腺体异常的阳性率不如宫颈鳞癌，建议高危人群一旦出现不规则阴道流血或阴道排液等症状可高度怀疑宫颈病变，无论 TCT 结果是否异常，均推荐行阴道镜检查并宫颈活检以进一步确诊，以免漏诊。

对于严重痛经伴宫颈包块者或者绝经后阴道流血、发现宫颈包块疑似宫颈癌表现者，应注意排除宫颈子宫内膜异位症恶变的可能。

由于宫颈腺癌与宫体腺癌的治疗原则不同，所以术前确定原发部位很重要。但宫颈与宫体腺癌的鉴别有时是病理诊断的难点，特别是活检标本，此外，若子宫切除标本原发肿瘤累及宫颈或宫体，也会造成病理诊断的困难。影像学检查可能会对确定肿瘤原发部位有一定帮助。

有关宫颈子宫内膜样腺癌的预后文献很少。2012 年，Barbu I 等人回顾了 2006—2011 年收治的 16 例宫颈腺癌的临床形态学资料。病理组织学类型：黏液宫颈型 7 例，肠型 1 例，黏液腺型 2 例，子宫内膜样型 4 例，浆液型 2 例。他们发现子宫内膜样宫颈腺癌是预后最差的组织学亚型,大部分病例临床分期为Ⅲa和Ⅲb期。

宫颈子宫内膜样腺癌病理诊断困难,发病率较低,对于其治疗及预后的研究较少,目前治疗主要参考普通类型的宫颈腺癌。治疗的具体方案及预后还有待进一步探讨。

> 董　浩　王　琴

参考文献

[1] Tjalma WA,Trinh XB,Rosenlund M,et al.A cross-sectional,multicentre,epidemiological study on human papillomavirus(HPV)type distribution in adult women diagnosed with invasive cervical cancer in Belgium[J].Facts View Vis Obgyn,2015,7:101-108.

[2] 张婧,陶霞.10年宫颈腺癌住院患者发病趋势及临床特点分析[J].实用妇产科杂志,2017,33(11):838-843.

[3] Chen W,Molijn A,Enqi W,et al.The variable clinicopathological categories and role of human papillomavirus in cervical adenocarcinoma:a hospital based nation-wide multi-center retrospective study across China[J].Int J Cancer,2016,139(12):2687-2697.

[4] Stolnicu S,Barsan I,Hoang L,et al.International Endocervical adenocarcinoma criteria and classification (IECC):A new pathogenetic classification for invasive adenocarcinomas of the endocervix[J].Am J Surg Pathol,2018,42(2):214-226.

[5] 刘潇阳.探讨中国妇女宫颈腺癌人乳头瘤病毒感染及组织学特征[D].北京:北京协和医学院,2014.

[6] 李婷婷,王红静.宫颈子宫内膜异位症恶变1例报告[J].四川大学学报(医学版),2018,49(4):679-681.

[7] Miller JW,Hanson V,Johnson GD,et al.From cancer screening to treatment:service delivery and referral in the national breast and cervical cancer early detection program[J].Cancer,2014,16(25):49-56.

[8] 连利娟.林巧稚妇科肿瘤学[M].4版.北京:人民卫生出版社,2006.

[9] 饶金,叶倩,张江宇,等.宫颈与宫体子宫内膜样腺癌的临床病理及免疫表型分析[J].临床与实验病理学杂志,2012,28(07):780-783.

[10] 戴淑真.子宫内膜异位症恶变倾向及处理[J].中国实用妇科与产科杂志,2009,25(9):648-651.

[11] Townsend JS,Stormo AR,RolandKB,et al.Current cervical cancer screening knowledge,awareness,and practices among US.affiliated pacific island providers:opportunities and challenges[J].Oncologist,2014,19(4):383-393.

透明细胞腺癌的诊断与治疗

宫颈癌是最常见的妇科恶性肿瘤，其中，腺癌占 20％～25％。宫颈透明细胞腺癌（clear cell adenocarcinoma of the cervix，CCAC）是一种少见的特殊病理类型，是向子宫内膜方向分化的腺癌。CCAC 占宫颈腺癌患者的 4％～9％。

第一节　病因与流行病学

CCAC 引起人们关注的点是其与己烯雌酚（diethylstilbestrol，DES）的相关性。DES 是第一种口服活性非甾体合成雌激素。从 1948—1970 年代早期，它被用来预防流产和其他妊娠并发症。尽管确切的数字尚不清楚，但据估计，在美国有 200 万～400 万孕妇接受了 DES 或类似的合成雌激素如二烯雌酚的治疗。1971 年，Herbst 等首次报道母亲在妊娠期间服用己烯雌酚，其女性后代有发生下生殖道透明细胞癌的可能，继之出现了一系列类似报道。

1979 年，国际癌症研究署正式确认妊娠期间女性接触己烯雌酚与其后代发生的下生殖道透明细胞癌之间的因果关系。Melnick 等报道 60％的下生殖道透明细胞癌病例，其母亲在妊娠期间接受过 DES 治疗，子宫内接触己烯雌酚后，发生下生殖道透明细胞癌的危险性为1/1 000。

CCAC 常发生于母亲在妊娠期间服用了己烯雌酚的年轻女性。无宫内己烯雌酚暴露史者发病非常少见，且年龄跨度很大。Kaminski 报道 23 例患者发病年龄最小为 13 岁，最大为 80 岁。Hanselaar 等研究发现下生殖道透明细胞癌患者的发病年龄呈现双峰分布，一为青年组，平均年龄 26 岁，一为老年组，平均年龄 71 岁，这种现象在排除宫内己烯雌酚暴露史后仍然存在。Huo 等研究了 720 例下生殖道透明细胞癌患者，421 例患者的母亲在怀孕期间接受过 DES 治疗，其中 80％的患者发病年龄在 15～31 岁，最迟发病年龄为 55 岁。Thomas 等报道美国 3 家妇瘤中心 1982—2004 年累计 34 例 CCAC 的平均发病年龄为 53 岁，与宫颈鳞癌相当。

我们知道，宫颈鳞癌的发病与高危型 HPV 感染密切相关，大约 90％的普通型腺癌也被证实与高危型 HPV 感染密切相关，HPV 无论是在 DES 还是非 DES 的宫颈透明细胞癌中的作用都有限。关于 CCAC 与 HPV 亚型的关系，Pirog 等收集世界范围内的宫颈腺癌石蜡包埋样品 760 例，在石蜡切片上检测 HPV-DNA 和基因分型，结果显示，不同组织学肿瘤亚型间 HPV 阳性率差异显著。普通腺癌 HPV 阳性率高（71.8％），而其他类型腺癌 HPV 阳性率低（子宫内膜样癌 27.3％、浆液性癌 25％、透明细胞癌 20％、其他类型 13.9％、罕见类型

8.3%)。总的来说，91.8% 的 HPV 阳性腺癌表现为单一病毒型，7% 的腺癌表现为多种病毒型。3 种 HPV 基因型，HPV16、HPV18 和 HPV45 型，占所有 HPV 阳性腺癌的 94.1%。其中，HPV16 阳性率最高 (50.9%)，其次为 HPV18 (31.6%) 和 HPV45 (11.6%)。HPV 感染率因肿瘤组织学亚型、地理区域、患者年龄和样本保存时间而异。石蜡包埋组织样本的老化、使用非缓冲福尔马林局部组织固定的差异性是 HPV 检出率较低的重要原因，此外，还有一部分原因是储存超过 30 年的样本和腺癌的病毒载量较低。这一研究结果，不仅为我们提示了腺癌与高危型 HPV 的关系，更为我们针对性接种 HPV 疫苗提供了依据，也为基于病因学为基础的分子筛查提供了依据。

第二节　细胞病理特征

女性生殖道透明细胞癌可以起源于卵巢、子宫内膜和宫颈阴道区域，以及腹膜和其他子宫外、卵巢外的地方。尽管形态相似，临床和生物学特征却因为来源不同而表现各异。所有这些部位，无论是冰冻切片还是常规切片，透明细胞癌的误诊都是妇科病理学常见的错误之一。认识这点很重要，对临床处理有帮助。Reich 等发现透明细胞癌多数为内生型，并有向宫颈深部浸润的趋势。与鳞状细胞癌和非透明细胞腺癌相比，透明细胞癌向子宫体扩展的频率明显更高 ($P<0.001$)。在组织学上，可以看到典型的管状、乳头状、实性和混合模式 (图 40-1)。乳头状的结缔组织核心或水肿的"空"核心中存在嗜酸性基底膜样物质 (图 40-2)。

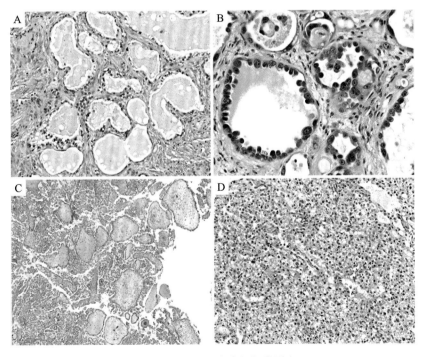

图 40-1　透明细胞癌组织学形态

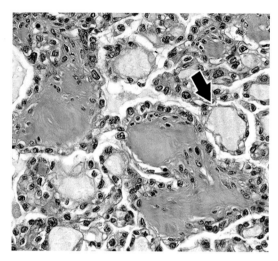

图 40-2　透明细胞癌核心中存在嗜酸性基底
膜样物质

　　肿瘤细胞的特征是多面体形状，并且包含有大量透明嗜酸性的细胞质，细胞核偏心放
置。也存在少量的相对淡染、细胞质极少、扁平的立方细胞（图 40-3）。

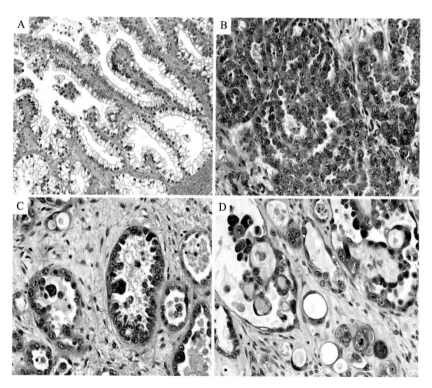

图 40-3　透明细胞癌的单个细胞表现
A. 充足的透明细胞质（在本例中类似于子宫内膜癌）；B. 颗粒状嗜酸性细胞质；
C. 扁平的立方细胞；D. 戒指形状的细胞；从 A 到 B 到 C 到 D，细胞的异型性逐渐加重肿瘤细胞有透明的细胞质，糖原丰富。CCAC的前体细胞分布于癌组织附近的腺体和表面上皮细胞中。它们以分离细胞或细胞簇的形式出现，胞浆透明，呈嗜酸性，细胞核异型性。这些病变目前临床意义尚不明确。值得注意的是，子宫内膜增生与某些透明细胞癌病例有关。

在辅助诊断方面，CCAC的细胞角蛋白呈阳性（包括CAM5.2和CK34βE12），在大多数病例中细胞角蛋白呈CK7＋/CK20－。其他上皮标志物如Leu-M1和CEA也可能呈阳性，波形蛋白亦是如此。子宫透明细胞癌的激素受体ER和PR通常是阴性或者弱阳性，p16的阳性率大约为50%，而p53的表达较宫颈浆液性癌低。Pors等发现HNF1β、Napsin-A和AMACR（α-甲基酰基辅酶A消旋酶）在透明细胞癌中的表达比较高，分别为91%、78%和75%。Ju等发现7例宫颈透明细胞癌的患者HNF1β核表达阳性（100%），Napsin-A阳性5例（71.4%）。

第三节　临床特点

从描述性诊断来讲，有将CCAC分为与DES有关和与DES无关两类。与DES相关的透明细胞癌大约2/3的发生在阴道（可能延伸到宫颈外，但不延伸至宫颈内），1/3发生在子宫颈。相反，非DES相关的癌症主要发生在子宫颈。90%的阴道病变与腺病相关，提示腺病（非典型腺病）可能是前体病变。

CCAC的生物学行为与普通宫颈腺癌相同，最初表现为局部浸润，但更具有侵袭性，以后常有淋巴转移。

宫颈癌的典型症状是接触性出血，肿瘤以外生性生长为主，而CCAC主要表现为不规则阴道出血，少部分患者无任何症状。妇科检查宫颈可能正常、肥大、变硬、糜烂、溃疡，外生性生长时可能见到息肉状、菜花状结节。晚期症状可有腹痛、发热、盆腔包块。

因CCAC起源于宫颈管内膜，且多为内生性生长，疾病早期妇科检查及细胞学检查常无阳性发现，难以诊断。因此对于不规则阴道出血尤其是对激素治疗反应不佳的患者，鉴别诊断应考虑本病，适时行超声、阴道镜、颈管诊刮及宫腔镜等辅助检查。

细胞学涂片检查作为早期发现宫颈鳞癌的主要方法，对宫颈腺癌相对不敏感。因此，结合临床症状进行仔细的宫颈触诊、阴道镜及宫颈组织活检对于早期诊断CCAC非常重要。

第四节　处理与预后

关于CCAC的处理和预后，由于发病率低，临床认识有限，普遍的认识是按目前相关指南来处理。曾经我们以为，来源于生殖道的透明细胞癌可能具有相同的生物学物性，比如，我们熟知的卵巢透明细胞癌，无论分期如何，术后必须辅助性化疗。又比如，子宫内膜的透明细胞癌，我们也会参考卵巢透明细胞癌的治疗原则，建议术后辅助性化疗。笔者一直认为腺癌与鳞癌具有不同的生物学特性，同时，腺癌中少见的类型——透明细胞癌，更有别于普通型腺癌，因此，要个性化地处理，以获得最大的生存获益。但是，这种观点所获得的共鸣并不多。斯坦福大学病理学系 Offman 教授的综述给了笔者很深刻的印象。Offman 教授讲，女性生殖道透明细胞癌可以起源于卵巢、子宫内膜和宫颈阴道区域，以及腹膜和其他子宫外、卵巢外的地方。尽管形态相似，临床和生物学特征却因为来源不同而表现各异。这就提示我们，一个病理学家对生物学行为及其本质的认识和判读，比妇科肿瘤医生的认识高，我们要借鉴和学习。

CCAC 的治疗根据临床分期、年龄、全身情况等具体制定治疗方案。手术是最主要的治疗方式，包括广泛性子宫切除术及盆腔淋巴结清扫术，适于 I a～II a 期患者。对年轻患者，既要彻底清除病灶，又要特别注意保留不必要切除的血管、神经等组织。早期患者根治术后如存在手术切缘阳性、淋巴结转移、宫旁浸润等高危因素，需术后辅助同步放化疗。2008 年第 12 届国际妇科肿瘤大会有学者报告新辅助化疗联合手术的治疗策略对局部晚期宫颈腺癌疗效较好。晚期宫颈腺癌患者采用含铂类同步放化疗较单纯放疗能改善预后。

关于未生育女性保留生育能力的问题，根治性宫颈切除术引起了人们关注。对青少年患者而言，保留生育功能手术显得更加重要。美国 Abu-Rustum 等报道，对两例 I b_1 期的少年 CCAC 患者施行经腹部根治性宫颈切除（包括宫颈、阴道上段、宫旁、阴道旁）＋子宫峡部阴道上段吻合＋盆腔淋巴结清扫术，取得良好的近期效果，当然，术中快速冰冻切片证实了标本切缘阴性，无淋巴结转移。

CCAC 的预后与临床分期、肿瘤大小、生长方式、核异型性大小及核分裂象多少关系密切，组织结构为腺囊型的肿瘤预后好于实体型或混合型。但与鳞癌相比，总体预后略差，且更容易转移至骨盆和主动脉旁淋巴结，子宫体及宫旁组织，且有肺、脑转移的病例，而这种情况几乎不会出现在鳞癌病例。Reich 等研究表明，有盆腔淋巴结转移的患者平均复发时间在初次治疗后 14 个月，比宫颈鳞癌的 20 个月及非透明细胞腺癌的 25 个月短；5 年生存率为 67%，比宫颈鳞癌的 80% 及非透明细胞腺癌的 77% 低，但差异无统计学意义。盆腔外复发可出现在肺、肝和骨骼。Senekjian 等报道 I、II a、II b、III 期的 CCAC 病例，5 年生存率分别为 90%、82%、60%、37%。Kottmeier 报道 CCAC 5 年生存率为 55%，李淑敏等报道 CCAC 的 5 年生存率为 54.6%，Jiang 报道 CCAC 的 5 年无进展生存率为 72.2%。

Burks 报道 1 例初次治疗后无瘤生存 17 年的 CCAC 患者出现肺、脑转移，说明本病长期随访、定期复查的必要性。随访内容应包括临床、细胞学、组织学和影像学检查，注意是否存在盆腔及远处复发和转移。

◎ 袁喜安　刘涵瀚　吴绪峰

参考文献

[1]　曹泽毅.中华妇产科学[M].2 版.北京:人民卫生出版社,2004.

[2]　Reich O,Tamussino K,Lahousen M,et al.Clear cell carcinoma of the uterine cervix:pathology and prognosis in surgically treated stage I b～II b disease in women not exposed in utero to diethylstilbes-

trol[J].Gynecol Oncol,2000,76(3):331-335.

[3] Melnick S,Cole P,Anderson D,et al.Rates and risks of diethylstilbestrol-related clear cell adenocarcinoma of the vagina and cervix:an update[J].N Engl J Med,1987,316:514-516.

[4] Kaminski PF,Maier RC.Clear cell adenocarcinoma of the cervix unrelated to diethylstilbestrol exposure [J].Obstet Gynecol,1983,62:720-727.

[5] Hanselaar A,Loosbroek M V,Schuurbiers O,et al.Clear cell adenocarcinoma of ervix and vagina.An update of the Central Netherlands Registry showing twin age incidence peaks[J].Cancer,1997,79: 2229-2236.

[6] Thomas MB,Wright JD,Leiser AL,et al.Clear cell carcinoma of the cervix a multi-institutional review in the post-DES era[J].Gynecol Oncol,2008,109(3):335-339.

[7] Pirog EC,Kleter B,Olgac S,et al.Prevalence of human papillomavirus DNA in different histological subtypes of cervical adenocarcinoma[J].Am J Pathol,2000,157:1055-1062.

[8] Pirog E C,Lloveras B,Molijn A,et al.HPV prevalence and genotypes in different histological subtypes of cervical adenocarcinoma,a worldwide analysis of 760 cases[J].Modern Pathology,2014,27(12): 1559-1567.

[9] Offman S L,Longacre T A.Clear cell carcinoma of the female genital tract(not everything is as clear as it seems)[J].Advances in Anatomic Pathology,2012,19(5):296-312.

[10] Reich O,Tamussino K,Lahousen M,et al.Clear cell carcinoma of the uterine cervix:pathology and prognosis in surgically treated stage Ⅰb～Ⅱb disease in women not exposed in utero to diethylstilbestrol[J].Gynecol Oncol,2000,76:331-335.

[11] Yabushita H,Kanyama K,Sekiya R,et al.Clear-cell adenocarcinoma of the uterine cervix in a 17-year-old adolescent[J].Int J Clin Oncol,2008,13(6):552-554.

[12] 李宁,吴令英.宫颈腺癌的治疗进展[J].癌症进展杂志,2009,7(2):122-124.

[13] Abu-Rustum NR,Su W,Levine D,et al.Pediatric radical abdominal trachelectomy for cervical clear cell carcinoma:a novel surgicalapproach[J].Gynecol Oncol,2005,97:296-300.

[14] Senekjian EK,Frey K,Herbst AL.Pelvic exenteration in clear cell adenocarcinoma of the vagina and cervix[J].Gynecologic oncology,1989,34(3):413-416.

[15] 李淑敏,章文华,吴令英,等.45例原发女性生殖器透明细胞癌临床分析[J].中国肿瘤临床,2004,31 (4):214-216.

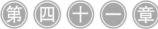

浆液性腺癌

按照世界卫生组织定义，宫颈浆液性癌属于罕见肿瘤。他们被认为约占原发性宫颈腺癌的 3%，实际发病率可能更低，因此，诊断应尤为谨慎。有学者认为，宫颈浆液性癌占所有宫颈癌的比例不到 1%。

第一节　病因与流行病学

宫颈浆液性癌的发病年龄跨度较大，从 26～79 岁，且呈双峰型分布，一个高峰出现在 40 岁之前，另一个高峰出现在 65 岁之后。Togami 等发现宫颈浆液性癌确诊时的平均年龄为 52.2 岁，普通型宫颈腺癌的发病年龄为 48.4 岁，两者的发病年龄相当。

宫颈鳞癌及普通型宫颈腺癌与高危型 HPV 感染密切相关，但 HPV 在宫颈浆液性癌中的作用有限。Pirog 等收集世界范围内的宫颈腺癌石蜡包埋样品 760 例，在石蜡切片上检测 HPV-DNA 和基因分型，结果显示，普通腺癌 HPV 阳性率较高（71.8%），浆液性癌 25%。2018 年，一项基于宫颈腺癌与 HPV 的相关性而作出的分类法问世，这个被命名为 "2017 年国际宫颈腺癌标准和分类（IECC）系统"是由一组国际合作者开发的。IECC 系统将宫颈腺癌（endocervical adenocarcinomas，ECAs）分为两大类，一类是人乳头状瘤病毒相关（HPVA）组，另一类是非 HPV 相关（NHPVA）组，仅基于形态学（与病因学相关）而作出诊断。HPVA-ECAs 的主要类型包括普通型（有绒毛状和微乳头状结构变异）和黏液型。NHPVA-ECAs 包括胃型、透明细胞型、子宫内膜样型和中肾型。从基于形态学的 WHO 系统向 IECC 系统的转变可能会为临床医生提供一种更好的方法来诊断和分类 ECAs，并最终为这些患者提供更好的个性化治疗。但是，基于宫颈浆液性癌的罕见，该系统并没有就其与 HPV 的相关性进行分类。甚至有作者认为，所谓的宫颈浆液性癌可能代表普通型腺癌的形态变异或子宫或附件浆液性癌的种植性转移，真正的宫颈浆液性癌的存在是个问题。文献报道显示：绝经前病例多为 HPV 阳性、WT1 阴性；而绝经后病例多为 HPV 阴性，WT1 阳性，且对输卵管伞端广泛取材时常见同时存在浆液性上皮内癌。不同发病年龄段的病例免疫表型不同，这些现象表明宫颈的确存在真正的原发性浆液性癌，而此前报道的绝经后病例则可能为宫体或附件浆液性癌的转移性病变。绝经前病例中，部分病例可能是普通型宫颈腺癌的一种高级别形态学亚型。总而言之，在诊断宫颈原发性浆液性癌之前，首先务必要排除从子宫体内或女性生殖道其他部位的肿瘤扩散。

第二节　细胞病理特征

　　宫颈浆液性癌的形态学特征等同于子宫内膜或附件的浆液性癌。在宫颈脱落细胞涂片中表现为多层轻到中度的多形性腺细胞（图 41-1A、图 41-1B）、假乳头碎片、细胞异型性明显、核/浆比增大、染色质增粗（图 41-1C）、核仁明显，可见类似于子宫内膜腺体细胞的密集细胞球，可有明显的肿瘤性素质，如炎症细胞、细胞碎片及血液成分等，而子宫内膜浆液性腺癌转移至宫颈的细胞涂片中很少能见到肿瘤性素质，这有助于二者鉴别。国际宫颈腺癌分类标准提出，浆液性癌组织学特征有乳头状和/或微乳头状结构并有裂隙样结构，细胞弥漫分布，细胞核具有高度异型性及多形性，核分裂活跃（图 41-2），呈复层或假复层排列，可见细胞出芽及砂粒体。可以有腺腔不规则的腺性区域。高级别乳头状或微乳头状亚型的普通型 HPV 相关宫颈腺癌也可是肿瘤成分之一，呈浆液样生长的宫颈腺癌周围一般可见原位腺癌成分，这也更支持宫颈浆液性癌是普通型宫颈腺癌亚型的观点。

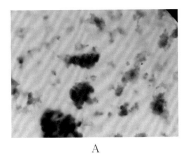 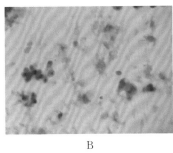 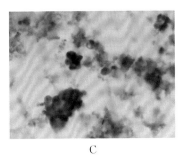

A　　　　　　　　　　　　B　　　　　　　　　　　　C

图 41-1　异常的腺上皮细胞

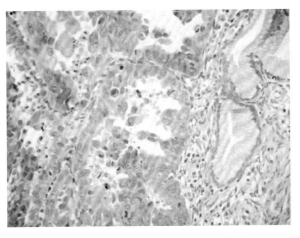

图 41-2　子宫颈浆液性癌，具乳头状结构和明显
的核非典型性

宫颈原发性浆液性癌 p16 及 p53 免疫组化染色呈弥漫阳性分布，WT1 通常为阴性。仅当存在浆液性恶性肿瘤的典型形态学特征，无同时或以前的原发性子宫内膜癌、卵巢癌、输卵管癌或腹膜浆液癌时，才应诊断原发性宫颈浆液性癌。鉴别诊断可能包括常见的宫颈管型腺癌的乳头状变异型，中肾管腺癌和女性生殖道其他部位的转移性浆液性腺癌，尤其是子宫体，还有卵巢或输卵管等。转移性病变的免疫组化表现与子宫或附件来源的高级别浆液性癌相似，具体取决于原发部位。如肿瘤为卵巢高级别浆液性腺癌转移至宫颈，则 WT1 染色阳性；如肿瘤为普通型宫颈腺癌的亚型，则免疫组化表现与普通型宫颈腺癌相似。影像学检查具有重要的辅助作用。

第三节　临床特点

宫颈浆液性癌的典型症状为生殖道异常出血，也可表现为阴道水样分泌物，有半数患者表现为阴道息肉或外生型肿块，这些特点与宫颈鳞癌相似，因此在临床诊断方面要注意鉴别。此外，HPV 及细胞学涂片在初步联合筛查时有重要的诊断意义。

宫颈浆液性癌具有高侵袭性，最早期及最主要的转移方式是淋巴结转移，其他报道转移部位有宫颈淋巴结、腹膜、肺、肝等。宫颈腺癌的典型进展是向阴道和盆腔结构的扩展，以及向区域淋巴结的扩散，而向腹腔、肝脏、肺和骨骼的远处扩散则较少见。而宫颈浆液性癌最常见的转移部位是盆腔和主动脉周围淋巴结，其他部位包括颈部淋巴结、腹膜、肺、肝和皮肤。

由于宫颈浆液性癌症状不典型及诊断时存在困难，在初次诊断时可能已经进入晚期。因此，我们在诊断时不仅要结合患者的症状、体征、HPV、宫颈触诊和阴道镜的结果，还要借助 CT 来判断肿瘤的浸润及转移程度。

第四节　处理与预后

目前大部分患者手术及放化疗方案仍参照普通型宫颈癌临床分期手术方式，常用的基础手术方案为根治性子宫切除术及盆腔淋巴结清扫术和（或）辅助放化疗。对于Ⅰ、Ⅱ期的患者，治疗方式建议手术或单纯放疗或基础手术治疗辅以术后放疗。Togami S 等认为晚期浆液性癌患者较普通类型的宫颈腺癌的侵袭性行为更强。因此类肿瘤的侵袭性本质，常常可见临床分期与实际手术分期不相符的情况，尤其在老年患者易出现膈上淋巴结转移。所以，早期手术即行根治性子宫切除术及盆腹腔淋巴结清扫术或盆腔淋巴结清扫术及腹主动脉旁淋巴结取样术。

有研究提示宫颈浆液性癌对紫杉醇及卡铂化疗敏感性较差。但 2012 年 Masashi Ueda 等报道了 1 例对紫杉醇及卡铂联合化疗敏感性非常好的Ⅳ期患者，经过 6 个周期化疗后，进行了较满意的肿瘤减瘤术。临床上，紫杉醇联合卡铂的化疗方案为宫颈癌和卵巢肿瘤的一线化疗方案，因此，可能也适用于宫颈浆液性癌。因宫颈浆液性癌的高侵袭性行为，尤其是大于Ⅰ期及老年患者，早期即易出现远处淋巴结转移，故盆腔局部放疗可能并不能改善预后，结合影像学检查确定淋巴结转移情况从而决定放疗范围能获得较好的预后。

由于宫颈原发性浆液性癌病例的数量有限及长期随访的病例数极少，因此生物学行为尚不完全清楚，预后尚不明确，仍需要更多病例的积累及更深层次的探索研究。据已报道的病例，大多数宫颈浆液性癌早期即伴有盆腔或盆腹腔淋巴结转移，而Ⅰ期患者与普通型宫颈腺癌患者结局相似，分期较晚的患者则表现出快速致死性的高侵袭性特点。另研究表明，淋巴结转移是影响其预后的最重要独立因素。尽管原发性宫颈浆液性癌与子宫体浆液性癌形态学相似，但其预后较子宫体浆液性癌差。

⊙ 袁喜安 张艳丽

参考文献

[1] Pirog EC,Lloveras B,Molijn A,et al.HPV prevalence and genotypes in different histological subtypes of cervical adenocarcinoma,a worldwide analysis of 760 cases[J].Modern Pathology,2014,27(12):1559-1567.

[2] Stolnicu S,Barsan I,Hoang L,et al.International endocervical adenocarcinoma criteria and classification (IECC):a new pathogenetic classification for invasive adenocarcinomas of the endocervix[J].Am J Surg Pathol,2018,42:214-226.

[3] Park KJ.Cervical adenocarcinoma:integration of HPV status,pattern of invasion,morphology and molecular markers into classification[J].Histopathology,2020,76(1):112-127.

[4] Kitade S,Ariyoshi K,Taguchi K,et al.Serous carcinoma of the uterine cervix:Clinicopathological features differing from serous carcinomas of other female organs[J].Journal of Obstetrics and Gynaecology Research,2020,46(1):153-160.

[5] Zhou C,Matisic JP,Clement PB,et al.Cytologic features of papillary serous adenocarcinoma of the uterine cervix[J].Cancer Cytopathology,1997,81(2):98-104.

[6] Gadducci A,Guerrieri ME,Cosio S.Adenocarcinoma of the uterine cervix:pathologic features,treatment options,clinical outcome and prognostic variables[J].Critical Reviews in Oncology Hematology,2019,135:103-114.

[7] Gilks CB,Clement PB.Papillary serous adenocarcinoma of the uterine cervix:a report of the three cases[J].Mod Pathol,1992,5(4):426-431.

[8] Togami S,Kasamatsu T,Sasajima Y,et al.Serous adenocarcinoma of the uterine cervix:a clinicopathological study of 12 cases and a review of the literature[J].Gynecol Obstet Invest,2012,73(1):26-31.

[9] Young RH,Clement PB.Endocervical adenocarcinoma and its variants:their morphology and differential diagnosis[J].Histopathology,2002,41:185-207.

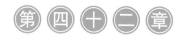

中肾管腺癌的诊断与治疗

第一节　病因与流行病学

病因：宫颈中肾管腺癌是一种起源于胚胎时期残存中肾管组织的非常罕见的肿瘤，在女性早期发育过程中，中肾管组织通常会退化，但大约有22％成年女性子宫颈中发现有残留的中肾管及其小管，中肾管残余可能会进一步发生导管增生甚至发展成为中肾管癌。高危型人乳头瘤病毒（hrHPV）的感染是宫颈鳞状上皮内瘤变和浸润性宫颈鳞癌的主要原因，与几乎所有的宫颈鳞癌及大多数宫颈腺癌的发生密切相关，但与中肾管癌无明确关联。

流行病学：WHO关于宫颈上皮性肿瘤的组织学分类中，中肾管腺癌被认为是一种独特的亚型，但文献报道的病例极少，是最罕见的宫颈腺癌亚型之一。这种肿瘤的发病率极低且不确定，因为它经常与更常见的其他类型腺癌混淆，或被误认为是良性的中肾管过度增生。患者的发病年龄从34～72岁，文献报道平均年龄为52岁。

第二节　细胞病理特征

组织学：肿瘤的形态多样，包括管状、绒毛状、网状、性索状、实性和肉瘤样，这些形态可在同一肿瘤中以不同比例出现（图42-1），最常见的是管状腺样结构，小管和腺体排列紧密。管腔内见深嗜酸性分泌物，类似良性中肾管增生。小管被覆的细胞呈立方状、柱状或扁平状，具有一定异型性，可常见核分裂象；导管模式包括大管状或扩张的腺腔，内衬高柱状深染大细胞核，偶有腔内乳头，类似子宫内膜样癌；网状模式的特点是分枝、曲折样腺腔类似卵巢网；乳头模式类似透明细胞癌或浆液性癌的乳头状生长，但细胞核较温和，缺乏异型性；性索状模式中肿瘤呈长条索状或小梁状。少数情况肿瘤可见异源性肉瘤成分，如子宫内膜间质肉瘤、横纹肌肉瘤及骨肉瘤等，确定肿瘤源于中肾管，需要在肿瘤周围找到残留或残存的中肾管，有时可见到良性病变向恶性过度区域。虽然肿瘤通常具有较深的浸润性，但几乎所有的肿瘤均累及宫颈内黏膜。

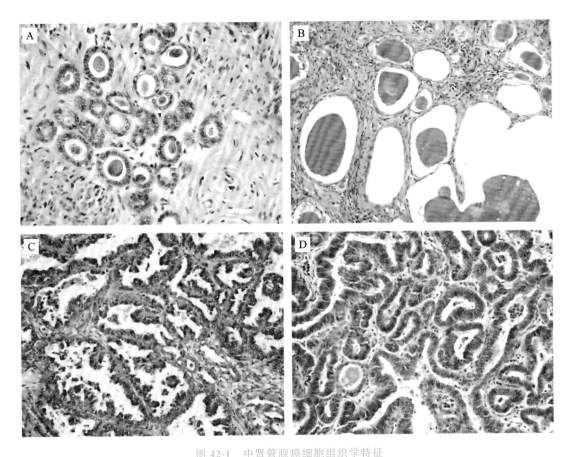

图 42-1　中肾管腺癌细胞组织学特征

A. 小管状区域；B. 扩张小管；C. 类似浆液性腺癌的裂隙样结构；D. 类似子宫内膜样腺癌的管状结构

组织化学及免疫组化：腺腔内嗜酸性物质呈 PAS 阳性，细胞角蛋白（cytokeratin，CK）、簇分化抗原（cluster of differentiation，CD10）、Vimentin、钙结合蛋白（calretinin）广泛表达，而上皮膜抗原（epithelial membrane antigen，EMA）、ER、PR、CK20 常为阴性（图 42-2）。Kenny 等研究发现高迁移率族蛋白 A2（high-mobility group A2，HMGA2）、配对盒基因 8（paried box gene 8，PAX8）和 CA125 染色阳性，甲状腺转录因子 1（thyroid transcription factor 1，TTF1）及肝细胞核因子 1β（hepatocyte nuclear factor 1β，HNF1B）部分阳性，Wilm's 肿瘤抑制基因（wilm's tumor suppressor gene，WT1）阴性有助于宫颈中肾管腺癌的诊断。最近研究表明，GATA3 是一种高度特异性和敏感性的标记物，可将中肾管腺癌与其他妇科肿瘤区分开。GATA3、PAX8 和 CD10 的联合阳性在该癌中似乎是独特的，在其他癌中未见同时表达。

宫颈中肾管腺癌诊断要点如下。①肿瘤所处位置：常位于宫颈侧壁，也可环周生长。②镜下：细胞呈腺管状或乳头状结构，大而异型，分裂象少见。③免疫表型示肿瘤细胞表达广谱 CK 和 vimentin，不表达 EMA、ER 和 PR。④ 同时没有子宫内膜癌，宫颈鳞状上皮正常。

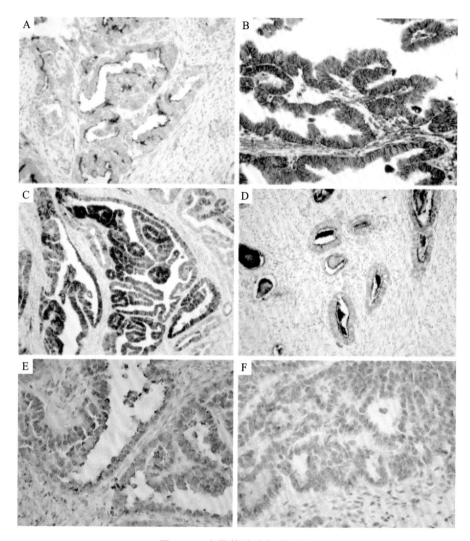

图 42-2　中肾管腺癌免疫组化

A. CD10 阳性；B. 波形蛋白阳性；C. 钙结合蛋白阳性；D. CA125 阳性；E. 抑制素阳性；F. ER 阴性

第三节　临床特点

症状及体征：由于此病例的罕见性，目前关于其生物学特征及临床表现尚不明确，临床症状缺乏特异性，多以阴道不规则出血、月经频多和性交后出血为首发症状，半数患者以上可无任何不适，只是筛查或行宫颈锥切和子宫切除术时偶然发现。肿瘤常见于宫颈侧壁，也可累及宫颈全周，常表现为外生性的结节状或息肉样易碎肿物，也可浸润宫颈肌层，表现为宫颈增厚或宫颈肥大。

诊断：主要依据子宫颈活组织病理检查，宫颈中肾管腺癌的镜下特点提示子宫内膜样分化，容易误诊为子宫内膜样腺癌。且由于阴道镜下取材的限制，导致病理诊断上的偏差，只有在确认子宫内膜本身正常后，才可进一步诊断为宫颈中肾管腺癌。

第四节　处理及预后

对于宫颈中肾管腺癌这一特殊病理类型宫颈癌的治疗，缺乏足够的数据支持，因此，依照与其相同临床分期的宫颈腺癌的治疗是合理的。

手术治疗：手术主要用于早期宫颈腺癌（Ⅰa～Ⅱa期患者），目的在于尽量彻底切除肿瘤病灶，提高患者远期生存率，手术方式包括广泛性子宫切除术及盆腔淋巴结清扫术。Dierickx等回顾分析了既往40例宫颈中肾管腺癌，发现70%的患者诊断时为临床Ⅰb期，手术方式主要采取为广泛性子宫切除术＋盆腔淋巴结清扫术，术后复发率约为32%，平均复发间隔为24个月。

辅助治疗：对于普通型宫颈腺癌，新辅助化疗可能有利于缩小肿瘤大小并改善预后，Ditto等证实新辅助化疗对中肾管腺癌同样有效，他们对1例Ⅱb期患者施行新辅助化疗（顺铂＋阿霉素＋紫杉醇，3个周期）后行根治性手术＋放疗，26个月后盆腔复发。李悦等认为新辅助化疗可在手术或放疗前缩小肿瘤体积，改善全身状况和提高手术切净程度，他们对1例Ⅱa$_1$期癌灶较大患者予以新辅助化疗，化疗后复查妇科超声提示宫腔内低回声和宫颈体积明显减小，21 d后行根治性手术＋放疗，取得良好的近期效果。但Dierickx等回顾分析了既往40例宫颈中肾管腺癌，认为术后接受辅助放化疗的Ⅰ期患者与单纯手术治疗者相比，疾病的复发率及复发间隔无差异。关于对晚期患者放化疗疗效的报道极少。

预后：宫颈中肾管癌的预后与临床分期、肿瘤大小、生长方式、核异型性大小及核分裂象多少密切相关。由于病例少，随访不充分，相关数据有限，但似乎中肾癌预后较差。Dierickx等回顾分析了既往40例宫颈中肾管腺癌，Ⅰ期宫颈中肾管癌的复发率为32%，平均复发间隔为24个月，与此相比，早期宫颈癌的鳞癌复发率为11%，腺癌复发率为16%。同时具有梭形细胞成分的中肾管腺癌诊断时分期往往较晚，预后差。

⊙ 谭　尧

参考文献

[1] Silver SA，Devouassoux-Shisheboran M，Mezzetti TP，et al.Mesonephric adenocarcinomas of the uterine cervix：a study of 11 cases with immunohistochemical findings[J].Am J Surg Pathol，2001，25（3）：379-387.

[2] Pirog EC，Lloveras B，Molijn A，et al.HPV prevalence and genotypes in different histological subtypes of cervical adenocarcinoma，a worldwide analysis of 760 cases[J].Mod Pathol，2014，27（12）：1559-1567.

[3] Tekin L，Yazici A，Akbaba E，et al.Mesonephric adenocarcinoma of the uterine cervix：a case report and review of the literature[J].J Pak Med Assoc，2015，65（9）：1016-1017.

[4] Hart，WR.Symposium part Ⅱ：special types of adenocarcinoma of the uterine cervix[J].Int J Gynecol Pathol，2002，21（4）：327-346.

［5］　Hasegawa K，Nagao S，Yasuda M，et al.Gynecologic cancer Inter group（GCIG）consensus review for clear cell carcinoma of the uterine corpus and cervix［J］.Int J Gynecol Cancer，2014，24（3）：90-95.

［6］　Kenny SL，McBride HA，Jamison J，et al.Mesonephric adenocarcinomas of the uterine cervix and corpus：HPV-negative neoplasms that are commonly PAX8，CA125 and HMGA2 positive and that may be immunoreactive with TTF1 and hepatocyte nuclear factor 1-beta［J］.Am J Surg Pathol，2012，36（6）：799-807.

［7］　Howitt BE，Emori MM，Drapkin R，et al.GATA3 is a sensitive and specific marker of benign and malignant Mesonephric lesions in the lower female genital tract［J］.Am J Surg Pathol，2015，39（10）：1411-1419.

［8］　Ordi J，Nogales FF，Palacin A，et al.Mesonephric adenocarcinoma of the uterine corpus：CD10 expression as evidence of mesonephric differentiation［J］.Am J Surg Pathol，2001，25（12）：1540-1545.

［9］　Dierickx A，Goker M，Braems G，et al.Mesonephric adenocarcinoma of the cervix：Case report and literature review［J］.Gynecol Oncol Rep，2016，17：7-11.

［10］　李悦，崔满华，田苗.宫颈中肾管腺癌1例［J］.中国妇产科临床杂志，2015，5：463-464.

［11］　Ditto A，Martinelli F，Bogani G，et al.Bulky mesonephric adenocarcinoma of the uterine cervix treated with neoadjuvant chemotherapy and radical surgery：report of the first case［J］.Tumori，2016，102（2）：82-83.

［12］　Ferry JA，Scully RE.Mesonephric remnants，hyperplasia，and neoplasia in the uterine cervix.A study of 49 cases［J］.Am J Surg Pathol，1990，14（12）：1100-1111.

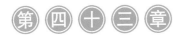

混合性腺癌-神经内分泌癌的诊断及治疗

第一节 病因与流行病学

根据 WHO 的定义，混合性腺癌-神经内分泌癌是神经内分泌癌与不同类型的宫颈腺癌的组合形式。两种成分紧密相邻但不混合，不同肿瘤成分，免疫组化结果也各不相同，提示该类肿瘤可能起源于不同的干细胞系。混合性腺癌-神经内分泌癌发病率较低，发生于宫颈的病例罕见。

由于非常少见，因而对混合性腺癌-神经内分泌癌的病因学了解有限，最近有研究者认为，宫颈鳞癌与高危型 HPV 感染密切相关，且 90% 的宫颈腺癌也被证实与高危型 HPV 感染密切相关，而腺癌混合神经内分泌癌包含腺癌及神经内分泌癌，混合性腺癌-神经内分泌癌应与高危型 HPV 感染有关。Abeler 等采用原位杂交方法对 26 例宫颈神经小细胞癌中 HPV 进行研究，检测结果显示，HPV16 型及 HPV18 型 DNA 检出率为 68%，且 HPV18 型阳性率（40%）高于 HPV16 型（28%），证实宫颈神经小细胞癌是一种与高危型 HPV 相关的肿瘤。Alphandery 等对 1 例宫颈腺癌混合神经内分泌癌中 HPV 的表达进行研究，发现 HPV18 型阳性。以上研究表明，混合性腺癌-神经内分泌癌的发生与高危型 HPV 有关，且似乎与 HPV18 型的感染关系较 HPV16 型的感染更加密切。

第二节 细胞病理特征

组织学：腺癌可能仅占肿瘤小部分，可能为原位癌或浸润癌，其余成分或为小细胞癌或为大细胞癌（详见神经内分泌癌章节），两种肿瘤成分界限清晰，互不交融（图 43-1）。小细胞成分显示胞质稀少、染色质细颗粒状，核仁不明显。细胞可排列成条索状、实性片状、小梁状，核分裂象和凋亡小体易见。大细胞成分显示中到大细胞，伴有中等至丰富的胞质，核大、异型性明显，见显著的大核仁。常见器官样分化，呈梁状或索样排列，也可呈片状，边缘有栅栏形态，常见地图样坏死。

免疫组化：免疫组织化学检查是诊断混合性腺癌-神经内分泌癌的重要辅助手段。免疫组化检测须检出一种以上神经内分泌及腺癌标记阳性指标，神经内分泌癌常用的免疫标志物有神经元特异烯醇化酶（neuron specific enolase，NSE）、嗜铬粒蛋白 A（chromogra-ninA，CgA）、突触素（synaptophysin，Syn）、神经细胞黏附分子（neuralcell adhesion

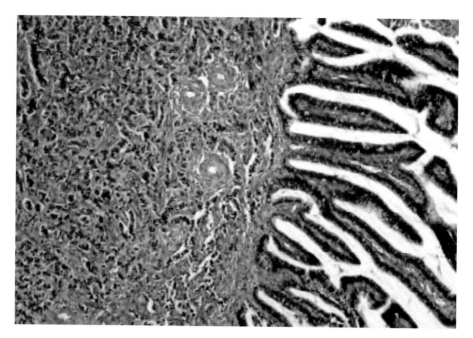

图 43-1　混合性腺癌-神经内分泌癌细胞组织学特征

绒毛腺管状癌和神经内分泌癌两种肿瘤成分界限清楚，肿瘤细胞质少、染色质细颗粒状，核仁不明显

molecular，NCAM，又名 CKl8 或 CD56)、甲状腺转录因子（thycoid transcription factor-1，TTF-1）等。

第三节　临床特点

由于此病例的罕见性，目前关于其生物学及临床表现尚不明确，常见的临床症状有不规则阴道流血、接触性阴道出血或阴道排液，可有腹部和（或）腰骶部疼痛。绝大多数患者临床及实验室检查无激素分泌异常表现，可能有少数患者伴有全身内分泌症状，这是由于神经内分泌肿瘤细胞产生的激素或血清抗体增加导致的神经内分泌紊乱。未见混合性腺癌-神经内分泌癌患者出现类癌综合征、低血糖症、库欣综合征、Lambert-Eaton 征等一些瘤外综合征报道。

第四节　处理与预后

由于混合性腺癌-神经内分泌癌发病率低，病例数少，目前尚无有别于普通型宫颈腺癌的治疗方法。可依据其相同临床分期的宫颈腺癌的治疗，早期患者行广泛性全子宫切除加盆腔淋巴结清扫术，手术前后化疗和（或）放疗。晚期不能手术的则予以放疗和（或）化疗。

　　有研究者认为，宫颈的浸润性癌一旦伴有神经内分泌分化，预后一般较差。神经内分泌癌常呈内生性生长，恶性程度高，易浸润宫颈深肌层，发生早期血行和淋巴道转移。有文献报道 1 例混合性腺癌-神经内分泌癌患者，在术后 8 年后出现肺脏和胰腺的转移，转移成分均为神经内分泌癌成分，而非腺癌成分。该例临床病例说明了混合性腺癌-神经内分泌癌具有高度侵袭性，神经内分泌癌成分的存在是患者预后不佳的主要原因。

> 谭 尧

参考文献

［1］ 于宁,毛锡金,刘玉芳,等.宫颈腺癌混合神经内分泌癌 1 例［J］.临床与实验病理学杂志,2019,35(5)：614-616.

［2］ Abeler VM,Holm R,Nesland JM,et al.Small cell carcinoma of thecervix：a clinic pathologic study of 26 patients［J］.Cancer,1994,73(3)：672-677.

［3］ Alphandery C,Dagrada G,Frattini M,et al.Neuroendocrine small cell carcinoma of the cervix associated with endocervical adenocarcinoma：a case report［J］.Acta Cytol,2007,51(4)：589-593.

［4］ Tsunoda T,Jobo T,Arai M,et al.Small-cell carcinoma of the uterine cervix：a clinicopathologic study of 11 cases［J］.Int J Gynecol Cancer,2005,15(2)：295-300.

［5］ Crowder S,Tuller E.Small cell carcinoma of the female genital tract［J］.Semin Oncol,2007,34(1)：57-63.

［6］ Nishiumi Y,Nishimura T,Kashu I,et al.Adenocarcinoma in situ admixed with small cell neuroendocrine carcinoma of the cervix：a case report with cytological features［J］.Diagn Cytopathol,2018,46(9)：752-755.

［7］ Shimojo N,Hirokawa YS,Kanayama K,et al.Cytological features of adenocarcinoma admixed with small cell neuroendocrine carcinoma of the uterine cervix［J］.Cytojournal,2017,14：12-14.

［8］ Nishimura C,Naoe H,Hashigo S,et al.Pancreatic metastasis from mixed adenoneuroendocrine carcinoma of the uterine cervix：a case report［J］.Case Rep Oncol,2013,6(2)：256-262.

第六部分

典型病例选集

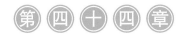

AIS 病例选集

No. 44-1　胡某　年龄 33

入院日期　2014 年 8 月 20 日。

主诉　发现宫颈病变半个月。

现病史　患者于 2014 年 7 月 30 日在外院行宫颈癌筛查，HPV16、HPV18 型阳性，TCT 阴性，后转诊湖北省妇幼保健院阴道镜门诊，镜下活检组织送病检，病理报告：CIN Ⅰ 累及腺体。要求治疗，以上述诊断收入院。患者无白带异常及异常阴道出血等。

妇科检查　宫颈轻度柱状上皮下移，触血（一）。宫体双附件未触及异常。

入院诊断　LSIL（CIN Ⅰ）。

手术方式　2014 年 8 月 24 日 leep 锥切术。

术后病理　2014 年 8 月 27 日（1411212）锥切术后病理：宫颈原位腺癌（AIS），切缘处可见原位腺癌病变。

出院诊断　AIS。

随访信息　2019 年 12 月 30 日电话随访（本人）。锥切术后两个月在外院行全宫术，术后定期复查。目前未发现异常。

No. 44-2　陶某　年龄 45

入院日期　2015 年 5 月 16 日。

主诉　体检发现宫颈病变半个月。

现病史　患者于 2015 年 4 月 30 日赴湖北省妇幼保健院体检，TCT 示 HSIL，2015 年 5 月 11 日结果提示 13 种高危型 HPV 阳性，转诊阴道镜门诊，镜检＋活检，病理回报：CIN Ⅲ。门诊以上述诊断收入院。患病以来，无白带异常及出血等。

妇科检查　宫颈肥大，光滑。子宫未触及异常，左侧附件区可触及直径约 4 cm 大小包块，囊性包块，活动好，盆底未触及结节。

超声　2015 年 5 月 16 日湖北省妇幼保健院 B 超示：子宫肌瘤可能，左侧附件区管状无回声（输卵管积水可能）。

入院诊断 HSIL（CINⅢ）。

手术方式 ①2015年5月18日宫颈锥切术＋诊刮术。②2015年5月25日腹腔镜下筋膜外全子宫＋双侧附件切除术。

病理诊断 ①2015年5月22日（1506512）锥切术后病理：宫颈原位腺癌，切缘阴性。②2015年5月28日（1506887）全宫术后病理：部分区域CINⅢ，余（－）。

出院诊断 ①AIS。②HSIL（CINⅢ）。

随访信息 2019年12月20日电话随访（本人）。每年定期于外院体检，结果均正常。

No. 44-3 刘某 年龄22

入院日期 2015年7月22日。

主诉 体检发现宫颈病变15 d。

现病史 患者于2015年7月7日赴湖北省妇幼保健院体检，行宫颈癌筛查，HR-HPV16型阳性，DNA倍体检测提示：异常倍体细胞1个，TCT阴性。于2015年7月14日转诊湖北省妇幼保健院宫颈癌防治中心门诊，阴道镜拟诊：疑似CIN。镜下取宫颈3、4、7、11点活检，病理报告：腺体腺上皮呈不典型增生，因病变成分少，原位腺癌不能排除。2015年7月22日湖北省肿瘤医院会诊：宫颈活检局灶性呈原位腺癌图像。门诊以"宫颈原位癌"收入院。

妇科检查 宫颈呈中度至重度糜烂状，触血（－），宫体未触及异常，双附件未触及包块。

入院诊断 AIS。

阴道镜图像 入院后手术前，我们常规作了阴道镜评估，见图44-1。

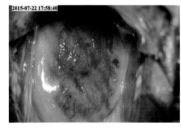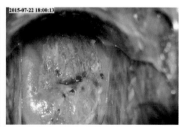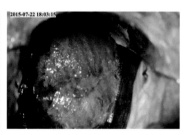

A B C

图 44-1 患者刘某阴道镜图像

A. 生理盐水作用后；B. 醋酸作用后；C. 高碘作用后

阴道镜点评 从这几幅代表性的图片中，我们看到了什么？几个关键词：Ⅰ型转化区，正常转化区，仅仅在柱状上皮区域，我们看到了腺上皮区域灶性"白色病变"，是否与术后病理"腺上皮呈不典型增生"有关联，值得我们关注。

迄今，我们并没有确立腺上皮病变的阴道镜检的标准，甚至阳性的病例积累和报道都不多见。在这种背景下，更加激发了作者对这个领域的浓厚的兴趣。

手术方式　2015 年 7 月 24 日宫颈锥切术。

病理诊断　2015 年 7 月 27 日（1510078）锥切术后病理：局灶区腺上皮呈不典型增生。切缘阴性。

出院诊断　AIS。

随访信息　2019 年 12 月 18 日电话随访（本人）。术后定期复查，结果均正常。

No. 44 - 4　杨某　年龄 33

入院日期　2016 年 3 月 30 日。

主诉　发现宫颈病变 5 年余。

现病史　患者于 2011 年初因妇科检查发现"宫颈糜烂"来湖北省妇幼保健院行宫颈筛查，TCT 报告阴性，HPV 检测报告 16 型阳性，门诊给予抗病毒治疗（药用干扰素栓、阴道上药），3 个月后复查 HPV 未转阴，后给予保妇康栓阴道上药。其间无任何异常症状，未复查。产后 42 d 复查及每年常规妇科检查，自述"宫颈糜烂"无好转，宫颈刷片无异常，其间偶有白带带血丝，未引起重视。2016 年 3 月 9 日湖北省妇幼保健院 HPV 检测提示 HPV16、HPV18 型阳性。2016 年 3 月 11 日 TCT 报告 LSIL。于 2016 年 3 月 20 日转诊湖北省妇幼保健院宫颈癌防治中心阴道镜门诊，镜下取宫颈 5、6、8、12 点活检，病理报告：①宫颈原位腺癌，不排除更重病变，建议进一步检查。②鳞状上皮呈高级别上皮内病变（CIN Ⅲ）累及腺体。免疫组化结果：P16（＋），Ki-67（Li：约 70％）。门诊以上述诊断收入院。患病以来，无白带多及出血等。

妇科检查　宫颈呈中度糜烂状，触血（＋），宫体及双附件未触及异常。

入院诊断　①AIS。② HSIL（CIN Ⅲ）。

阴道镜图像　见图 44-2。

2016-03-30 18:11:18

2016-03-30 18:13:06,A:85S

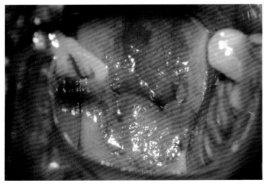

A

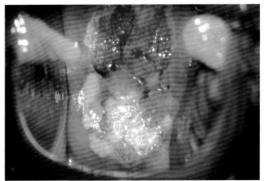

B

2016-03-30 18:13:16,A:94S

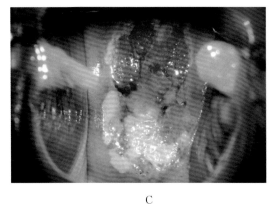

C

2016-03-30 18:15:00

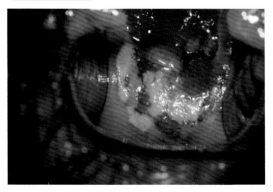

D

2016-03-30 18:16:35

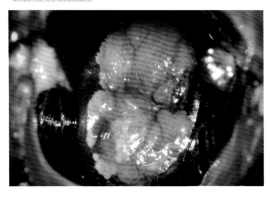

E

图 44-2　患者杨某阴道镜图像

A. 生理盐水作用后；B—D. 醋酸作用后；E. 高碘作用后

阴道镜点评　这个镜检图像很清晰，清楚地展示了"红—白—黄"的变化，且病灶主要在下唇，一般镜检印象就是 HSIL。但是，当我们按照术后病理再来分析的时候，感觉镜检的靶区除了转化区以外，在腺上皮区域也可见到厚的白色上皮，这提示我们腺上皮阴道镜检的靶区包括两个：转化区及腺上皮区域。

手术方式　2016 年 4 月 1 日宫颈柱形锥切术。

病理诊断　2016 年 4 月 5 日（1604504）锥切术后病理：原位腺癌伴高级别鳞状上皮内病变（CINⅡ～Ⅲ）累及腺体，小区 7 点处可见早期间质浸润（浸润深度＜2 mm，宽度＜7 mm），切缘鳞状上皮增生。

省肿瘤医院毛永荣主任会诊意见　（宫颈锥切组织）宫颈原位腺癌，7 点处高级别鳞状上皮内病变 CINⅢ 累及腺体。

出院诊断　①AIS。②HSIL（CINⅢ）。

随访信息　2019 年 12 月 10 日电话随访（本人）。术后定期复查，结果均正常。

No. 44－5　李某　年龄 53

入院日期　2015 年 5 月 16 日。

主诉　绝经后点滴状阴道出血 1 d。

现病史　患者绝经 5 年，既往月经规律，无异常阴道出血。一直未做妇科检查。2015 年 5 月 22 日患者无诱因出现点滴出血，2015 年 5 月 23 日在广州军区武汉总医院陆总医院南湖妇产中心检查，TCT 报告：HSIL（口述，未见报告单），转诊湖北省妇幼保健院宫颈癌防治中心阴道镜门诊，阴道镜下活检，病理报告：宫颈原位腺癌伴高级别鳞状上皮内病变（CINⅢ），门诊以上述诊断收入院。

妇科检查　宫颈呈中度糜烂状，触血（＋），宫体及双附件未触及异常。

入院诊断　①AIS。②HSIL（CINⅢ）。

手术方式　①2015 年 5 月 24 日宫颈锥切术。②2015 年 6 月 2 日筋膜外全宫＋双附件切除术。

病理诊断　①2015 年 5 月 30 日（1509739）锥切术后病理：宫颈高分化腺癌（浸润深度＜2 mm），部分区域被覆鳞状上皮呈 CINⅢ，累及腺体，切缘鳞状上皮增生。②2015 年 6 月 10 日（1512341）全宫术后病理：宫颈全取材，镜下未见残留宫颈腺癌病变，原 leep 切口处可见出血变性，宫内膜呈分泌性改变。

锥切术后诊断　①宫颈腺癌Ⅰa 期。②HSIL。

出院诊断　① 宫颈腺癌 Ⅰa 期。②HSIL。

随访信息　2019 年 12 月 10 日电话随访（本人）。定期复查，结果正常。

No. 44－6　刘某　年龄 37

入院日期　2016 年 11 月 25 日。

主诉　体检发现宫颈病变 2 年。

现病史　患者于 2014 年 6 月 7 日赴荆门市第一人民医院行宫颈筛查，TCT 报告：ASCUS，HPV16、HPV18、HPV31、HPV33、HPV45、HPV52、HPV56 和 HPV58 型阳性，DNA 倍体检测阴性，转诊阴道镜门诊，镜下活检回报：慢性宫颈炎。未行特殊处理。2016 年 6 月 27 日于荆门第一人民医院复诊，TCT 报告：ASCUS，转诊阴道镜检及宫颈活检，病理报告：慢性宫颈炎伴部分区域呈低级别鳞状上皮内病变累及腺体。未行特殊治疗。2016 年 9 月 27 日转湖北省妇幼保健院进一步诊治，TCT 报告：上皮内高度病变，HPV 检测：A7 组高危型（18、39、45、59、69）阳性。10 月 25 日于湖北省妇幼保健院门诊行 leep 术，术后病检：宫颈原位腺癌，小块游离上皮呈 CINⅢ。免疫组化结果：P16（＋），Ki-67（Li：60％）。门诊以上述诊断收入院。

妇科检查　宫颈呈浅小 leep 术后观，阴道内见少许血性分泌物。子宫附件未触及异常。

入院诊断　①AIS。②CINⅢ。

手术方式　2016 年 11 月 27 日宫颈锥切术。

术后病理 2016 年 12 月 4 日（1618341）全宫术后病理：宫颈全取材，镜下未见残留宫颈腺癌病变，原 leep 切口处可见出血变性，宫内膜呈分泌性改变。

出院诊断 ①AIS。②CINⅢ。

随访信息 2019 年 12 月 18 日电话随访（患者丈夫）。术后定期复查，情况良好，结果均正常。

No. 44－7 姜某 年龄 47

入院日期 2016 年 12 月 25 日。

主诉 体检发现宫颈病变 1 个月。

现病史 患者 1 个月前参加单位组织的在湖北省妇幼保健院妇保科的体检，HPV 检测报告 18 型阳性，宫颈细胞学涂片报告 PⅡ⁺。于 2016 年 12 月 20 日转诊阴道镜门诊，镜下拟诊：LSIL，镜下取宫颈 2、6、9、12 点组织活检，病理报告：原位腺癌。免疫组化结果示：P16（＋），Ki-67（Li：40%）。门诊以上述诊断收入院。患者无白带多及阴道出血等。

妇科检查 宫颈肥大，轻糜状，触血（－），质地正常，子宫附件未触及异常。

入院诊断 AIS。

阴道镜图像 见图 44-3。

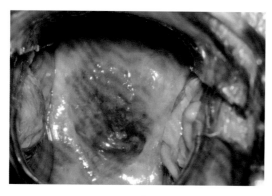

A

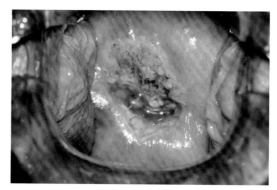

B

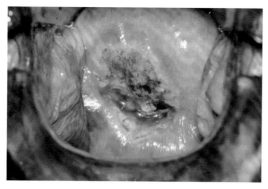

C

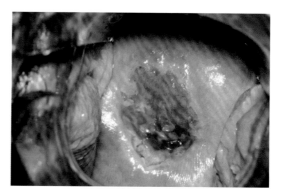

D

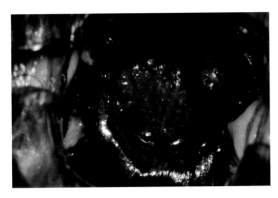

E

图 44-3　患者姜某阴道镜图像

A. 生理盐水作用后；B—D. 醋酸作用后；E. 高碘作用后

阴道镜点评　初看这些阴道镜图像，你会觉得它有别于 HSIL 的镜检特点吗？Ⅰ型转化区，病变在上唇，高碘作用图像无特异性改变。重点分析三幅醋酸作用后的图像，第一幅醋酸作用后 1 min，大面积点状血管及白色上皮（看似转化区），在持续 1.5 min 后（第二幅）几乎消失，第三幅图像醋酸作用后 2 min，上唇差不多恢复到正常状态，残留的是"非转化区"样的柱状上皮。这样问题就来了，持续时间短，镜检靶区在柱状上皮区域？是不是有别于 HSIL 镜检的靶区？

我们希望有更多的病例的积累和分析。请关注接下来的病例。

手术方式　①2016 年 12 月 27 日 leep 锥切术。②2016 年 12 月 30 日腹腔镜下全子宫＋双侧附件切除术。

病理诊断　①2016 年 12 月 28 日（1619454）锥切术后病理：（1～6 点）宫颈原位腺癌，其余（7～12 点）为慢性宫颈炎伴纳氏囊肿及鳞化和乳头状糜烂，切缘未见病变累及。免疫组化结果示：P16（＋），Ki-67（Li：40％）。②2017 年 1 月 3 日（1619683）全宫术后病理：宫颈全取材，镜下未见残留宫颈腺癌病变，原 leep 切口处可见出血变性；子宫多发性平滑肌瘤（大于三枚，最大径 3 cm）；宫内膜呈分泌性改变。

出院诊断　①AIS。②子宫肌瘤。

随访信息　2019 年 12 月 18 日电话随访（本人）。术后按照医生的要求定期复查，结果均正常。

No. 44－8　汪某　年龄 46

入院日期　2017 年 3 月 7 日。

主诉　接触性出血 1 个月。

现病史　患者既往月经规律，无异常阴道出血，2017 年 2 月于性生活后出现间断少量阴道出血，随即就诊湖北省妇幼保健院妇科门诊，2017 年 2 月 14 日 TCT 报告：非典型鳞状上皮细胞（倾向上皮内高度病变），HPV A9 组阳性，A5、A6、A7 组阴性。于 2017 年

2 月 20 日转诊阴道镜门诊，镜检＋活检，病理回报：（宫颈 3、6、8、10 点组织活检）CINⅢ。门诊以上述诊断收入院。

妇科检查 宫颈肥大，呈轻度糜烂状，触血（－），子宫附件未触及异常。

入院诊断 HSIL（CINⅢ）。

手术方式 ①2017 年 3 月 9 日宫颈锥切术。②2017 年 3 月 16 日腹腔镜下全子宫＋双侧输卵管切除术＋右卵巢囊肿剥除术。

病理诊断 ①2017 年 3 月 14 日（1703140）锥切术后病理：宫颈原位腺癌，病变呈散在多灶性分布，切缘未见病变累及。②2017 年 3 月 19 日（1703522）全宫术后病理：送检全子宫，宫颈全部取材，镜下未见残留病变，原宫颈锥切处可见出血、变性及炎性细胞浸润；宫内膜呈增生性改变；阴道断端被覆鳞状上皮增生。右侧卵巢囊肿，黄体囊肿伴出血，另可见副中肾管囊肿。

出院诊断 ①HSIL（CINⅢ）。②AIS。

随访信息 2019 年 12 月 18 日电话随访（本人）。术后定期来院复查，结果正常。

No. 44－9 王某 年龄 27

入院日期 2017 年 5 月 26 日。

主诉 发现宫颈病变 2 周。

现病史 患者因人流术后阴道少量出血 1 周，于 2017 年 5 月 12 日赴湖北省妇幼保健院复查。血 hCG 及盆腔 B 超未发现异常，宫颈筛查结果：HPV HC-Ⅱ 165.16，TCT 和 DNA 倍体结果无异常，转诊湖北省妇幼保健院宫颈癌防治中心阴道镜门诊，镜检提示：Ⅰ 型转化区。镜检拟诊：LSIL，行镜下活检。病理报告（177386）：（宫颈 3、6、9、12 点组织活检）原位腺癌。免疫组化结果显示：P16（强＋），Ki-67（Li：约 70％）。门诊以上述诊断收入院。

妇科检查 宫颈呈重度糜烂状，触血（－），子宫附件未触及异常。

超声 超声测量宫颈管长度 1.7 cm，其余无异常（未婚未育）。

入院诊断 AIS。

阴道镜图像 见图 44-4。

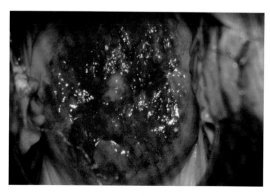
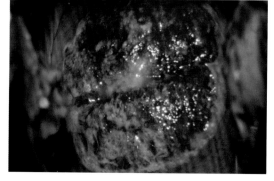

A   B

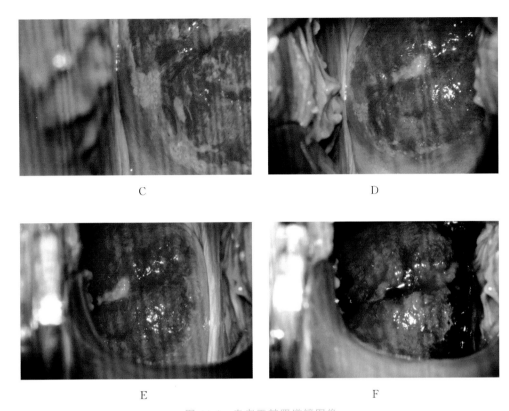

图 44-4　患者王某阴道镜图像

A. 生理盐水作用后；B～E. 醋酸作用后；F. 高碘作用后

阴道镜点评　这是首次镜检后、术前 1 d 的阴道镜检图像。由于锥切术后的病理详细，使我们可以在第一时间分析其镜检特征。该病例锥切术后病理为宫颈原位腺癌，病变呈散在多灶性，且切缘可见原位腺癌。当我们再分析其镜检特征时，你会觉得它有别于 HSIL 的镜检特点吗？Ⅰ型转化区，病变范围广但不重，有趣的是柱状上皮区域可见短暂的、大范围的、散在的、薄的"白色上皮"（图 44-4B），图 44-4C 便几乎消失，由于转化区位于边缘地带，我们分区进行观察，首先是 9 点处，长时间的镶嵌，与 HSIL 的镜检没有区别。第二个区域是 5～8 点，转化区内小范围的白色上皮（图 44-4D）。第三个区域是 2～5 点，转化区内小范围的白色上皮及腺体开口（图 44-4E）。最后一幅图是高碘作用的图像，无特异性改变。如果不是因为镶嵌引起镜检医生的注意，该患者是不是会面临漏诊。同样的问题，如果将镜检靶区扩大柱状上皮区域，我们会不会有可能找到解决问题的路径？

手术方式　①2017 年 5 月 28 日 leep 锥切术。②2017 年 8 月 31 日 leep 锥切术（第二次入院手术）。

病理诊断　①2017 年 5 月 31 日（1707899）锥切术后病理：宫颈原位腺癌，病变呈散在多灶性，余未见异常改变，切缘可见原位腺癌，余未见异常改变，免疫组化结果显示：Ki-67（Li：约 40%），P16（强＋）。②2017 年 9 月 1 日 leep 术后病理（1714093）：宫颈组织全取材 12 块，镜下未见原位腺癌及 CIN 病灶。

出院诊断　AIS。

随访信息　2019 年 12 月 18 日电话随访（本人）。术后定期复查，结果均正常。

入院日期　2017 年 6 月 5 日。

主诉　同房出血两月余，发现宫颈病变月余。

现病史　患者于 2017 年 3 月开始有接触性出血，点滴状，色红，出血当天自行停止，未行特殊处理。2017 年 4 月常规体检，提示宫颈病变（未见报告）。2017 年 4 月 22 日赴安徽省淮北市妇幼保健院就诊，TCT 报告 HSIL，HPV 检测报告 16、18 型阳性。于 5 月 22 日转诊阴道镜门诊，镜下活检病理报告：宫颈高级别鳞状上皮内病变累及腺体，部分区域考虑有浸润。门诊盆腔 B 超提示：子宫内膜增厚并回声不均（宫腔线形回声清晰，内膜前后径 1.6 cm，内回声不均，内可见点、条状血流）。于 5 月 26 日行分段诊刮术，病检提示：（子宫颈）血性分泌物中少量内膜组织无异常，另可见小块宫颈上皮组织倾向高级别上皮内瘤变；（子宫腔）内膜组织，腺体呈增殖期样改变。患者要求进一步诊治，门诊以 "疑似 CIN Ⅲ" 收入院。

妇科检查　宫颈肥大，下唇呈轻度糜烂状，触血（－），子宫附件未触及异常。

入院诊断　HSIL（CIN Ⅲ）。

阴道镜图像　见图 44-5。

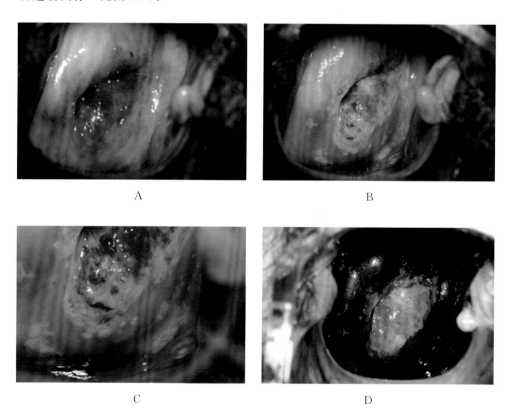

A B

C D

图 44-5　患者任某阴道镜图像

A. 生理盐水作用后；B－C. 醋酸作用后；D. 高碘作用后

阴道镜点评　我们结合这几幅图一起来分析。

图 44-5A 是生理盐水作用后阴道镜图像，下唇大片"红色"区域。

图 44-5B 是醋酸作用后的宫颈，在醋酸作用下，图 44-5A 中的"红色"呈现的是"白色"改变。

图 44-5C 是放大后，不仅仅是红变白的区域内见到白色上皮、镶嵌和腺体开口，在此外侧也见到大量的腺体开口、白色上皮和镶嵌。

图 44-5D 下的为黄色区域，正所谓"红－白－黄"变化，且阴道镜检靶区既包括了传统意义上的转化区，更包括了在鳞化路上（还没有完全形成）出现病变的柱状上皮区域。

这样，问题就又来了，诊断 AIS 的阴道镜检靶区到底是与 HSIL 相同，还是除了 HSIL 的阴道镜检靶区外，还包括了柱状上皮区域？还是只包括柱状上皮区域？

手术方式　①2017 年 6 月 30 日 leep 锥切术。②2017 年 6 月 13 日腹腔镜下筋膜外全子宫＋双侧输卵管切除术。

病理诊断　①2017 年 6 月 9 日（1708390）锥切术后病理：（宫颈 1～11 点）均可见高级别鳞状上皮内病变（CINⅡ～Ⅲ）累及腺体；（宫颈 6 点）小区可见早期浸润（深度＜1 mm，水平宽度＜7 mm）。（宫颈 3～8 点）可见原位腺癌。（宫颈 1 点和 8 点）内口切缘可见 CINⅡ～Ⅲ，（宫颈 7 点、11 点）近内口切缘可见 CINⅡ～Ⅲ累及腺体，余切缘未见 CIN 病变。2019 年 6 月 12 日毛永荣主任会诊病理切片，会诊意见如下：宫颈 leep 组织，宫颈 1～11 点高级别鳞状上皮内病变（CINⅡ～Ⅲ）累及腺体。宫颈 6 点可见微小浸润（深度＜3 mm，水平宽度＜7 mm），（宫颈 12 点）CINⅠ。（宫颈 3～8 点）见散在表浅宫颈腺癌（深度＜2 mm）。②2017 年 6 月 15 日（1708775）全子宫＋双侧输卵管：送检全子宫标本，宫颈全取材。镜下见慢性宫颈炎伴纳氏囊肿，鳞状上皮增生，原 leep 切口处可见出血、变性及炎症细胞浸润；阴道断端被覆鳞状上皮增生；（双侧）宫旁组织及子宫下段未见异常改变；子宫浆膜下平滑肌瘤（肌瘤一枚，最大径 5 cm）；子宫内膜呈萎缩性改变；（双侧）输卵管积水伴（双侧输卵管系膜）副中肾管囊肿。

术后诊断　①宫颈鳞癌Ⅰa_1 期。②宫颈腺癌Ⅰa_1 期。

出院诊断　①宫颈鳞癌Ⅰa_1 期。②宫颈腺癌Ⅰa_1 期。

No. 44－11　李某　年龄 34

入院日期　2017 年 6 月 21 日。

主诉　体检发现宫颈病变 21 d。

现病史　患者于 2017 年 5 月 31 日赴中国人民解放军武汉总医院常规体检，TCT 报告阴性，HPV 检测 16 型阳性，转诊阴道镜门诊，镜检拟诊：疑似 CIN。行宫颈活检，病理回报：（3、6、9、12 点）黏膜慢性炎症伴（6、12 点）局灶区呈高级别上皮内肿瘤（CINⅡ）。建议患者手术，患者拒绝。现来湖北省妇幼保健院要求进一步诊治，门诊以"CINⅡ"收入院。

妇科检查　宫颈呈轻度糜烂状，触血（－），子宫附件未触及异常。

入院诊断　HSIL（CINⅡ）。

手术方式 2017 年 6 月 23 日宫颈锥切术。

病理诊断 2017 年 6 月 30 日（1709507）：（2～8 点）原位腺癌，病变呈多灶性，余为慢性宫颈炎伴纳氏囊肿，鳞状上皮增生，切缘未见病变；免疫组化结果显示：CEA（＋），P16（弥漫＋），Ki-67（高增值，Li 约 80%），ER（－），PR（－），Vimentin（－）。

出院诊断 ①HSIL。②AIS。

随访信息 2019 年 12 月 18 日电话随访（本人）。术后定期于外院复查，结果正常。

No. 44－12　曹某　年龄 26

入院日期 2017 年 7 月 24 日。

主诉 发现宫颈病变 1 个月。

现病史 患者既往月经规律，无异常阴道出血。6 月 20 日出现同房后阴道出血，量少，色鲜红，伴下腹坠胀感，赴湖北省妇幼保健院妇科检查，2017 年 6 月 29 日 TCT 报告 ASCUS，13HR-HPV 检测报告 16、18 型阳性，转诊阴道镜门诊，镜下宫颈活检，病理报告：高级别鳞状上皮内病变（CINⅡ～Ⅲ）累及腺体伴原位腺癌，建议行进一步检查；免疫组化结果显示：Ki-67（Li：约 70%），P16（＋）。其间无腹痛、发热、便血等其他不适。门诊遂以上述诊断收入院。

妇科检查 宫颈呈轻度糜烂状，触血（＋），子宫附件未触及异常。

入院诊断 HSIL 并 AIS。

手术方式 2017 年 7 月 24 日宫颈锥切术。

病理诊断 2017 年 7 月 27 日（1711533）锥切术后病理：（宫颈 7、8 点）原位腺癌伴局灶区 CINⅢ 累及腺体，余各点为慢性宫颈炎伴乳头状糜烂及鳞化，各点及切缘未见 CIN 病变及原位腺癌病变，免疫组化结果：Ki-67（Li：60%＋），P16（＋）。

出院诊断 HSIL 并 AIS。

随访信息 2019 年 12 月 10 日电话随访（本人）。术后复查 HPV 一直持续阳性，细胞学未发现异常。其间复查过一次阴道镜检活，检病理无异常发现。

No. 44－13　胡某　年龄 42

入院日期 2017 年 8 月 26 日。

主诉 发现宫颈病变四月余。

现病史 患者于 2017 年 4 月 20 日在当地卫生服务中心行宫颈癌筛查，TCT 提示未见恶性细胞和上皮内病变细胞，HPV 检测 16 型阳性，未行特殊处理。于 2017 年 8 月 23 日转诊湖北省妇幼保健院阴道镜检门诊，镜检拟诊：慢性宫颈炎。镜下病理回报：（1713296）宫颈组织原位腺癌伴高级别鳞状上皮内病变（CINⅢ）累及腺体，免疫组化结果显示：P16（＋），CEA（＋），CK8（＋），Ki-67（Li：80%）。其间患者偶有同房出血，无白带异常。患者要求进一步诊治，以上述诊断收治入院。

妇科检查 宫颈呈陈旧性裂伤，上唇近颈口处柱状上皮略增生，子宫附件未触及异常。

入院诊断　AIS 并 CINⅢ。

阴道镜图像　见图 44-6。

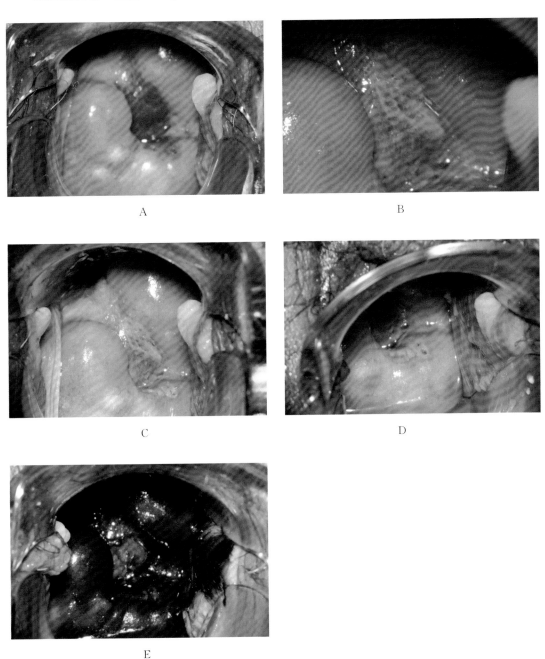

图 44-6　患者胡某阴道镜图像

A. 生理盐水作用后；B－D. 醋酸作用后；E. 高碘作用后

阴道镜点评　我们从病理结果回过来分析阴道镜检的特点，锥切术后病理只见灶性 CIN Ⅲ病变（3 点处）（术前 AIS 病灶为灶性病变，已被活检取走）。而我们从一个Ⅱ型转化区上只是观察到灶性的阳性表现（6 点处），而对应的病理却是阴性。这是阴道镜检的陷阱。

手术方式 ①2017 年 8 月 28 日 leep 锥切术。②2017 年 9 月 1 日腹腔镜下全子宫＋双侧输卵管切除术。

病理诊断 ①2017 年 8 月 30 日（1714013）宫颈锥切组织：慢性宫颈炎伴纳氏囊肿及鳞化，（3 点）局灶区呈高级别鳞状上皮内病变（CINⅢ），余（－），切缘未见 CIN 病变。②2017 年 9 月 3 日（1714159）全宫标本病理：送检子宫标本，宫颈全取材，镜下为慢性宫颈炎，原 leep 切口处为出血性改变。

出院诊断 AIS 并 CINⅢ。

随访信息 2019 年 12 月 18 日电话随访（本人）。定期复查，结果正常。

No. 44 - 14 唐某 年龄 41

入院日期 2017 年 8 月 31 日。

主诉 脐周间断疼痛半年余。

现病史 患者半年前无明显诱因脐周间断性隐痛。2017 年 8 月 13 日患者来湖北省妇幼保健院就诊查：DNA 倍体检测提示高倍体细胞；HC-2 检测阳性（36.16）；TCT 报告：（宫颈管）非典型腺细胞；盆腔 B 超：子宫声像图未见明显异常，宫颈后唇回声改变（前后唇可见多个大小不等的无回声，其中一个大小约 0.5 cm×0.5 cm。后唇似可见 2.2 cm×1.8 cm×2.2 cm 的低回声，边界不清，内可见少许血流信号）。2017 年 8 月 18 日本院阴道镜检，拟诊：可疑浸润癌，镜下取宫颈 5、6、7、9、12 点活检（1713254），提示：①原位腺癌伴高级别鳞状上皮内病变累及腺体；免疫组化结果：P16（＋），CK8（＋），K167（Li：80％）。②（宫颈管刮出物）送检炎性退变组织及少许颈管黏膜组织。门诊以上述诊断收入院。

妇科检查 宫颈肥大，下唇呈重度颗粒状糜烂，另可及一质硬赘生物，直径 2 cm。子宫附件未触及异常。

入院诊断 ①AIS。②HSIL。

阴道镜图像 见图 44-7。

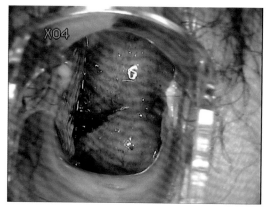

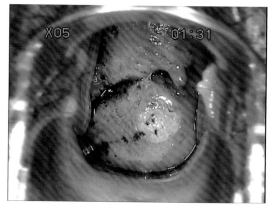

A   B

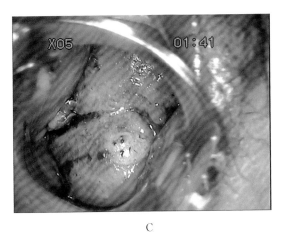

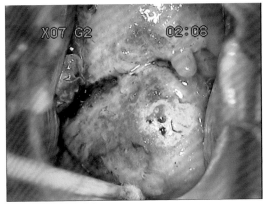

C   D

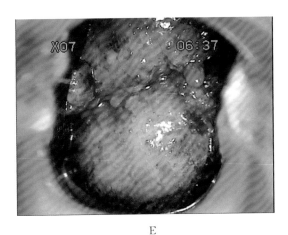

E

图 44-7　患者唐某阴道镜图像

A. 生理盐水作用后；B-C. 醋酸作用后；D. 绿色滤光镜图像；E. 高碘作用后

阴道镜点评　这个病例锥切术后病理主要是 9～12 点的原位腺癌（另一处病灶），而阴道镜检的特点是腺体开口很多，病变以上唇和 6 点处为重，表现出镜检与病理不符合的现象。这是不是 AIS 的特点呢？还需要积累更多的病例。

手术方式　①2017 年 8 月 31 日 leep 锥切术。②2017 年 9 月 5 日腹腔镜下全子宫＋双侧输卵管切除术。

病理诊断　①2017 年 9 月 2 日（1714098）锥切术后病理：（宫颈 leep 组织 9～12 点）原位腺癌，其中 5、7 号切片纤维间质切缘可见原位腺癌病灶；免疫组化：Ki-67（Li：70%）、P16（＋）；（宫颈 leep 组织 9～12 点）宫颈组织共取材 12 块，其中第 15 号切片可见原位腺癌病灶，其余切片未见原位腺癌及 CIN 病变，切缘干净；（宫颈 leep 组织 4～7 点）慢性宫颈炎，鳞状上皮增生；（宫腔刮出物）送检子宫内膜呈分泌性改变。②2017 年 9 月 10 日（1714420）病理回报：（全子宫＋双侧输卵管）宫颈组织全取材，镜下小区见原位腺癌病灶，原来 leep 切口处可见出血、变性及炎性细胞浸润；手术断端、双侧宫旁组织及子宫下段未见癌累及；子宫内膜呈增生性改变；（双侧）输卵管管壁血管扩展，淤血。

出院诊断　①AIS。②HSIL。

随访信息　2019 年 12 月 18 日电话随访（本人）。术后定期复查，结果正常。

No. 44－15　李某　年龄 37

入院日期　2017 年 10 月 21 日。

主诉　发现宫颈病变 3 周。

现病史　患者既往月经规律，无异常阴道出血，近 3 年来未行妇科体检。2017 年 9 月 25 日到湖北省妇幼保健院妇科检查，TCT 报告 ASC-H，HPV 检测 18 型及 12 种高危阳性。转诊阴道镜门诊，镜下宫颈活检，病理回报：原位腺癌，免疫组化结果显示：P16（＋），CEA（＋），CK8（＋），Ki-67（Li：约 60%）。要求进一步治疗，门诊以上述诊断收治入院。

妇科检查　宫颈光滑，质地正常，子宫附件未触及异常。

入院诊断　AIS。

手术方式　①2017 年 10 月 23 日宫颈锥切术＋ECC＋内膜诊刮术。②2017 年 10 月 30 日腹腔镜下筋膜外全子宫＋左侧输卵管切除术。

病理诊断　①2017 年 10 月 27 日（1717274）锥切＋诊刮术后病理：（宫颈管刮出物）送检破碎宫颈管黏膜呈慢性炎改变；（宫腔刮出物）送检子宫内膜呈不规则增生；（宫颈 leep 组织）宫颈组织全取材 13 块，仅 1 号切片可见高级别鳞状上皮内病变（CIN Ⅱ）；免疫组化结果：Ki-67（Li：60%），P16（＋），仅 13 号切片可见残留原位腺癌病灶。②2017 年 11 月 5 日（1717669）全宫术后病理：（全子宫＋左侧输卵管）送检子宫标本，宫颈全取材，镜下为慢性宫颈炎伴乳头糜烂及鳞化，原切口处为出血性改变。子宫肌壁间多发性平滑肌瘤（肌瘤 3 枚，最大径 1.5 cm）；宫内膜呈增生性改变；（左侧）输卵管管壁血管扩张淤血，与术前及术中诊断相符。

出院诊断　①AIS。②HSIL。③子宫肌瘤。

随访信息　2019 年 12 月 18 日电话随访（本人）。术后定期复查，结果正常。

No. 44－16　江某　年龄 33

入院日期　2017 年 11 月 21 日。

主诉　发现宫颈病变月余。

现病史　患者平素月经规律，无异常阴道出血。2017 年 10 月 13 日外院常规体检，TCT 报告 LSIL，HPV 检测提示 16 型阳性。转诊阴道镜门诊，镜下宫颈活检，病理回报：CIN Ⅲ 累及腺体。要求进一步治疗，门诊以上述诊断收入院。患病以来，无白带多及异常出血。

妇科检查　宫颈光滑，质地正常，子宫附件未触及异常。

入院诊断　HISL（CINⅢ）。

手术方式　①2017年11月24日宫颈锥切术。②2017年11月30日腹腔镜下全子宫＋双侧输卵管切除术。

病理诊断　①2017年11月28日（1719416）锥切术后病理：宫颈7点处见CINⅡ～Ⅲ累及腺体，宫颈4点纤维间质切缘可见原位腺癌，余点及余切缘未见原位腺癌及CIN病变；免疫组化结果：P16（＋），Ki-67（Li：90％）。②2017年12月5日（1719826）全宫术后病理：宫颈全取材，镜下小区见原位腺癌伴CINⅡ～Ⅲ累及腺体，子宫内膜呈增生性改变；双侧输卵管管壁血管扩张、淤血。

出院诊断　①HSIL（CINⅢ）。② AIS。

随访信息　2019年12月11日电话随访（本人）。术后定期来湖北省妇幼保健院复查，结果正常。

No. 44－17　马某　年龄25

入院日期　2018年1月7日。

主诉　白带异常3个月，发现宫颈病变1个月。

现病史　患者近3个月来无明显诱因出现白带异常，量多、色黄、无异味，无接触性出血。2017年11月30日赴广州军区武汉总医院诊治，TCT报告ASCUS，HR-HPV检测报告：16、82型阳性。转诊阴道镜检门诊，镜检拟诊：疑似CIN。取宫颈4、6、9、12点活检，病理回报：慢性宫颈炎，局部上皮呈CINⅠ～Ⅱ改变。要求进一步诊治，门诊以上述诊断收入院。

妇科检查　宫颈呈轻度糜烂状，触血（－），子宫附件未触及异常。

入院诊断　HSIL（CINⅡ）。

阴道镜图像　见图44-8。

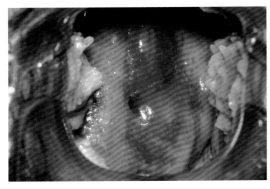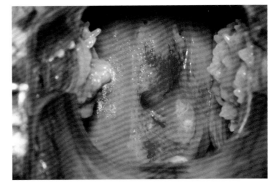

A   B

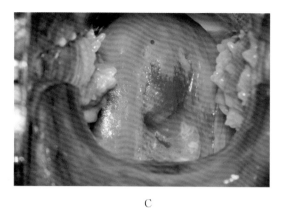
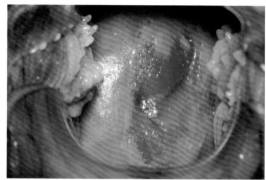

C D

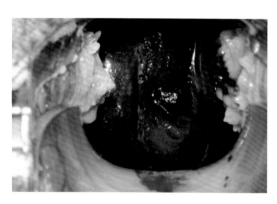

E

图 44-8　患者马某阴道镜图像

A. 生理盐水作用后；B-D. 醋酸作用后；E. 高碘作用后

阴道镜点评　我们结合这几幅图一起来分析。

图 44-8A 是生理盐水作用后的宫颈，上、下唇均可见大片"红色"区域。

图 44-8B 是醋酸作用后的宫颈，"红色"区域呈现的是"白色"病变。

图 44-8C 病变持续，1 点小区域"白色"病变，6 点大面积的"白色"病变。

图 44-8D 是醋酸作用 3 min 时，6 点处病变消失，1 点病灶仍然存在（但术后病理是阴性）。

图 44-8E 是高碘作用后的图像，没有我们期待的"黄色"病变。

此外，6 点病灶发生在非传统意义上的转化区，而且我们平时不太会关注的非靶区——柱状上皮和不成熟化生的上皮区域（鳞化路上）。这样，我们是不是对 AIS 病变的靶区又有了进一步的认识？

手术方式　2018 年 1 月 9 日 leep 锥切术。

病理诊断　2018 年 1 月 11 日（1800503）锥切术后病理：① （宫颈 leep 组织）宫颈组织全取材，其中 4、6 点可见高级别鳞状上皮内病变，切缘未见 CIN 病变；3、5、6 点可见局灶区原位腺癌病灶；免疫组化结果：Ki-67（Li：90%），P16（＋）；其余各点及切缘未见原位腺癌及CIN病变。②（6～9点外切缘）送检组织未见原位腺癌及CIN病变。

出院诊断　①HSIL。②AIS。

随访信息　2019年12月18日电话随访（本人）。术后3、6、9、12个月均复查结果正常，最后一次复查是2019年2月。目前足月分娩后1个月，待产后42 d复查。

No. 44-18　杨某　年龄32

入院日期　2018年3月18日。

主诉　体检发现宫颈病变半月余。

现病史　患者于2018年3月2号参加单位组织的体检，TCT报告：HSIL，即转诊湖北省妇幼保健院阴道镜门诊，镜下活检＋ECC，病理回报：①（宫颈2、6、8、11点组织）慢性宫颈炎，部分区呈高级别鳞状上皮内病变（CINⅡ）累及腺体伴腺上皮不典型增生，建议进一步检查排除原位腺癌病变；免疫组化结果：P16（＋），Ki-67（Li：约60%）。②（颈管组织）送检凝血块中可见极少许破碎颈管黏膜组织呈慢性炎症，因组织极少，请随诊。要求进一步诊治，门诊以上述诊断收入院。患者无白带多及异常阴道出血。

妇科检查　宫颈肥大，轻度糜烂状，触血（－），子宫附件未触及异常。

入院诊断　①HSIL（CINⅡ）。②疑似腺上皮病变。

手术方式　2018年3月21日宫颈锥切术。

病理诊断　2018年3月26日（1804501）锥切术后病理：（10、11号）局灶区可见原位腺癌病变，其余切片为慢性宫颈炎伴纳氏囊肿及鳞化，鳞状上皮增生，切缘未见原位腺癌及CIN病变；免疫组化：P16（＋），CK7（＋），P63（－），Ki-67（Li：约60%）。

出院诊断　①AIS。②HSIL（CINⅡ）。

随访信息　2019年12月18日电话随访（本人）。术后定期复查，结果正常。

No. 44-19　柳某　年龄56

入院日期　2018年5月14日。

主诉　体检发现宫颈病变1个月。

现病史　患者1个月前赴当地医院行宫颈癌筛查，提示宫颈病变（未见报告），转湖北省妇幼保健院就诊，2018年5月8日湖北省妇幼保健院检测12种高危型及HPV16、HPV18型阳性，2018年5月7日行阴道镜＋宫颈活检，拟诊HSIL，病理回报：CINⅢ。门诊以上述诊断收入院。

妇科检查　宫颈萎缩，轻度糜烂状，触血（＋），双宫旁弹性好，子宫附件未触及异常。

入院诊断 HSIL（CINⅢ）。

手术方式 2018年5月17日宫颈锥切术＋诊刮术。

病理诊断 2018年5月22日（1808559）锥切术后病理：浅表浸润性鳞状细胞癌（浸润深度＜3 mm，宽度＞7 mm），脉管内未见瘤栓，神经未见癌累及，癌周围可见高级别鳞状上皮内瘤变及原位腺癌病变，切缘未见CIN及原位腺癌病灶，免疫组化：P16（＋），P63（部分＋），CK5/6（部分＋），CAM5.2（＋），CK7（＋），Ki-67（Li：约20％）。

出院诊断 ①宫颈鳞癌Ⅰa期。②AIS。

随访信息 2019年12月18日电话随访（本人）。术后复查4次，最后1次复查时间是2019年12月，结果正常。

No. 44－20　姚某　年龄36

入院日期 2018年5月23日。

主诉 白带增多1年，发现宫颈病变10 d。

现病史 患者近1年白带增多，有时伴有阴道排液。2018年5月8日外院检查TCT报告LSIL，10 d前到武汉市妇幼保健院诊治，行阴道镜检及活检，病理回报：鳞状上皮呈高级别上皮内瘤变累及腺体，局灶上皮呈原位腺癌改变。要求进一步诊治，门诊以上述诊断收入院。

妇科检查 宫颈呈中度糜烂状，触血（－），子宫附件未触及异常。

入院诊断 ①HSIL。②AIS。

手术方式 ①2018年5月23日宫颈锥切术。②2018年5月29日腹腔镜下全子宫＋双侧输卵管切除术。

病理诊断 ①2018年5月26日（1809013）锥切术后病理：（3、7～11点）宫颈原位腺癌，病变呈多灶性，（3、6点）CINⅢ累及腺体，其余各点及各切缘未见CIN病变及原位腺癌。②2018年6月1日（1811013）全宫术后病理：未见CIN病变及原位癌病灶，原宫颈锥切部分可见出血、变性及炎性细胞浸润，宫内膜呈增生性改变。

出院诊断 ①HSIL。②AIS。

随访信息 2019年12月11日电话随访（本人）。术后定期来湖北省妇幼保健院复查，检查结果正常。

No. 44－21　邓某　年龄39

入院日期 2018年5月22日。

主诉 体检发现宫颈病变半个月。

现病史 患者既往月经规律，无异常阴道出血。2018年5月9日社区体检报告如下，TCT报告：ASCUS；DNA倍体检测：可见少量DNA倍体异常细胞。遂于2018年5

15 日赴湖北省人民医院复查，TCT 报告同上，建议宫颈活检。患者于 2018 年 5 月 16 日转诊湖北省妇幼保健院阴道镜门诊，镜下活检，病理回报：高级别鳞状上皮内病变（CIN Ⅱ～Ⅲ），部分区可见原位腺癌病灶。门诊遂以上述诊断收入院。2018 年 5 月 24 日入院查 HPV18（＋）。

妇科检查　宫颈肥大，轻度糜烂状，子宫附件未触及异常。

入院诊断　①AIS。②HSIL（CINⅢ）。

手术方式　①2018 年 5 月 25 日宫颈锥切术。②2018 年 6 月 1 日腹腔镜下全子宫＋双侧输卵管切除术。

病理诊断　①2018 年 5 月 28 日（1809178）锥切术后病理：（5 点）宫颈原位腺癌，（5～8 点）小区呈 CINⅡ～Ⅲ累及腺体，其余点及切缘未见 CIN 及原位腺癌。②2018 年 6 月 4 日（1809611）：（全子宫＋双侧输卵管）送检全子宫标本，宫颈全取材，镜下见慢性宫颈炎伴鳞化，鳞化上皮增生，原锥切切口处可见出血、变性及炎性细胞浸润；手术切缘及子宫下段未见异常改变；子宫肌壁间腺肌瘤（肌瘤 1 枚，最大径 0.5 cm）；子宫内膜呈增生性改变；（双侧）输卵管管壁血管扩张、淤血伴（右侧输卵管系膜）副中肾管囊肿。

出院诊断　①AIS。②HSIL（CINⅢ）。③子宫腺肌瘤。

随访信息　2019 年 12 月 20 日电话随访（本人）。术后定期复查，结果均正常。

No. 44－22　陈某　年龄 44

入院日期　2018 年 7 月 11 日。

主诉　同房出血两月余。

现病史　患者近两月无明显诱因出现同房后出血，量少，2018 年 7 月 5 日赴鄂州凤凰医院检查，TCT 报告：低级别鳞状上皮内病变（LSIL）。HR-HPV 检测报告：16 型阳性。即行阴道镜检及多点活检，病理回报：（3、6 点）慢性宫颈炎伴糜烂，鳞状上皮增生，CINⅠ～Ⅱ；（9、12 点）慢性宫颈炎伴鳞状上皮增生，CINⅢ累及腺体。偶伴下腹痛，休息后自行缓解。今要求进一步诊治，以上述诊断收入院。患病以来，无月经过多等。

妇科检查　宫颈肥大，直径约 4 cm，重度糜烂状，触血（＋），质偏硬。子宫超儿头大小，质硬，活动受限，双附件未触及异常。

超声　盆腔 B 超示：子宫增大（子宫体切面内径约为 11.5 cm×9.2 cm× 9.4 cm）；子宫肌瘤（肌瘤变性），子宫底部可见 9.5 cm×8.3 cm 低回声区，边界清，内部回声杂乱，内可见多个不规则细小无回声区；宫内节育器；宫颈多发腺体囊肿（宫颈前后唇可见多个无回声区，其中一个大小为 0.3 cm×0.4 cm）；盆腔积液（陶氏腔内可见范围约为 2.9 cm×1.4 cm 游离无回声区）。

入院诊断　①HSIL（CINⅢ）。②子宫肌瘤。③IUD。

阴道镜图像　见图 44-9。

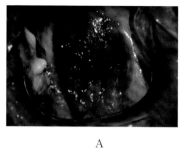 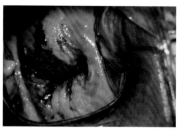 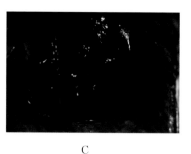

A   B   C

图 44-9 患者陈某阴道镜图像

A. 生理盐水作用后；B. 醋酸作用后；C. 高碘作用后

阴道镜点评 这是活检后、锥切手术前的阴道镜评估图像，从锥切术后病理来分析，为泛发性的 HSIL，而 AIS 为点状病灶，术前已被活检标本取走。分析，该病例是一例泛发性 HSIL 病例，而我们看到的图像是什么特点呢？"红—白—黄"，即大面积红色区域，出现了厚的、持续时间较长的（此处未显示）白色上皮，进而呈黄色改变。与我们前面呈现的 AIS 的图像有没有什么区别？目前不明确。

手术方式 ①2018 年 7 月 13 日 leep 锥切术。②2018 年 7 月 19 日腹腔镜下全子宫＋双侧输卵管切除术。

病理诊断 ①2018 年 7 月 17 日锥切术后病理：送检宫颈组织全取材 17 块，其中 1、2、7、9～14、17 号切片可见高级别鳞状上皮内瘤变（CINⅢ）累及腺体，1、2、17 号切片宫颈外口切缘处可见高级别鳞状上皮内瘤变，11 号切片纤维间质部切缘可见高级别鳞状上皮内病变累及腺体；免疫组化结果：P16（＋），Ki-67（Li：70%）；部分区腺上皮：P16（－），Ki-67（－）。其余切片及切缘因部分组织被覆鳞状上皮破碎且部分区鳞状上皮脱失，未能评估，请随诊。结合武汉市艾迪康医学检验所病理 HE 切片 8 张（活检标本）（2018018846），湖北省妇幼保健院会诊意见：（宫颈 3、6、9、12 点）宫颈鳞状细胞原位癌累及腺体，建议进一步检查排除浸润。（宫颈 3 点）局灶腺体可疑原位腺癌改变，建议做免疫组化。②2018 年 7 月 24 日（1812938）（全子宫＋双侧输卵管）：宫颈全取材，镜下原 leep 切口处可见出血、变性及烧灼挤压明显，仅 14、16 号切片宫颈组织被覆鳞状上皮，局灶区呈高级别鳞状上皮内病变（CINⅢ），手术切缘未见 CIN 病变；子宫平滑肌瘤伴局灶区疏松水肿及红色病变（肌瘤 2 枚，最大直径 10 cm）；子宫内膜呈增生性改变；（双侧）输卵管组织与临床相符。

出院诊断 ①HSIL（CINⅢ）。② AIS。③子宫肌瘤。④IUD。

随访信息 2019 年 12 月 18 日电话随访（本人）。术后定期在当地医院复查，自述没有发现异常。

No. 44－23　余某　年龄26

入院日期　2018年8月5日。

主诉　白带异常2个月，发现宫颈病变2周。

现病史　患者2个月前无明显诱因出现白带异常，量多，偏黑色，有异味，无接触性出血。于2018年7月20日赴湖北省妇幼保健院诊治，TCT报告：非典型腺细胞，HC-2检测阳性，检测值：1482.93，即转诊湖北省宫颈癌防治中心阴道镜门诊，镜检拟诊：CINⅡ，镜下活检病理回报（病检号为1812997）：①（宫颈3、6、9、12点活检）提示原位腺癌，浸润性癌不能排除，建议做进一步检查；免疫组化：P16（＋），Ki-67（Li：约80％）。②（宫颈管搔刮）送检出血、变性组织及少许破碎的腺上皮呈原位腺癌改变，建议做进一步检查；免疫组化：P16（＋），Ki-67（Li：约60％）。患者要求进一步诊治，门诊以"宫颈原位腺癌"收入院。病程中，患者精神好，食欲好，睡眠好，大小便正常，体力、体重无明显变化。

妇科检查　宫颈呈轻度糜烂状，触血（－），子宫附件未触及异常。

入院诊断　①AIS。②早浸癌待排除。

阴道镜图像　见图44-10。

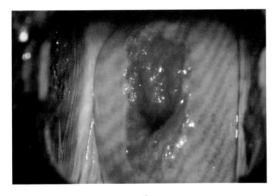

A

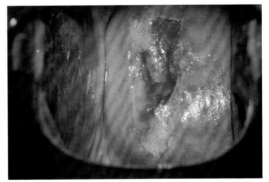

B

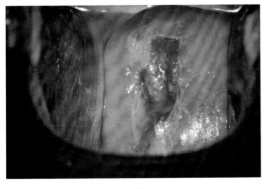

C

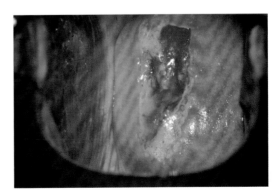

D

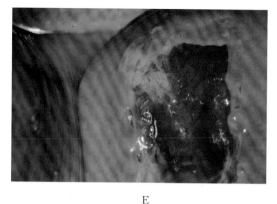
E

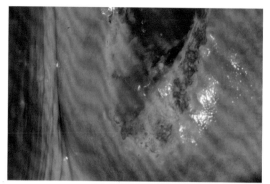
F

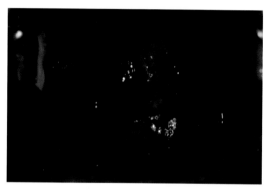
G

图 44-10　患者余某阴道镜图像

A. 生理盐水作用后；B－F. 醋酸作用后；G. 高碘作用后

阴道镜点评　这是活检后、锥切手术前的阴道镜评估图像，从锥切术后病理来看：该病例是一例大面积的 AIS 病例，而我们看到的图像是什么特点呢？"红－白－黄"，即大面积红色区域，出现了厚的、持续时间较长的（此处未显示）白色上皮，进而呈黄色改变。与我们前面呈现的 HSIL 的图像有没有区别？仔细分析，该病例还是有一点要注意的，12点处与 5、6 点的病灶不同，12 点出现在鳞状上皮与柱状上皮交界处，5～12 点为原位腺癌，但阴道镜检的表现异常主要在 5～6 点和 11 点，其他部位基本正常，且这两处异常的靶区也主要在腺上皮区域，这又一次加深了我们的印象，腺上皮镜检的靶区不同于（或不完全等同于）鳞状上皮病变的镜检的靶区。在柱状上皮区域（这个不是我们传统意义的靶区），其持续时间之长与 5、6 点的病灶相当。

到目前为止，我们是不是可以这样认为，由于 AIS 病例的镜检特征不明显或者没有特征，我们在临床工作中是不是可以改变镜检工作流程，除了对异常转化区的活检外，对于鳞柱交界和柱状上皮区域内的病变区域同样要行活检，才不至于在镜检这个环节漏诊。

手术方式　2018 年 8 月 7 日 leep 锥切术。

病理诊断　2018 年 8 月 9 日（1814303）leep 术后病理：（5～12 点）原位腺癌，病变

呈多灶性，余点及切缘未见原位腺癌及CIN病变。

出院诊断　AIS。

随访信息　2019年12月18日电话随访（本人）。术后定期来湖北省妇幼保健院复查，结果均正常。

No.44－24　张某　年龄24

入院日期　2018年7月25日。

主诉　阴道不规则出血1个月。

现病史　患者既往月经规律，无异常阴道出血，近1个月出现阴道不规则出血，量少，淋漓不断。2018年5月25日赴湖北省妇幼保健院妇科诊治，13HR-HPV阳性，TCT未见异常。后转诊阴道镜门诊，镜下活检（未见阴道镜报告），病理报告：（宫颈3、6、9、12点组织活检）慢性宫颈炎，鳞状上皮脱失，局灶区呈原位腺癌改变；免疫组化结果：P16（＋），Ki-67（Li：40％）。今来湖北省妇幼保健院要求治疗，门诊以"宫颈原位腺癌"收入院。患病以来无白带增多及同房出血等。

妇科检查　宫颈呈轻度糜烂状，触血（－），子宫附件未触及异常。

入院诊断　AIS。

手术方式　2018年7月27日宫颈锥切术。

病理诊断　2018年8月2日（1813625）术后病理：（1点）极小区腺体呈不典型增生，免疫组化结果：P16（＋），MVC6（－），P53（－），Ki-67（Li：约5％），余点及各切缘未见CIN及腺癌改变。

出院诊断　AIS。

随访信息　2019年12月20日电话随访（本人）。术后定期复查，HPV持续阳性，细胞学无异常，未复查阴道镜检查。

No.44－25　余某　年龄38

入院日期　2018年8月6日。

主诉　发现宫颈病变两年余。

现病史　患者2015年12月于外院体检发现HPV16型阳性，TCT未见异常，行阴道镜检＋宫颈活检提示：CINⅡ。2015年12月26日于通山县人民医院行宫颈leep术，术后病检提示CIN（患者口述，未见单）。术后每年复查HPV16型持续性阳性，无接触性出血，无阴道异常排液，无腹痛等不适，2018年3月通山县人民医院复查HPV16型阳性，TCT未见异常。今来湖北省妇幼保健院要求治疗，门诊遂以"疑似CINⅡ术后复发"收入院。患者患病以来，精神、食欲、睡眠尚可，大小便正常，体重无改变。

妇科检查　宫颈肥大，部分宫颈组织呈缺损样改变。子宫附件未触及异常。

入院诊断　疑似HSIL术后复发。

手术方式　①2018年8月2日宫颈锥切术＋诊刮术。②2018年8月9日腹腔镜下全子宫＋双侧输卵管切除术＋诊刮术。

病理诊断 ①2018年8月8日（1814009）锥切术后病理：锥切术病检（3点）小区原位腺癌，余宫颈各点及各切缘未见CIN及原位腺癌；免疫组化结果：P16（＋），Ki-67（Li：60％）；（宫腔刮出物）子宫内膜增生性改变。②2018年8月14日（1814483）：（全子宫＋双侧输卵管）送检全子宫标本，宫颈全取材，镜下小区见原位腺癌病灶，原锥切切口处可见出血、变性及炎症细胞浸润；免疫组化结果显示：P16（＋），Ki-67（Li：约60％）；手术切缘及子宫下段未见癌累及；子宫浆膜下平滑肌瘤（肌瘤1枚，最大径0.5 cm）；子宫内膜呈分泌性改变；（双侧）输卵管管壁血管扩张、淤血伴（左侧输卵管系膜）囊腺纤维瘤；术中送检（宫腔刮出物），镜下见子宫内膜部分呈增生性改变，部分呈分泌性改变。

出院诊断 ①HSIL术后。② AIS。③（左侧输卵管系膜）囊腺纤维瘤。

随访信息 2019年12月18日电话随访（本人）。术后定期来湖北省妇幼保健院复查，结果正常。

No. 44－26　杨某　年龄28

入院日期 2018年9月9日。

主诉 同房出血1年，发现宫颈病变月余。

现病史 患者1年前偶有同房出血，粉红色，量少，无白带增多等，未予注意。2018年8月14日来湖北省妇幼保健院行孕前检查，TCT报告：非典型腺细胞，倾向于瘤变。HPV16型阳性，定量值为50.29。后转诊阴道镜门诊，镜检拟诊：HSIL，取宫颈3、6、9、12点活检，病理回报：①高级别鳞状上皮内病变（CINⅡ～Ⅲ）累及腺体，局灶区可见原位腺癌；免疫组化结果示：P16（＋），Ki-67（Li：约60％）。②宫颈管组织送检可见极小片破碎的腺上皮呈原位腺癌改变；免疫组化结果显示：P16（＋），Ki-67（Li：约30％）。要求进一步诊治，门诊以上述诊断收入院。

妇科检查 宫颈呈中度糜烂状，触血（＋），子宫附件未触及异常。

入院诊断 HSIL合并AIS。

阴道镜图像 见图44-11。

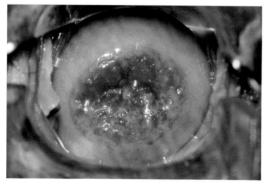
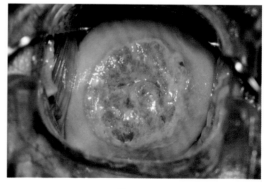

A　　　　　　　　　　　　B

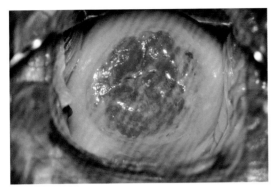
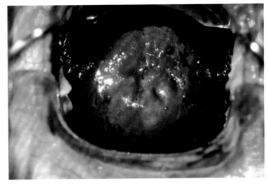

C   D

图 44-11 患者杨某阴道镜图像

A. 生理盐水作用后；B-C. 醋酸作用后；D. 高碘作用后

阴道镜点评 从 leep 术后病理来分析，只有灶性 HSIL 病灶（10 点）。从阴道镜图像来看，生理盐水作用后的宫颈略呈颗粒状糜烂，醋酸作用后呈现薄的白色上皮，持续时间短暂，高碘作用后的图像也呈黄色（无特异性）。这种灶性病灶如果不是锥切术后病理诊断，镜下活检很难发现，是为阴道镜直视下活检的局限。

手术方式 2018 年 9 月 11 日 leep 锥切术。

病理诊断 2018 年 9 月 15 日（1816750）leep 术后病理：（10 点）CINⅡ～Ⅲ累及腺体，其余各点及切缘未见 CIN 及 AIS 病变；免疫组化结果：P16（+），Ki-67（Li：约 60%）。

出院诊断 HSIL 合并 AIS。

随访信息 2019 年 12 月 18 日电话随访（本人）。术后 3 个月在吴绪峰主任专家门诊复查一次，结果均正常。

No. 44－27 张某 年龄 49

入院日期 2018 年 8 月 21 日。

主诉 体检发现宫颈病变半个月。

现病史 患者既往月经规律，无异常阴道出血，2018 年 7 月 31 日赴黄石市中心医院体检，13HR-HPV 检测 16、81 型阳性，行阴道镜＋宫颈活检，病理报告：CINⅠ，8 月 7 日于同济医院会诊病理切片，病检示：慢性宫颈炎伴局灶鳞状上皮不典型增生（CINⅠ），建议住院手术治疗，患者未遵医嘱。8 月 10 日就诊湖北省妇幼保健院，再次行阴道镜检＋活检，术后病理：①（宫颈 2、6、9、12 点组织活检）慢性宫颈炎，鳞状上皮增生，另见少许游离破碎的腺上皮呈原位腺癌（AIS）改变，排除浸润性腺癌不能，建议进一步检查以明确诊断；免疫组化结果：P16（+），Ki-67（Li：约 60%）。②（颈管组织）送检出血变性及黏液样组织中可见破碎的原位腺癌病灶。近来，无阴道分泌物、异常阴道流血等病史。今来湖北省妇幼保健院，要求治疗，门诊遂以上述诊断收入院。

妇科检查 宫颈肥大，轻度糜烂状，纳氏囊肿，子宫附件未触及异常。

入院诊断 ①AIS。②CINⅠ。

手术方式 ①2018年8月17日宫颈锥切术。②2018年8月23日腹腔镜下全子宫＋双侧输卵管切除术。

病理诊断 ①2018年8月22日（1815139）锥切术后病理：（宫颈锥切组织）宫颈全部取材14块，镜下可见（宫颈7～8、10号切片）原位腺癌，余点及切缘未见AIS及CIN病变；免疫组化结果：P16（＋），Ki-67（Li：约60％）；（宫颈管搔刮组织）镜下见小块游离的鳞状上皮增生。②2018年8月30日（1815491）全宫术后病理：全子宫标本，宫颈全部取材，镜下未见残留AIS病灶，原锥切切口处可见出血及变性、炎症细胞浸润；子宫内膜呈增生性改变；（双侧）输卵管管壁血管扩张、淤血伴（左侧输卵管系膜）副中肾管囊肿。

出院诊断 ①AIS。②CINⅠ。

随访信息 2019年12月20日电话随访（本人）。术后定期来湖北省妇幼保健院复查，结果均正常。

No. 44－28　江某　年龄41

入院日期 2018年8月25日。

主诉 体检发现宫颈病变25d。

现病史 患者既往月经规律，无特殊不适。于2018年7月18日赴深圳市龙华区中心医院体检，HPV检测提示16型阳性，TCT提示HSIL。阴道镜提示：Ⅲ型转化区，镜下活检，病理回报：①（2点、6点）高级别鳞状上皮内病变累及腺体。②（8点）低级别鳞状上皮内病变。③（10点）见黏液，（宫颈管搔刮组织）送检宫颈管黏膜呈慢性炎症改变，见小块游离鳞状上皮重度异型增生。今来湖北省妇幼保健院，要求治疗，门诊以"高级别鳞状上皮内病变"收入院。

妇科检查 宫颈光滑，子宫附件未触及异常。

入院诊断 HSIL（CINⅢ）。

手术方式 ①2018年8月27日宫颈锥切术。②2018年9月6日腹腔镜下全子宫＋双侧输卵管切除术。

病理诊断 ①2018年8月30日（1815719）锥切术后病理：宫颈锥切组织（2、7点）小区呈高级别鳞状上皮内病变（CINⅡ～Ⅲ）累及腺体，（1，4～7，11点）原位腺癌，余各点未见CIN及原位腺癌病变，切缘未见CIN及原位腺癌病变；免疫组化结果显示：P16（＋），Ki-67（Li：约80％）；（宫腔刮出物）送检子宫内膜呈增生性改变，另见小块游离鳞状上皮呈高级别鳞状上皮内病变（CINⅢ），免疫组化结果显示：P16（＋），Ki-67（Li：约60％）；（宫颈管搔刮组织）送检组织镜下为子宫内膜增生性改变。②2018年9月6日（181617）全宫术后病理：送检全子宫标本，宫颈全取材，镜下见慢性宫颈炎伴鳞化，鳞状上皮增生，未见残留 CIN 及原位腺癌病灶，原锥切切口处可见出血、变性坏死及炎症细胞浸润；手术切缘及子宫下段未见癌；子宫肌壁间平滑肌瘤及腺肌瘤（肌瘤 2 枚，最大径 0.5 cm）；子宫内膜呈增生性改变；（双侧）输卵管管壁血管扩张、淤血伴（右侧输卵管系膜）副中肾管囊肿。

出院诊断　①AIS。②HSIL（CINⅢ）。③子宫肌瘤。④子宫腺肌瘤。

随访信息　2019 年 12 月 20 日电话随访（本人）。术后定期复查，结果正常。

No. 44－29　汪某　年龄 46

入院日期　2018 年 9 月 12 日。

主诉　同房后阴道出血年余。

现病史　患者 1 年前出现性生活后间断、少量出血，一直未予注意。2018 年 8 月 15 日赴湖北省妇幼保健院诊治，因"黏膜息肉"直接行阴道镜检＋活检，病理报告：①（宫颈 3、6、8、12 点组织）高级别鳞状上皮内病变（CINⅢ）累及腺体，病变呈多灶性，局灶区可见原位腺癌（AIS）；免疫组化结果：P16（＋），Ki-67（Li：约 60%）。②（宫颈赘生物）黏膜息肉伴纳氏囊肿。其间，伴阴道分泌物增多，有异味，无腹痛、发热等不适，今来湖北省妇幼保健院要求治疗，门诊遂以上述诊断收入院。

妇科检查　宫颈呈轻度糜烂状，触血（＋），子宫附件未触及异常。

入院诊断　①AIS。②HSIL（CINⅢ）。

手术方式　①2018 年 9 月 14 日宫颈锥切术＋诊刮术＋颈管骚刮术。②2018 年 9 月 20 日腹腔镜下全子宫＋双侧输卵管切除术。

病理诊断　①2018 年 9 月 19 日（1816969）锥切术后病理：（宫颈 10 点）灶性原位腺癌，（宫颈 4～11 点）高级别鳞状上皮内病变（CINⅢ）累及腺体，病变呈广泛多灶性，余点未见病变，各切缘未见病变；免疫组化结果：P16（＋），Ki-67（Li：60%）；（宫腔刮出物）送检宫内膜组织呈分泌性改变；（宫颈管搔刮组织）送检黏液组织及少许破碎颈管腺体上皮呈慢性炎症改变。②2018 年 9 月 28 日（1817398）全宫术后病理：子宫颈全取材，镜下未见残留 AIS 及 CIN 病灶，原宫颈锥切切口处可见出血、变性及炎症细胞浸润；手术切缘及子宫下段组织未见异常改变；宫内膜呈增生性改变；（双侧）输卵管管壁血管扩张、淤血伴（双侧输卵管系膜）副中肾管囊肿；免疫组化结果：P16（－）。

出院诊断　①AIS。②HSIL（CINⅢ）。

随访信息　2019 年 12 月 20 日电话随访（本人）。术后定期复查，结果正常。

No. 44－30　黄某　年龄 34

入院日期　2018 年 8 月 18 日。

主诉　月经周期延长年余，间断阴道出血月余。

现病史　患者既往月经规律，2017 年 9 月开始出现月经周期延长，3～4 个月月经来潮 1 次，经期 3～4 d，量中，2018 年无月经来潮。2018 年 7 月 8 日开始无明显诱因间断阴道出血，点滴状，色鲜红，持续至今，无异常阴道流液等不适。2018 年 8 月 9 日前往荆门市第二人民医院就诊，行取环术＋诊刮术，2018 年 8 月 13 日荆门第二医院术后病检回报：（子宫内容物）子宫内膜样腺癌。湖北省妇幼保健院病理科会诊意见：（子宫内容物）子宫内膜样腺癌（中分化），建议进一步诊治。患者要求进一步诊治，门诊遂以"子宫内膜样腺癌"收入院。病程中，患者精神好，食欲好，睡眠好，大小便正常，体力体重无明显变化。

妇科检查 宫颈光滑，子宫附件未触及异常，浅表淋巴结未触及肿大。

入院诊断 子宫内膜癌。入院后完善相关检查，拟行手术治疗，宫颈筛查 HR-HPV 阳性，TCT 报告 AGC，行阴道镜检，为Ⅲ型转化区，除了上唇近颈管口可见到薄的白色上皮外，其他未见异常改变。直接行诊断性 leep 锥切术。

阴道镜图像 见图 44-12。

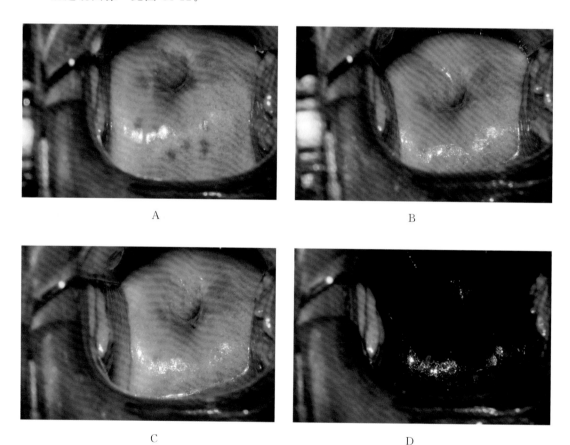

图 44-12 患者黄某阴道镜图像

A. 生理盐水作用后；B－C. 醋酸作用后；D. 高碘作用后

阴道镜点评　这是活检后、锥切手术前的阴道镜评估图像，从锥切术后病理来分析，（6 点）小区原位腺癌；（7 点）小区呈高级别鳞状上皮内病变（CIN Ⅱ～Ⅲ）累及腺体，阴道镜检几乎没有见到有意义的镜下特点。总体感觉，还是"红－白－黄"的改变，只是程度、范围均有限，除了 6、7 点白色病变持续时间长以外，其他部位的病变很快消失，没有临床意义。这个 6、7 点白色病变与病理一致性较好。

手术方式　①2018 年 10 月 19 日 leep 锥切＋诊刮术。②2018 年 10 月 25 日腹腔镜下全子宫＋双侧输卵管切除术。

病理诊断　①2018 年 10 月 23 日（1819275）锥切术后病理：（6 点）小区可见原位腺癌；（7 点）小区呈高级别鳞状上皮内病变（CIN Ⅱ～Ⅲ）累及腺体。局灶区可见原位腺癌，其余各点及切缘未见 CIN 及原位腺癌；免疫组化结果显示：P16（＋），Ki-67（Li：约 60％）；（宫腔刮出物）送检子宫内膜呈增生性改变；（颈管骚刮组织）送检少许子宫内膜呈增生性改变。②2018 年 10 月 31 日（1819702）全宫术后病理：宫颈全取材，镜下未见残留癌巢，呈慢性宫颈炎，鳞状上皮增生，原 leep 切口处可见出血、变性及炎症细胞浸润；免疫组化结果显示：P16（－），Ki-67（低增殖，Li：约 3％）；手术断端及子宫下段组织未见癌；子宫腺肌症；子宫内膜呈增生性改变；（双侧）输卵管管壁血管扩张、淤血及（双侧输卵管系膜）副中肾管囊肿。

出院诊断　①AIS。②HISL（CIN Ⅲ）。

随访信息　2019 年 12 月 20 日电话随访（本人）。术后一直在吴绪峰主任门诊复查，结果均正常。

No. 44－33　蔡某　年龄 29

入院日期　2018 年 11 月 7 日。

主诉　同房出血 3 个月，发现宫颈病变月余。

现病史　患者 3 个月前出现同房后阴道出血，较多表现为血性白带，偶为少量阴道出血，呈鲜红色，阴道出血可自止。于 2018 年 9 月 17 日赴外院检查，TCT 报告：ASC-H，HPV 检测 18 型阳性。给予阴道上药（具体不详），症状缓解不明显，遂于 2018 年 9 月 29 日在外院行阴道镜检及活检，病检报告提示（宫颈 1 点）慢性宫颈炎，局部呈原位腺癌构象，建议标记 P16、Ki-67；（10 点）慢性宫颈炎伴腺上皮低级别上皮内瘤变。患者要求进一步诊治，门诊以疑似宫颈原位腺癌收入院。

妇科检查　宫颈呈重度糜烂状，触血（＋），子宫附件未触及异常。

入院诊断　AIS。

2018 年 11 月 8 日湖北省妇幼保健院会诊外院病理切片：（1、10 点）原位腺癌，免疫组化：P16（＋），Ki-67（Li：约 30％）。2018 年 11 月 9 日湖北省妇幼保健院门诊筛查报告：HC-Ⅱ 568.05，DNA 高倍体细胞 306 个，TCT 报告（宫颈管）非典型腺细胞（倾向于瘤变）。

阴道镜图像　见图 44-15。

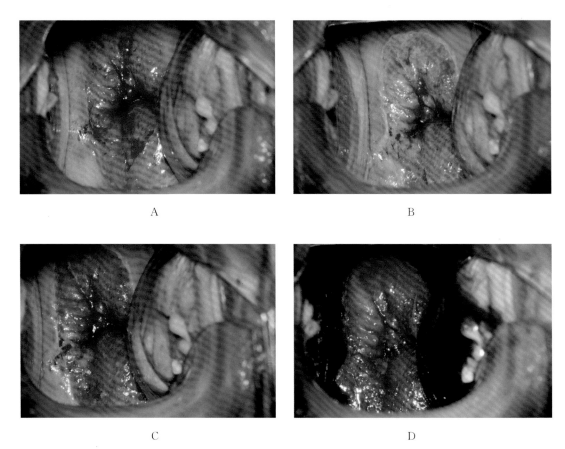

图 44-15　患者蔡某阴道镜图像

A. 生理盐水作用后；B~C. 醋酸作用后；D. 高碘作用后

　　阴道镜点评　这是活检后、锥切手术前的阴道镜评估图像，从锥切术后病理来分析，泛发性、多灶性、单纯性的原位腺癌，不包含 HSIL 病变。阴道镜检总体感觉图像简单，除了薄的白色上皮，基本不存在其他异常。整体变化还是"红－白－黄"的改变，但是，"白"的持续时间很短且位于柱状上皮区域内，图 44-15C 醋酸作用后 2 min 即消失。这可否认为是单纯性 AIS 镜检特点？需要多关注。

　　手术方式　2018 年 11 月 9 日宫颈锥切术。

　　病理诊断　2018 年 11 月 13 日（1820880）：（1~5、12~16 号切片）宫颈原位腺癌，病变呈多灶性，其余切片呈慢性宫颈炎，鳞状上皮增生，各切缘未见原位腺癌及 CIN 病变，免疫组化结果显示：P16（＋），Ki-67（Li：约 70%）。

　　出院诊断　AIS。

　　随访信息　2019 年 12 月 18 日电话随访（本人）。术后定期来湖北省妇幼保健院复查，结果正常。

No. 44－34　许某　年龄 32

入院日期　2018 年 11 月 11 日。

主诉　白带增多 3 个月，发现宫颈病变 18 d。

现病史　患者 3 个月前无明显诱因出现白带异常，量多，无异味，无接触性出血。于 2018 年 9 月赴外院体检，TCT 报告无异常，HPV 检测 16、18 型阳性。于 2018 年 10 月 10 日转诊湖北省妇幼保健院宫颈癌防治中心阴道镜门诊，镜检＋活检，病理回报：宫颈 （9、12 点）局灶性原位腺癌；免疫组化结果：P16（＋），Ki-67（Li：约 70％）。患者要求进一步诊治，门诊以"宫颈原位腺癌"收入院。

妇科检查　宫颈呈重度糜烂状，以上唇为重，触血（－），子宫附件未触及异常。

入院诊断　AIS。

阴道镜图像　见图 44-16。

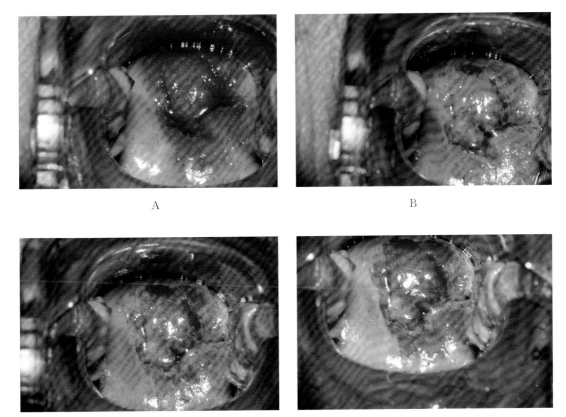

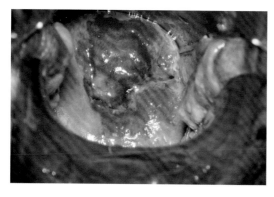
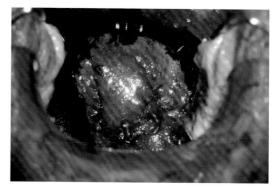

E   F

图 44-16 患者许某阴道镜图像

A. 生理盐水作用后；B. 醋酸作用 1 min；C. 醋酸作用 1.5 min；D. 醋酸作用 2 min；E. 醋酸作用 3 min；F. 高碘作用后

阴道镜点评 这是活检后、锥切手术前的阴道镜评估图像，从锥切术后病理来分析，6 点、11 点、12 点和 1 点的原位腺癌，12 点混杂有灶性 HSIL，基本上可视为单纯性 AIS 病例来分析。阴道镜检总体感觉，图像简单，除了薄的白色上皮，基本不存在其他异常。整体变化还是"红－白－黄"的改变，但是，"白"的持续时间很短且位于柱状上皮区域内，图 44-16D 醋酸作用后 2 min 几乎消失，3 min 后完全消失（图 44-16E）。

至此，我们可否认为 AIS 的靶区不只为转化区，可能存在传统转化区之外的靶区，腺上皮区域。我们提出这个假设，再在以后的病例中去验证。此外，醋酸白色上皮 2 min 几乎消失，也可能是其特点。

手术方式 2018 年 11 月 13 日宫颈锥切术。

病理诊断 2018 年 11 月 16 日锥切术后病理：（6、11～1 点）原位腺癌，病变呈多灶性，其中（12 点）灶性 CIN Ⅱ～Ⅲ累及腺体，余点及切缘未见 AIS 及 CIN 病变。

出院诊断 AIS。

随访信息 2019 年 3 月 20 日电话随访（本人）。术后每 3 个月来吴绪峰主任门诊复查，结果正常。

No. 44－35 张某 年龄 45

入院日期 2018 年 11 月 13 日。

主诉 体检发现宫颈病变两月余。

现病史 患者 2018 年 8 月于外院体检，HPV 检测阳性（未见报告，具体不详），自行用干扰素凝胶治疗。11 月 1 日赴湖北省妇幼保健院宫颈癌防治中心就诊，TCT 检查未发现异常，HC-Ⅱ 阳性，检测值为 24.48，DNA 倍体出现高倍体细胞 2 个。转诊阴道镜门诊，镜下活检回报：（宫颈赘生物）原位腺癌伴黏膜息肉，免疫组化结果：P16（＋），ER（＋），PR（＋），P53（－），Ki-67（Li：约 60％），建议做进一步检查。门诊以"宫颈原位腺癌"收入院。患病以来，无白带多及阴道出血等。

妇科检查　宫颈肥大，光滑，宫颈口可见直径 0.8 cm 赘生物；宫颈管内可触不规则直径约 2 cm 肿块，蒂触及不清，质硬。子宫附件未触及异常。

超声　子宫声像图未见明显异常；宫内节育器（宫腔内可见节育器强回声，节育器上缘距宫底 1.1 cm）。

入院诊断　①AIS。②IUD。

阴道镜图像　见图 44-17。

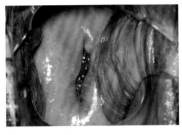 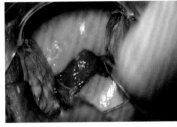 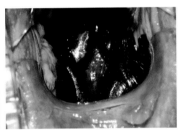

A　　　　　　　　　　　　　B　　　　　　　　　　　　　C

图 44-17　患者张某阴道镜图像

A. 生理盐水作用后；B. 醋酸作用 3 min；C. 高碘作用后

阴道镜点评　这是一个锥切术后病理阴性的图像，图 44-17B 显示的是颈管深部一个大的息肉，因为伴有鳞化，视诊、触诊都不是典型的息肉样改变。门诊取活检时，灶性病灶（原位腺癌伴黏膜息肉）已随息肉的外露部分一并摘除。

手术方式　2018 年 11 月 15 日分段诊刮术＋取环术＋leep 锥切术。

病理诊断　2018 年 11 月 16 日（1821161）：leep 术病检提示慢性宫颈炎伴纳氏囊肿及鳞化，宫颈各点及各切缘未见 CIN 病变；（宫腔刮出物）宫内膜组织呈分泌性改变；（宫颈管赘生物）慢性宫颈炎及小块黏膜息肉组织，免疫组化结果：P16（－），Ki-67（Li 低增殖数）。

出院诊断　①AIS。②IUD。

随访信息　2019 年 12 月 20 日电话随访（本人）。术后一直在当地医院复查，HPV、TCT 均正常。

No. 44－36　伍某　年龄 39

入院日期　2019 年 1 月 2 日。

主诉　发现宫颈病变 2 个月。

现病史　患者于 2018 年 10 月 30 日赴黄石市中心医院体检，TCT 未见明显异常，HPV 检测示 16、39 阳性。后行阴道镜下活检，病理回报：HSIL，转诊武汉长江航运总医院行宫颈冷刀锥切术＋宫腔镜检查＋诊断性刮宫术，术后病理：慢性宫颈炎，微腺体增生，部分区域鳞状上皮高级别上皮内病变（CINⅢ）累及腺体，灶性区域呈原位腺癌结构（锥尖、带线及子宫颈外切缘染墨汁处未见病变组织）。增生期子宫内膜伴息肉，其内夹杂重度异型增生的鳞状上皮。2018 年 11 月 12 日华中科技大学同济医院会诊病理：①慢性宫颈炎，局灶高级别鳞状上皮内病变（CINⅢ）累及腺体，小灶区域疑有原位腺癌。②（宫腔刮出物）增生期子宫内膜，其内夹杂少许呈 CINⅢ改变的腺体。2018 年 12 月 7 日湖北省妇幼保健院会诊结果：①（宫颈 leep 组织）多灶性原位腺癌（AIS），小区呈高级别鳞状上皮内病变（CINⅡ～Ⅲ）累及腺体，内外口切缘及纤维间质切缘未见 CIN 及原位腺癌。②（宫腔刮出物）送检血凝块及增生反应子宫内膜中可见破碎游离的鳞状上皮呈高级别鳞状上皮内病变（CINⅡ～Ⅲ），小区可见破碎的原位腺癌病灶，因病变较小且破碎，建议做进一步检查排除浸润癌。病程中无腹痛及异常阴道出血。今来湖北省妇幼保健院，建议进一步治疗，门诊遂以上述诊断收入院。

妇科检查　宫颈呈锥切术后观，未全愈合，子宫附件未触及异常。

入院诊断　①AIS。②HSIL。

住院经过　拟行进一步手术治疗，但术前梅毒等检查阳性，转诊综合性医院治疗。

随访信息　2019 年 3 月 20 日电话随访（本人）。自诉外院行全宫切除术，术后病理无升级，术后复查，情况良好。

No. 44－37　尹某　年龄 28

入院日期　2019 年 1 月 1 日。

主诉　同房后出血 1 次，发现宫颈病变半月余。

现病史　患者于 2018 年 12 月 10 日同房后出现阴道出血，量少，鲜红色，白带黏稠、有异味，无腹痛。次日即赴湖北省妇幼保健院诊治，TCT 报告：非典型鳞状细胞。13HR-HPV 检测：12 种高危型 HPV 阳性，16 型阳性，转诊阴道镜门诊，镜下活检病理回报（1823517）：①（6 点）宫颈原位腺癌伴局灶区高级别鳞状上皮内病变（CINⅡ～Ⅲ），建议做进一步检查；免疫组化结果：P16（＋），Ki-67（Li：约 40％）。②（12 点）高级别鳞状上皮内病变（CINⅡ～Ⅲ）累及腺体；免疫组化结果：P16（＋），Ki-67（Li：约 60％）。③（3、9 点）慢性宫颈炎，鳞状上皮增生。门诊以上述诊断收入院。

妇科检查　宫颈轻度糜烂状，触血（－），子宫附件未触及异常。

超声　颈管长度 3.2 cm。

入院诊断　①HSIL（CINⅢ）。②AIS。

阴道镜图像　见图 44-18。

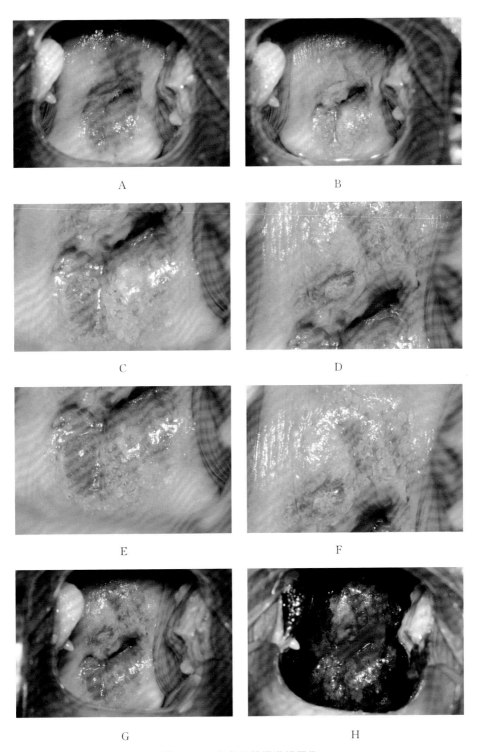

图 44-18　患者尹某阴道镜图像

A. 生理盐水作用后；B. 醋酸作用 1 min；C. 醋酸作用 2 min（下唇）；D. 醋酸作用 2 min（上唇）；E. 醋酸作用 3 min（下唇）；F. 醋酸作用 3 min（上唇）；G. 醋酸作用 4 min；H. 高碘作用后

阴道镜点评 这是活检后、锥切手术前的阴道镜评估图像。锥切术后病理是灶性病灶（AIS，HSIL）。

图 44-18A 是生理盐水作用后，呈轻到中度的"红色"改变。

图 44-18B 是醋酸作用 1 min，"红色"区域出现大面积"白色"上皮，但不是最好的显现。

图 44-18C 醋酸作用 2 min（下唇）的放大图，以 6 点为中心出现典型的镶嵌。图 44-18D 出现大面积的点状血管及镶嵌。

图 44-18E 和图 44-18F 是醋酸作用 3 min 后的图像，图像比 2 min 时更清晰，并无消退之意。感觉是鳞状上皮病变的阴道镜下改变，或者是，当以鳞状上皮病灶为主时，腺上皮病灶常常被掩盖。从锥切术后的病理也许可以说明点什么。这个值得进一步探讨。

图 44-18G 是醋酸作用 4 min 的图像，所有的阳性图像都没有消退。这个也许是鳞状上皮病变的特点。

图 44-18H 是高碘作用后的图像，呈现"黄色"改变，即所谓的"红—白—黄"现象。

从术后病理来看，异常阴道镜所见与病变严重性关系不密切。这是个例吗？还需要更多病例的资料。

手术方式 2019 年 1 月 2 日 leep 锥切术。

病理诊断 2019 年 1 月 4 日（1900059）：（1、7 点）极小区可见原位腺癌，局灶区呈 CINⅡ～Ⅲ累及腺体，免疫组化结果：P16（＋），Ki-67（Li：约 40%）；（12 点）局灶区呈 CINⅡ～Ⅲ累及腺体；（2 点）小区呈 CINⅠ，余点及各切缘未见原位腺癌及 CIN 病变。

随访信息 2019 年 12 月 19 日电话随访（本人）。术后一直在吴绪峰主任门诊复查，HPV、TCT 及 DNA 倍体检测均正常。

No. 44－38　高某　年龄 31

入院日期 2019 年 2 月 18 日。

主诉 体检发现宫颈病变 1 年。

现病史 患者既往月经规律，无异常阴道出血，2018 年 2 月患者因"排卵期出血"于十堰市太和医院检查，TCT 报告：低级别鳞状上皮病变。HPV 检测报告：HPV18 及 HPV59 阳性，转诊阴道镜门诊，镜下活检，病检不详，建议行 leep 术，患者拒绝，予以中药治疗。2018 年 11 月 5 日武汉康圣达医学检验所 HPV 检测报告，HPV18 及 HPV59 仍呈阳性，予以抗病毒治疗。2019 年 2 月 2 日转诊湖北省妇幼保健院，阴道镜下活检病理回报：（9 点）宫颈原位腺癌（AIS）伴极小区高级别鳞状上皮病变（CINⅡ～Ⅲ），建议进一步检查；免疫组化结果：P16（＋），Ki-67（Li：约 70%）；其余 3、6、12 点活检示慢性宫颈炎，鳞状上皮增生。期间伴阴道分泌物增多、有异味等病史。今来湖北省妇幼保健院要求治疗，门诊遂以"宫颈原位腺癌伴 HSIL"收入院。患病以来，阴道分泌物增多、伴异味。

妇科检查 宫颈光滑，子宫附件未触及异常。

入院诊断 AIS 伴 HSIL。

手术方式 2019 年 2 月 20 日宫颈锥切术＋诊刮术。

病理诊断 2019 年 2 月 23 日（1902773）：（5 点）小区呈 CIN Ⅱ ～Ⅲ，（1～4，6～12 点）慢性宫颈炎伴鳞化及纳氏囊肿，鳞状上皮增生，各切缘未见 AIS 及 CIN 病变；（宫腔刮出物）子宫内膜组织呈分泌性改变。

随访信息 2019 年 12 月 19 日电话随访（本人）。术后在当地检查 1 次，无异常。

No. 44－39　陈某　年龄 38

入院日期 2019 年 2 月 12 日。

主诉 体检发现宫颈病变月余。

现病史 患者 2018 年 11 月 21 日于武汉市普仁医院体检，TCT 报告：ASCUS、HR-HPV 检测报告阳性（具体不详），2018 年 12 月 21 日赴湖北省中山医院阳逻院区就诊，行宫颈活检，病理回报（182634）：乳头状慢性宫颈炎伴鳞状上皮化生，灶性腺上皮呈低级别上皮内瘤变。于 2019 年 2 月 11 日转诊湖北省妇幼保健院，会诊湖北省中山医院阳逻区病理切片（HZ1900028）示：（宫颈）乳头状慢性子宫颈炎伴鳞化，部分区腺体呈异型增生，不能排除原位腺癌，建议行免疫组化以明确诊断。其间患者偶有白带，呈淡黄色，无接触性出血，无阴道流液等不适。门诊以"疑似宫颈原位腺癌"收入院。

妇科检查 宫颈肥大，重度糜烂状，触血（一），子宫附件未触及异常。

超声 颈管长 2.36 cm。

入院诊断 疑似 AIS。

阴道镜图像 见图 44-19。

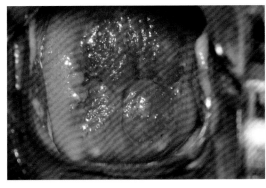 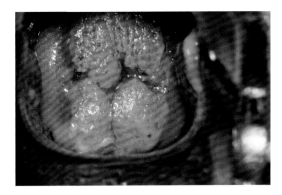

A　　　　　　　　　　　B

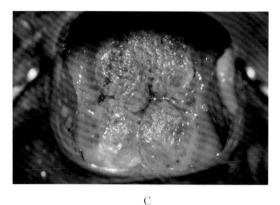
C

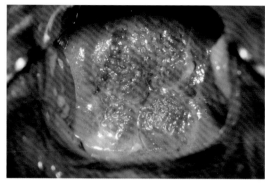
D

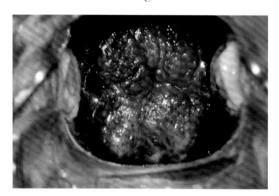
E

图 44-19　患者陈某阴道镜图像

A. 生理盐水作用后；B. 醋酸作用 1 min；C. 醋酸作用 1.5 min；D. 醋酸作用 2 min；E. 高碘作用后

阴道镜点评　这是一个锥切术后病理阴性的病例，我们一起看看有什么特点。

图 44-19A 是生理盐水作用后的宫颈，呈我们俗称的"颗粒状"糜烂。

图 44-19B 是醋酸作用 1 min 的宫颈，转化区无异常，但柱状上皮区域略显发白，请注意与腺上皮病变区别。

图 44-19C 醋酸作用 1.5 min 的宫颈，此时的"发白"现象最重。

图 44-19D 醋酸作用 2 min 的宫颈，此时的"发白"开始消退。

图 44-19E 是高碘作用后的宫颈，"发黄"的宫颈不具有特异性。

持续时间短、薄的白色上皮常常是正在化生的柱状上皮的镜下表现，镜下判读时要注意鉴别。事实上，没有病理的支撑，阴道镜检很难区别是化生的上皮还是瘤变的上皮。

手术方式　2019 年 2 月 13 日 leep 锥切术＋ECC。

病理诊断　2019 年 2 月 14 日（1902356）锥切术后病理：①（锥切宫颈组织）慢性宫颈炎伴纳氏囊肿及鳞化和乳头状糜烂，鳞状上皮增生，各点及各切缘均未见 CIN 病变。②（颈管搔刮物）送检少许破碎的颈管黏膜呈慢性炎症改变。

随访信息　2019 年 12 月 10 日电话随访（本人）。术后未来湖北省妇幼保健院复查，当地检查没有发现异常。

No. 44 - 40　陈某　年龄 36

入院日期　2019 年 3 月 18 日。

主诉　白带异常 3 个月余，发现宫颈病变 2 个月。

现病史　患者 3 个月前出现同房后出血，表现为白带带血丝，量中，无异味。于 2019 年 1 月 22 日赴湖北省妇幼保健院宫颈癌防治中心检查，TCT 报告：ASC-H，HC-2 报告阳性，检测值 197.7，DNA 倍体检测出异倍体细胞数 35 个。转诊中心阴道镜门诊，镜下活检病理回报（1904039）：①（3 点）高级别鳞状上皮内病变，局灶区腺上皮呈不典型增生，免疫组化结果：P16（＋），Ki-67（增殖指数 60%）。②（6 点）慢性宫颈炎，鳞状上皮增生。③（9 点）高级别鳞状上皮内病变。④（12 点）高级别鳞状上皮内病变，局灶区腺上皮呈不典型增生，免疫组化结果：P16（＋），Ki-67（增殖指数 60%）。门诊以"CINⅢ、疑似 AIS"收入院。

妇科检查　宫颈重度糜烂状，触血（＋），子宫附件未触及异常。

超声　颈管长度 3.1 cm。

入院诊断　①HSIL（CINⅢ）。②疑似 AIS。

阴道镜图像　见图 44-20。

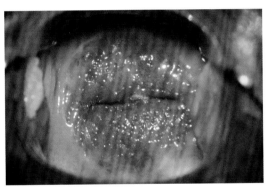
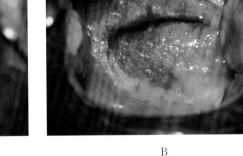

A

B

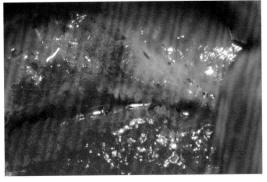
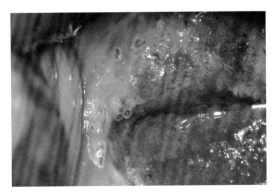

C

D

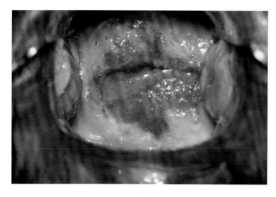
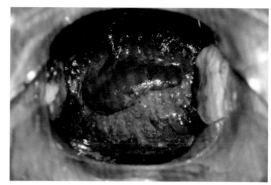

E   F

图 44-20   患者陈某阴道镜图像

A. 生理盐水作用后；B. 醋酸作用 1 min；C. 醋酸作用 2 min；D. 醋酸作用 2 min；E. 醋酸作用 3 min；F. 高碘作用后

阴道镜点评   锥切术后病理（5～6、10～13 点）局灶区呈 CIN Ⅱ～Ⅲ 累及腺体，（4 号片）小区呈 AIS 改变，我们将其视为鳞状上皮病变来分析。

图 44-20A 是生理盐水作用后的宫颈，呈现"红色"的腺上皮改变，大串呈葡萄状的柱状上皮。

图 44-20B 是醋酸作用 1 min 的宫颈，在"红色"区域的边缘地带（转化区）出现"白色"病变。

图 44-20C 是醋酸作用 2 min 后的局部放大图，大量的腺体开口，伴或不伴白环。

图 44-20E 是醋酸作用 3 min 后的宫颈全景图，红色区域的葡萄状柱状上皮、大转化区白色上皮＋大量的腺体开口，伴或不伴白环。

图 44-20F 是高碘作用后的宫颈，没有特异性表现。

批注：以 HSIL 病变为主的阴道镜图像，出现了大量的腺体开口。笔者读过章文华老师的一本书，其中，有个在中科院肿瘤医院就诊的病例，当时镜下活检除了大量的腺体开口外，别无异常，病理是阴性的，8 个月后再复诊，病理诊断是宫颈的微偏腺癌。如此看来，大量的腺体开口也不是腺上皮病变的特异性表现。这不是使得镜检的问题越来越复杂？

手术方式   2019 年 3 月 20 日 leep 锥切术。

病理诊断   2019 年 3 月 25 日（1904866）leep 术后病理：①（5～6，10～13 点）局灶区呈 CINⅡ～Ⅲ 累及腺体。②（4 号片）小区呈 AIS 改变；免疫组化结果：P16（＋），Ki-67（Li：灶区约 60%），Bcl2（－），切缘（－），余各切片及切缘未见 AIS 及 CIN 病变。

出院诊断   ①HSIL（CINⅢ）。②AIS。

随访信息   2019 年 12 月 11 日电话随访（本人）。术后已于湖北省妇幼保健院复查 3 次，均正常。

No. 44－41   王某   年龄 32

入院日期   2019 年 4 月 15 日。

主诉　HPV 持续阳性年余。

现病史　患者于 1 年前因在湖北省妇幼保健院宫颈癌防治中心行宫颈筛查，HC-2 报告阳性（检测值 42.12），DNA 倍本检测提示未见异倍体细胞及异倍体细胞峰，TCT 提示未见上皮内病变细胞或恶性肿瘤细胞，建议行阴道镜检查。2018 年 8 月 22 日湖北省妇幼保健院阴道镜检拟诊：疑似 CIN。遂行宫颈 1、3、6、11、12 点组织活检，病理回报（1713485）：（宫颈 1、3、6、11、12 点组织）慢性宫颈炎，鳞状上皮增生。予以抗病毒治疗 3 个月，未复查。2019 年 2 月 20 日再赴湖北省妇幼保健院复查，HC-2 报告阳性（检测值 107.04），DNA 倍体检测及 TCT 同前。转诊阴道镜门诊，取宫颈 3、6、9、12 点组织活检，病理回报（1904668）：CINⅢ。要求进一步诊治，门诊以"CINⅢ"收入院。病程中，偶有阴道出血。

妇科检查　宫颈肥大，重度糜烂状，触血（＋），子宫附件未触及异常。

超声　颈管长度 3.1 cm。

入院诊断　HSIL（CINⅢ）。

阴道镜图像　见图 44-21。

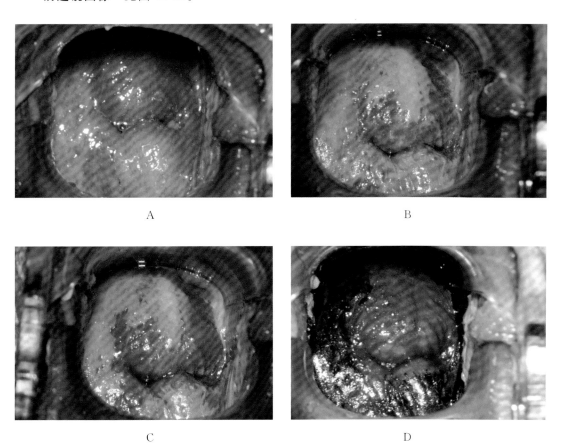

A

B

C

D

图 44-21　患者王某阴道镜图像

A. 生理盐水作用后；B. 醋酸作用 1 min；C. 醋酸作用 3 min；D. 高碘作用后

阴道镜点评 这是锥切术前的阴道镜再评估图像，术后病理显示的是灶性 AIS 和 HSIL 病灶，这都不是在阴道镜检下能够发现的。所以，基本上可以视为阴性的阴道镜检图像。尽管我们在醋酸作用 1 min、3 min 后所见有大面积的白色上皮（薄），高碘作用后也呈现黄色，但都不具备特别的诊断意义。

手术方式 2019 年 4 月 17 日 leep 锥切术。

病理诊断 2019 年 4 月 20 日（1906988）leep 术后病理：①送检标本全取材 18 块，镜下（12 号切片）小区可见宫颈原位腺癌（AIS）；免疫组化结果：P16（＋），Bcl2（－），Ki-67（Li：80％）。②（16 号切片）局灶区呈高级别鳞状上皮内病变（CINⅢ）累及腺体。③其余各切片及各切缘未见 AIS 病变及 CIN 病变。

出院诊断 ①AIS。②HSIL（CINⅢ）。

随访信息 2019 年 12 月 27 日电话随访（本人）。术后一直在吴绪峰主任门诊复查，妇科检查及 HPV HC-Ⅱ、TCT、DNA 倍体检测均正常。

No. 44－42　罗某　年龄 25

入院日期 2019 年 5 月 20 日。

主诉 体检发现宫颈病变月余。

现病史 患者于 2019 年 4 月 8 日于武汉市仁爱医院体检，HPV 检测报告：16 型阳性；TCT 报告：阴性。遂于 2019 年 4 月 16 日在该院行阴道镜检及宫颈活检，病理回报：（4、7点）宫颈原位腺癌。免疫组化结果：P16（＋），Ki-67（Li：约 67％）。其间无白带多及出血等不适。今来湖北省妇幼保健院，要求进一步诊治，门诊遂以"宫颈原位腺癌"收入院。

妇科检查 宫颈肥大，中度糜烂状，触血（－），子宫附件未触及异常。

入院诊断 AIS。

手术方式 2019 年 5 月 21 日宫颈锥切术。

病理诊断 2019 年 5 月 25 日（1910196）锥切术后病理：①送检宫颈组织全取材 21 块，（2、3、10～13 号切片）可见高级别鳞状上皮内病变（CINⅢ）累及腺体，切缘未见病变。②（2、5、9～11、13 号切片）可见宫颈原位腺癌（AIS），免疫组化结果：P16（＋），Ki-67（Li：60％），切缘未见 AIS 病变。③其余各切片及切缘均未见 CIN 及 AIS 病变。

出院诊断 ①AIS。②HSIL（CINⅢ）。

随访信息 2019 年 12 月 14 日电话随访（本人）。术后复查，结果正常。

No. 44－43　曾某　年龄 31

入院日期 2019 年 5 月 7 日。

主诉 发现宫颈病变 9 个月。

现病史 患者于 2018 年 8 月体检发现宫颈 HPV18 阳性，TCT：ASC-H，于 2018 年 8 月 17 日转诊湖北省妇幼保健院宫颈癌防治中心阴道镜门诊，镜检＋活检，病理回报（1815075）：（宫颈 3、6、9、12 点）慢性宫颈炎伴乳头状糜烂。转入随诊。2019 年 3 月 26 日湖北省妇幼保健院宫颈 DNA 倍体检测提示：出现高倍体细胞，DNA 指数＞2.5 的区

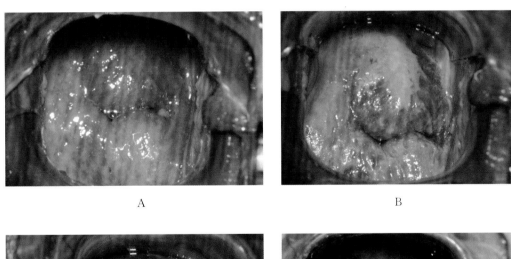

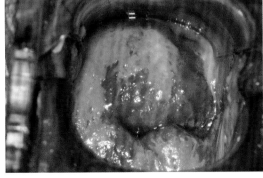

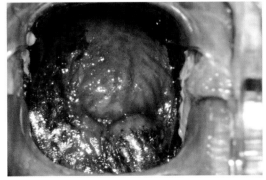

域细胞数 203，HC-Ⅱ 检测值：163.07，转诊阴道镜门诊，镜检＋活检，病理回报 (1905426)：（宫颈 3、6、9、12 点）慢性宫颈炎，鳞状上皮增生。要求进一步诊治，门诊以"宫颈病变"收入院。其间无阴道出血及白带增多等不适。

　　妇科检查　宫颈轻度糜烂，触血（－），子宫附件未触及异常。

　　超声　颈管长度 3.5 cm。

　　入院诊断　疑似宫颈病变。

　　阴道镜图像　见图 44-22。

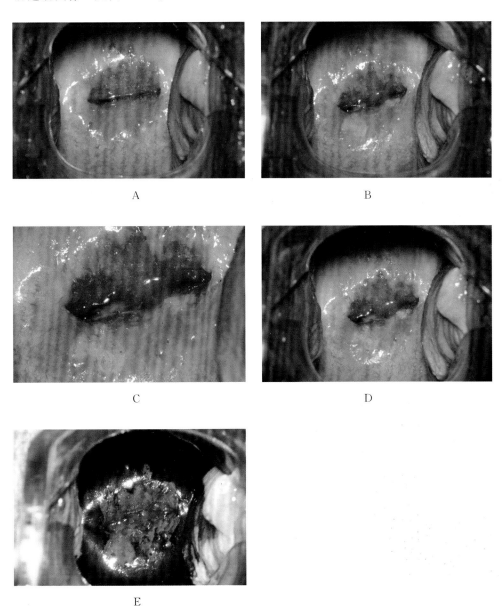

图 44-22　患者曾某阴道镜图像

A. 生理盐水作用后；B. 醋酸作用 1 min；C. 醋酸作用 3 min；D. 醋酸作用 4 min；E. 高碘作用后

阴道镜点评　这是锥切术前的阴道镜再评估图像，从术后病理来看，（7～9 号切片）AIS 指的是镜下 7～9 点。我们看看有什么特点。

图 44-22A 是生理盐水作用后的宫颈，"红色"外观。

图 44-22B 是醋酸作用 1 min 的宫颈，以 7 点为中心呈现的"红"变为"白"。

图 44-22C 是醋酸作用 3 min 的宫颈，以 7 点为中心呈现的"白"色上皮未见消退。

图 44-22D 是醋酸作用 4 min 的宫颈，以 7 点为中心呈现的"白"色上皮未见消退。

图 44-22E 是高碘作用后的宫颈，以 7 点为中心的病灶和其他部位一样也呈现了"黄"色。7 点的"黄"有意义，而其他部位的"黄"没有意义。如此推测，没有以"红"变"白"为基础的"黄"没有临床意义。我们需要进一步证实。

手术方式　2019 年 5 月 8 日 leep 锥切术。

病理诊断　2019 年 5 月 11 日（1908470）leep 术后病理：① （7～9 号切片）小区 AIS 改变，切缘未见 AIS 及 CIN 病变；免疫组化结果：P16（＋），Ki-67（Li：约 70%），Bcl2（－）。② （1～6、10～12 号切片）慢性宫颈炎伴乳头状糜烂，各切缘未见 CIN 及 AIS 病变。

出院诊断　AIS。

随访信息　2019 年 12 月 15 日电话随访（本人）。术后复查两次，结果正常。

No. 44－44　周某　年龄 31

入院日期　2019 年 9 月 20 日。

主诉　体检发现宫颈病变月余。

现病史　患者 2019 年 8 月 11 日拟行胚胎移植术，于湖北省妇幼保健院生殖中心行宫颈筛查，TCT 报告 ASC-H，转诊阴道镜门诊，镜下活检＋ECC，病理回报：① （宫颈 3、6、12 点）慢性宫颈炎伴鳞化。② （9 点）慢性宫颈炎伴鳞化，小区腺上皮呈非典型增生，不能排除原位腺癌。免疫组化：P16（＋），CK7（＋），Ki-67（Li：约 60%）。③ （颈管组织）血凝块、黏液及少许破碎腺上皮。转湖北省妇幼保健院宫颈部防治中心进一步诊治，以"宫颈原位腺癌"收入院。

妇科检查　宫颈轻度糜烂状，触血（－），子宫附件未触及异常。

超声　颈管长度 3.3 cm，子宫声像图未见明显异常。

入院诊断　疑似 AIS。

阴道镜图像　见图 44-23。

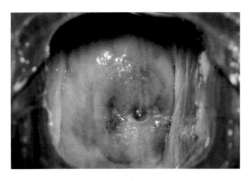
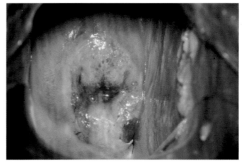

A　　　　　　　　　　　　　　　　B

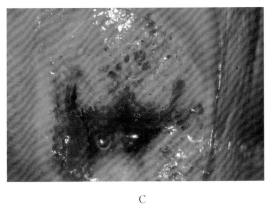

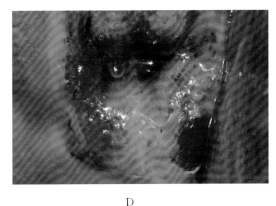

C   D

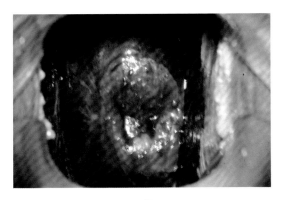

E

图 44-23　患者周某阴道镜图像

A. 生理盐水作用后；B. 醋酸作用 1 min；C. 醋酸作用 3 min；D. 醋酸作用 3 min；E. 高碘作用后

阴道镜点评　这是锥切术前的阴道镜再评估图像，从术后病理来看，（1～2 号切片）HSIL 指的是宫颈 4～5 点，（6～7 号切片）AIS 指的是宫颈 11～12 点。我们看看有什么特点。

图 44-23A 是生理盐水作用后的宫颈，"红色"外观。

图 44-23B 是醋酸作用 1 min 的宫颈，以腺上皮区域为主体的大面积"红"变为"白"。

图 44-23C 是醋酸作用 3 min 的宫颈，显示上唇红－白相间的花斑状改变。

图 44-23E 是高碘作用后的宫颈，"红"变"黄"。

如此看来，混合性的 AIS 阴道镜检更复杂，我们可能可以通过抓住 HSIL 而不漏诊合并 AIS 的病例。

手术方式　2019 年 9 月 23 日 leep 锥切术。

病理诊断　2019 年 9 月 28 日（1919546）锥切术后病理：①（宫颈 leep 组织，4～12 点）送检宫颈组织全取材 7 块，其中 1 号切片可见小灶浸润性鳞状细胞癌病灶（浸润深度＜3 mm、宽度＜7 mm），局灶区可见毛细淋巴管血管间隙侵犯（LVSI＋）；免疫组化结果：CD31（＋）；（2 号切片）可见高级别鳞状上皮内病变累及腺体，切缘未见病变累及；

（6、7号切片）小区腺上皮呈非典型增生，切缘未见病变累及；免疫组化结果：P16（＋），Ki-67（Li：约50％），Bcl2（－）；其余切片及切缘未见病变累及。②（宫颈1～3点组织）送检宫颈组织全取材2块，各切片及切缘未见病变累及。③（宫颈1～3点切缘）送检宫颈组织全取材3块，各切片及切缘未见病变累及。

院外会诊　2019年10月8日上海复旦大学附属妇产科医院（杨浦院区）周先荣教授会诊意见：（宫颈锥切）子宫颈局灶性原位腺癌，合并高级别鳞状上皮内病变；切缘均未见病变累及。

备注：原单位1号片为高级别鳞状上皮内病变，脉管内为手术创伤源性。

出院诊断　AIS合并HSIL（CINⅢ）。

随访信息　2019年12月29日电话随访（本人）。术后在当地复查1次，结果正常。

No. 44－45　李某　年龄36

入院日期　2019年10月7日。

主诉　体检发现宫颈病变2个月。

现病史　患者于2019年8月4日在武汉美年大健康体检中心行妇科体检，TCT报告：ASC-US，HPV检测18型阳性。2019年9月11日转诊湖北省妇幼保健院妇科阴道镜门诊，镜检拟诊：LSIL。行宫颈活检病理回报：①（宫颈12点）宫颈原位腺癌伴高级别鳞状上皮内病变（CINⅡ）累及腺体，建议做进一步检查排除浸润；免疫组化结果：P16（＋），Ki-67（Li：约60％）。②（宫颈3、6、9点）慢性宫颈炎伴鳞化，鳞状上皮增生；建议住院，患者未采纳。2019年9月25月再转诊湖北省妇幼保健院宫颈癌防治中心，HC-Ⅱ检测阳性，DNA倍体检查报告：出现高倍体细胞，DNA指数大于2.5的细胞数为18。TCT报告：颈管原位腺癌，合并鳞状上皮内高度病变。要求进一步诊治，门诊以"宫颈原位腺癌、HSIL"收入院。患病以来，患者无白带异常及同房出血。

妇科检查　宫颈光滑，子宫附件未触及异常。

超声　子宫声像图改变，宫颈前后径2.9 cm，宫颈管长约3.4 cm，子宫内未见明显异常血流信号。

入院诊断　①AIS。②HSIL。

手术方式　2019年10月9日leep锥切术。

病理诊断　2019年10月14日（1920560）锥切术后病理：送检锥切组织全取12块；（1～7号切片，10～11号切片）原位腺癌，病变呈多灶性，切缘未见原位腺癌病变及CIN病变；免疫组化结果：P16（＋），Ki-67（Li：约60％）；（8～9号、12号切片）未见原位腺癌病变及CIN病变。

出院诊断　①AIS。②HSIL。

随访信息　2019年12月16日电话随访（本人）。术后还未复查。

No. 44－46　殷某　年龄 50

入院日期　2019 年 9 月 21 日。

主诉　体检发现宫颈病变 2 周。

现病史　患者于 2019 年 9 月 7 日赴同济医院体检，HPV 检测 16 型（＋），细胞学自动定量检测报告：未见 DNA 倍体异常细胞。转湖北省妇幼保健院进一步诊治，TCT：良性反应改变，重度炎症；HPV 分组检测 A7/A9（＋）。于 9 月 16 日转诊阴道镜门诊，镜检＋活检，病理回报：①（宫颈 3、6、9 点）慢性宫颈炎伴乳头状糜烂，鳞状上皮增生。②（宫颈 12 点）高级别鳞状上皮内病变（CIN Ⅱ～Ⅲ），小区呈原位腺癌（AIS）；免疫组化结果：P16（＋），Ki-67（Li：约 80％）。其间偶有阴道分泌物增多，无接触性出血等不适。患者要求治疗，门诊遂以上述诊断收入院。

妇科检查　宫颈重度糜烂状，触血（＋），子宫附件未触及异常。

入院诊断　①HSIL。②AIS。

手术方式　①2019 年 9 月 24 日宫颈锥切术＋分段诊刮术。②2019 年 9 月 29 日腹腔镜下全子宫＋双附件切除术。

病理诊断　①2019 年 9 月 24 日（1919666）锥切术后病理：（宫颈锥切组织）送检宫颈组织全取材 14 块，（10 号切片）小区原位腺癌，病灶距外口切缘约 3 mm，余切片及各切缘未见原位腺癌病变及 CIN 病变；免疫组化结果：P16（＋），Ki-67（Li：约 40％）；（宫腔内刮出物）送检宫内膜组织呈增生性改变；（宫颈管刮出物）送检宫内膜组织呈增生性改变。②2019 年 10 月 4 日（1920099）全宫术后病理：（全子宫＋双侧附件）送检全子宫标本，宫颈全部取材，镜下见慢性宫颈炎，鳞状上皮增生，未见 CIN 及 AIS 病变，原锥切切口处可见出血、变性及炎症细胞浸润，子宫下段未见 CIN 及 AIS 病变；子宫腺肌症；子宫内膜呈增生性改变；（双侧）输卵管组织伴（双侧输卵管系膜）副中肾管囊肿；（左侧）卵巢组织；（右侧卵巢）黄素囊肿。

出院诊断　①HSIL。②AIS。③子宫腺肌症。

随访信息　2019 年 12 月 16 日电话随访（本人）。术后还未复查。

No. 44－47　涂某　年龄 29

入院日期　2019 年 10 月 8 日。

主诉　发现宫颈病变月余。

现病史　患者 1 个月前（8 月 20 日）外院体检，标本送武汉金域医学检验所检查，TCT 报告提示：ASC-H，HPV 检测报告 16 型阳性。2019 年 9 月 24 日转诊湖北省妇幼保健院阴道镜门诊，镜检＋活检，病理回报：①（宫颈 3、9、10、12 点组织）均为慢性宫颈炎，鳞状上皮增生。②（颈管组织）送检黏液及出血变性组织中可见游离鳞状上皮呈高级别鳞状上皮内病变（CIN Ⅲ）；免疫组化结果：P16（＋），Ki-67（Li：约 80％）。今来湖北省妇幼保健院，要求治疗，门诊遂以上述诊断收入院。其间偶伴阴道分泌物增多。

妇科检查 宫颈光滑，子宫附件未触及异常。

入院诊断 HSIL（CINⅢ）。

手术方式 2019 年 10 月 10 日宫颈锥切术＋ECC。

病理诊断 2019 年 10 月 16 日（1920725）锥切术后病理：①（6～7 号切片）可见小灶原位腺癌改变，免疫组化结果：P16（＋），Ki-67（Li：约 80％），余切片及切缘未见 CIN 病变及原位腺癌病变；②（颈管搔刮组织）子宫内膜呈增生性改变。

出院诊断 ①HSIL。②AIS。

随访信息 2019 年 12 月 17 日电话随访（本人）。术后还未复查。

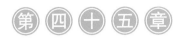

第四十五章

早期腺癌病例选集

作者提到的所谓"早期腺癌"，不是 FIGO 分期的Ⅱa 期以前、适合手术的病例，而是特指那一部分没有典型的临床症状、肿瘤妇科医生无法用肉眼所见的疾病，需要经过筛查和阴道镜检、镜下活检，甚至于锥切术后才能获得诊断的、早期的腺癌病例，它们可能是刚刚超出 AIS 的病例，也可能是显微镜下才能诊断的早期病例，还有可能是临床可疑的病例。因此，它们是要比 FIGO 分期上的Ⅱa 期肿瘤要早得多，是一组经过筛查、诊断和手术治疗能够得到更好预后的一组疾病。

这组亚群和 AIS 病例正是我们要通过筛查得以发现的主体对象。

No. 45 - 1　吴某

入院日期　2015 年 10 月 20 日。**住院号**　622637。

主诉　接触性出血 4 月余。

现病史　患者于 2015 年 6 月开始无明显诱因出现接触性出血，呈点滴状。伴白带增多，水样，无异味。2015 年 10 月 15 日赴湖北省妇幼保健院就诊，TCT 报告：非典型鳞状上皮细胞，HR-HPV 阳性（未见报告）。转诊阴道镜门诊，镜检拟诊：LSIL。镜下活检，病理回报：（宫颈 2、6、9、12 点）高分化腺癌。患者要求进一步诊治，门诊以"宫颈腺癌"收入院。病程中，患者精神好，食欲好，睡眠好，大小便正常，体力、体重无明显变化。

妇科检查　宫颈肥大，光滑，2～3 点活检处渗血，余（-），宫颈质地正常，双侧宫旁弹性好，子宫附件未触及异常。

入院诊断　宫颈腺癌Ⅰb₁ 期。

阴道镜图像　见图 45-1。

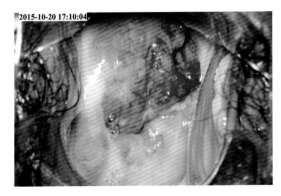
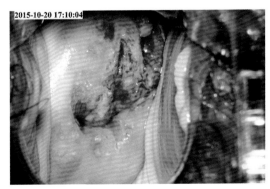

A　　　　　　　　　　　　　　B

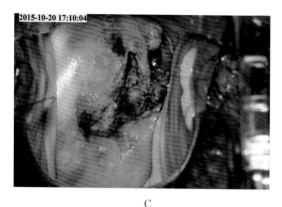

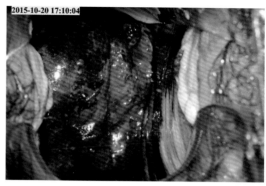

C D

图 45-1　患者吴某阴道镜图像

A. 生理盐水作用后；B~C. 醋酸作用后；D. 高碘作用后

阴道镜点评　从术后病理来分析，整个宫颈是瘤化的（术前活检也提示 3、6、9 点都是腺癌），但其具有欺骗性，镜下所见病灶似乎位于上唇，呈猪油样改变。病灶处见出血，因为出血，患者才得以注意，此时疾病已不是早期了（这是与鳞状上皮病变不同之处）。而下唇似乎只是可见几个小的腺体开口。高碘作用后的"黄色"也不是特别的突出（而病理已经是腺癌阶段了）。这是早期腺癌阴道镜诊断上的难点。

手术方式　2015 年 10 月 26 日广泛全子宫＋双侧输卵管切除术＋盆腔淋巴结清扫＋双侧卵巢移位术＋膀胱造瘘术。

病理诊断　2015 年 10 月 31 日（1514769）根治术后病理：①宫颈腺癌（高分化，肿瘤侵及肌层＜1/2 肌层），宫内膜呈分泌性改变。②送检盆腔 LN（0/42）（－）。

出院诊断　宫颈腺癌Ⅰb₁期。

随访信息　2019 年 12 月 3 日电话随访（患者丈夫）。定期复查，情况良好。

No. 45－2　龚某

入院日期　2015 年 12 月 10 日。**住院号**　632809。

主诉　同房出血 12 d。

现病史　患者于 2015 年 11 月 30 日同房后阴道出血，量少，呈点滴状，于 2015 年 12 月 2 日就诊宜昌市第一人民医院，行阴道镜检，拟诊：宫颈乳头状瘤，CIN 病变。镜下活检，病理回报：宫颈腺癌（绒毛管型）。2015 年 12 月 10 日转诊湖北省妇幼保健院肿瘤妇科，湖北省妇幼保健院会诊病理切片报告：宫颈高分化腺癌，部分癌细胞呈乳头状排列（病检号：H2015123）。患者要求进一步诊治，门诊以"宫颈腺癌Ⅰb₁期"收入院。

妇科检查　宫颈浅菜花状肿瘤直径 2 cm，触血（＋），双宫旁弹性好，子宫附件未触及异常。

入院诊断　宫颈腺癌Ⅰb₁期。

阴道镜图像　见图 45-2。

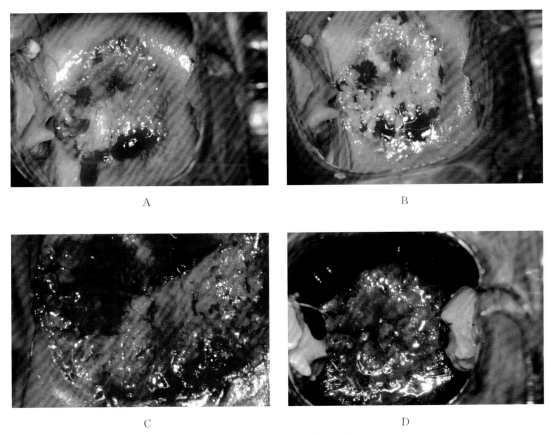

图 45-2　患者龚某阴道镜图像

A. 生理盐水作用后；B—C. 醋酸作用后；D. 高碘作用后

阴道镜点评　这是一个早期腺癌病例，有意思的是，当地 3 家医院首次接诊的时候，肉眼检查并未发现异常，转诊阴道镜门诊的拟诊还是宫颈乳头状瘤，疑似 CIN 病变。（见前述病史。）在湖北省妇幼保健院肿瘤妇科门诊就诊时，门诊病历描述的是"浅菜花状肿瘤直径 2 cm"（见前述病史），两者相差较远。

术前我们重新做阴道镜评估，这个就十分清楚了。

图 45-2A 是生理盐水作用后的宫颈，肿瘤妇科医生的判断是浅菜花状肿瘤，而妇科医生的判断是乳头状瘤或是尖锐湿疣。

图 45-2B 是醋酸作用后的宫颈，显示的是原浅菜花状肿瘤区域的病灶呈现的猪油样的病灶。

图 45-2C 是醋酸作用后的宫颈放大版、瘤化后的镜检图像。

图 45-2D 是高碘作用后的宫颈，略呈芥末黄（此时已不重要，有图 45-2B、图 45-2C 足够说明问题了）。

手术方式　2015 年 12 月 18 日广泛全子宫＋双侧输卵管切除术＋盆腔淋巴结清扫＋右侧卵巢移位术＋膀胱造瘘术。

病理诊断 2015 年 12 月 22 日（1517597）根治术后病理：①宫颈高分化腺癌（肿块大小 2.2 cm×1.5 cm），侵及浅肌层＜1/4。②盆腔 LN（0/27）（－），余（－）。

出院诊断 宫颈腺癌Ⅰb₁期。

随访信息 2019 年 12 月 1 日电话随访（家属）。现定期复查，情况良好。

No. 45-3 付某

入院日期 2016 年 4 月 22 日。**住院号** 659201。

主诉 体检发现宫颈病变 13 d。

现病史 患者无特殊不适。2016 年 4 月 11 日赴湖北省妇幼保健院体检，TCT 报告：宫颈原位腺癌，13HR-HPV 阳性。2016 年 4 月 18 日转湖北省肿瘤医院行阴道镜＋宫颈活检，术后组织病检报告提示：宫颈活检小块破碎组织慢性炎症，灶性腺体增生活跃，建议行免疫组化进一步诊断。今来湖北省妇幼保健院，要求治疗，门诊遂以"疑似宫颈原位腺癌"收入院。

妇科检查 宫颈轻度糜烂，触血（－），子宫附件未触及异常。

入院诊断 AIS。

手术方式 2016 年 4 月 26 日宫颈锥切术＋分段诊刮术。

病理诊断 2016 年 5 月 1 日（1605984）术后病理。①宫颈原位腺癌，病变呈多灶性，局部呈早期浸润（浸润深度＜3 mm），切缘未见病变累及。②（宫腔刮出物）腺癌。（因医保关系，出院回当地医院治疗。）

出院诊断 ①颈腺癌Ⅰa₁期。②子宫内膜癌。

随访信息 2019 年 12 月 14 日电话随访（本人）。已行进一步手术治疗，在黑龙江当地复查，HPV 持续阳性。

No. 45-4 余某

入院日期 2016 年 7 月 1 日。**住院号** 670903。

主诉 月经间期阴道出血 3 d。

现病史 患者平素月经规律，无异常阴道出血，末次月经为 2016 年 5 月 29 日，经期后于 6 月 17 日劳动后出现阴道出血，伴血块，持续 3 d。2016 年 6 月 19 日就诊湖北省妇幼保健院妇科，妇科检查发现宫颈赘生物，予以摘除，术后送病检，病理回报：（宫颈）中分化腺癌。门诊遂以"宫颈腺癌"收入院。

妇科检查 宫颈外口可见直径约 4 cm 肿块，触血（＋），双宫旁弹性好，子宫附件未触及异常。

入院诊断 宫颈腺癌Ⅰb 期。

手术方式 2016 年 7 月 1 日腹腔镜下广泛全子宫＋双侧附件切除术＋盆腔淋巴结清扫术。

病理诊断 2016 年 7 月 14 日（1609696）根治术后病理：①宫颈中分化腺癌（镜下为

高分化腺癌与低分化腺癌混合型，肿块大小 2.8 cm×2.7 cm，肿瘤侵及深肌层＞1/2）；免疫组化结果显示：Ki-67（增殖指数 60%），P16（＋），NSE（－），P63（－），Syn（－），CgA（－），CK5/6（－），CKB（＋），EMA（＋），LCA（－），S100（－）。②子宫内膜呈增生性改变。③送检双侧盆腔 LN（0/44）（－）。

出院诊断　宫颈腺癌Ⅰb 期。

随访信息　2019 年 3 月 27 日电话随访（家属）。末次电话随访，湖北省肿瘤医院诊断为"复发"，正在接受放、化疗。

No.45－5　曹某

入院日期　2016 年 10 月 8 日。**住院号**　692975。

主诉　阴道溢液 2 个月。

现病史　患者 2 个月前无明显诱因出现阴道溢液，量多，色黄，偶有阴道出血伴下腹胀痛，向腰背部放射，呈阵发性，尚可忍受，无接触性出血。2016 年 8 月 27 日就诊新洲区人民医院，B 超提示盆腔积液（未见报告单，具体不详），行抗感染治疗 6 d，症状无明显改善。2016 年 10 月 4 日转诊湖北省妇幼保健院门诊，盆腔 B 超示：宫腔少许分离（宫腔分离 0.44 cm，前壁内膜厚 0.48 cm，后壁内膜厚 0.32 cm）；宫内节育器（宫腔内可见节育器强回声，节育器距宫底部 1.6 cm）；宫颈前唇回声及血流改变（宫颈前唇较后唇明显增厚，厚约 2.6 cm，前唇呈弥漫性回声增强，范围约 5.2 cm×3.0 cm，其内似可见1.7 cm×1.5 cm 的稍低回声，边界不清，周边可见血流信号，测得 RI：0.72）。患者感乏力。门诊以"宫颈病变待排查"收入院。

2016 年 10 月 8 日湖北省妇幼保健院门诊 TCT 报告：ASCUS，HPV 检测报告（－），DNA 高倍体细胞 2 个。

妇科检查　宫颈结节状，直径 6～7 cm（占满整个阴道上段），双侧宫旁缩短，可容一指，子宫附件未触及异常。

入院诊断　宫颈腺癌Ⅱb 期。

阴道镜图像　见图 45-3。

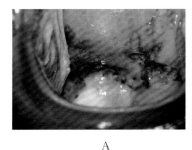 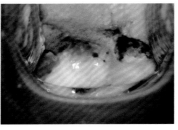 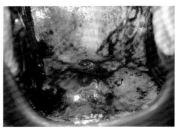

| A | B | C |

图 45-3　患者曹某阴道镜图像

A. 生理盐水作用后；B. 醋酸作用后；C. 高碘作用后

阴道镜点评 结节状的宫颈，直径6～7 cm，窥阴器无法显示，这里展示的只是宫颈的一部分，结节状的瘤化宫颈伴局部小溃洞（图45-3A），醋酸作用后显示的是瓷白色的宫颈（图45-3B），此时的高碘作用后的宫颈，才有了不好的感觉。

当然，在实际工作中是不需要行阴道镜检查的，采用作者推行的四步诊断法，即可以解决诊断问题，一问，二看，三摸，诊断就出来了，再直接取活检就可以了。

术前化疗 ①2016年10月11日：安素泰240 mg（d1）＋顺铂120 mg（d1）。②2016年10月31日：艾素120 mg（d1）＋顺铂60 mg（d1～2）。③2016年11月22日：艾素120 mg（d1）＋顺铂120 mg（d1）。

3个周期化疗后，肿瘤明显缩小，宫旁吸收，行手术治疗。

手术方式 2016年12月5日广泛全子宫＋双侧附件切除术＋盆腔淋巴结清扫＋膀胱造瘘术。

病理诊断 2016年12月9日（1618445）根治术后病理：①子宫颈黏液腺癌（胃型，肿块大小2 cm×1.5 cm，肿瘤侵及深肌层约2/3肌层）；免疫组化结果显示：CEA（＋），Ki-67（Li：约10%），P16（－），P53（＋），PAX-2（－），PAX-8（－），ER（－），PR（－），MUC-6（＋）；脉管内可见瘤栓；神经可见癌累及；部分区肿瘤间质出血、变性及炎症细胞浸润，局灶区癌细胞胞核深染、异型性大，胞质空泡变性，符合化疗后改变。②宫内膜呈增生性改变；子宫下段组织、双侧宫旁未见癌累及；阴道断端被覆鳞状上皮增生。③（双侧）输卵管及卵巢间质血管扩张、淤血；送检盆腔淋巴结可见癌转移：右盆腔（2/26），左盆腔（2/22）。

术后化疗 ①2016年12月20日：艾素120 mg（d1）＋顺铂60 mg（d1～2）。②2017年1月9日：艾素120 mg（d1）＋顺铂60 mg（d1～2）。③2017年2月3日：艾素120 mg（d1）＋顺铂60 mg（d1～2）。

出院诊断 宫颈腺癌Ⅱb期。

随访信息 2019年3月26日电话随访（本人）。

自2017年8月复发后，一直在同济医院进行化疗至今。

点评 该病例不是真正意义的早期病例，之所以提出来和大家分享，有以下几点想法：①腺癌的表现具有隐匿性，常呈结节状生长，一般在肿瘤组织破溃后（俗称"烂穿"）才出现症状，进而引起患者注意。②妇科医生诊治腺癌的经验有限，本病例入院前就诊的当地医院只是诊断为盆腔炎，给予抗感染治疗。2个月后就诊湖北省妇幼保健院门诊，门诊医生依然没有诊断，可能是因为受超声报告的提示，才以"宫颈病变待排查"收入院。③局部晚期的腺癌治疗和预后不同于同期别的鳞癌，常常预后较差，并较早出现转移。本病例虽然经过了很大的努力，通过3个周期的新辅助化疗后，仍然还有淋巴结的转移，且术后病理类型更差。这些都是影响预后的主要原因。

No. 45－6　徐某

入院日期 2016年12月20日。**住院号** 709330。

主诉 发现宫颈病变月余。

现病史　患者于 2016 年 11 月 8 日赴湖北省妇幼保健院体检，TCT 报告 ASC-H 及非典型腺细胞（宫颈管），DNA 倍体检测出现高倍体细胞，DNA 指数＞2.5 的细胞数为 131个。HC-Ⅱ 检测阴性。1 周前患者无明显诱因出现同房出血，鲜红色，量少，未打湿卫生巾，出血于当日干净。无腹痛，无白带增多及白带特殊气味，未行特殊处理，患者要求治疗，门诊以"宫颈病变、疑似子宫内膜病变"收入院。

妇科检查　宫颈光滑，触血（－），子宫附件未触及异常。

入院诊断　①宫颈病变。②疑似子宫内膜病变。

阴道镜图像　见图 45-4。

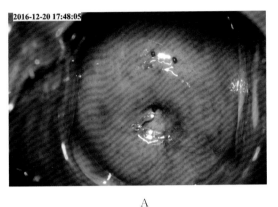

A

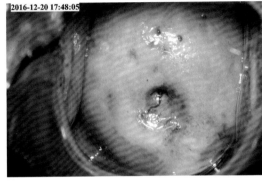

B

C

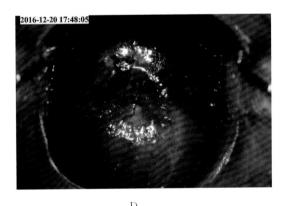

D

图 45-4　患者徐某阴道镜图像

A. 生理盐水作用后；B~C. 醋酸作用后；D. 高碘作用后

阴道镜点评　这个病例是阴差阳错被得以早期诊断的，患者因为"功能失调性子宫出血"5 年，久治不愈，此次是准备行子宫切除术，术前常规检查发现宫颈病变，在行诊刮术时，同时做了诊断性 leep 锥切术，在没有相关症状时被意外发现的。

再回到阴道镜检特点：图 45-4A 是生理盐水作用后的宫颈，没有异常发现。

图 45-4B 是醋酸作用后的宫颈，呈弥漫性的、瓷白色的改变，的确感觉有问题，但不会直接判读为腺癌。

图 45-4C 是图 45-4B 的局部放大版，有 3 个问题：厚的瓷白色上皮、粗大的血管、小的点状血管。

图 45-4D 是高碘作用后的宫颈，也不足以判读为腺癌。

早期腺癌的阴道镜判读非常困难。

手术方式 2016 年 12 月 21 日诊刮术＋leep 锥切术。

病理诊断 2016 年 12 月 26 日（1619161）锥切术后病理：①宫颈 leep 组织符合宫颈黏液腺癌（胃型，高分化），病变呈广泛多灶性，切缘可见病变累及；免疫组化结果显示：CK7（＋）、CK20（局灶＋）、MVC-6（＋）、P16（－）、CEA（局灶＋）、P53（＋）、PAX-8（－）、PAX-2（－）、ER（－）、PR（－）、Ki-67（低增殖，Li＜3%）。②宫腔刮出物送检凝血块中可见极少许破碎的子宫内膜，因组织较少，请随诊。

出院诊断 宫颈腺癌Ⅰb 期。

随访信息 2019 年 12 月 19 日电话随访（本人）。每 3 个月于湖北省肿瘤医院复查 1次，情况良好。

No. 45-7 刘某

入院日期 2016 年 9 月 2 日。**住院号** 686252。

主诉 体检发现宫颈病变 20 余天。

现病史 患者平素无特殊不适，2016 年 8 月 10 日赴洪湖市华康医院行宫颈癌筛查，TCT 报告 ASCUS，HPV 检测阴性，行阴道镜检查＋活检，病理回报：（3、6、9、12 点）慢性宫颈炎伴 3、6 点乳头状糜烂。2016 年 8 月 28 日赴洪湖市妇幼保健院检查，再行阴道镜检查＋活检，病理回报：（宫颈）腺癌。患者要求治疗，门诊遂以"宫颈腺癌"收入院。患者患病以来，精神、食欲、睡眠尚可，大小便正常，体重无改变。

妇科检查 宫颈肥大，局部呈缺损样改变，双宫旁弹性好，子宫附件未触及异常。

入院诊断 宫颈腺癌Ⅰb 期。

手术方式 2016 年 9 月 7 日腹腔镜下广泛全子宫＋双附件切除术＋盆腔淋巴结清扫术＋腹主动脉旁淋巴结活检术。

病理诊断 2016 年 9 月 18 日（1613470）根治术后病理：①宫颈低分化腺癌（肿块大小 1.5 cm×1 cm，肿瘤呈外生性生长，侵及浅表肌层＜1/5），癌周可见出血、变性、坏死及炎症细胞浸润，脉管内未见癌栓，神经未见癌累及，免疫组化示：CEA（局灶＋）、P16（强＋）、P53（－）、WT-1（－）、ER（－）、PR（－）、Ki-67（约 30%）。②阴道断端被覆鳞状上皮增生，双侧宫旁及子宫下段未见癌，左侧宫旁见小灶异位的肾上腺组织，子宫肌壁间平滑肌瘤（肌瘤 1 枚，直径 0.5 cm）。子宫内膜呈增生性改变，右侧卵巢黄体囊肿，左侧卵巢及双侧输卵管未见癌累及。③送检各组淋巴结未见癌转移（0/34）。

2016 年 9 月 20 日湖北省肿瘤医院会诊：宫颈中分化腺癌，浸润浅肌层＜1/2，伴广泛出血、坏死。未见脉管癌栓及神经侵犯。

术后化疗 2016 年 10 月 8 日：泰素 240 mg（d1）＋顺铂 35 mg（d1～3）。

（后期未再返院化疗。）

出院诊断　①宫颈腺癌Ⅰb期。②子宫肌瘤。

随访信息　2019年12月20日电话随访（本人）。术后前3年一直定期复查，结果正常。近期未再复查，无其他不适。

No. 45 - 8　胡某

入院日期　2017年7月20日。**住院号**　756451。

主诉　阴道间断出血3个月，加重1周。

现病史　患者3个月前无明显诱因出现阴道出血，量少，点滴样，鲜红色，间断发作，不伴腹痛及白带异常，未予治疗。近7d出血呈持续性，量较前增多（每日数片卫生护垫），少于月经量，伴阴道分泌物异味。于2017年7月11日在监利县人民医院行宫颈活组织检查，病理回报：宫颈腺癌，建议上级医院就诊。2017年7月19日同济医院会诊意见：（宫颈）腺癌。患者今来湖北省妇幼保健院要求进一步诊治，门诊以"宫颈腺癌"收入院。病程中，患者精神好，食欲好，睡眠好，大小便正常，体力、体重无明显变化。

妇科检查　宫颈上唇菜花状肿瘤，直径4～5cm，触血（＋），下唇尚存部分外观尚正常的宫颈，双宫旁弹性好，子宫附件未触及异常。

入院诊断　宫颈腺癌Ⅰb期。

阴道镜图像　见图45-5。

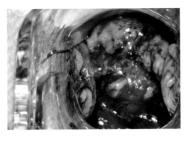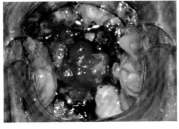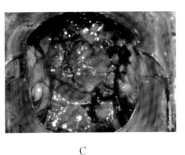

A　　　　　　　　　　　B　　　　　　　　　　　C

图 45-5　患者胡某阴道镜图像

A. 生理盐水作用后；B. 醋酸作用后；C. 高碘作用后

阴道镜点评　这是患者初次入院时的评估。

图45-5A是生理盐水作用后的宫颈上唇，全部瘤化并出血。

图45-5B是醋酸作用后的宫颈上唇，因为出血，影响醋酸的吸收，图像欠典型。

图45-5C是高碘作用后的宫颈上唇，整个呈现芥末黄。

术前化疗　①2017年7月24日：介入化疗。艾素130mg＋DDP130mg。②2017年8月13日：艾素130mg（d1）＋顺铂65mg（d1～2）。

两周期NACT后评估，宫颈肿瘤体积缩小1/2以上，行手术治疗。

手术方式　2017年9月1日经腹广泛全子宫＋双附件切除术＋盆腔淋巴结清扫术。

病理诊断　2017年9月11日（1714170）根治术后病理：①宫颈高分化腺癌（肿块大

小约 2.5 cm×2 cm，肿瘤侵及深纤维肌层大于 1/2），部分区肿瘤细胞嗜酸性变，间质可见淋巴细胞浸润及纤维化，符合化疗后改变。②脉管内未见瘤栓，神经未见癌累及，阴道断端被覆鳞状上皮增生。③子宫下段、双侧宫旁未见癌累及；子宫肌壁间平滑肌瘤伴梗死（肌瘤 1 枚，最大径 2 cm）；子宫内膜呈增生性改变；（双侧）输卵管管壁血管扩张、淤血；（右侧）卵巢出血、变性。④送检盆腔淋巴结未见癌转移（0/32）。

术后化疗 ①2017 年 9 月 18 日：安素泰 240 mg（d1）＋顺铂 65 mg（d1～2）。②2017 年 10 月 11 日：安素泰 240 mg（d1）＋顺铂 65 mg（d1～2）。③2017 年 11 月 2 日：安素泰 240 mg（d1）＋卡铂 150 mg（d1～3）。④2017 年 11 月 22 日：安素泰 240 mg（d1）＋卡铂 150 mg（d1～3）。

出院诊断 宫颈腺癌Ⅰb 期。

随访信息 2019 年 12 月 7 日化疗结束后转入吴绪峰主任门诊随访，结果正常。

No. 45－9 万某

入院日期 2017 年 8 月 8 日。**住院号** 760978。

主诉 发现宫颈病变 2 个月，锥切术后月余。

现病史 患者于 6 月 7 日至武昌医院例行妇科体检，TCT 报告：ASC-H、HPV E6/E7 mRNA 检测阳性，遂行阴道镜下多点活检，病理回报：（宫颈 6 点）乳头状肿瘤病变，其他点呈慢性宫颈炎症改变。6 月 22 日中南医院病理科会诊结果如下。①1 号片：慢性宫颈炎，另外见少许破碎的腺体呈中度异型增生。②2 号片：慢性宫颈炎，部分腺体呈中重度异型增生，局部鳞状上皮呈 CINⅡ图像。③3 号片：慢性宫颈炎。④4 号片：慢性宫颈炎，另见少许破碎的腺体呈中度异型增生。收入中南医院妇科进一步治疗，入院诊断：CINⅡ。2017 年 6 月 26 日在中南医院妇科在全麻下行经腹子宫腺肌症病灶切除术＋子宫肌瘤剔除术＋子宫成形＋双侧卵巢囊肿剥除术＋双侧卵巢成形＋左侧输卵管囊肿除术＋双侧输卵管切除术＋盆腔粘连松解＋剖腹探查术＋宫腔镜检术＋宫腔取环术＋宫腔子宫内膜息肉电切术＋宫颈肿瘤切除术＋宫颈锥切术＋宫颈成形术＋宫颈扩张术。术后病理：①（宫颈管刮出物）慢性宫颈管炎，其内见少许异形增生的腺体。免疫组化检测：CA125（＋），CK（＋），ER（－），Ki-67（阳性率约 80%），P16（＋），P53（－），PR（－），Vimentin（－），WT-1（－），符合腺癌改变，原位腺癌或浸润癌请结合临床。②（左侧）卵巢滤泡囊肿，（右侧）卵巢成熟型囊性畸胎瘤。③（左侧）输卵管系膜囊肿。④子宫平滑肌瘤、子宫腺肌瘤。⑤（宫颈锥切组织）慢性宫颈炎伴乳头状糜烂，部分腺体鳞状上皮化生，局部呈原位腺癌图像。⑥（宫腔刮出物）增殖期子宫内膜。⑦（双侧）轻度慢性输卵管炎。术后恢复尚可。因后续治疗问题，患者家属就诊几家教学医院，后转诊湖北省妇幼保健院宫颈癌防治中心吴绪峰主任门诊，经对所有病理切片会诊后，最后诊断为宫颈腺癌（锥切术后），以上述诊断收入院。病程中，患者体力较之前下降，体重下降 5 kg。

入院诊断 宫颈腺癌Ⅰb 期伴 HSIL。

阴道镜图像 见图 45-6。

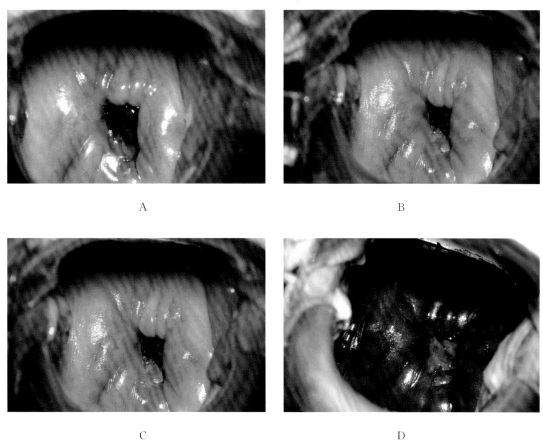

图 45-6　患者万某阴道镜图像

A. 生理盐水作用后；B－C. 醋酸作用后；D. 高碘作用后

阴道镜点评　这是外院已行 CKC 术后近 2 个月的镜检图像。由于转化区的破坏，以及灶性病灶两个原因，镜检图像显示的是 Ⅲ 型转化区，无可见阳性病灶。

手术方式　2017 年 8 月 11 日腹腔镜下广泛全子宫＋双侧卵巢切除术＋盆腔淋巴结清扫术。

病理诊断　2017 年 8 月 22 日（171275）根治术后病理：①宫颈组织全取材，原 leep 切口处可见出血及烧灼明显，宫颈残端组织被覆鳞状上皮增生，间质可见灶性结核病灶，局灶区可见高分化腺癌病灶（浸润深度＜3 m，脉管及神经未见癌累及）。②（双侧）卵巢及宫旁组织、子宫下段组织可见广泛多灶性结核病灶，未见癌累及。③阴道残端被覆鳞状上皮增生；子宫内膜呈增生性改变。④送检盆腔淋巴结未见癌转移：左侧盆腔（0/26）、右侧盆腔（0/29）；术中快速送检（腹膜表面病灶、大网膜表面病灶），组织内可见结核病灶。

出院诊断　①宫颈腺癌Ⅰb 期伴 HISL。②生殖器及盆腹腔结核。

随访信息　出院后于外院放疗科咨询后续治疗，选择定期复诊。2019 年 11 月 27 日吴绪峰主任门诊复查，结果均正常。

No. 45 - 10　肖某

入院日期　2017 年 8 月 21 日。**住院号**　764210。

主诉　同房出血 3 月余。

现病史　患者既往月经规律，无异常阴道出血，3 个月前性生活后出现少量出血，可自行停止，呈间断性。2017 年 8 月 10 日赴湖北省妇幼保健院检查，HPV 检测 16 型阳性，TCT 报告阴性。转诊阴道镜门诊，镜检＋活检，病理回报：（宫颈 2、5、7、12 点组织）高分化腺癌。患者要求治疗，门诊遂以"宫颈高分化腺癌"收入院。

妇科检查　宫颈轻度糜烂状，触血（＋），双宫旁弹性好，子宫附件未触及异常。

超声　子宫声像图未见明显异常；宫内节育器；陶氏腔少量积液。

入院诊断　①宫颈腺癌 I b₁ 期。②IUD。

手术方式　2017 年 8 月 24 日腹腔镜下广泛全子宫＋双侧附件切除术＋盆腔淋巴结清扫术＋腹主动脉淋巴结活检术。

病理诊断　2017 年 8 月 30 日（1713686）根治术后病理：①宫颈高分化腺癌（肿块最大径 1.2 cm，多灶性，肿瘤浸及浅纤维肌层），脉管内未见瘤栓，神经未见癌累及，免疫组化结果显示：P16（＋），CK7（＋），P53（－），Ki-67（Li：80％）。②阴道断端被覆鳞状上皮增生；子宫下段双侧宫旁未见癌累及，子宫内膜呈增生性改变，（双侧）输卵管管壁血管扩张淤血并（左侧输卵管系膜）副中肾管囊肿；（左侧）卵巢黄体囊肿，（右侧）卵巢滤泡囊肿。③送检淋巴结未见癌转移（0/18）。

会诊意见　2017 年 9 月 8 日同济医院病理科会诊病理切片：子宫颈中分化腺癌，侵及子宫颈壁小于 1/3 层。

2017 年 9 月 9 日协和医院病理科会诊病理切片：①子宫颈高分化腺癌（以原位腺癌为主，部分区域浸润）。阴道断端、双侧宫旁、双侧附件、子宫体切片上均未见癌组织累及；送检左侧盆壁、右侧盆腔、腹主动脉旁及右髂总淋巴结切片上未见癌组织转移，若有必要，建议 35♯组织深切制片及免疫组化检测 CD31，排除脉管侵犯。②（左侧）输卵管胚胎残余性囊肿形成。③（左侧）卵巢黄体血肿及（右侧）卵巢囊状滤泡形成。

出院诊断　①宫颈腺癌 I b₁ 期。②IUD。

随访信息　2019 年 12 月 26 日电话随访（本人）。术后转入随访。每 3 个月于湖北省妇幼保健院妇科复查，情况良好。

No. 45 - 11　周某

入院日期　2017 年 9 月 13 日。**住院号**　769367。

主诉　同房出血 4 个月，阴道异常溢液月余。

现病史　患者 4 个月前出现同房后出血，量少，2017 年 5 月 25 日外院检查，TCT 报告：ASC-H，建议活检，患者未遵医嘱。1 个月前出现阴道溢液，乳白色，伴异味，方到外院进一步检查，13HR-HPV 检测报告 18 型阳性，行阴道镜＋宫颈活检，病理回报：①（1、4、6 点）子宫颈腺癌。②（9 点）慢性宫颈炎。9 月 12 日转诊湖北省妇幼保健院妇科，病理会诊切片：与外院相同，门诊遂以"宫颈癌"收入院。患病以来，伴尿频不适。

妇科检查　宫颈 1～6 点菜花状肿瘤，直径＜4 cm，触血（＋），双宫旁弹性好，子宫附件未触及异常。

入院诊断　宫颈腺癌Ⅰb 期。

手术方式　2017 年 9 月 18 日腹腔镜下广泛全子宫＋双附件切除＋盆腔淋巴结清扫＋腹主动脉旁淋巴结活检术。

病理诊断　2017 年 9 月 29 日（1715193）根治术后病理：①宫颈高分化腺癌（肿块大小约 3 cm×1.5 cm，肿瘤呈外生性生长，侵及浅纤维肌层＜1/2 肌层）。②阴道残端、子宫下段、双侧输卵管及双侧宫旁组织未见癌累及；（左侧）卵巢黄体囊肿合并滤泡囊肿，（右侧）卵巢滤泡囊肿合并发生上皮包涵囊肿伴局灶区钙化。③子宫多发性平滑肌瘤（肌瘤 5 枚，最大径 1 cm）；子宫内膜呈增生性改变。④送检盆腔淋巴结未见癌转移（0/39）。

出院诊断　①宫颈腺癌Ⅰb 期。②子宫平滑肌瘤。

随访信息　2019 年 12 月 26 日电话随访（本人）。术后未定期复查，诉目前情况良好，告知其复查的重要性，建议定期复查。

No. 45－12　鲍某

入院日期　2017 年 10 月 12 日。**住院号**　775959。

主诉　发现宫颈病变 4 个月。

现病史　患者 2017 年 6 月 18 日至麻城市人民医院体检，盆腔 B 超报告：子宫增大、子宫腺肌症（子宫切面形态失常，呈球形，大小为 66 mm×77 mm×68 mm，内部光点分布不均匀，回声杂乱）。TCT 报告：非典型腺细胞（AGC）。HPV 检测 18 型阳性。后转诊阴道镜门诊，镜检＋活检，病理回报：（3、6、9、12 点）慢性子宫颈炎。其间白带较多，多是白色，偶为淡黄色，有异味，阴道局部上药（具体不详）后症状好转，并建议 3 个月后复查。后于 2017 年 9 月 28 日转诊湖北省妇幼保健院肿瘤妇科诊治，HC-Ⅱ 检测阳性（检测值：37.31），TCT 报告：非典型腺细胞（宫颈管），DNA 定量细胞学检测：出现高倍体细胞，DNA 指数＞2.5 的细胞数为 77。患者要求进一步诊治，门诊以"宫颈病变"收入院。病程中，患者精神欠佳，食欲好，睡眠好，大小便正常，体力、体重无明显变化。

妇科检查　宫颈光滑，质硬，双宫旁弹性好，子宫附件未触及异常。

超声　子宫增大，声像图改变，结合临床考虑子宫腺肌症、腺肌瘤可能。子宫切面形态饱满，边界清，肌层光点分布不均匀，回声强弱不等，宫体前壁见范围约 3.0 cm×3.1 cm×2.8 cm 低回声，边界欠清，内可见星点状血流信号。宫颈回声欠均匀，血流较丰富，前后唇可见多个大小不等的无回声，其中一个大小为 0.6 cm×0.5 cm。

入院诊断　①宫颈病变性质待查：宫颈癌。②疑似子宫腺肌症。

阴道镜图像　见图 45-7。

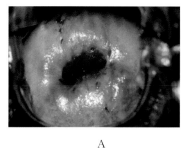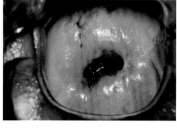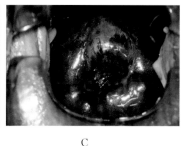

A　　　　　　　　　　B　　　　　　　　　　C

图 45-7　患者鲍某阴道镜图像

A. 生理盐水作用后；B. 醋酸作用后；C. 高碘作用后

　　阴道镜点评　这是一个非常早期的腺癌病例，单纯依靠阴道镜检查来确诊，是万万不可以的。这是因为，目前我们还没有建立有关腺上皮病变的阴道镜检查判断标准及指南，文献上有关的报道提供的是各个中心的回顾性资料，很难就此形成专家共识。

　　那您一定会问到，这个看上去没有任何问题的宫颈，我们是如何得以诊断的？笔者给大家分享一下诊治体会。我一直在各种情形下，推广由我总结的宫颈病变的"四步诊断法"（也叫 3＋2 诊断法），是什么意思呢？这个"3＋2 诊断法"实际上倡导的是结合使用目前推行的"三"阶梯诊断法＋我提出的"2"（本书前文所述），即问诊、视诊＋触诊。它们两者的结合，是基本的诊断流程。肯定不是不问不查，只刷张片子就可以解决问题的。我们不是一张报告的判读医生，而是一个依靠临床思维和方法，借助现有的诊断方法，来解决临床上的问题医生。

　　回到这个患者的诊断，我们免去了镜下活检＋ECC（大于 35 岁或者伴有无排卵性功血的患者还需要内膜活检）而直接进入诊断性锥切术，第一，是因为我们妇科检查时对宫颈质地的感觉是很"专业"的，这种质地异常差不多等同于"癌"；第二，镜下没有可识别的阳性病灶，靠多点活检不容易取得与临床一致性较好的诊断，还可能与病理科医生不停地讨论标本大小、间质是否满足诊断的需要等问题（我们肿瘤妇科有多年的、与病理科医生沟通的技巧），临床诊断成立，只是一个标本的代表问题，没什么值得犹豫不决的；第三，目前提倡的、对 AGC 的病例行 ECC，我们持观察和学习的态度。因为，从理论上来讲，它很好，但从满足临床诊断和实用上来讲，可能作用有限。我们曾经尝试过对确诊为 HSIL 和 AIS 的病例，在锥切的同时行 ECC，再根据 ECC 的病理分析其作用，结果很不满意，敏感性和特异性都很低。

　　手术方式　①2017 年 10 月 13 日诊断性 leep 锥切术。②2017 年 10 月 19 日腹腔镜下广泛全子宫＋双侧输卵管切除术＋双侧卵巢活检＋右侧卵巢移位＋盆腔淋巴结清扫术。

　　病理诊断　①2017 年 10 月 15 日（1716649）leep 术后病理：（宫颈）浸润性高分化腺癌，免疫组化结果：Ki-67（Li：70％），P53（－），P16（＋），MVC6（－），CEA

（＋）。②2017 年 10 月 25 日（1717004）根治术后病理：送检全子宫标本，宫颈全部取材，镜下可见少许残留原位腺癌病灶；子宫下段、阴道残端、（双侧）输卵管、（双侧）宫旁及（双侧）圆韧带组织未见癌；子宫腺肌症；子宫肌壁间平滑肌瘤（肌瘤 1 枚，最大径 0.4 cm）；宫内膜呈增生性改变；（双侧）送检盆腔淋巴结未见癌转移；右侧盆腔 0/3，左侧盆腔 0/3；（双侧卵巢活检组织）术中快速送检组织镜下未见癌。

术后化疗　①2017 年 11 月 1 日：艾素 115 mg（d1）＋顺铂 57.5 mg（d1～2）。②2017 年 11 月 21 日：艾素 115 mg（d1）＋顺铂 57.5 mg（d1～2）。③2017 年 12 月 21 日：艾素 115 mg（d1）＋顺铂 57.5 mg（d1～2）。④2017 年 12 月 31 日：艾素 115 mg（d1）＋顺铂 57.5 mg（d1～2）。

出院诊断　宫颈腺癌Ⅰb₁期。

随访信息　2019 年 12 月 15 日电话随访（本人）。患者在吴绪峰主任门诊随访，妇科检查、影像学检查及 DNA、TCT、HC-Ⅱ均正常。

No. 45－13　黎某

入院日期　2017 年 12 月 20 日。**住院号**　792155。

主诉　同房出血 8 月余，发现宫颈病变 20 d。

现病史　患者 8 个月前出现同房出血，量少于平时月经量，鲜红色，伴白带异常，有异味，无血凝块，未予以重视。2017 年 11 月中旬在当地卫生院行"取环术"发现宫颈病变，同时行细胞学检查，TCT 报告：HSIL，当地行活检后送外检，武汉市孙小蓉医学检验所病理回报：宫颈腺癌。患者要求进一步诊治，门诊以"宫颈腺癌"收入院。

妇科检查　宫颈下唇见菜花状肿瘤，直径 2.5 cm，质硬，双宫旁弹性好，子宫未触及异常。右侧附件区可扪及鸡蛋大小囊性包块，活动性好。

入院诊断　宫颈腺癌Ⅰb 期。

阴道镜图像　见图 45-8。

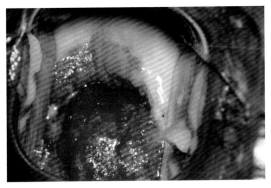 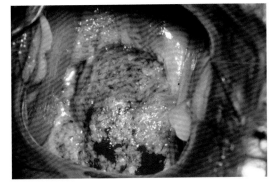

A　　　　　　　　　　　　　　B

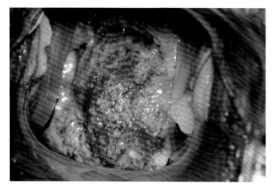
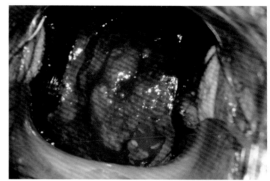

C   D

图 45-8 患者黎某阴道镜图像

A. 生理盐水作用后；B~C. 醋酸作用后；D. 高碘作用后

阴道镜点评 这是一个临床型宫颈癌的镜检图像。从图 45-8A 生理盐水作用后的镜检就可以明确。肿瘤来自颈管并与下唇肿瘤融为一体，直径 2.5 cm；图 45-8B、图 45-8C 是醋酸作用后的瘤化组织图像；图 45-8D 是高碘作用后的宫颈图像。

手术方式 2017 年 12 月 26 日腹腔镜下广泛全子宫切除术＋双侧卵巢活检术＋左侧附件切除术＋右侧输卵管切除术＋盆腔淋巴结清扫术。

病理诊断 2018 年 1 月 6 日（1721418）根治术后病理：①子宫颈高分化腺癌（肿块大小为 2.3 cm×0.9 cm，肿瘤侵及浅纤维肌层＜1/2，肿瘤向下未累及阴道穹隆，向上累及至宫颈管内口）；脉管内未见瘤栓；神经未见累及；免疫组化：P16（＋），Ki-67（高增殖数，Li：约 60%）。②子宫肌壁间多发平滑肌瘤；宫内膜不规则增生；阴道残端、宫体下段、右侧圆韧带、（双侧）宫旁组织未见癌；（左）卵巢滤泡囊肿伴腺纤维瘤及（双侧）输卵管管壁血管扩张、淤血伴（右输卵管系膜）中肾管囊肿。③（小肠浆膜层赘生物）纤维组织增生伴玻璃样变性及微灶钙化、周边炎症细胞浸润；免疫组化：CD17（灶＋），CD34（灶＋），Dog-1（－），Ki-67（低增殖数）。④双侧卵巢活检组织未见癌。⑤送检双侧淋巴结未见癌转移。

术后诊断 ①宫颈腺癌Ⅰb 期。②子宫多发肌瘤。③（左）卵巢滤泡囊肿伴腺纤维瘤。④（右输卵管系膜）中肾管囊肿。

术后化疗 ①2018 年 1 月 11 日：艾素 120 mg（d1）＋顺铂 60 mg（d1~2）。

②2018 年 1 月 31 日：艾素 120 mg（d1）＋顺铂 60 mg（d1~2）。

③2018 年 2 月 22 日：艾素 120 mg（d1）＋顺铂 60 mg（d1~2）。

④2018 年 3 月 13 日：艾素 120 mg（d1）＋顺铂 60 mg（d1~2）。

随访信息 2019 年 3 月 27 日电话随访（患者丈夫）。术后化疗后，患者一直在吴绪峰主任门诊复查。

No. 45－14 金某

入院日期 2018 年 1 月 5 日。**住院号** 795716。

表型，考虑为浆液性子宫内膜上皮内癌（SEIC），建议做进一步检查。免疫组化结果：P16（＋），P53（＋），CEA（局灶＋），ER（－），PR（－），Vimentin（－），Ki-67（Li：约60%）。患者要求进一步诊治，门诊以"疑似子宫内膜癌"收入院。病程中，患者精神好，食欲好，睡眠好，大小便正常，体力、体重无明显变化。

妇科检查　宫颈轻度糜烂状，触血（－），双宫旁弹性好，子宫体前壁质硬，突起，双附件未触及异常。

入院诊断　疑似宫颈腺癌、疑似子宫内膜腺癌。

手术方式　2018年5月2日诊断性leep术。

病理诊断　2018年5月3日（1807449）leep术后病理：宫颈浸润性腺癌。

修正诊断　宫颈腺癌Ⅰb期（内膜是否受侵不影响分期和手术范围）。

手术方式　2018年5月7日经腹广泛全子宫＋双侧附件切除术＋盆腔淋巴结清扫术。

病理诊断　2018年5月16日（1807827）根治术后病理：①宫颈中分化腺癌（肿块大小为5.5 cm×4 cm，肿瘤侵及宫颈全层，未突破外膜）；脉管内可见瘤栓，神经未见癌累及；肿瘤向上累及子宫下段，向下未累及阴道穹隆。②阴道断端及（双侧）宫旁组织未见癌。③子宫内膜呈增生性改变。④（双侧）输卵管管壁血管扩张淤血。⑤送检淋巴结未见癌转移（0/34）。

术后化疗　①2018年5月28日：艾素110 mg（d1）＋顺铂55 mg（d1～2）。②2018年6月17日：艾素110 mg（d1）＋顺铂55 mg（d1～2）。③2018年7月7日：艾素110 mg（d1）＋顺铂55 mg（d1～2）。

出院诊断　宫颈腺癌Ⅰb期。

随访信息　2019年3月17日失访。

No. 45-18　胡某

入院日期　2018年6月5日。**住院号**　832818。

主诉　白带增多2年，体检发现宫颈赘生物1个月。

现病史　患者2年前出现白带异常，量多，有异味，未行特殊处理。2018年5月7日于外院行常规体检时发现宫颈赘生物（具体不详），16日转到湖北省妇幼保健院肿瘤妇科就诊，妇科检查发现颈管口赘生物，直径2 cm。盆腔B超提示：①子宫内膜增厚、回声改变（子宫大小为5.1 cm×5.1 cm×4.3 cm，内膜厚1.2 cm，内回声不均，内未见明显异常血流信号）。②宫内节育器（宫腔内可见节育器强回声，节育器上缘距宫底部1.7 cm）。HC-Ⅱ检测阳性（1170.38），DNA倍体检测出现高倍体细胞28个，TCT报告：非典型腺细胞（来自宫颈管）。患者要求进一步诊治，门诊以"宫颈病变、宫颈赘生物性质待查"收入院。患病期间无阴道出血等不适。

妇科检查　宫颈口可见一直径2 cm赘生物，触血（－），双宫旁弹性好，子宫附件未触及异常。

入院诊断　①宫颈病变。②宫颈赘生物性质待查。

阴道镜图像　见图45-10。

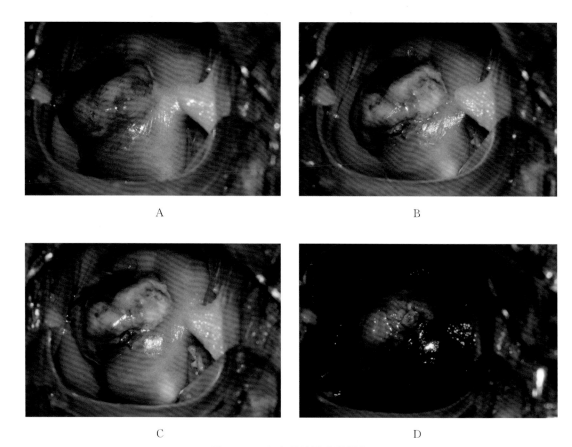

图 45-10　患者胡某阴道镜图像

A. 生理盐水作用后；B～C. 醋酸作用后；D. 高碘作用后

阴道镜点评　这个肉眼检查发现的直径 2 cm 赘生物，从生长方式及外被厚实的上皮来判断，肯定不是典型意义的息肉和肌瘤，结合宫颈癌的双筛检查报告，门诊医生应该要想到宫颈癌，因其来自颈管，细胞学报告 AGC，首先要想到腺癌可能性大。这时候，阴道镜的作用凸显了，醋酸作用后的厚的猪油样改变即可以说明问题。

我们选择诊断性 leep 锥切术来诊断，考虑的是，与鳞状上皮病变不一样，腺癌的判读更加困难，提供足以诊断的组织学标本，省去了来回取标本的折腾，3 d 就可以诊断清楚。

手术方式　2018 年 6 月 6 日诊断性 leep 锥切术。

病理诊断　2018 年 6 月 8 日（1809977）leep 术后病理：浸润性腺癌；免疫组化结果：P16（＋），ER（＋），PR（＋），CEA（－），Vimentin（－），Ki-67（Li 约 90%）；（6～7 点）切缘送检未见癌。

更正诊断　宫颈腺癌Ⅰb 期。

手术方式　2018 年 6 月 12 日开腹广泛全子宫＋双附件切除术＋盆腔淋巴结清扫术。

病理诊断　2018 年 6 月 18 日（1810382）根治术后病理：①宫颈浸润性腺癌（1809977），送检宫颈癌根治标本，宫颈全取材，镜下未见残留癌巢，呈慢性宫颈炎，鳞状上皮增生改变，原 leep 切缘处可见出血、变性及大量炎症细胞浸润。②阴道断端被覆鳞状上皮增生，双侧宫旁及子宫下段组织未见癌。③子宫内膜呈分泌性改变；（双侧）输卵管管壁血管扩张、淤血及（双侧输卵管系膜）副中肾管囊肿；（左侧）卵巢黄体囊肿伴出血；（右侧）卵巢滤泡囊肿。④送检淋巴结未见癌转移（0/25）。

术后化疗 ①2018 年 7 月 10 日：艾素 98 mg（d1）＋顺铂 49 mg（d1～2）。②2018 年 7 月 30 日：艾素 98 mg（d1）＋顺铂 49 mg（d1～2）。③2018 年 8 月 19 日：艾素 96 mg（d1）＋顺铂 48 mg（d1～2）。④2018 年 9 月 8 日：艾素 94 mg（d1）＋顺铂 47 mg（d1～2）。

出院诊断 宫颈腺癌Ⅰb 期。

随访信息 2019 年 12 月 3 日，患者经治疗后在吴绪峰主任门诊随访。妇科检查、TVS＋上腹部超声（－），DNA（－），TCT（－）。

No. 45－19 张某

入院日期 2018 年 6 月 11 日。**住院号** 834392。

主诉 绝经 4 年，发现宫颈病变 1 年。

现病史 患者绝经 4 年，2017 年 5 月 22 日于应城市人民医院体检，TCT 报告：非典型鳞状上皮细胞，HPV 检测阳性，行阴道镜检＋活检，病理回报：（3、6、9、12 点）慢性宫颈炎，其中（3 点）为黏液组织，未见明显鳞状上皮。其间患者偶有外阴瘙痒、白带量多，色白，无异味，无腹痛，无阴道流血，无同房出血等不适，予以"苦参凝胶"外用。于 2018 年 5 月 30 日来湖北省妇幼保健院就诊，盆腔 B 超：子宫前壁下段似见 0.7 cm×0.7 cm×0.5 cm 的低回声，宫腔内可见节育器强回声。HC-Ⅱ 检测阳性（18.57）。后转诊阴道镜门诊，拟诊：CIN 待排。镜下取宫颈 3、6、9、12 点活检，病理回报（1809832）：慢性宫颈炎。另见少许游离破碎的腺上皮呈原位腺癌（AIS）改变，不能排除浸润性腺癌，建议进一步检查以明确诊断；免疫组化结果：P16（＋），Ki-67（Li：约 60%）。患者要求进一步诊治，门诊以"宫颈原位腺癌、宫内节育器"收入院。

妇科检查 宫颈略呈充分状，触血（－），双宫旁弹性好，子宫附件未触及异常。

入院诊断 ①宫颈原位腺癌。②宫内节育器。

阴道镜图像 见图 45-11。

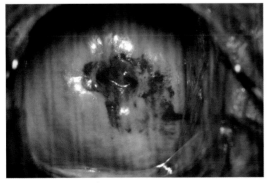
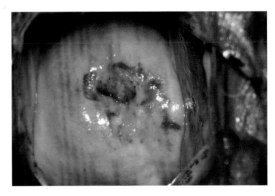

A   B

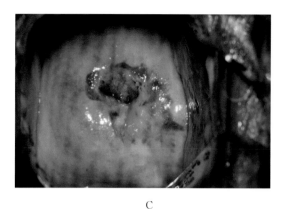
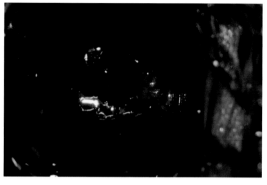

C   D

图 45-11　患者张某阴道镜图像

A. 生理盐水作用后；B-C. 醋酸作用后；D. 高碘作用后

阴道镜点评　这是一个绝经 4 年的老年妇女的镜检图像，你能判读为腺癌吗（诊断性 leep 锥切术后病理）？一般很容易判读为老年性宫颈炎的表现。此外，醋酸作用后的宫颈，转化区为薄的白色上皮，以及高碘作用后的表现，都不足以判断为腺癌。

　　腺癌的阴道镜检陷阱之多，我们如何应对？值得我们考虑。

手术方式　①2018 年 6 月 15 日取环＋诊刮术＋诊断性 leep 锥切术。②2018 年 6 月 21 日经腹广泛全子宫＋双附件切除术＋盆腔淋巴结清扫术。

病理诊断　①2018 年 6 月 20 日（1810574）术后病理：宫颈浸润性腺癌，免疫组化结果：P16（＋），ER（－），PR（－），CEA（＋），Ki-67（Li：约 80%）；（宫腔刮出物）凝血块及炎性退变组织。②2018 年 6 月 26 日（1810976）根治术后病理：（宫颈）浸润性腺癌（原病理号为 1810574），送检宫颈癌根治标本，宫颈全取材，镜下原 leep 切缘处可见散在残留的浸润性腺癌癌灶（高分化，肿瘤侵及纤维肌层＜1/2）；脉管内未见瘤栓，神经未见癌累及；肿瘤向上未累及宫颈管内口，向下未累及阴道穹隆；阴道断端被覆鳞状上皮增生；双侧宫旁及子宫下段组织未见癌；子宫腺肌症；子宫内膜呈萎缩性改变；（双侧）输卵管管壁血管扩张、淤血及（右侧输卵管系膜）副中肾管囊肿；（双侧）卵巢组织；送检淋巴结未见癌转移（0/20）。

术后化疗　①2018 年 7 月 11 日：艾素 115 mg（d1）＋顺铂 57.5 mg（d1～2）。②2018 年 7 月 31 日：艾素 115 mg（d1）＋顺铂 57.5 mg（d1～2）。③2018 年 8 月 20 日：艾素 115 mg（d1）＋顺铂 57.5 mg（d1～2）。④2018 年 9 月 9 日：艾素 115 mg（d1）＋顺铂 57.5 mg（d1～2）。

出院诊断　宫颈腺癌Ⅰb 期。

随访信息　2019 年 12 月 3 日，患者术后一直在吴绪峰主任门诊随访，无瘤生存。

No. 45-20　任某

入院日期　2018 年 6 月 30 日。**住院号**　839128。

主诉　同房出血 1 个月。

现病史　患者 1 个月前同房后出现少量阴道出血、间断发作，未予以重视，近两次同房后出血增多，多于月经量，夹杂暗红色血块，于 2018 年 6 月 21 日赴中国人民解放军总医院检查，TCT 报告：未见上皮内病变或恶性改变。HPV 检测 18、59 型阳性。行阴道镜检＋活检，病理回报：①（2、10、12 点）宫颈腺体呈重度不典型增生，考虑原位腺癌，组织取材表浅零散，浸润情况不明，建议免疫组化进一步明确。（2 点）局灶区呈高级别上皮内瘤变 CINⅢ。②（6 点）慢性宫颈炎伴纳氏囊肿。今来湖北省妇幼保健院要求治疗，门诊遂以"HSIL、AIS"收入院。

妇科检查　宫颈肥大，上唇重糜状，表面血管充盈，触血（＋），双宫旁弹性好，子宫附件未触及异常。

入院诊断　①AIS。②HSIL。

入院后会诊院外切片，报告：（2、10、12 点）宫颈浸润性腺癌。

更正诊断　宫颈腺癌Ⅰb 期。

手术方式　2018 年 7 月 6 日腹腔镜下广泛全子宫＋双附件切除术＋盆腔淋巴结清扫术＋腹主动脉旁淋巴结活检术。

病理诊断　2018 年 7 月 15 日（1811993）根治术后病理：①宫颈浸润性腺癌（高分化，肿块大小为 3.5 cm×3.0 cm，肿瘤侵及纤维肌层＞1/2 纤维肌层，未达外膜，间质大量炎性细胞浸润，肿瘤向上未累及宫颈下段，向下未累及阴道穹隆）；脉管内未见瘤栓，神经未见癌累及；免疫组化结果 P16（＋），ER（－），PR（－），CEA（＋），P53（－），Ki-67（Li：40％）。②子宫下段、阴道断端及双侧宫旁组织未见癌累及；子宫内膜增生性改变。③（双侧）输卵管管壁血管扩张、淤血；（左侧）卵巢滤泡囊肿。④送检淋巴结可见癌转移。盆腔淋巴结：左侧 0/17、右侧 0/12。腹主动脉旁＋髂总淋巴结：左侧 0/4、右侧 1/4。免疫组化：PanCK（＋）。

随访信息　2019 年 4 月 3 日电话随访（本人）。患者在湖北省妇幼保健院手术后，外阴水肿。在湖北省肿瘤放疗后，双下肢水肿。其他都正常。

No. 45－21　何某

入院日期　2018 年 7 月 26 日。**住院号**　846289。

主诉　绝经 4 年，体检发现宫颈病变月余。

现病史　患者绝经 4 年，2018 年 6 月于罗田市妇幼保健院体检，TCT 报告："ASC-H，可见大量 DNA 倍体异常细胞"，遂转湖北省妇幼保健院就诊，B 超提示：宫腔分离（分离 0.25 cm，前壁内膜厚 0.17 cm，后壁内膜厚 0.15 cm，未见异常血流，宫颈前后唇可见多个无回声，其中一个为 0.4 cm×0.4 cm）。TCT 报告：HSIL，HC-Ⅱ检测阳性（28.09），出现高倍体细胞 DNA 指数＞2.5 的细胞数 830。患者要求进一步诊治，门诊以"宫颈病变"收入院。患病以来，患者无白带异常及同房出血等不适。

妇科检查　宫颈轻度糜烂状，直径 3 cm，质中，左侧宫旁缩短增厚，容 1 指加，右侧宫旁弹性好，子宫附件未触及异常。

入院诊断 宫颈癌Ⅱb期。

阴道镜图像 见图 45-12。

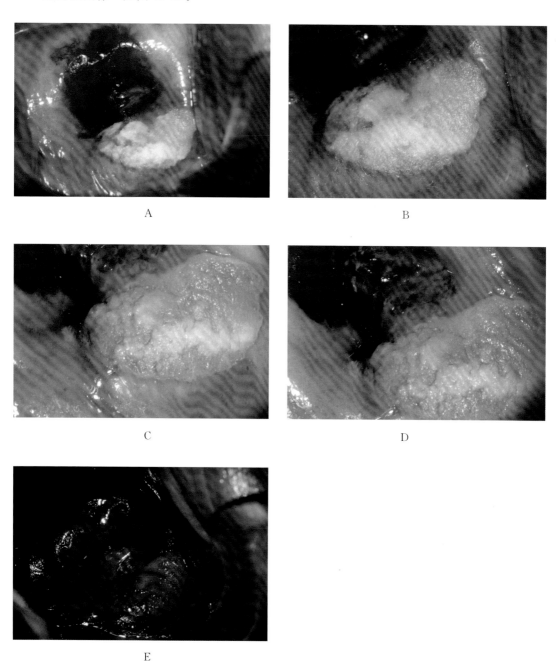

图 45-12 患者何某阴道镜图像
A—B. 生理盐水作用后；C—D. 醋酸作用后；E. 高碘作用后

阴道镜点评 图 45-12A 是生理盐水作用后的宫颈，上唇充血状，下唇出现厚的、大面积的白斑（很少见），图 45-12B 是其放大版，特别厚，酷似醋酸作用后的猪油样改变

（实际上，只是生理盐水作用后）；

图 45-12C、图 45-12D 是醋酸作用后 3 min 和 5 min 的图像，原白斑上凸起厚的、略似镶嵌样结构的图像；图 45-12E 是高碘作用后的宫颈，下唇的"黄"重于上唇。

手术方式　2018 年 7 月 27 日诊断性 leep 锥切术。

病理诊断　2018 年 7 月 31 日（1813599）leep 术后病理：宫颈浸润性癌，混合型（浸润性高分化腺癌合并小细胞神经内分泌癌），小区可见 CIN Ⅱ～Ⅲ 累及腺体，免疫组化结果：P16（＋），CK7（＋），PCK（＋），CK56（部分＋），Syn（＋），CgA（＋），P63（－），CK5/6（－），Ki-67（Li：约 70%）。

更正诊断　①宫颈腺癌合并小细胞神经内分泌癌 Ⅱb 期。②HSIL。

术前化疗　2018 年 8 月 6 日：安素泰 240 mg（d1）＋顺铂 60 mg（d1～2）。

8 月 24 日拟行手术，患者情绪低落，病情忧虑较重，拒绝手术，办理出院。

随访信息　2019 年 4 月 3 日电话随访（本人）。

2019 年 3 月 11 日在湖北省肿瘤医院行手术＋放化疗治疗后出院，有贫血，出院后在当地 1 周复查 1 次血常规，白细胞、血小板正常，血红蛋白低，4 月再去复查，其他情况尚可。

No. 45－22　刘某

入院日期　2018 年 7 月 26 日。**住院号**　846209。

主诉　体检发现宫颈病变 10 d。

现病史　患者 2018 年 7 月 16 日在江夏区第一人民医院体检，HPV 检测 16 型阳性，TCT 报告：HSIL，即转诊湖北省妇幼保健院妇科诊治，行阴道镜检＋宫颈活检，病理回报：①（颈管组织）浸润性腺癌（高分化）；免疫组化结果：P16（＋），ER（＋），PR（部分＋），Vimentin（－），P53（－），Ki-67（Li：90%）。②（宫颈组织）高级别鳞状上皮内病变（CIN Ⅱ～Ⅲ）累及腺体。患者要求治疗，门诊遂以"宫颈癌"收入院。其间无阴道分泌物增多及出血等不适。

妇科检查　宫颈肥大，光滑，双侧宫旁弹性好，子宫附件未触及异常。

入院诊断　①宫颈腺癌 Ⅰb 期。②HSIL。

手术方式　2018 年 8 月 7 日腹腔镜下广泛全子宫＋双侧输卵管切除术＋盆腔淋巴结清扫术＋腹主动脉旁淋巴结活检术＋双侧卵巢移位术。

病理诊断　2018 年 8 月 14 日（1814345）根治术后病理：①送检宫颈癌根治标本，颈管内口可见残留癌病灶（高分化浸润性腺癌，大小约 5 mm×4 mm，侵及浅纤维肌层约 4 mm），另见散在、多灶性高级别鳞状上皮内病变（CIN Ⅱ～Ⅲ）累及腺体，手术切缘未见癌及 CIN 病变。②阴道壁断端、双侧宫旁未见癌；子宫下段未见癌；子宫内膜呈分泌样改变。③双侧输卵管未见癌，右侧输卵管系膜副中肾管囊肿。④送检淋巴结未见癌转移（0/55）。

出院诊断　①宫颈腺癌 Ⅰb 期。②HSIL。

随访信息　2019 年 12 月 3 日电话随访（本人），患者一直定期于妇科复查，情况良好。

No. 45 – 23　谢某

入院日期　2018 年 8 月 17 日。**住院号**　851876。

主诉　同房出血两月余，发现宫颈病变 12 d。

现病史　患者绝经 5 年，于 2018 年 6 月无明显诱因出现同房出血，点滴状，色鲜红，阴道出血自行干净，未行特殊处理。于 2018 年 8 月 5 日赴宜良县第一人民医院就诊，行阴道镜检拟诊：疑似宫颈息肉。建议进一步检查，患者拒绝。后于 2018 年 8 月 8 日赴武汉市第四医院检查，HPV 检测报告阳性（不详），TCT 报告单遗失。于 2018 年 8 月 9 日赴武汉市普爱医院行阴道镜检，镜下取宫颈 3、6、9、12 点活检，病理回报：①（z201806735）（3、6 点）恶性肿瘤，倾向于鳞状细胞癌，建议免疫组化确诊类型。②（9 点）慢性宫颈炎。③（12 点）镜下见血凝物。患者要求进一步诊治，门诊以"宫颈癌"收入院。

妇科检查　宫颈下唇可见一直径 0.5 cm 糜烂状"病灶"，触血（＋），双侧宫旁弹性好，子宫附件未触及异常。

入院诊断　①疑似宫颈鳞癌Ⅰb 期。②HSIL。

阴道镜图像　见图 45-13。

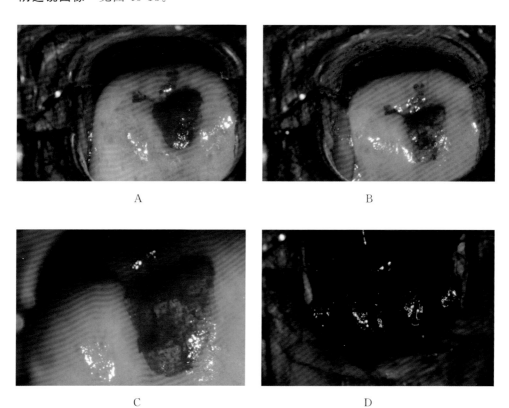

图 45-13　患者谢某阴道镜图像

A. 生理盐水作用后；B—C. 醋酸作用后；D. 高碘作用后

阴道镜点评 我们在前面的一些病例复习中已经获知，早期宫颈腺癌的阴道镜检十分困难，或者说，它不是一个可以采取早期鳞癌那样的三阶梯诊断方法来筛查和早期诊断的，需要有专业的诊断水平和负责任的职业态度，才可以获得及时的、早期的诊断，进而改善和提高这部分病例的生存率。

再回到本病例，一个绝经 5 年后的老年妇女，不应该是出现宫颈"糜烂"（外院医生判断为"息肉"，类似的描述可以是五花八门）的年龄，为什么会出现？是不是另有原因？我们多思便有可能找到问题的答案。入院后我们在妇科检查时这样描述："糜烂状病灶"，此时肉眼判断就是有问题的。这是图 45-13A 的所见。

图 45-13B 是醋酸作用后的"糜烂状病灶"的真面目，出现了异常转化区图像：醋白上皮及点状血管。其病理解剖学基础是，呈结节状生长的肿瘤，因为缺血导致表面坏死，才得以见到其"庐山真面目"。如果病变发生在颈管外口处，就有机会取材获得及时诊断，反之位于颈管上段，其表现将更加隐匿，早期无症状，不到坏死、出血，患者不会来就诊，到诊断时往往病情较重。图 45-13C 是其放大版。

图 45-13D 是高碘作用后的宫颈，也只能显示"糜烂面"的碘不着色区域。

手术方式 ①2018 年 8 月 18 日诊断性 leep 锥切术。②2018 年 8 月 23 日开腹广泛全子宫＋双侧附件切除术＋盆腔淋巴结清扫术。

病理诊断 ①2018 年 8 月 22 日（1815132）锥切术后病理：宫颈浸润性腺癌（高分化，肿块大小 0.8 cm×0.2 cm，浸润深度为 2 mm）；周边组织局灶区可见 CIN Ⅱ～Ⅲ累及腺体，脉管内未见瘤栓；免疫组化：P16（＋），CK7（＋），P63（－），CK5/6（－），SYN（－），CgA（－），IMP－3（－），PAS（＋），Ki-67（Li：约 70%）。②2018 年 9 月 1 日（1815539）根治术后病理：（全子宫＋双侧附件）子宫颈全部取材，镜下未见残留宫颈腺癌及 CIN 病灶，原 leep 切口处可见出血、变性及炎症细胞浸润；免疫组化结果：P16（－），Ki-67（低增殖数）；多发性子宫内膜息肉，周边宫内膜呈增生性改变；子宫肌壁间平滑肌瘤（1 枚，最大径 0.7 cm）；子宫下段及（双侧）宫旁组织未见癌；阴道断端组织被覆鳞状上皮增生；（双侧）卵巢组织及（双侧）输卵管管壁血管扩张、淤血；送检盆腔淋巴结未见癌转移（0/38）。

出院诊断 ①宫颈腺癌Ⅰb 期。②HSIL。

随访信息 2019 年 12 月 3 日电话随访（本人），术后定期来湖北省妇幼保健院复查，情况好，打算下个月再来复查。

No. 45－24 卿某

入院日期 2018 年 9 月 1 日。**住院号** 855623。

主诉 阴道溢液 6 年余，月经紊乱年余。

现病史 患者于 2012 年无明显诱因出现阴道溢液，白色，稀薄如水样，无异味，初始量少，呈点滴样，后逐渐增多（每天需用 1～2 片护垫），持续至今，其间未行特殊处理。患者既往月经规律，4～6/23 d，量中，无痛经。自 2017 年下半年开始出现月经紊乱，周期 1～4 个月，经期 3 d，其间间断口服药物调整月经（具体不详）。于 2018 年 7 月 19 日于湖北省妇幼保健院就诊，盆腔B超提示：子宫内膜回声改变（内膜厚0.8cm，内回声不均，内可见数个小的无回声，内未见明显异常血流信号）；宫颈多发纳氏囊肿（宫颈前后唇可见多个大小不等的无回声，其中一个大小约2.7cm×2.0cm，内可见密集光点）。HC-Ⅱ检测阳性（检测值13.47）；DNA定量检测：出现高倍体细胞，DNA指数＞2.5的细胞数为10；TCT报告：非典型腺细胞（来自宫颈管）。转诊阴道镜检门诊，镜检拟诊：疑似慢性宫颈炎。镜下取宫颈3、6、9、12点组织及宫颈管搔刮组织送病检，病理回报（1815288）：①（3点）慢性宫颈炎，鳞状上皮增生，另见少许游离破碎的原位腺癌病灶，建议做进一步的检查；免疫组化结果：P16（＋），Ki-67（Li：约70％）。②（6、9、12点）慢性宫颈炎，鳞状上皮增生。③（ECC）送检宫颈组织呈慢性炎症改变。患者要求进一步诊治，门诊以"宫颈原位腺癌"收入院。

妇科检查 宫颈肥大，光滑，质地无异常，双侧宫旁弹性好，子宫附件未触及异常。

入院诊断 AIS。

阴道镜图像 见图45-14。

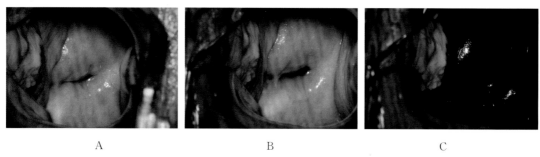

| A | B | C |

图45-14 患者卿某阴道镜图像

A. 生理盐水作用后；B. 醋酸作用后；C. 高碘作用后

阴道镜点评 此病例3个标本的病理诊断不同。门诊镜下活检：AIS。入院后诊断性leep锥切术后病理还是AIS，但全宫术后出现了"浸润性腺癌"病灶，这在我们肿瘤妇科病房从来没有出现过。

以下镜检是在诊断性leep锥切术前的再评估图像，由于锥切术后病理是AIS，我们看到的以下图像是可以接受和理解的。

图45-14A是生理盐水作用后的宫颈，光滑，十分漂亮。

图45-14B是醋酸作用后的宫颈，Ⅲ型转化区，什么异常图像都没有。

图45-14C是高碘作用后的宫颈，碘不着色，没有任何诊断意义。

手术方式 ①2018年9月3日诊刮术＋诊断性leep术锥切术。②2018年9月7日腹腔镜下全子宫＋双侧输卵管切除术。

病理诊断 ①2018年9月6日（1816179）术后病理：（锥切术后病理）（宫颈1、6～7、11点）原位腺癌，病变呈散在多灶性，（6点）处纤维间质切缘可见原位腺癌病灶；其余各点及切缘未见CIN及原位腺癌病变；免疫组化结果：P16（＋），Ki-67（Li：约70％）；（宫腔刮出物）送检子宫内膜呈增生性改变。②2018年9月18日（1816501）术后病理：送检全子宫标本，宫颈全取材，镜下见宫颈原位腺癌，病变呈广泛多灶性，局灶区可见浸润性腺癌（高分化，肿块大小 1.0 cm×0.5 cm，肿瘤侵及纤维肌层<1/2）；脉管内未见瘤栓，神经未见癌累及；免疫组化结果：P16（＋），CAM5.2（＋），CEA（＋），ER（－），PR（－），Vimentin（－），Ki-67（Li：约 80%）；肿瘤向上未累及子宫下段，向下未累及阴道穹隆；阴道断端及（双侧）宫旁组织未见癌；子宫内膜呈增生性改变；（双侧）输卵管管壁血管扩张淤血。

更正诊断　AIS（切缘阳性）。

再更正诊断　宫颈腺癌Ⅰb期。就 3 次病理不一致的问题，我们和锥切手术医生、病理科医生一起进行了探讨，问题在于病灶部位较深，手术医生对手术范围的理解不深刻。此外，锥切标本的内切缘阴性，不代表未被切除的残留颈管没有病变，有可能是更重的病变（从 AIS 到腺癌，发生了质的改变）。

术后化疗　①2018 年 9 月 21 日：艾素 125 mg（d1）＋顺铂 62.5 mg（d1～2）。②2018 年 10 月 11 日：艾素 125 mg（d1）＋顺铂 62.5 mg（d1～2）。③ 2018 年 10 月 31 日：艾素 125 mg（d1）＋顺铂 62.5 mg（d1～2）。④2018 年 11 月 20 日：艾素 125 mg（d1）＋顺铂 62.5 mg（d1～2）。

出院诊断　宫颈腺癌Ⅰb期。

随访信息　治疗结束年余，外院复诊，无瘤生存。

No. 45－25　王某

入院日期　2018 年 12 月 3 日。**住院号**　879005。

主诉　发现宫颈病变月余。

现病史　患者于 2018 年 10 月 20 日在新洲区中医院体检，TCT 报告：意义不明确的非典型鳞状细胞（ASC-US），未行特殊处理。2018 年 11 月 13 日转湖北省妇幼保健院肿瘤妇科诊治，HPV 检测报告：HPV16 型阳性，转诊阴道镜门诊，镜检拟诊：HSIL，并行宫颈活检及息肉摘除术，病理回报：①（8、11、12 点）浸润性腺癌（高分化）；免疫组化结果：P16（＋）、ER（＋）、PR（＋）、Vinmentin（－）、CEA（部分＋）、Ki-67（Li 约 80%）。②（4 点）慢性宫颈炎，少许游离鳞状上皮增生。③（宫颈赘生物）黏膜息肉。患者要求进一步诊治，门诊以"宫颈腺癌"收入院。其间患者无白带异常及阴道出血等不适。

妇科检查　宫颈重度糜烂状，8 点钟方向可见一小结节状突起，直径约 0.5 cm，双侧宫旁弹性好，子宫附件未触及异常。

入院诊断　宫颈腺癌Ⅰb期。

入院前的门诊结果回报：TCT 报告颈管原位腺癌，不排除浸润性腺癌。DNA 高倍体细胞 17 个，HC-Ⅱ检测阳性（20.77）。

阴道镜图像　见图 45-15。

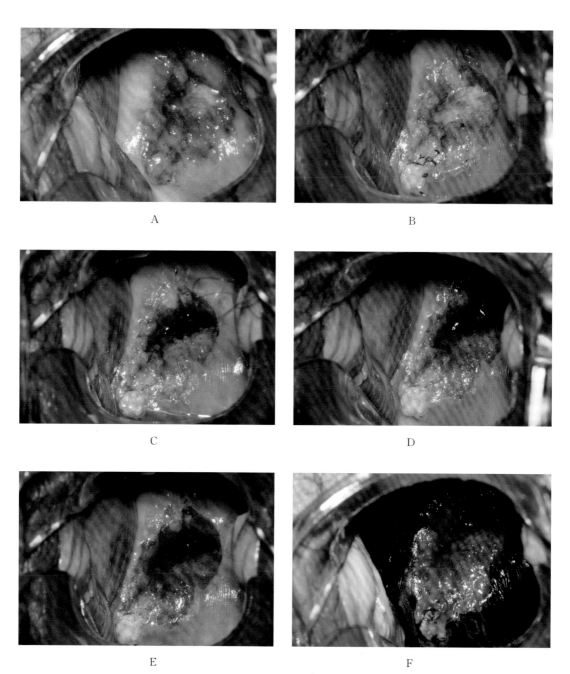

图 45-15　患者王某阴道镜图像
A. 生理盐水作用后；B－E. 醋酸作用后；F. 高碘作用后

阴道镜点评　　这是一个早期宫颈腺癌的病例。临床可见肉眼小的病灶，经生理盐水、醋酸到高碘作用后，经历了"红－白－黄"的变化，这个改变与早期鳞癌相比，无特异性，阴道镜检是无法区别的。值得关注的是，我们从醋酸作用后的图 45-15B 到图 45-15E 的变化来看，可以看到从正常的柱状上皮的葡萄状结构，到异常化生的上皮，到癌的过渡，8 点处的病灶最重，持续 5 min 以上不消退。

手术方式　2018 年 12 月 7 日经腹广泛全子宫＋双侧附件切除术＋盆腔淋巴结清扫术。

病理诊断　2018 年 12 月 13 日（1822847）根治术后病理：①子宫颈全部取材，镜下可见宫颈浸润性腺癌病灶（浸润深度约 5 mm，侵及纤维肌层＜1/3 肌层），肿瘤向上未累及宫颈管内口，向下未累及阴道穹隆；脉管内未见瘤栓，神经未见癌累及；子宫内膜息肉，周边宫内膜呈增生性改变；阴道断端被覆鳞状上皮增生；（双侧）宫旁组织未见癌累及。②（双侧附件）（双侧输卵管系膜）副中肾管囊肿伴（双侧）输卵管管壁扩张、淤血；（右）卵巢黄体囊肿伴出血；（左）卵巢滤泡囊肿。③送检盆腔淋巴结未见癌转移。

术后化疗　①2019 年 1 月 24 日：安素泰 210 mg（30＋180 mg）（d1）＋顺铂 55 mg（d1～2）。②2019 年 2 月 13 日：安素泰 210 mg（30＋180 mg）（d1）＋顺铂 55 mg（d1～2）。③2019 年 3 月 7 日：安素泰 210 mg（30＋180 mg）（d1）＋顺铂 55 mg（d1～2）。④2019 年 3 月 29 日：安素泰 210 mg（30＋180 mg）（d1）＋顺铂 55 mg（d1～2）。

出院诊断　宫颈腺癌Ⅰb 期。

随访信息　2019 年 12 月 3 日电话随访，无人接听。

No. 45－26　段某

入院日期　2019 年 3 月 13 日。**住院号**　904102。

主诉　同房出血 1 周。

现病史　患者于 2019 年 3 月 3 日出现同房出血，色鲜红，量同平素月经量，次日赴湖北省妇幼保健院诊治，盆腔 B 超示：子宫大小 4.3 cm×4.3 cm×4.1 cm，宫颈前后径 2.4 cm，内膜厚为 0.7 cm，宫颈前后唇可见大小约 2.9 cm×2.7 cm×2.2 cm 的低回声，边界不清，形态欠规则，其内回声不均，下方向阴道内突起，内可见丰富的血流信号，RI：0.47。同日在湖北省妇幼保健院行阴道镜检＋活检，病理回报（1903745）：①（宫颈 3 点活检组织）低分化腺癌；免疫组化结果：P16（＋），IMP（＋），Ki-67（Li：8%）。②（宫颈 12 点组织活检）慢性宫颈炎伴乳头状糜烂，鳞状上皮增生。③（宫颈赘生物）低分化腺癌；免疫组化结果：P16（＋），IMP（＋），Ki-67（Li：80%）。患者要求进一步诊治，门诊以"宫颈腺癌Ⅰb 期"收入院。病程中，患者精神好，食欲好，睡眠好，大小便正常，体力、体重无明显变化。

妇科检查　宫颈菜花状肿瘤，直径 3 cm，触血（＋），双侧宫旁弹性好，子宫附件未触及异常。

入院诊断　宫颈腺癌Ⅰb 期。

阴道镜图像　见图 45-16。

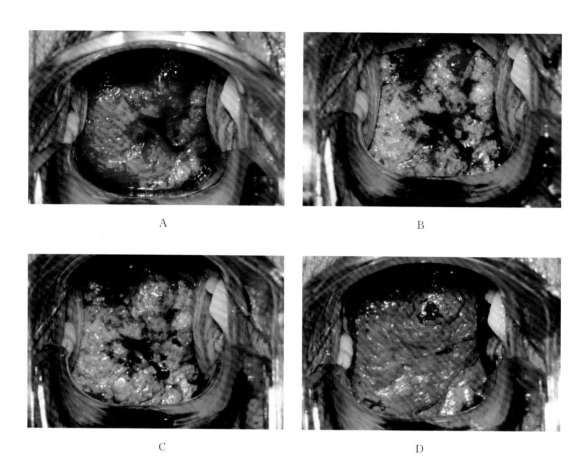

图 45-16　患者段某阴道镜图像

A. 生理盐水作用后；B-C. 醋酸作用后；D. 高碘作用后

阴道镜点评　这是 1 例典型的菜花状肿瘤病例，因同房出血而就诊。它本不属于临床前肿瘤病例，有肉眼所见病灶，我们直接取活检就可以了。但是，目前在湖北省各级医院，各级妇科医生（注意：不是妇科肿瘤医生）都已经广泛应用阴道镜作为活检的工具，而且很多妇科医生在肉眼区别"菜花状肿瘤"和"宫颈糜烂"存在困难，常有误诊的病例（前述的不少病例都有这样的诊治经历）。因此，特别提出来，加强认识。

图 45-16A 是生理盐水作用后的宫颈，所示为菜花状肿瘤。

图 45-16B 和图 45-16C 是醋酸作用后的宫颈，呈脑回状的肿瘤组织。

图 45-16D 高碘作用后的厚厚的、略呈污秽样的芥末黄（可以让人过目不忘）。

手术方式　2019 年 3 月 19 日经腹广泛全子宫切除术＋双侧卵巢活检＋左侧卵巢切除术＋右侧输卵管切除＋盆腔淋巴结清扫术。

病理诊断　2019 年 3 月 23 日（1904586）根治术后病理：①宫颈中分化腺癌（肿块大小为 2.5 cm×1.5 cm，肿瘤呈外生性生长，侵及纤维肌层＜1/3）；脉管内未见瘤栓，神经未见癌累及；肿瘤向上未累及子宫下段，向下未累及阴道穹隆；免疫组化结果：P16（＋），

CEA（＋），ER（－），PR（－），Vimentin（－），P53（－），MUC6（－），HNF-1β（－），PAX8（－），CK7（＋），Ki-67（Li：约60％）。②阴道断端及（双侧）宫旁组织未见癌。③子宫内膜呈分泌性改变。④（双侧）输卵管管壁血管扩张、淤血伴（一侧输卵管系膜）副中肾管囊肿；（双侧）卵巢滤泡囊肿及黄体囊肿。⑤送检淋巴结未见癌转移。

术后化疗　①2019年4月1日：艾素110 mg（20＋90 mg）（d1）＋顺铂55 mg（d1～2）。②2019年4月21日：艾素110 mg（20＋90 mg）（d1）＋顺铂55 mg（d1～2）。③2019年5月11日：艾素110 mg（20＋90 mg）（d1）＋顺铂55 mg（d1～2）。

出院诊断　宫颈腺癌Ⅰb期。

随访信息　2019年12月3日，患者治疗后两次复查，结果正常。

No. 45－27　邹某

入院日期　2019年4月8日。**住院号**　911161。

主诉　同房出血9个月，加重伴下腹隐痛1个月。

现病史　患者于2018年7月因绝经1年，并同房出血1周，赴监利县妇幼保健院省妇幼专家门诊就诊，即行宫腔镜检＋取环术，术后开始出现阴道少量出血，无明显规律，同房出血仍然没有缓解，白带颜色浑浊，未予注意。2019年3月因劳累后阴道出血增多，同既往月经量，伴腰酸、小腹坠胀、肛门坠胀等不适，后淋漓不尽至今。其间于2019年3月28日转监利县人民医院诊治，盆腔B超：宫腔内异常回声（宫腔内见前后径1.2 cm的无回声区，另见一大小为2.1 cm×1.7 cm的高回声团）。行诊刮术，术后病检回报（201902710）：子宫内膜样腺癌。转湖北省妇幼保健院要求进一步诊治，门诊以"子宫内膜癌"收入院。

妇科检查　阴道上1/2受侵，宫颈瘤化，质硬，呈结节状，直径8 cm，局部直径1 cm浅菜花状病灶。三合诊，后唇突起压迫直肠，子宫稍大，双附件未触及肿块，双宫旁缩短，容1指。浅表淋巴结未触及肿大。

入院诊断　宫颈腺癌Ⅱb期（内膜受侵与否不影响分期）。

阴道镜图像　见图45-17。

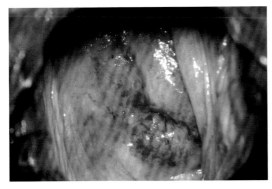
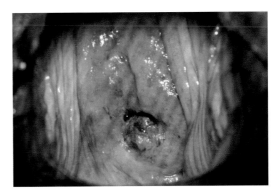

A　　　　　　　　　　　　　　　B

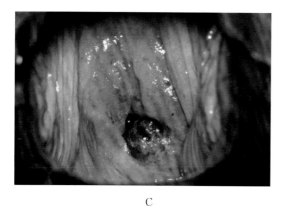
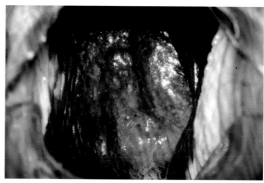

C   D

图 45-17   患者邹某阴道镜图像

A. 生理盐水作用后；B－C. 醋酸作用后；D. 高碘作用后

术前化疗 ①2019 年 4 月 13 日：艾素 120 mg（20＋100 mg）＋顺铂 120 mg。②2019 年 5 月 3 日：艾素 115 mg（20＋95 mg）（d1）＋顺铂 57.5 mg（d1～2）。2 个周期化疗后评估效果，阴道受侵部分吸收，结节状肿瘤直径约 6 cm，宫旁基本同化疗前。告知家属后，希望再做 1 次化疗。③2019 年 5 月 22 日：艾素 115 mg（20＋95 mg）＋顺铂 115 mg。3 个周期化疗后再评估效果，未达到 PR，转中南医院放疗。

随访信息 2019 年 8 月 13 日，患者放疗结束后，来吴绪峰主任门诊评估，基本同放疗前状况。再观察 2 个月后复诊。

No. 45－28   汪某

入院日期 2019 年 4 月 4 日。**住院号** 910209。

主诉 绝经年余，阴道出血 3 d。

现病史 患者于 2018 年 1 月最后一次月经，无不适。于 2019 年 3 月 2 日无明显诱因出现阴道出血，量少于经量，3 d 后出血自行干净。于 2019 年 3 月 17 日同济医院就诊，B 超提示如下。宫腔内小回声：内膜清晰居中，厚 0.7 cm，宫腔内可见 0.8 cm×0.5 cm 无回声，内未见血流信号显示；子宫肌壁间肌瘤：后壁可见 1.3 cm×1.0 cm 低回声团，边界清晰，周边未见血流信号显示；右侧附件区囊性包块：3.4 cm×2.1 cm 无回声，边界清晰，内可见一条分隔光带，囊壁未见血流信号显示。TCT 报告：非典型鳞状上皮细胞（ASCUS）。HPV 检测 A7 组阳性。于 2019 年 3 月 28 日转湖北省妇幼保健院行阴道镜检＋活检，病理回报：①（宫颈 3、6、9、12 点）慢性宫颈炎，鳞状上皮增生。②（颈管组织）高分化腺癌；免疫组化结果：ER（－），PR（－），Vimentin（－），P16（＋），Ki-67（Li：70%），CEA（＋），HNF-1β（－）。患者要求治疗，门诊遂以"宫颈腺癌"收入院。患者起病以来，精神、食欲、睡眠尚可，大小便正常，体重无改变。

妇科检查 宫颈肥大，光滑，子宫附件未触及异常，双侧宫旁弹性好。

入院诊断　宫颈腺癌Ⅰb期。

手术方式　2019年4月12日腹腔镜下广泛全子宫＋双侧附件切除术＋盆腔淋巴结清扫＋腹主动脉旁淋巴结清扫术。

病理诊断　2019年4月20日（1906669）根治术后病理：①宫颈组织全取材，其中44～47号及51号切片局灶区可见（宫颈）高分化浸润性腺癌（肿瘤浸润最深处＜1/3纤维肌层），肿瘤周围腺体局灶区呈AIS改变；脉管及神经未见癌累及；子宫下段、阴道穹隆、阴道断端及双侧宫旁组织未见癌累及；子宫内膜呈萎缩性改变。②子宫平滑肌瘤（肌瘤2枚，最大径0.7 cm）。③（双侧附件）（双侧）卵巢组织及其中一侧（卵巢）滤泡囊肿；（双侧）输卵管组织及其中一侧系膜副中肾管囊肿。④（双侧盆腔）淋巴结未见癌转移：左侧（0/15）、右侧（0/15）；（双侧腹主动脉旁）淋巴结未见癌转移：左侧（0/2）、右侧（0/6）。⑤（阴道前壁）组织未见癌累及，间质血管扩张、淤血及炎性细胞浸润。

随访信息　术后失访。

No. 45-29　庄某

入院日期　2019年9月25日。**住院号**　956412。

主诉　绝经后阴道出血20 d。

现病史　患者自诉停经近1年，于2019年9月5日无明显诱因出现阴道出血，量少，颜色为咖啡色，有异味，遂于2019年9月19日赴监利县人民医院诊治，行宫颈活检，病理回报：子宫颈低分化癌，腺癌可能性大。患者要求进一步诊治，转湖北省妇幼保健院，门诊以"疑似宫颈癌"收入院。

妇科检查　宫颈肥大，直径4 cm，上唇宫颈口见活检面渗血，触诊质地特硬，前穹隆呈颗粒状，右侧宫旁缩短容1指，左侧宫旁（一），子宫附件未触及异常。

入院诊断　宫颈腺癌Ⅱb期（并阴道受侵）。

阴道镜图像　见图45-18。

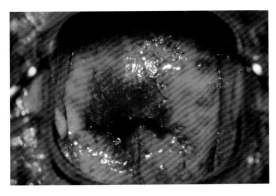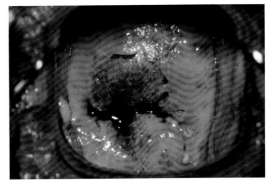

A　　　　　　　　　　　　　　　　B

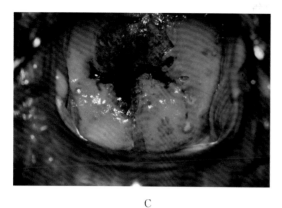
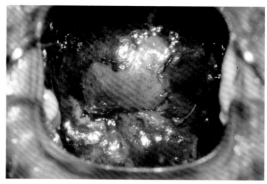

C
D

图 45-18　患者庄某阴道镜图像
A. 生理盐水作用后；B～C. 醋酸作用后；D. 高碘作用后

阴道镜点评　这是一例结节状宫颈腺癌的图像。

图 45-18A 是生理盐水作用后的宫颈，貌似草莓状充血的宫颈，伴上唇糜烂，颈口渗血。

图 45-18B 是醋酸作用后的宫颈，"糜烂"处实为瘤化组织，可见镶嵌及点状血管；图 45-18C 是其放大版。

图 45-18D 是高碘作用后的宫颈，在"红－白"的基础上，出现了"黄"，即所谓的"红－白－黄"。与鳞癌的镜下表现无法区别。

术前化疗　①2019 年 9 月 30 日：安素泰 210 mg（30＋180 mg）＋顺铂 110 mg。②2019年 10 月 20 日：安素泰 210 mg（30＋180 mg）（d1）＋顺铂 55 mg（d1～2）。③2019 年11 月 9 日：艾素 110 mg（20＋90 mg）（d1）＋顺铂 55 mg（d1～2）。

手术方式　患者选择放疗。

随访信息　2019 年 12 月 3 日外院放疗中。

No. 45－30　苏某

入院日期　2019 年 9 月 30 日。**住院号**　956932。

主诉　间断阴道出血 4 个月。

现病史　患者于 2019 年 5 月无明显诱因出现阴道流血，量少，呈褐色，间断发作，自行好转，未予以注意。持续 3 个月后，感觉不对，于 8 月底左右自行口服康复消炎片（每天 3 次，每次 4 片），无好转。于 2019 年 9 月 23 日就诊武汉科技大学医院，盆腔 B 超提示：①绝经后子宫声像图。②宫颈前唇回声欠均（宫颈管后移，宫颈前唇厚约 1.6 cm，宫颈后唇厚约 0.8 cm，宫颈前唇回声欠均匀，其内未见明显局限性团块回声）。同时，TCT 提示：未见上皮内病变或恶性病变，HPV 检测 16 型阳性。患者要求进一步诊治，门诊以"宫颈病变"收入院。

2019 年 10 月 1 日湖北省妇幼保健院门诊报告，HPV HC-Ⅱ：1 125.52；DNA 倍体：出现高倍体细胞，＞2.5 的细胞数 2 个；TCT：宫颈原位腺癌。阴道镜检＋活检，病理回报（1919995）：宫颈原位腺癌，因取材较少，不能排除浸润性腺癌，建议临床做进一步检查，脉管内未见瘤栓；免疫组化结果：ER（－），PR（－），Vimentin（－），P16（＋），CEA（＋），P53（－），Ki-67（Li：约 80%），D2-40、CD31（示脉管内未见瘤栓）。

妇科检查　宫颈结节溃烂状，直径约 3.5 cm，质硬，表面浅溃洞，渗血，双侧宫旁缩短，均容 1 指，子宫附件未触及异常。

入院诊断　宫颈腺癌Ⅱb 期。

入院后诊断明确，但需要病理支撑。再取活检送病检。病理回报（1920205）：浸润性腺癌，局部脉管内可见瘤栓；免疫组化结果：P16（＋），CEA（＋），PAX8（＋），ER（－），PR（－），Vimentin（－），P53（－），HNF-1β（－），Ki-67（Li：约 80%）。

阴道镜图像　见图 45-19。

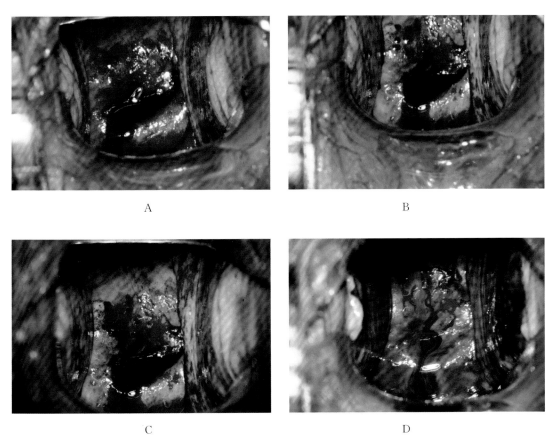

A   B

C   D

图 45-19　患者苏某阴道镜图像

A. 生理盐水作用后；B－C. 醋酸作用后；D. 高碘作用后

术前化疗　①2019 年 10 月 10 日：艾素 110 mg（20＋90 mg）＋顺铂 110 mg。②2019

年 10 月 30 日：艾素 110 mg（20＋90 mg）（d1）＋顺铂 55 mg（d1～2）。

2 个周期化疗后评估，肿瘤缩小 1/2 以上，宫旁吸收，具备手术条件。

手术方式 2019 年 11 月 18 日开腹广泛全子宫＋双侧附件切除术＋盆腔淋巴结清扫术＋膀胱造瘘术。

病理诊断 2019 年 11 月 25 日（1923616）根治术后病理：①子宫浸润性腺癌（肿块大小为 2.1 cm×1.7 cm，侵及纤维肌层＞2/3 肌层，未达浆膜面。肿瘤向上累及颈管内口，向下未累及阴道穹隆）；局部脉管内可见瘤栓；神经未见癌累及；免疫组化结果：P16（＋），ER（－），PR（－），CEA（＋），P53（－），MUC6（－），HNF-1β（－），PAX8（＋），CK7（＋），Ki-67（Li：约 80%）。②子宫腺肌症；宫内呈增生性改变；阴道断端被覆鳞状上皮增生；子宫下段、双侧宫旁组织未见癌累及。③双侧输卵管及双侧卵巢组织未见癌。④送检（双侧盆腔）淋巴结未见癌转移（0/27）。

术后化疗 ①2019 年 12 月 2 日：艾素 110 mg（20＋90 mg）（d1）＋顺铂 55 mg（d1～2）。②2019 年 12 月 27 日：艾素 110 mg（20＋90 mg）（d1）＋顺铂 55 mg（d1～2）。

出院诊断 宫颈腺癌Ⅱb 期。

随访信息 综合医院咨询放疗事宜。

No. 45－31 肖某

入院日期 2019 年 10 月 6 日。**住院号** 958941。

主诉 阴道溢液两月余，加重周余。

现病史 患者 2 个月前月经干净后出现阴道溢液，每日用护垫 2～3 个，伴异味，未予注意。近 1 周来，阴道溢液加重，赴武汉市蔡甸区常福医院就诊，取宫颈赘生物送病检，病理回报（武汉康盛达医学检验所）：宫颈鳞状细胞癌。转湖北省妇幼保健院进一步治疗，门诊遂以"宫颈鳞癌"收入院。近两年无性生活史，多年未行妇科检查。

妇科检查 宫颈肥大，糜烂，触血（＋），双侧宫旁弹性好，子宫附件未触及异常。

入院诊断 宫颈癌Ⅰb 期。

入院后完善相关检查，并会诊院外病理切片，报告：宫颈小细胞型神经内分泌癌。

更正诊断 宫颈小细胞型神经内分泌癌Ⅰb 期。

手术方式 2019 年 10 月 14 日腹腔镜下广泛全子宫＋双侧附件切除术＋盆腔淋巴结清扫＋腹主动脉旁淋巴结活检术。

病理诊断 2019 年 10 月 23 日（1920974）根治术后病理：①送检子宫标本，宫颈全取材，镜下可见宫颈高分化浸润性腺癌病灶（癌侵及浅纤维肌层约 5 mm），极小区可见高级别鳞状上皮内病变（CINⅡ）；免疫组化结果：P16（＋），Ki-67（Li：约 10%）；脉管内未见瘤栓，神经未见癌累及。②子宫内膜呈分泌性改变；子宫肌壁间平滑肌瘤（肌瘤 2 枚，最大径 1 cm）；送检部分阴道壁断端组织被覆鳞状上皮增生；子宫下段及双侧宫旁组织未见癌。③（双侧输卵管＋卵巢）（双侧）输卵管管壁血管扩张、淤血及（双侧输卵管系膜）副中肾管囊肿；（双侧）卵巢滤泡囊肿。④（右侧子宫动脉）送检组织镜下未见癌。⑤送检淋巴结未见癌转移（0/37 枚）。

更正诊断　①宫颈癌Ⅰb期（混合型上皮癌）。②子宫平滑肌瘤。③CINⅡ。

随访信息　2019年12月3日电话随访（本人），患者准备来院复查。

No. 45–32　许某

入院日期　2011年5月4日。**住院号**　370848。

主诉　间断阴道出血2个月。

现病史　患者平时月经规律，4月28日因间断阴道出血2个月，就诊于湖北省妇幼保健院妇科门诊，镜下活检示：宫颈腺癌，以上述诊断收入院。患病以来，无白带增多等不适。近1年无性生活史（离异）。

妇科检查　宫颈结节状，质硬，直径5～6 cm，右宫旁弹性好，左宫旁缩短增厚容1指。子宫附件未触及异常。

入院诊断　宫颈腺癌Ⅱb期。

术前化疗　①双路径化疗：紫杉类静脉滴注＋铂类经子宫动脉灌注＋栓塞。化疗后评估宫颈肿瘤明显缩小，直径约3 cm，左宫旁缩短增厚容1指，对化疗有反应，估计有手术的机会。②静脉化疗，药用同第一周期（紫杉类＋铂类）。化疗后评估宫颈肿瘤进一步缩小，直径约2 cm，左宫旁弹性恢复。可以考虑手术。

手术方式　广泛子宫＋双附件切除术＋盆腔淋巴结清扫术＋膀胱造瘘术。

病理诊断　2011年6月13日（1105056）根治术后病理：①宫颈中分化腺癌，侵及深肌层（＞2/3肌层），子宫下段可见癌。②左闭孔髂内淋巴结见（1/3）癌转移。

术后辅助治疗　紫杉类＋铂类化疗4个周期，其间补充外照射46GY，转入随访。

随访信息　2012年12月15日复发死亡。

大体标本　见图45-20。

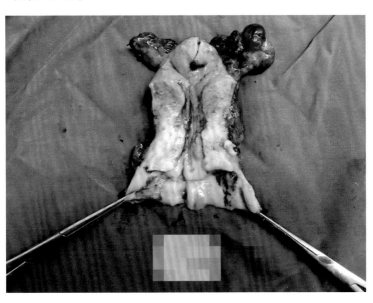

图45-20　患者许某大体标本

No. 45－33　刘某

入院日期　2011 年 7 月 20 日。**住院号**　379565。

主诉　月经紊乱伴接触性出血 3 个月。

现病史　患者 3 个月前出现月经紊乱伴接触性出血，未予注意，直到 2011 年 7 月 13 日才就诊湖北省妇幼保健院妇科门诊，TCT 无阳性发现，DNA 倍体检测示 DNA 倍体异常细胞，于 2011 年 7 月 15 日行阴道镜检，拟诊阴道镜：CIN Ⅰ，镜下活检，病理回报：高分化腺癌，以上述诊断收入院。

妇科检查　宫颈重度颗粒状糜烂，直径 3 cm，触血（一），双宫旁弹性好，子宫附件未触及异常。

入院诊断　宫颈腺癌Ⅰb 期。

手术方式　广泛子宫＋双附件切除＋盆腔淋巴结清扫术＋膀胱造瘘术。

病理诊断　2011 年 7 月 29 日（1106677）根治术后病理：①（宫颈）高分化腺癌，侵及浅肌层＜1/3，阴道断端见鳞状上皮增生，双侧卵巢滤泡囊肿，子宫内膜呈增生性改变。②子宫平滑肌瘤（肌瘤 1 枚，最大径 0.5 cm）。③送检盆腔淋巴结（0/42）（一）。

出院诊断　①宫颈腺癌Ⅰb 期。②子宫平滑肌瘤。

随访信息　术后与妇科肿瘤放疗医生共同讨论后续治疗一事，最终的意见是：密切随访。末次随访时间为 2019 年 9 月 21 日，无瘤生存。

大体标本　见图 45-21。

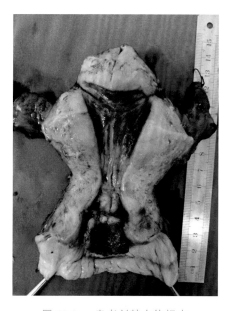

图 45-21　患者刘某大体标本

No. 45 - 34　匡某

入院日期　2013 年 6 月 18 日。**住院号**　468508。

主诉　同房出血 1 个月。

现病史　患者于 1 个月前无诱因出现同房出血，量少，色鲜红，伴阴道分泌物增多，白色稀薄，稍有异味，于 2013 年 6 月 11 日赴本院就诊，TCT 报告：宫颈管腺癌，HPV 检测 18 型（＋）。患者要求治疗，门诊以"宫颈癌"收入院。患者自起病来，精神尚可，食欲尚可，睡眠尚可，体重无明显异常。

妇科检查　宫颈中度糜烂样改变，接触性出血，双侧宫旁弹性好，子宫附件未触及异常。

入院诊断　疑似宫颈腺癌。

入院后直接行诊断性 leep 锥切＋诊刮术，病理诊断为宫颈腺癌（高分化），切缘见癌。

更正诊断　宫颈腺癌 Ⅰ b 期。

手术方式　广泛全子宫切除术＋双侧输卵管切除术＋双侧卵巢活检＋左侧卵巢移位术＋盆腔淋巴结清扫术＋膀胱造瘘术。

病理诊断　2013 年 7 月 3 日（1307124）根治术后病理：①宫颈高分化腺癌，侵及深肌层大于 1/2。②送检盆腔淋巴结未见癌转移（0/21）。

术后辅助治疗　术后用紫杉类＋铂类化疗 4 周期，其间补充外照射 50GY/25F，转入随访。

随访信息　末次随访时间为 2020 年 1 月 17 日，无瘤生存。

No. 45 - 35　王某

入院日期　2013 年 11 月 13 日。**住院号**　492910。

主诉　同房出血 2 年余。

现病史　患者 2 年前无明显诱因出现同房出血，量少，曾于外院行预防感染、止血等处理，症状无明显好转，后未行特殊治疗。2013 年 11 月 7 日外院检查，行宫颈组织活检，病理回报：绒毛状管状腺癌可能。后于湖北省肿瘤医院会诊病理切片：（3、6、9 和 12 点）绒毛状管状腺癌，2 号片中见印戒细胞癌。今患者来湖北省妇幼保健院就诊，要求进一步诊治，门诊以"宫颈腺癌"收入院。病程中，患者精神、食欲、睡眠好，大小便正常，体力、体重无明显变化。

妇科检查　宫颈小结节状，直径 3 cm，颈口轻度糜烂状，触血（－），双侧宫旁弹性好，子宫附件未触及异常。

入院诊断　宫颈腺癌 Ⅰ b 期。

手术方式　广泛全子宫＋双附件切除术＋盆腔淋巴结清扫术＋膀胱造瘘术。

病理诊断 2013 年 11 月 27 日（1313645）根治术后病理：①宫颈高分化腺癌（肿块大小为 2.5 cm×1 cm，侵及深肌层大于 2/3）。②送检盆腔淋巴结（0/26）（－）。

术后辅助治疗 术后用紫杉类＋铂类化疗 4 个周期，拒绝放疗，转入随访。末次随访时间为 2019 年 11 月 11 日，无瘤生存。

大体标本 见图 45-22。

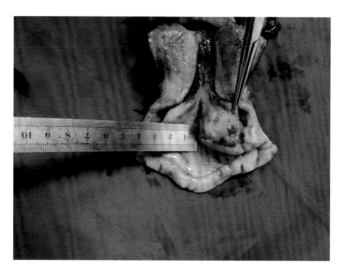

图 45-22　患者王某大体标本

No. 45－36　林某

入院日期 2013 年 12 月 30 日。**住院号** 501005。

主诉 不规则阴道出血半年余。

现病史 患者于 2013 年 6 月无明显诱因开始出现阴道出血，量时多时少，量多时如月经量，量少时呈点滴状，未行特殊治疗。12 月 26 日在湖北省妇幼保健院行常规体检，发现宫颈内口组织脱落，送病理检查，回报：子宫内膜呈复杂性非典型增生，建议做进一步检查以排除癌变。患者无白带增多等不适。患者要求进一步诊治，以"阴道出血原因待查"收入院。

妇科检查 宫颈光滑，宫体双附件未触及异常，双宫旁弹性好。

超声 2014 年 1 月 7 日（协和医院）：子宫内膜 0.5 cm，右附件无 2.8 cm×2.8 cm 囊性暗区，陶氏腔 3.5 cm×4.2 cm 液性暗区。

MRI 2014 年 1 月 4 日：子宫内膜近宫角处后壁局部异常信号，无强化灶，子宫内膜强化不均，未见其余明显占位性病灶。

入院诊断 疑似子宫内膜上皮内瘤样病变。

入院后行宫腔镜检，术中见宫颈管上段新生物，内膜光滑，未见肉眼病灶，行 ECC＋

诊刮术，术后病理诊断（1315146）：（宫颈管）宫内膜样腺癌；（宫腔刮出物）子宫内膜组织中见腺癌组织（口头报告散在癌巢，无法判断是污染还是受侵）。结合宫腔镜检及临床，考虑为颈管腺癌。

术前诊断　宫颈腺癌Ⅰb期。

手术方式　广泛全子宫切除术＋左侧输卵管切除术＋左卵巢活检＋移位术＋右附件切除术＋盆腔淋巴结清扫术＋膀胱造瘘术。

病理诊断　2014年1月25日（1400484）根治术后病理：①（宫颈）子宫内膜样腺癌（高分化，肿瘤侵及肌层小于1/4肌层）。②送检盆腔淋巴结（0/37）。

术后辅助治疗　术后采用紫杉类＋铂类化疗4个周期后，转入随访，末次随访时间为2019年11月17日，无瘤生存。

大体标本　见图45-23。

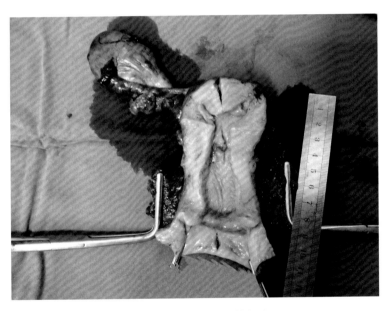

图 45-23　患者林某大体标本

No. 45－37　杨某

入院日期　2014年1月7日。**住院号**　502425。

主诉　阴道溢液5个月。

现病史　2013年7月开始无明显诱因出现阴道溢液，卫生巾约2片/d，其他无异常，持续至今，未行特殊治疗。2013年11月6日于武汉市第一医院行宫颈液基细胞学：无上皮内病变或恶性病变，HPV检测阴性。2013年12月9日湖北省妇幼保健院门诊查盆腔B超：宫腔积液，回声异常（前壁内膜厚0.1 cm，后壁内膜厚0.3 cm，宫腔内见范围约

4.0 cm×4.1 cm×2.7 cm 的液性暗区，内见 2.6 cm×1.3 cm 的絮状稍强回声，于宫腔后壁界限清晰，未见明显异常血流信号）。2013 年 12 月 23 日转湖北省肿瘤医院住院治疗。上腹部＋盆腔超声：肝囊肿（2.12 cm×1.56 cm），子宫占位性病变（子宫底部肌层内可见 2.94 cm×2.37 cm 边界欠清晰形态欠规则的低回声光团，内部回声欠均匀），行盆腔 MRI：直肠癌术后；子宫宫腔积液，陶氏腔少量积液；两侧腹股沟小淋巴结囊肿（1 cm）。行诊刮术，病检回报：宫颈管黏膜慢性炎症伴腺体增生；宫腔血凝块中见少许破碎腺体。诊刮术后症状无缓解，再次来湖北省妇幼保健院诊治，门诊以"宫颈癌"收入院。

病史总结

阴道溢液 5 个月

   武汉市某三甲医院（2013 年 11 月 6 日）

妇科检查、TCT＋HPV（－）

   湖北省妇幼保健院普通妇科（2013 年 12 月 9 日）

妇科检查、超声异常回声

   湖北省肿瘤专科医院（住院）（2013 年 12 月 23 日）

MRI（－）、超声异常回声

诊刮＋病检（－）

   湖北省妇幼保健院肿瘤妇科

妇科检查提示宫颈癌

收入院（2014 年 1 月 7 日）

既往史 患者因"直肠癌"于 2008 年 4 月 22 日行直肠癌根治术，术后病检回报：（直肠）中分化腺癌侵及肠壁全层达浆膜外脂肪组织，两切端未见癌侵犯，系膜淋巴结 3/4 枚转移癌。2008 年 10 月 27 日至 2009 年 5 月行改良 FILFOX 方案化疗 6 周期及局部放疗 32GY，后行中药抗肿瘤治疗，目前复查无瘤生存。

妇科检查 宫颈结节状，直径 4～5 cm，质硬，颈口呈息肉状，阴道前壁及右侧壁上 1/3受侵，右宫旁缩短增厚容 1 指，左宫旁弹性好。

超声 （2013 年 12 月 9 日）湖北省妇幼保健院门诊超声，宫腔内见范围约 4.0 cm×4.1 cm×2.7 cm 的液性暗区，内见 2.6 cm×1.3 cm 的絮状稍强回声，于宫腔后壁界限清晰，未见明显异常血流信号。提示：宫腔积液，回声异常。

湖北省肿瘤医院部分检查结果如下。

（入院前）（2013 年 12 月 23 日）上腹部＋盆腔超声：肝囊肿（2.12 cm×1.56 cm），子宫占位性病变（子宫底部肌层内可见 2.94 cm×2.37 cm 边界欠清晰、形态欠规则的低回声光团，内部回声欠均匀）；盆腔 MRI：直肠癌术后；子宫宫腔积液，陶氏腔少量积液；两侧腹股沟小淋巴结囊肿（1 cm）。

入院诊断　疑似宫颈癌Ⅱb 期。但病理不支持，可谓是"一波三折"。

首次病理诊断为原位腺癌。

临床诊断 100% 宫颈癌，而且腺癌可能性大，但病理不支持，是标本代表性不够？于是，我们选择了第 2 次标本送检，用的是诊断性 leep 锥切标本，病理回报如下。

第 2 次病理诊断宫颈腺上皮不典型增生。

到目前为止，临床诊断为宫颈腺癌Ⅱb 期，但病理不支持。请湖北省肿瘤医院毛永荣主任会诊：宫颈腺癌（2014 年 1 月 28 日）。

同日，患者家属找湖北省肿瘤医院再次检查 MRI（距离前次本院 MRI 检查 35 d，当时报告是阴性的），宫颈形态信号异常 4.8 cm×4.0 cm×2.8 cm，考虑宫颈增生性改变可能，癌不排除，宫颈积液 5.4 cm×3.8 cm×5.1 cm。

PET-CT：原直肠癌综合治疗后，直肠吻合未见明显恶性征象，宫颈管增粗，代谢增高，多考虑恶性肿瘤（宫颈癌侵犯右侧宫旁）；右侧髂血管旁小淋巴结影，考虑淋巴转移。

术前新辅助化疗　①2014 年 1 月 28 日，双路径化疗，紫杉类静脉滴注＋铂类经子宫动脉灌注＋栓塞。第 1 周期化疗后评估，宫颈扁平状，直径 4 cm，右侧阴道穹隆受侵，右宫旁缩短增厚容 1 指，左宫旁弹性好。②2014 年 2 月 19 日，静脉用紫杉类＋铂类。第 2 周期化疗后、术前评估，2014 年 3 月 3 日因腹痛发热 2 d 入院，伴阴道溢液，妇科检查：宫颈创面基本愈合，阴道弹性恢复，右宫旁容 2 指，因发热疑似宫腔积脓，行宫颈管扩张术，流出脓性液体约 20 ml，与家属沟通，第一，在基础病（宫颈癌、颈管狭窄）没有治愈的情况下，发热很难彻底治好；第二，宫颈腺癌的放疗效果不及鳞癌，争取手术治疗非常重要；第三，患者因直肠癌已行术后放疗，放疗量很难往上推，术后辅助治疗的效果会打折扣，请家属及患者选择。家属及患者意见坚决，且高度统一，选择手术。

手术方式　广泛全子宫＋双附件切除＋盆腔淋巴结清扫＋耻骨上膀胱造瘘术。

病理诊断　2014 年 3 月 14 日根治术后病理：①宫颈高分化腺癌（肿瘤侵及深肌层大于 2/3），阴道段端、右侧宫旁可见癌累及；大部分肿瘤细胞空泡变性、坏死及泡沫细胞形成，宫颈、宫体肌壁疏松水肿、变性、坏死及大量炎性细胞浸润。②盆腔淋巴结（右闭孔、髂内淋巴结）可见癌转移（1/7），余淋巴结（0/31）（－）。

术后辅助治疗　术后用紫杉类＋铂类化疗 4 个周期后，行外照射 50GY/25F，转入随访。

随访信息　由于两次放疗后的盆腔纤维化，治疗结束后半年出现一侧输尿管积水，现放置输尿管支架。最近的随访时间是 2019 年 8 月 9 日，无瘤生存，伴泌尿道并发症。

大体标本　见图 45-24。

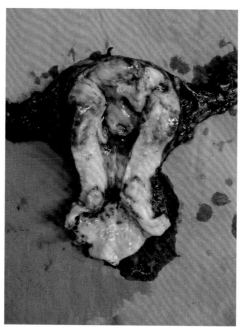

图 45-24　患者杨某大体标本

No. 45－38　李某

入院日期　2014 年 3 月 16 日。**住院号**　513487。

主诉　不规则阴道出血 5 月余。

现病史　患者自 2013 年 10 月无明显诱因出现阴道流血，量时多时少，时出时停，无白带异常等不适，一直未予注意。直至 2014 年 3 月 4 日才就诊本院妇科，查血常规：Hb 97 g/L，于 2014 年 3 月 5 日行诊刮术，病理回报：分泌性反应内膜见少许恶性肿瘤细胞，不排除腺癌。患者要求进一步诊治，门诊以"疑似子宫内膜癌"收入院。

妇科检查　宫颈肥大，结节状，质硬，直径 4 cm，宫旁弹性好，子宫附件未触及异常。

入院诊断　宫颈腺癌Ⅰb 期、内膜癌待排查。肉眼检查及触诊，诊断为宫颈腺癌，而不是内膜癌。于是决定行 leep 诊断＋诊刮术。

术前病理　2014 年 3 月 20 日（1403016）：①（leep 标本）（宫颈）低分化腺癌。②（ECC标本）镜下见腺癌成分。③（内膜）未见癌组织。

术前诊断　宫颈腺癌Ⅰb 期。

手术方式　广泛全子宫＋双附加切除＋盆腔淋巴结清扫＋耻骨上膀胱造瘘术。

病理诊断　2014 年 3 月 28 日（1403378）根治术后病理：①宫颈中分化腺癌（肿瘤侵及肌层小于 1/2，脉管内可见瘤栓）。②各组盆腔淋巴结（3/73）（＋）（这是迄今为止最多的淋巴结数量）。

术后辅助治疗 术后用紫杉类＋铂类化疗 4 个周期后，行外照射 50GY/25F，加腔内照射 4 次（20G）。转入随访。

随访信息 术后定期随访，末次随访时间为 2019 年 5 月 5 日，无瘤生存。

大体标本 见图 45-25。

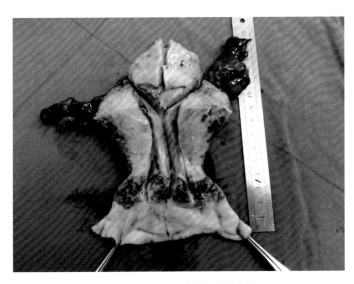

图 45-25 患者李某大体标本

No. 45－39 刘某

入院日期 2014 年 5 月 19 日。**住院号** 525187。

主诉 不规则阴道出血 3 个月。

现病史 患者 3 个月前无明显诱因出现阴道出血，量少，呈点滴状，间歇性，未行特殊治疗。2014 年 5 月 10 日来湖北省妇幼保健院妇科就诊，查盆腔 B 超示：子宫前壁肌层可见大小约 2.5 cm×2.2 cm 的低回声，宫颈管内可见大小约 2.3 cm×1.3 cm 的不规则低回声。入院后宫颈赘生物自行脱落，送病检回报：浆液性腺癌，免疫组化：CEA（－），P16（部分＋），ER（－），PR（－），Vimentin（＋），P53（＋），Ki-67（Li：约 20%）。于 2014 年 5 月 12 日行宫腔镜检术，术中见宫颈外口有暗红色血液和腐肉样组织排出，置镜见颈管内较多灰白色糟脆组织，松散、边界不清，可见异型血管，似可见一蒂部位于颈管中段右前臂，遂行颈管搔刮术，刮出组织约 8g，再次置镜见宫颈管内无明显糟脆组织，宫腔内为一爱母环所占据，完整取出该环，见宫腔稍小，形态基本正常，双侧宫角及输卵管开口可见，内膜薄，行诊刮术，刮出物与颈管标本分别送病检，回报：（宫颈管刮出物）浆液性腺癌；（宫腔刮出物）增生反应性子宫内膜，极小区见破碎浆液性腺癌病灶。2014

年 5 月 14 日行阴道镜＋宫颈活检＋颈管诊刮术，术后病理回报：（宫颈组织活检）慢性宫颈炎，鳞状上皮增生；（颈管搔刮组织）呈炎性改变。患者办理出院后，来湖北省妇幼保健院肿瘤妇科要求进一步诊治，门诊以"宫颈腺癌"收入院。病程中，患者精神、食欲、睡眠尚可，大小便正常，体重、体力无明显变化。

妇科检查　宫颈肥大，光滑，子宫附件未触及异常，双宫旁弹性好。

超声　（2014 年 5 月 10 日）子宫前壁肌层可见大小约 2.5 cm×2.2 cm 的低回声，宫颈管内可见大小约 2.3 cm×1.3 cm 的不规则低回声。

（2014 年 5 月 21 日）宫颈增大，宫颈外口处低回声包块（宫颈外口处后唇相当于 8～11 点钟处可见大小约 2.1 cm×1.9 cm 的低回声区，向外凸起，边界不清，内部见彩色血流信号；前唇外口处相当于 5～6 点处可见 1.1 cm×0.7 cm 低回声，边界不清）。

术前诊断　宫颈腺癌Ⅰb 期。

手术方式　广泛全子宫＋双附件切除＋盆腔淋巴结清扫＋耻骨上膀胱造瘘术。

病理诊断　2014 年 5 月 30 日（1406593）根治术后病理：①慢性宫颈炎伴磷化，鳞状上皮增生。②子宫内膜呈增生性改变，子宫多发性平滑肌瘤。③盆腔淋巴结（0/30）（－）。

术后辅助治疗　术后用紫杉类＋铂类化疗 4 个周期后转入随访。

出院诊断　宫颈腺癌Ⅰb 期（息肉型）。

随访信息　治疗结束后转入随访，末次随访时间为 2019 年 12 月 23 日，无瘤生存。

No. 45－40　杨某

入院日期　2014 年 10 月 23 日。**住院号**　554526。

主诉　同房出血 3 月余。

现病史　患者 3 个月前开始出现接触性阴道出血，量少，呈点滴状，未行特殊处理。2014 年 9 月 27 日患者在南方医科大学检查，TCT 提示：非典型宫颈管细胞，偏向于肿瘤性。2014 年 10 月 3 日在该院行宫颈活检术，病检回报：①（6 点）腺上皮中至重度不典型增生。②（3、6、9、12 点）慢性炎症伴糜烂及鳞化。次日行分段诊刮术，病理回报：（颈管组织）腺上皮中至重度不典型增生。2014 年 10 月 21 日患者赴同济医院，医院会诊病理切片，报告：宫颈原位腺癌。转湖北省妇幼保健院诊治，门诊以"宫颈原位癌"收入院。

妇科检查　宫颈肥大，直径 4 cm，轻度糜烂状，触血（－），触诊质地无异常，双宫旁弹性好，子宫附件未触及异常。

入院诊断　宫颈原位腺癌，浸润癌待排查。

入院后行宫腔镜检＋诊刮术，术后病理阴性。会诊外院切片，（宫颈）内膜样腺癌。

更正诊断　宫颈腺癌Ⅰb 期。

手术方式　腹腔镜广泛全子宫＋左附件切除＋右侧输卵管切除＋盆腔淋巴结清扫术＋

膀胱造瘘术。

术后病理　2014 年 11 月 5 日（1414273）：①宫颈高分化腺癌，侵及浅肌层＜1/3 肌层。②左卵巢子宫内膜异位样囊肿，内膜呈萎缩性改变。③送检盆腔淋巴结（0/32）（－）。

出院诊断　①宫颈腺癌Ⅰb 期。②左卵巢子宫内膜异位症。

术后辅助治疗　术后用紫杉类＋铂类化疗 4 个周期后，转入随访。

随访信息　末次随访时间为 2018 年 9 月 8 日，之后失访。

大体标本　见图 45-26。

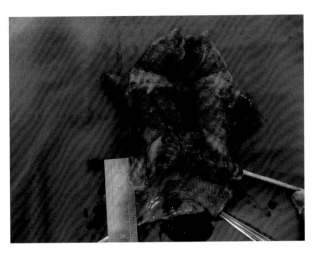

图 45-26　患者杨某大体标本

No. 45－41　陈某

入院日期　2014 年 11 月 15 日。**住院号**　558838。

主诉　同房出血 4 月余。

现病史　患者于 2014 年 7 月开始出现同房后阴道出血，量少，呈点滴状，伴白带增多，稀水样，无外阴瘙痒，无月经改变，未行特殊处理。2014 年 9 月 28 日患者无明显诱因出现阴道出血，量多，约为平素月经量的 1.5 倍，在湖北省中医院体检，发现宫颈赘生物，大小约 1 cm×2 cm，菜花状赘生物，位于宫颈外口 11 点，给予抗感染、止血等对症治疗，出血停止后，于 2014 年 11 月 6 日患者在该院行 leep 术，术后病检结果示：宫颈浅表腺体呈乳头状结构，细胞有异型且排列致密，乳头状腺体可能性大。患者要求进一步诊治，门诊以"宫颈癌"收入院。患者精神好，食欲好，睡眠好，大小便正常，体重、体力无明显变化。

妇科检查　宫颈呈 leep 术后观，直径 3 cm，双侧宫旁弹性好，子宫附件未触及异常。

入院诊断　疑似宫颈腺癌Ⅰb 期。

入院后湖北省妇幼保健院病理科会诊意见：宫颈高分化腺癌。

更正诊断　宫颈腺癌Ⅰb期。

手术方式　腹腔镜广泛全子宫切除＋双侧输卵管切除＋左侧卵巢移位术＋盆腔淋巴结清扫术＋双侧卵巢活检术（右卵巢原位保留）。

术后病理　2014 年 12 月 1 日（1415310）根治术后病理：①宫颈高分化腺癌，原 leep 切口处见少许残留的原位癌病变。②盆腔淋巴结（0/48）（－）。

术后化疗　术后用紫杉类＋铂类化疗 4 个周期后，转入随访。

出院诊断　宫颈腺癌Ⅰb期。

随访信息　术后定期随访，末次随访时间为 2016 年 3 月 24 日，无瘤生存。

No. 45－42　吴某

入院日期　2015 年 2 月 5 日。**住院号**　574154。

主诉　绝经 10 年，阴道出血 1 周。

现病史　患者 2005 年绝经，之后无不适，一直未行妇科检查。2014 年 12 月 31 日开始出现阴道出血，点滴状，鲜红色，间断性。于 2015 年 2 月 2 日就诊监利县江城妇科医院，TCT 报告：ASC-H。转湖北省妇幼保健院诊治，拟诊"宫颈癌"，已在门诊宫颈活检，结果待回报。患者要求进一步诊治，门诊以"宫颈癌"收入院。

妇科检查　宫颈光滑，上唇质硬，双侧宫旁弹性好，子宫附件未触及异常。

入院诊断　宫颈癌Ⅰb期。

入院后，先行阴道镜检＋活检，病理回报（1501600）：2015 年 2 月 6 日宫颈腺上皮不典型增生（Ⅲ型转化区）。与临床诊断不符，行诊断性 leep 锥切，术后病理回报（1501706）：2015 年 2 月 10 日宫颈高分化腺癌。

超声　（2015 年 2 月 7 日）（上腹部＋盆腔超声）宫颈增大，前唇实质性肿块（宫颈癌可能，宫颈明显增大，大小约 3.2 cm×2.6 cm×3.0 cm，其前唇可见 2.8 cm×2.1 cm×1.8 cm 的等回声，边界不清，其内可见丰富的血流信号），其余无异常。

MRI　（2015 年 2 月 7 日）宫颈环壁不规则增厚，以前壁增厚为著，宫颈基质见大小约 2.1 cm×2.7 cm×2.8 cm 稍高信号影。肿块尚未侵及阴道上部。提示宫颈改变，符合子宫颈癌（FIGO Ⅰb 期）。

更正诊断　宫颈腺癌Ⅰb期。

手术方式　广泛全子宫＋双附件切除＋盆腔淋巴结清扫＋耻骨上膀胱造瘘术。

病理诊断　2015 年 2 月 21 日（1501706）根治术后病理：①宫颈高分化腺癌（肿块 3 cm×2.5 cm，侵及深肌层大于 1/2，肿瘤向上侵及子宫下段，向下累及阴道上穹隆）。②送检淋巴结（0/28）（－）。

术后辅助治疗　紫杉类＋铂类化疗 3 个周期后，放弃进一步治疗，转入随访。

随访信息　电话回访时间为 2020 年 1 月 3 日，患者随女儿定居在北京，定期复查，无瘤生存。

大体标本　见图 45-27。

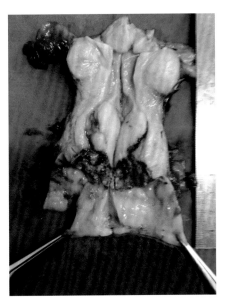

图 45-27　患者吴某大体标本

No. 45－43　吴某

入院日期　2015 年 5 月 11 日。**住院号**　591461。

主诉　"CIN"leep 术后 4 年，再发现宫颈病变月余。

现病史　患者 4 年前因同房出血，在当地行 leep 术，术后病检报告 CIN（未见报告单）。此后未曾复查。于 2015 年 3 月 29 日在监利县妇幼保健院妇科检查，TCT 报告：ASCUS，HPV 检测 16 型阳性，行阴道镜检＋活检，病理回报：CINⅢ，于 4 月 29 日行leep 术，术后病理回报：CINⅢ，不能排除微小浸润。于 5 月 8 日取病理切片在湖北省肿瘤医院会诊：宫颈乳头状非角化鳞状细胞癌（外生型为主）。转湖北省妇幼保健院进一步诊治，门诊以"宫颈癌"收住院。

妇科检查　宫颈创面基本愈合，质地无异常，子宫附件未触及异常，双宫旁弹性好。

入院诊断　疑似宫颈癌。

MRI　2015 年 5 月 15 日，宫颈部异常信号（2.9 cm×2.0 cm×2.7 cm），符合子宫颈癌（FIGO Ⅰb 期）改变。

行分段诊刮术，术后病理（1506205）提示（宫颈、内膜）高分化腺癌。

术前诊断　宫颈腺癌Ⅰb 期。

手术方式　腹腔镜下广泛全子宫＋双侧附件切除＋盆腔淋巴结清扫＋膀胱造瘘术。

病理诊断 2015 年 5 月 24 日（1506434）根治术后病理：①宫颈恶性肿瘤，混合性上皮癌（中分化腺癌及乳头状移行细胞癌），肿块大小 4 cm×3 cm；肿瘤侵及深肌层大于 1/2，向上累及子宫下段，免疫组化：CK7（＋），CK20（－），P63（－），CK5/6（－），CK8（＋），Ki-67（Li：约 70%）。②送检盆腔淋巴结（0/32）（－）。

术后辅助治疗 术后用紫杉类＋铂类化疗 4 个周期后，补充外照射，剂量 50GY/25F，后转入随访。

出院诊断 宫颈腺癌Ⅰb 期。

随访信息 末次随访时间 2019 年 9 月 8 日，无瘤生存。

大体标本 见图 45-28。

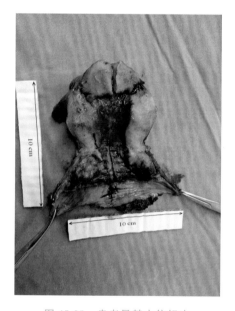

图 45-28 患者吴某大体标本

◆ 吴绪峰